보건의료인을 위한

유전학

알림

의학은 계속해서 변화하는 과학이다. 새로운 연구와 임상 경험으로 지식이 확대되면서 의학적 처치와 약물 치료가 변화하고 있다. 책의 저자와 출판사는 완전한 정보 그리고 출판시기에 수용되는 표준과 일반적으로 일치되는 정보를 제공하기 위하여, 신뢰할 만한 자료들을 가지고 작업 내용들을 확인하였다. 그러나 인적 오류의 가능성이나 의학이 변화하고 있다는 관점에서, 이 책의 준비와 출판에 관련된 저자, 출판사, 또는 다른 어느 누구도 여기에 있는 정보들이 모두 정확하거나 완전하다고 보장하지는 못하며, 오류, 생략, 또는 이 책에 있는 정보의 사용으로 인한 결과에 대한 모든 책임을 부인한다. 독자들은 다른 자료들을 가지고 이 책에 포함된 정보들을 확인하는 것이 좋다. 예를 들면, 이 책에 있는 정보가 정확한지 그리고 약품의 권장 용량이나 투여 금기사항의 변화가 없는지를 확실히 하기 위해서, 독자들이 투여하고자 하는 개별 약에 포함된 설명서를 확인할 것을 조언한다. 이러한 권고 사항은 새롭거나 흔하게 사용되지 않는 약물에 관련하여 특히 중요하다.

MEDICAL GENETICS
AN INTEGRATED APPROACH

보건의료인을 위한

유전학

G. BRADLEY SCHAEFER, JAMES N. THOMPSON, JR. | 한국기초간호학회

Mc Graw Hill Education | Medical

New York Chicago San Francisco Athens London Madrid
Mexico City Milan New Delhi Singapore Sydney Toronto

hm 현문사

Medical Genetics: An Integrated Approach

1 2 3 4 5 6 7 8 9 0 CTP/CTP 18 17 16 15 14 13

Original: Medical Genetics: An Integrated Approach © 2014
By G. Bradley Schaefer, James N. Thompson, Jr.
ISBN 978-0-07-166438-7

When ordering this title, please use ISBN 979-11-6948-127-4

Printed in Korea

Author

집필진

김연정 경희대학교

박종민 부산대학교

서경산 충남대학교

서은지 아주대학교

안경주 청주대학교

유해영 중앙대학교

이향규 연세대학교

전상은 계명대학교

최인희 울산대학교

황영희 충북대학교

(가나다 순)

Preface 머리말

최근 의생명과학 분야에서는 생명의 시작에서 소멸에 이르기까지의 모든 생명현상에서 유전 원리, 유전 정보 및 유전 기술을 사용하지 않는 분야는 존재하지 않는다. 이처럼 유전학적 이론이나 기법들이 여러 분야에 적용되고 있는 현실을 감안할 때 대다수의 보건의료계열 학생 및 임상실무자들에게 유전학의 개념에 대한 이해와 전문 지식은 필수불가결한 요소이다. 이러한 점을 고려할 때 유전학 교재는 의료 전반적인 영역을 다루기 위해 광범위하고 포괄적이어야 한다. 따라서 이 교재는 필수적인 유전학에 대한 개론과 의학유전학의 최신 내용을 결합하여 유전학에 대해 통합적으로 접근하고 있다.

유전학을 가르치는 일이 어려운 이유는 사람들의 배경지식 수준이 다양하기 때문이다. 어떤 학생은 유전 관련 심화교육을 받았을 수도 있고, 어떤 학생들은 최소한의 과학이론만을 습득한 상태일 수도 있다. 이와 같은 지식 수준의 다층성은 강의뿐만 아니라 교재를 구성하는 데 있어서도 많은 고민을 하게 되었다.

이를 염두에 두고 이 교재에서는 각 장을 크게 3부로 구성하였다.

1부 개요에서는 이후의 내용을 이해하는 데 필요한 기본적인 유전 원리를 다루고 있다. 함께 제시되는 다양한 그림과 표는 학습에 도움을 준다.

2부 의학유전학은 각 장에서 설명하려고 하는 핵심 내용을 담고 있다. 강력한 지식 기반을 구축하기 위한 모든 관련 정보가 포함되어 있다.

3부 임상 적용은 앞서 학습한 원리와 지식을 임상의료에 직접 적용해볼 수 있도록 사례 연구를 제시하였다.

이번 편역작업에서는 국내에 정립되지 않은 용어들을 적절하게 표현하고, 어려운 내용을 최대한 쉽게 이해할 수 있게 설명하기 위해 의역하거나 간결하게 정리하는 데 중점을 두었다. 한 가지 주의할 점은 유전학에 대한 연구가 활발하게 이루어짐에 따라 유전 정보도 빠르게 변화하고 있다는 것이다. 역자진들이 최신의 정보를 쉽게 담아내고자 오랜 기간 노력하였지만 혹시 부족한 점이나 이후 개정되는 내용이 있다면 향후 꾸준한 수정보완을 통해 업데이트할 것을 약속드린다. 이 교재를 사용하는 모든 독자분들께서 유전의 원리와 적용을 이해하는 데 조금이나마 도움이 되기를 바라며, 부족한 점이 있다면 많은 충고와 지적을 바란다.

끝으로 책이 나오기까지 많은 노력을 기울여주신 역자분들과, 물심양면으로 지원해주신 현문사 유해영 회장님을 비롯한 편집부 임직원 여러분들께 진심으로 감사드린다.

2023년 1월

역자 일동

Contents 차 례

Chapter 4 유전자의 구조와 기능 · 81

Chapter 5 임상 세포유전학 · 105

Chapter 6 멘델유전학: 유전자 전달 패턴 · 141

Chapter 10 다인자 유전과 유전자–환경 상호작용 · 213

Chapter 11 유전자 검사 및 선별 · 229

Chapter 12 비정형 유전 방식 · 249

Chapter 13 세포소기관의 장애 · 269

Chapter 1

유전학: 단일성과 다양성

Genetics: Unity and Diversity

1. 개요 Background and Systems Integration

인간의 유전자는 수정 시점에 결정되며 배아에서 노년기에 이르기까지 점진적으로 표현된다. DNA(deoxyribonucleic acid) 암호는 다양한 종류의 단백질과 RNA(ribonucleic acid)를 통해 신체의 여러 세포 유형을 만든다. 따라서 DNA는 개인의 신체적 능력과 한계에 대해 많은 것을 말해줄 수 있다. 그러나 DNA는 고정된 정보 자원이 아니라, 일생 동안 돌연변이와 다양한 유전자 발현을 줄이거나 차단하는 과정에 의해 변화할 수 있다. 또한 환경 요인은 초기 유전자 활동으로부터의 연속적인 화학적 상호작용으로 삶의 전체 과정 동안 큰 영향을 미칠 수 있다는 후생유전과정(epigenetic process)과 관련이 있다.

일란성 쌍둥이를 제외한 모든 개개인은 생화학적 반응과 형태를 결정하는 고유한 유전자형(genotype)을 가진다. 따라서 환자들도 다양한 유전자를 가졌기 때문에 모든 사람이 특정 약물에 동일한 방식으로 반응하는 것은 아니다. 예를 들어, 일반적으로 처방약의 효과적인 복용 용량에 대해 일부 환자는 영향을 적게 받을 수 있지만, 어떤 환자들은 생명을 위협하는 부작용을 경험할 수 있다. 따라서 적절한 용량으로 처방된 약물임에도 불구하고 잠재적인 부작용으로 사망에 이를 수 있다. 이러한 이유 때문에 개별 치료 결과에 영향을 미치는 생화학적 변수를 찾기 위해 개인의 고유한 유전자형을 탐색하는 방법을 모색하고 있다. 그러므로 미래의 의료실무는 유전학 및 분자생물학의 새로운 발견에 점점 더 의존하게 될 것이다.

그러나 인간의 유전적 다양성은 균일하게 분포되어 있지 않다. 역사적으로 조상으로부터 이어지는 인구집단의 유전적 구성은 의학적으로 중요하다. 예를 들어, 유당불내증(lactose intolerance)은 아프리카인, 아시아인, 아메리카 원주민, 중동 및 기타 문화권의 사람들에게는 흔하다. 반대로 유럽과 일부 아프리카 조상은 전형적으로 유당 내성(lactose tolerance)을 가지고 있다.

일부 유전적 변이(genetic variation)는 정상이지만 모든 유전적 변이가 정상적인 것은 아니다. 주요 유전자 돌연변이 또는 염색체 구조 변화는 발달에 심각한 변화를 일으키고 심지어 사망을 초래할 수 있다. 따라서 환자의 유전적 다양성의 범위를 이해하는 것이 필요하므로 유전학과 분자생물학은 진단을 위한 도구가 될 수 있으며 가장 적절한 치료 선택에 대한 단서를 제공할 수 있다.

생명의 근원 The Origin of Life

생명의 통합은 그 기원을 반영한다. 우리는 그 기원이 무엇인지 알지 못하고 실제로 먼 과거에 일어난 사건에 대한 가설을 직접 조사하는 것은 불가능하다. 그

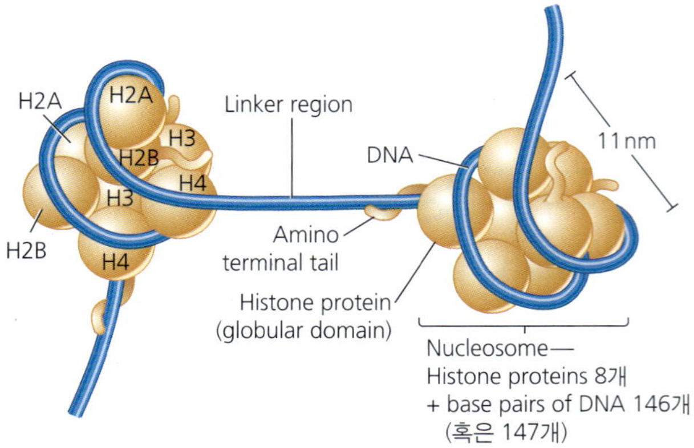

그림 1-1. 뉴클레오솜은 히스톤 단백질 H2A, H2B, H3, H4가 2개씩 이루어진 팔량체(octamer)가 DNA 분자에 공유결합한다. 히스톤 H1 및 링커(linker) 역할을 하는 일부 비히스톤 단백질과 함께 뉴클레오솜은 DNA를 염색체의 조직화된 고차원 주름으로 압축하는 데 도움을 준다. 뉴클레오솜은 또한 일반적인 유전자 조절 효과를 가질 수 있다.
(Reprinted with permission from Brooker RJ: *Genetics: Analysis and Principles,* 3rd ed. New York: McGraw-Hill, 2008, Fig. 10-14A).

러나 진화 과학의 원리, 즉 시간이 지남에 따라 생명체의 변화에 대해 현재 환경을 조사하는 것은 가능하다. 이러한 조사가 절대적으로 생명의 기원을 확립하지는 못하지만 존재하는 생명체에 적용할 수는 있다.

유전학은 쉽게 인식되는 방식으로 가설을 한정 짓는 과학 분야이다. 그 데이터는 현재의 물리적 세계에 대해 관찰과 실험에 의해 반증될 수 있는 가설로 제한된다. 생명의 기원에 대한 가능한 과학적 모델이 어떻게 유전과 유전자 발현의 통일된 개념을 밝힐 수 있는지 탐구하는 것이기 때문에, 우리의 초점은 현존하는 유기체들의 통일성에 관한 여러 가설들을 과학적으로 조사하는 것이다.

생명의 단일성에 대한 강력한 증거는 분자 보존(molecular conservation)이다. 예를 들어, 모든 살아있는 유기체는 필수적으로 동일한 유전 코드를 공유한다. 이것은 박테리아와 바이러스에서 고등 식물과 인간에 이르기까지 현재 살아있는 모든 생물은 같은 유전적 정보를 가진 조상을 공유한다는 결론을 뒷받침한다. 수많은 단백질 구성물들이 다양한 종의 집단 사이에서 보존되는데, 가장 강력한 예는 DNA와 구상 단백질 복합체인 히스톤(histone)을 구성요소로 하는 뉴클레오솜(nucleosome)에서 나타난다(그림 1-1). 따라서 공유된 생물학적 조상은 다른 유기체를 이해하는 데 도움이 된다.

RNA와 "RNA 세계" RNA and the "RNA World"

DNA와 RNA는 모두 뉴클레오타이드라고 불리는 단량체(monomer) 사슬로 구성된다. RNA는 단백질 합성에서 중심적인 역할을 하지만, 효소(단백질 촉매)와 같은 촉매 기능도 가질 수 있다. 그 예로, 리보자임(ribozyme)이라고 하는 촉매 RNA 분자(catalytic RNA molecule)는 단백질 생성 외에도 다른 짧은 RNA의 상보 복제본(complementary copy)을 만들 수 있다.

자가 복제 또는 촉매 RNA에 의한 RNA 및 단백질 합성은 오류가 발생하기 쉽다. 아미노산 및 RNA 뉴클레오타이드와 같은 단량체에서 그러한 돌연변이의 다양한 결과물들이 나타난다. 어떤 반응을 하느냐에 따라 그 생성물도 다양하며, 분자만큼 작은 규모에서의 자연 선택의 기본이 된다. RNA는 일부 RNA 바이러스가 세포 감염 중에 DNA 사본을 만드는 데 사용되는 과정에서 DNA 가닥 생성을 위한 주형(template) 역할을 할 수 있다. 상보적인 이중 가닥 구조에서 DNA는 높은 분자 안정성과 정확한 복제의 효율적인 기전이라는 장점을 가지고 있다. 일단 복제를 시작하면 자연 선택적으로 유전자의 복제 및 오류 수정 기능의 개선이 이루어질 것이며, 따라서 DNA는 가장 잘 보존된 단백질들 중 하나라고 할 수 있다. 일련의 과정 중 mRNA(메신저 RNA, messenger RNA)는 핵의 DNA의 유전정보에 대한 중간 매개인 mRNA 전사체(transcript)를 통해 단백질 생성을 한다(그림 1-2). 그 안정적인 기반에서 점점 더 복잡한 세포 구조와 활동이 가능하다.

리보자임은 세포에서 중요한 역할을 한다. 무엇보다도 초기 RNA 전사체에서 뉴클레오타이드를 스플라이싱(splicing)하는 데 도움이 된다. 스플라이싱의 변형은 단일 활성 유전자에서 나올 수 있는 다양한 단백질 생성에 영향을 줌으로써 질병 등이 발생할 수 있다. 인공적으로 조작된 리보자임은 특정 유형의 mRNA를 식별하고 파괴하며 암호화된 단백질의 발현을 방지할

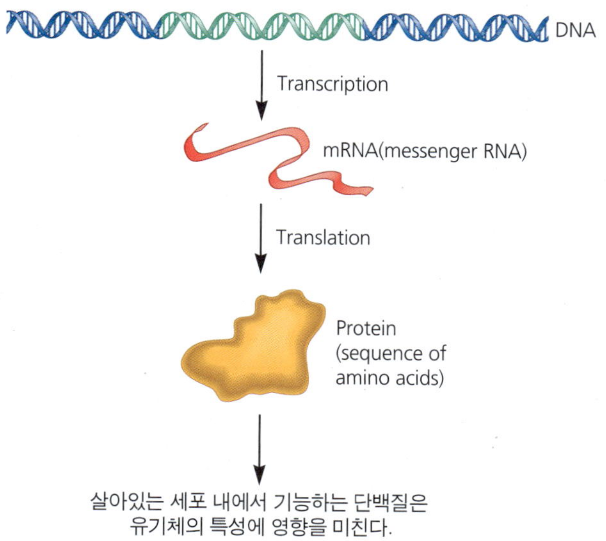

그림 1-2. 유전 정보의 흐름
DNA 뉴클레오타이드의 서열은 RNA 뉴클레오타이드의 상보적인 서열로 전사된다(전사, transcription). RNA는 처리되고 핵 밖으로 운반되어 세포질의 리보솜(해독, translation)에서 아미노산 서열인 단백질 산물로 해독된다. (Reprinted with permission from Brooker RJ: *Genetics: Analysis and Principles*, 3rd ed. New York: McGraw-Hill, 2008, Fig. 1-6.)

수 있다. 따라서 이를 적용하여 HIV와 같은 병원체의 RNA를 표적으로 하는 분자 치료법을 고려할 수 있다.

생명생성과 세포 이론 Biogenesis and the Cell Theory

생명체는 각 유형의 유기체를 생성하는 데 필요한 정보 흐름의 규칙들이 통합된 것이다. 박테리아와 같은 단순한 원핵생물조차도 인간처럼 복잡한 유기체에서 발견되는 것과 동일한 과정에 의해 생명현상이 진행된다. 생명생성이론은 모든 생명체가 최초의 생명체에서 비롯되었다는 원리이다.

이와 관련된 원리는 세포가 생명의 기본 구성요소라는 것이다. 기술적 진보로 안톤 반 뢰벤후크(Anton van Leeuwenhoek) 등은 17세기에 현미경 개발을 시작했고 로버트 후크(Robert Hooke)는 코르크 부분의 세포 구조를 확대장치를 사용하여 최초로 관찰하였다. 후크의 발견과 다른 사람들의 관찰을 바탕으로 마티아스 쉴라이덴(Matthias Schleiden, 1838)과 테오도어 슈반(Theodor Schwann, 1839)은 독립적으로 모든 유기체가 세포로 구성된다는 세포 이론(Cell Theory)을 발표했다.

유전학 연구는 종종 핵에서 암호화된 정보의 내용과 사용에 초점을 맞추는 경향이 있지만, 핵에서 오는 "결과의 연속"을 이해하려면 다른 세포소기관, 막 구조 및 분자에 대한 지식이 필요하다. 유전적으로 암호화된 정보는 무엇을 할까? 생명의 단일성은 유기체들의 세포 구조에 상당한 유사성이 있음을 보여준다. 따라서 인간 발달과 질병에 작용하는 기전을 명확히 이해하기 위해 모델 유기체, 특히 동물 모델에 대한 연구가 필요하다.

유전의 분자적 기초 The Molecular Basis of Inheritance

멘델유전학과 분자유전학이라는 두 가지는 별개의 연구 분야였다. 멘델유전학은 형질이 결합되고 자손 세대 간에 전달되는 방식과 관련이 있고, 분자유전학은 형질 발현의 생화학적 기초를 탐구한다. 유기분자와 무기분자의 차이는 1800년대 초반에 인식되었으며, 약 1830년대에 탄수화물, 지질 및 단백질이라는 세 가지 주요 유기분자 부류가 화학적으로 구별되었다. 그러나 1868년 프리드리히 미셔(Friedrich Miescher)가 백혈구(white blood cell, WBC)의 핵에서 인이 풍부한 유기분자를 분리할 때까지 중요한 유기분자인 핵산이 발견되지 않았다. 처음에는 "nuclein"으로 명명되었지만 나중에 유기산 특성이 있는 것으로 밝혀져 "nucleic acid"로 이름이 변경되었다. 따라서 그레고어 멘델(Gregor Mendel)이 『식물 교잡에 관한 실험(1866)』과 찰스 다윈(Charles Darwin)이 『자연 선택에 의한 종의 기원(1859)』을 발표하기 전까지는 유전 분자가 무엇인지 알지 못했다.

현대 유전학은 역사적으로 매우 짧은 시간 내에 발전하였고, 의학에서의 적용은 훨씬 더 빨랐다. 단백질과 마찬가지로 핵산은 고분자 사슬이다. 핵산 하위단위는 5탄당, 인산기 및 질소 염기로 구성된 뉴클레오타이드이다(그림 1-3). 핵산에는 두 가지 부류가 있다. DNA는 5탄당 디옥시리보스를 포함하고, RNA는 리보스(리보 핵산)를 포함한다. 두 종류의 핵산은 4개의 다른 질소 염기(2개의 퓨린 및 2개의 피리미딘)을 가지고 있다.

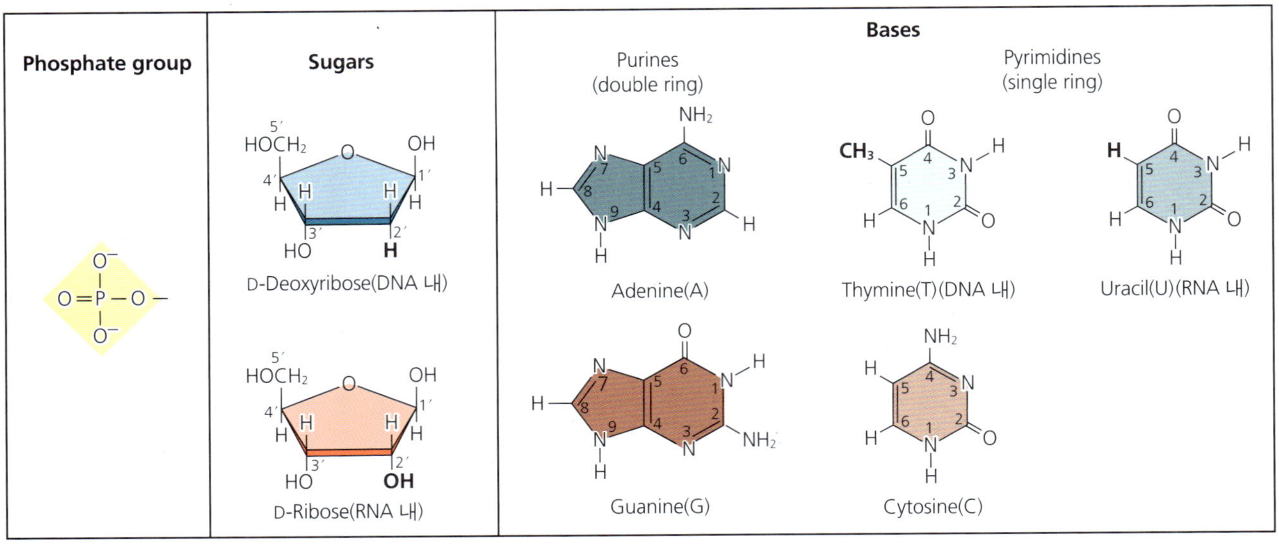

그림 1-3. DNA 및 RNA 뉴클레오타이드의 구성요소
디옥시리보스의 당은 2′탄소에 산소가 없다("deoxy")는 점에서 리보스와 다르다. 아데닌, 구아닌 및 시토신은 DNA와 RNA 모두에서 발견되지만 우라실은 RNA에서 티민을 대체한다. (Reprinted with permission from Brooker RJ: *Genetics: Analysis and Principles*, 3rd ed. New York: McGraw-Hill, 2008.)

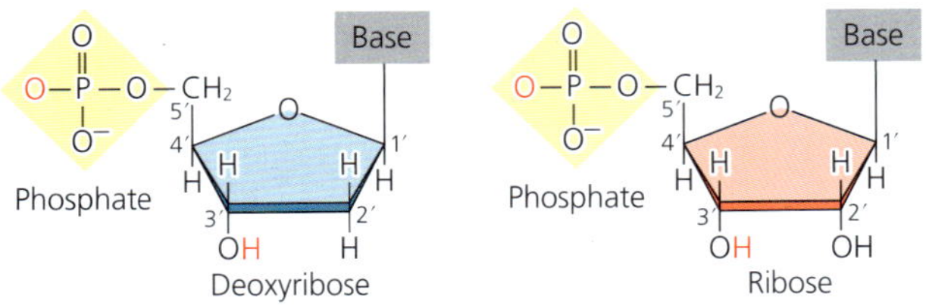

그림 1-4. DNA와 RNA의 뉴클레오타이드
빨간색으로 표시된 원자는 뉴클레오타이드가 인산이에스테르 결합(phos-phodiester bond)에 의해 함께 연결되어 단일 가닥을 형성할 때 제거된다. (Reprinted with permission from Brooker RJ: *Genetics: Analysis and Principles*, 3rd ed. New York: McGraw-Hill, 2008.)

뉴클레오타이드를 이루는 당의 탄소는 시계 방향으로 번호를 매긴다(그림 1-4). 질소 염기는 1′탄소에 부착되고 인산염 그룹은 5′탄소에 부착된다. 새로운 가닥을 합성하는 동안 기존 가닥의 3′탄소에 새로운 뉴클레오타이드를 부착하여 뉴클레오타이드를 연결한다(그림 1-5). RNA는 단일 가닥으로 유지되지만, 영역이 접혀 그 기능에 중요한 복잡한 3차원 패턴을 생성한다. 반면에 DNA는 한 가닥인 주형이 새로운 가닥을 합성하여 상보적인 뉴클레오타이드와 순차적으로 결합하여 생성되는 이중 가닥 분자다(그림 1-6). 주형 가닥에 퓨린 아데닌(A)이 있으면 티민(T) 피리미딘이 생성되는 가닥에 연결되고 그 반대의 경우에는 마찬가지로 연결된다. 퓨린 구아닌(G)이 있으면 피리미딘 시토신(C)이 부착된다. 이것은 수많은 수소 결합으로 연결된 이중 가닥 DNA 분자(그림 1-7)를 생성한다. 단백질 서열을 생성하기 위한 정보를 인코딩하기 위해 뉴클레오타이드 서열(sequence)을 어떻게 이용하는지 이해하는 것이 중요하다. 이러한 뉴클레오타이드 서열의 생의학적 중요성에 대해 탐색하는 것이 인간 게놈 프로젝트 같은 게놈 연구의 주요 목표이다.

게놈 The Genome

"게놈(genome)"이라는 단어는 개체의 생화학적 과정 및 발달을 위해 코딩하는 데 필요한 유전 정보를 의미한다. 이 유전 정보의 대부분은 "핵 게놈"에 있지만 일부는 세포질에 있는 "미토콘드리아 게놈"의 사본에도 있다. 녹색 식물에는 "엽록체 게놈"도 있다. 핵 게놈과 게놈은 특별한 경우가 아니면 구분해서 사용하지 않는다.

게놈은 개인 DNA의 뉴클레오타이드 총량으로 정의할 수도 있다. 모든 뉴클레오타이드 영역이 생화학적 산물로 전환되는 것은 아니기 때문에 전체 뉴클레오타이드 서열을 볼 때 게놈 크기와 정보 내용이 매우 근소하게 일치하지 않을 수 있다. 많은 세포 및 생화학 과정이 공통적으로 유지되나, 이러한 비교에서 많은 유전

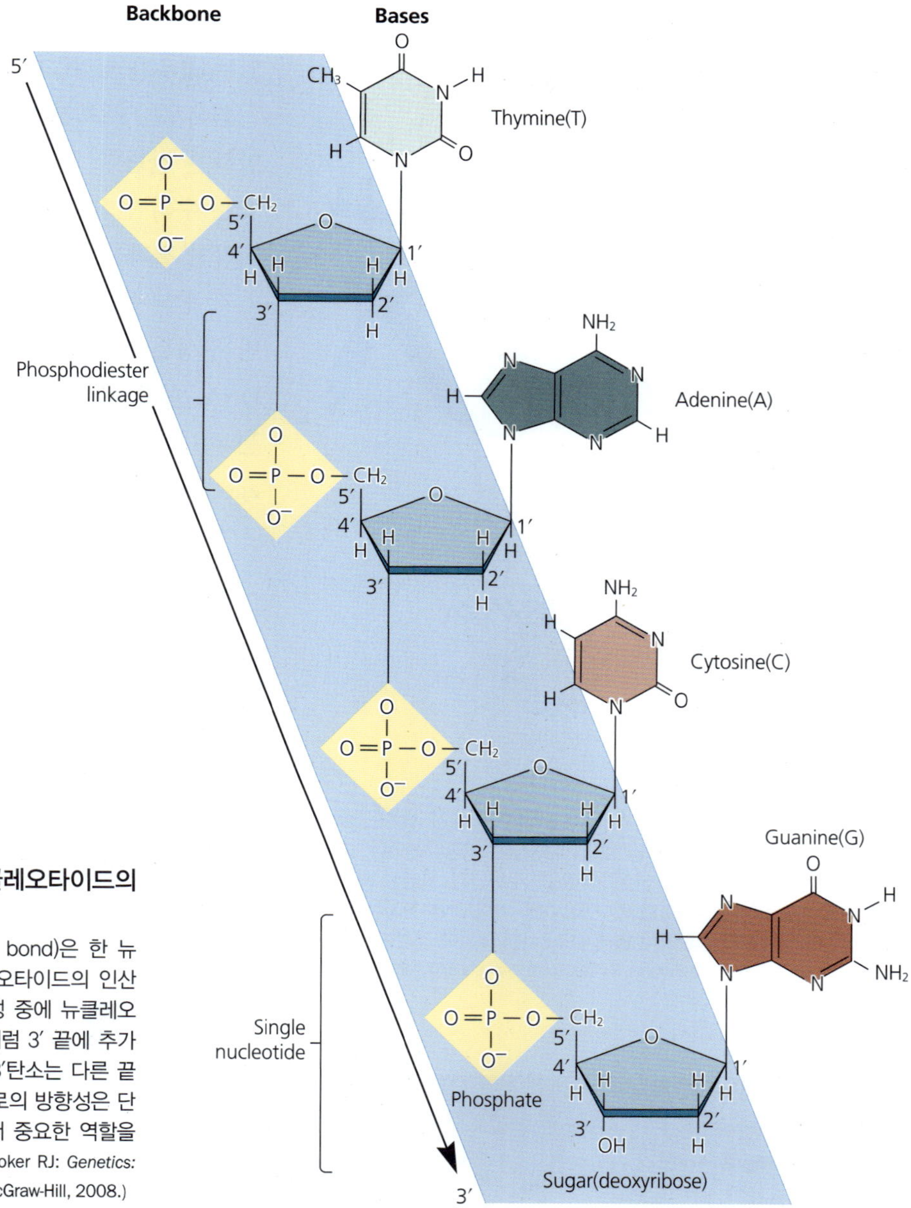

그림 1–5. 디옥시리보오스 뉴클레오타이드의 단일 가닥

인산이에스테르 결합(phosphodiester bond)은 한 뉴클레오타이드의 3′탄소를 다음 뉴클레오타이드의 인산기(phosphate group)에 연결한다. 합성 중에 뉴클레오타이드는 화살표 방향으로 표시된 것처럼 3′ 끝에 추가된다. 맨 위 끝은 가장 먼 5′탄소이고 3′탄소는 다른 끝의 열린 부착 부위이다. 이 5′에서 3′으로의 방향성은 단백질 합성 동안 DNA 복제 및 해독에서 중요한 역할을 한다. (Reprinted with permission from Brooker RJ: *Genetics: Analysis and Principles,* 3rd ed. New York: McGraw-Hill, 2008.)

적 유사성을 포함하므로 표현형(phenotype)의 큰 차이를 설명할 수 있는 적은 수의 유전자가 드러나지 않는 경향이 있다. DNA의 양도 마찬가지이다. 인간 핵에 있는 DNA의 약 2~3%만이 단백질을 암호화한다. 이러한 관찰을 통해 어떻게 다양한 종의 DNA 양이 단백질 생성 배열에 뚜렷한 영향을 미치지 않으면서 많이 변할 수 있는지 이해할 수 있다.

인간은 일생 동안 약 20,000~22,000개의 유전자(gene)를 필요로 한다. 이는 식물 종의 중요한 유전 모델이 되는 겨자 풀인 *Arabidopsis thaliana*의 25,300개와 거의 같고, 초파리인 *Drosophila melanogaster*조차도 약 13,600개의 유전자를 가지고 있는 것으로 추정된다. 적은 유전자가 복잡한 세포 활동과 발달 과정을 조절하는 방식에 대한 설명은 유전자 매핑의 결과를 기다려야 한다. 그러나 유전자 수가 왜 그렇게 비슷한지 이해하는 것은 덜 어려울 것이다. 많은 생명 기능이 공유되는 세포 수준에서 유기체 간의 유사성을 고려해 보자.

종(species)들을 염색체(chromosome) 수로 진단하는 것은 신뢰성이 떨어진다. 보기에 단순한 동물이 인

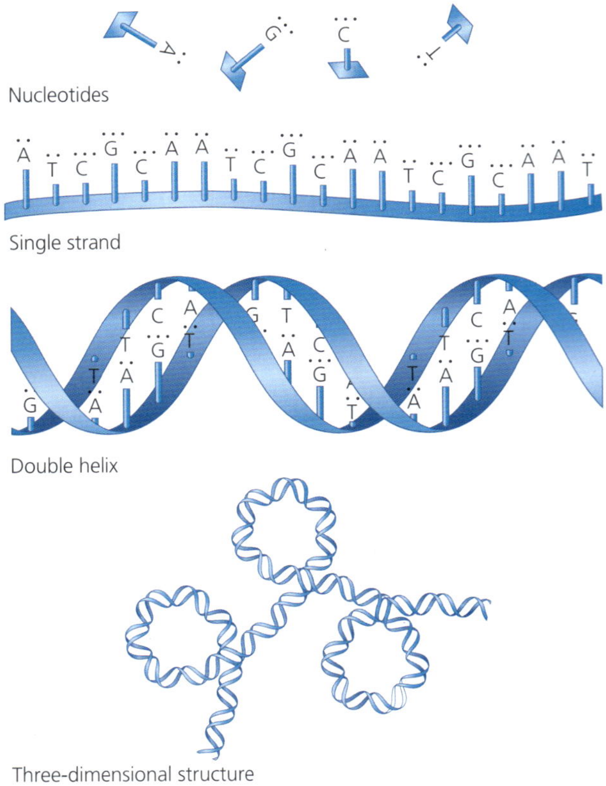

그림 1-6. DNA 분자는 단일 가닥의 뉴클레오타이드가 새로운 상보적 가닥의 합성을 위한 주형 역할을 할 때 생성되는 이중나선이다. 아데닌과 티민 사이에는 두 개의 수소결합이 있고 구아닌과 시토신 사이에는 세 개의 수소결합이 안정적으로 있다. 이 이중 가닥 DNA 분자는 뉴클레오솜 및 기타 단백질과 결합하여 염색체의 3차원 코일에 결합한다. (Reprinted with permission from Brooker RJ: *Genetics: Analysis and Principles*, 3rd ed. New York: McGraw-Hill, 2008.)

간에서 발견되는 23쌍보다 더 많은 염색체를 가지고 있는 경우가 있다(그림 1-8).

염색체는 세포분열 중에 종 게놈의 하위 집합을 운반하는 간단한 구조이다. 그러나 개인의 염색체 구조 또는 수의 변화는 게놈 정보를 크게 변경하고 사망 등 심각한 결과를 초래할 수 있다.

각 염색체는 하나의 매우 긴 이중 가닥 DNA 분자로만 구성된다. 핵 게놈의 각 유전자는 염색체 중 하나의 DNA 분자를 따라 선형으로 배열된다. 그러므로 우리는 하나의 염색체 안에 있는 정보 내용을 "연관군(linkage group)"이라 한다. 남성에서만 발견되는 상대적으

A

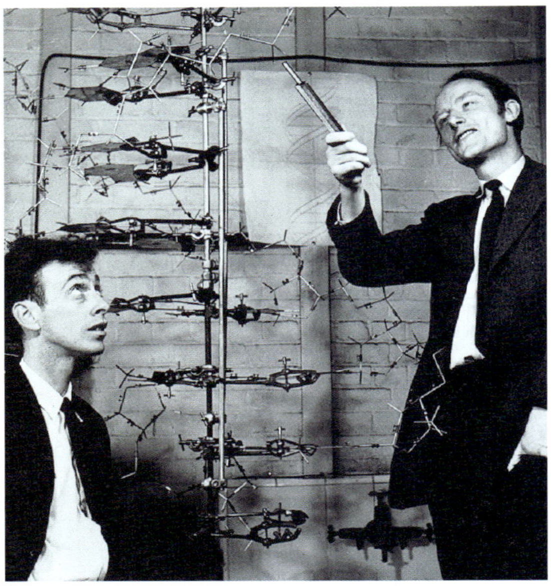

B

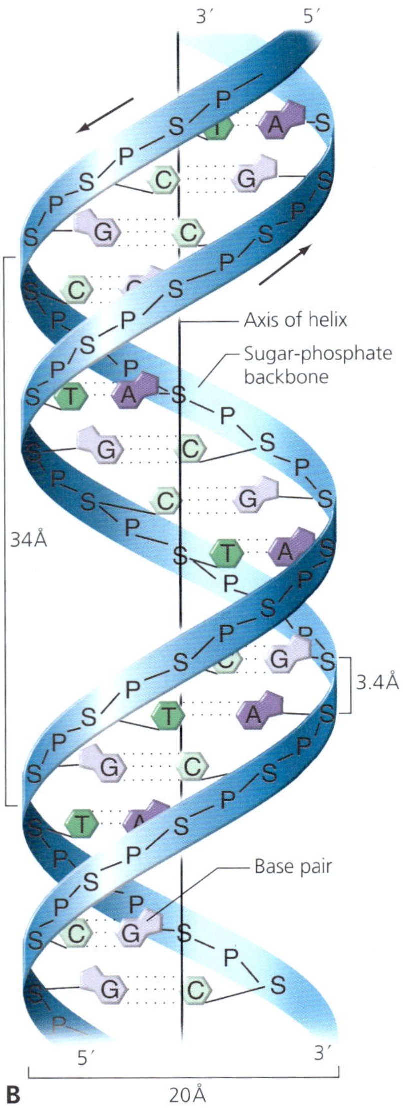

그림 1-7. **A.** DNA 모델을 보고 있는 Watson과 Crick. **B.** DNA 이중나선의 정확한 간격 표시; (**A:** Reprinted with permission from Hartwell LH, et al. *Genetics: From Genes to Genomes*. 4th ed. New York: McGraw-Hill, 2010.)

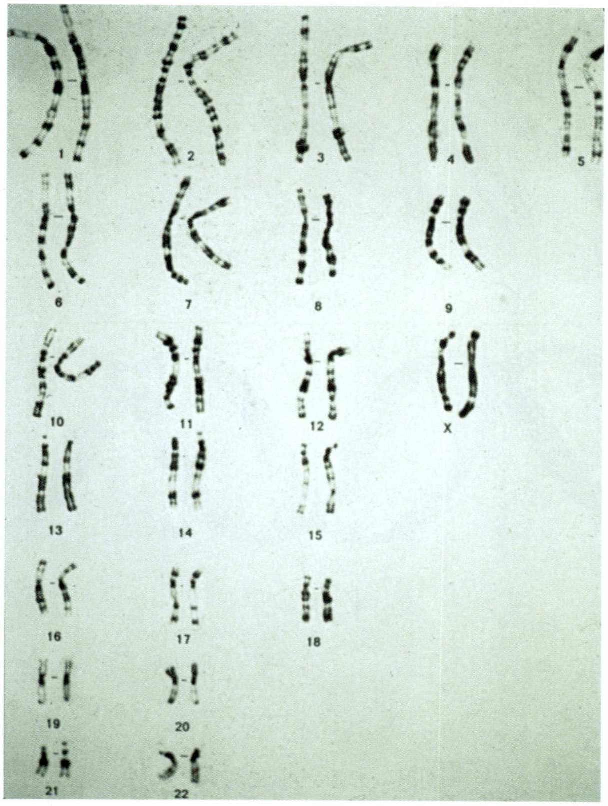

그림 1-8. 22쌍의 염색체와 2개의 X 염색체를 보여주는 핵형 또는 염색체 그림

이 핵형은 정상적인 여성이다. 46개의 염색체는 인간 체세포의 두배수체(2n) 구성을 갖는다. (Reproduced with permission of Warren G. Sanger, PhD, University of Nebraska Medical Center, Omaha, Nebraska.)

로 중립적인 Y 염색체를 제외하고 인간에게는 23개의 연관군이 있다. 인간 게놈에 22,000개의 유전자가 있다고 가정하면 평균 연관군당 약 1,000개의 유전자가 있어야 한다. 그러나 실제로 유전자와 염색체는 크기가 많이 다르다. 일부 염색체는 길고 더 많은 유전자를 가지고 있고, 다른 염색체들은 아주 적을 수 있다.

각 연관군의 하나의 복사본인 "홑배수체(haploid)"의 염색체 수(n)는 난자 핵(n = 23)에 의해 결정되고 각 연관군의 다른 홑배수체(n = 23)는 정자에 의해 만들어진다. 이들의 수정은 개인의 고유한 유전자형인 두배수체[diploid(2n)]를 구성한다. 수정 후 46개의 염색체 각각이 복제되어 각 세포분열주기에서 생성된 딸세포가 된다. 따라서 각 성인 세포는 남성에서 발견되는 단일 X 염색체를 제외하고 각 연관군의 두 사본을 보유한다.

유전적 구성을 설명하는 데 사용되는 용어 사이에 홑배수체(n) 또는 두배수체(2n) 염색체 수는 구체적이다. 분열하는 세포핵을 고정하고 염색한 다음 염색체를 세어 핵형(karyotype)이라는 그림을 만들 수 있다. 반면에 "연관군"은 각기 다른 종류의 염색체의 개별 DNA 함량에 대한 추상적인 값이다. 4번 염색체와 같이 주어진 염색체에 있는 유전자를 나열할 수 있다(그림 1-9).

"홑배수체"는 유전물질 또는 연관군의 사본을 1개 가진 세포이며, "두배수체"는 2개를 가진 세포다. 유사하게, "게놈"이라는 용어는 유전 내용물을 의미하기 때문에 각 염색체 유형을 대표하는 홑배수체 유전적 보체의 유전적 구성을 나타낸다. 그러나 개인의 특정 유전적 구성을 고려할 때 개인의 유전자형은 "A" 유전자의 A와 대립 유전자(allele)의 다른 형태에 대해 동형접합(AA 또는 aa) 또는 이형접합(Aa)일 수 있다.

유전자란? What Is a Gene?

얼마 전까지만 해도 이것은 대답하기 쉬운 질문이었다. 우리는 유전자가 mRNA를 통해 특정 단백질의 합성을 코드화하는 DNA 분자의 뉴클레오타이드 서열이라고 말했을 것이다. 그러나 인간 게놈 프로젝트에 의해 생성된 완전히 서열화된 게놈의 구조는 DNA와 관련된 더 많은 미묘하고 복잡한 정보와 기능을 보여준다.

유전자 개념의 복잡성에 대한 첫 번째 징조는 유전자가 염색체에서 조각으로 나누어질 수 있다는 발견이었다. 단백질을 코딩하는 부분인 엑손(exon)과 코딩하지 않는 인트론(intron)이 서로 연결되어 있다. 인트론은 단백질 합성에 사용되는 기능성 mRNA를 생성하는 과정에서 초기 RNA 전사체에서 스플라이싱된다. 하지만 이후 거론할 선택적 스플라이싱(alternative splicing)의 발견으로 설명이 더 복잡해졌다. 선택적 스플라이싱은 엑손 및 인트론 모듈을 다양한 방식으로 결합할 수 있게 하여 동일한 유전자에서 여러 다른 전사체가 해독(translation)되도록 한다. 사실, 다른 전사체의 수는 놀랍도록 많을 수 있다. 예를 들어, *Drosophila*에서 *Dscam* 유전자(*Drosophila* 다운증후군 세포 부착

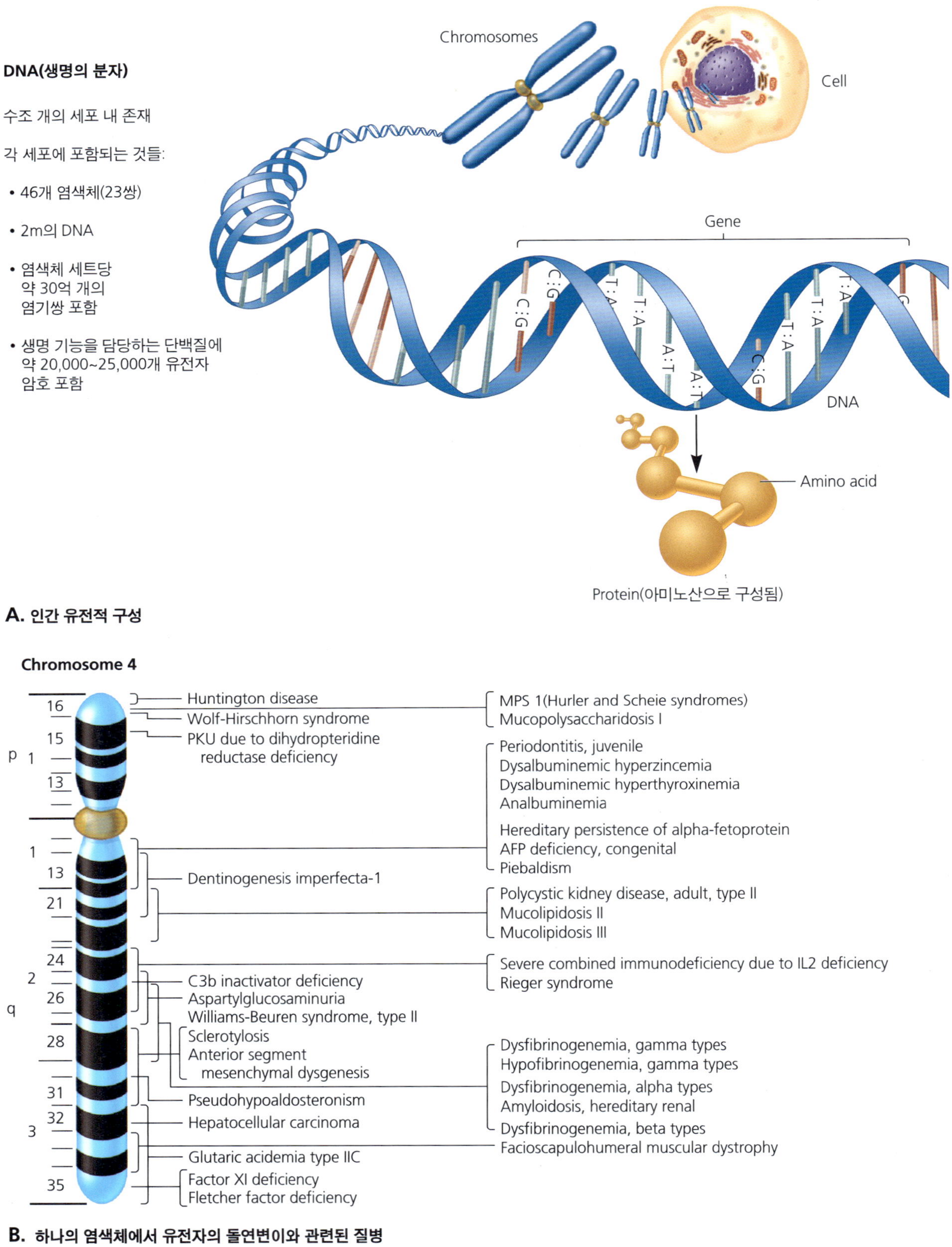

그림 1–9. 이 그림은 인간 4번 염색체의 연관군인 세포와 그 염색체 중 하나의 유전적 구성내용 간의 관계를 보여준다.
(Reprinted with permission from Brooker RJ: *Genetics: Analysis and Principles*, 3rd ed. New York: McGraw-Hill, 2008.)

분자를 코딩)는 선택적 스플라이싱으로 인해 38,016개의 서로 다른 mRNA를 발현한다.

다른 발견으로는 뉴클레오타이드의 한 부분이 두 개의 다른 유전자의 일부로 전사되는 중복 유전자(overlapping gene), 유전자 내의 유전자, 전사가 하나의 유전자를 통해 완전히 다른 단백질을 코딩하는 인접한 유전자로 계속되는 것을 말한다. 이러한 융합된 전사체는 비교적 적은 수의 유전자에서 다양한 단백질을 생성할 수 있는 또 다른 방법이다.

그러나 아마도 유전자 정의의 복잡성에서 가장 큰 확장은 이전에 상상했던 것보다 더 많은 유형의 RNA가 규제 역할을 한다는 것이다. 현재 microRNA는 단백질 합성의 매개체 역할을 하지 않고 많은 세포과정을 조절하는 데에 중요한 역할을 하는 것으로 알려져 있다. 단백질 코딩 유전자에서 전통적으로 인식된 RNA와 비교하여 이들이 얼마나 중요한지에 대해서는 여전히 논쟁 중이다. MicroRNA를 암호화하는 DNA가 "유전자"라고 부를 가치가 있는지 여부도 불확실한 부분이다. 그러나 향후 인간과 다른 종의 게놈에 대한 자세한 정보가 훨씬 더 복잡한 것을 밝혀낼 것이라는 데는 의심의 여지가 없다.

인간 게놈 프로젝트 The Human Genome Project

각 개인의 유전적 구성은 고유한 특성을 가지고 있다. 그런 관점에서 인간 게놈은 단 하나가 아닌 수십억이나 있다. 그러나 유전적 변이에도 불구하고 우리 인체와 생리의 최종 구조에는 놀라운 정도의 유사성이 있다. 정상적인 발달을 조절하는 생화학적 과정들의 유사성은 인간 유전자 풀(gene pool) 내에서 광범위한 유전적 다양성을 동반한다. 이것은 인간사회 내에서 개인의 개성을 초래하는 공통적이고 복잡하며 종종 미묘한 유전적 차이로 나타난다. 우리는 서로를 호모 사피엔스의 동등한 구성원으로 인식하고 존중하지만 현대 의학은 우리 사이의 근본적인 차이에 민감해야 한다. 인간 게놈의 염기서열을 확인하는 것(염기서열분석)이 대표적인 첫 번째 단계이다.

인간 게놈 프로젝트(Human Genome Project, HGP)는 약 30억 개의 뉴클레오타이드로 구성된 완전한 인간 게놈의 뉴클레오타이드 서열을 획득하고, 포함된 모든 단백질 코딩 유전자를 확인하기 위해 1990년에 시작된 다국적 노력이다. 염기서열분석(sequencing) 방법론의 기술적 진보로 인해 일정보다 약간 앞선 2003년에 프로젝트를 완료하였다. 이 방대한 양의 정보를 관리하고 검색하기 위해 컴퓨터 데이터베이스를 개발함으로써 생물정보학(bioinformatics)이라는 새로운 유전학 분야가 탄생했다. 염기서열 확인방법의 발전과 생물정보학은 개인에 맞는 진단을 지원하기 위해 개인 게놈 프로필을 생성할 수 있는 많은 유망한 의료 응용 프로그램의 기초가 되어 있다.

HGP의 주요 목표는 다음과 같다.

1. 인간 DNA에 코딩된 모든 유전자 식별
2. 인간 DNA를 구성하는 30억 개의 화학 염기쌍의 서열 확정
3. 이 정보를 데이터베이스에 저장
4. 데이터 분석을 위한 기존 도구 개선
5. 관련 기술을 민간 부문으로 이전
6. 이 지식에서 발생할 수 있는 윤리적, 법적, 사회적 문제 제기

이러한 목표 중 특히 중요한 것은 프로젝트에서 파생된 정보를 일반 대중에게 제공하는 것이다. HGP의 직접적인 파생물인 몇 가지 우수한 데이터베이스는 쉽게 접근할 수 있으며 의료실무에 유익하게 사용되었다. 여기에는 GeneTests, OMIM(Online Mendelian Inheritance in Man), HGP 웹사이트 등이 있다. HGP는 또한 이러한 지식의 발전과 관련된 법적, 윤리적 및 기타 사회적 문제를 이해하고 해결하기 위한 신중한 노력을 하고 있다.

그러나 정상적 다양성의 범위를 이해하는 것도 매우 중요하다. 이것이 "1000 Genomes Project"의 목표이다. 2008년에 시작된 이 국제 협력은 약 1,200명의 게놈을 염기서열분석하여 생체의학적으로 관련된 DNA 변이 데이터베이스를 제공할 것이다. 또한 이러한 프로젝트는 단일 뉴클레오타이드 다형성(single nucleotide

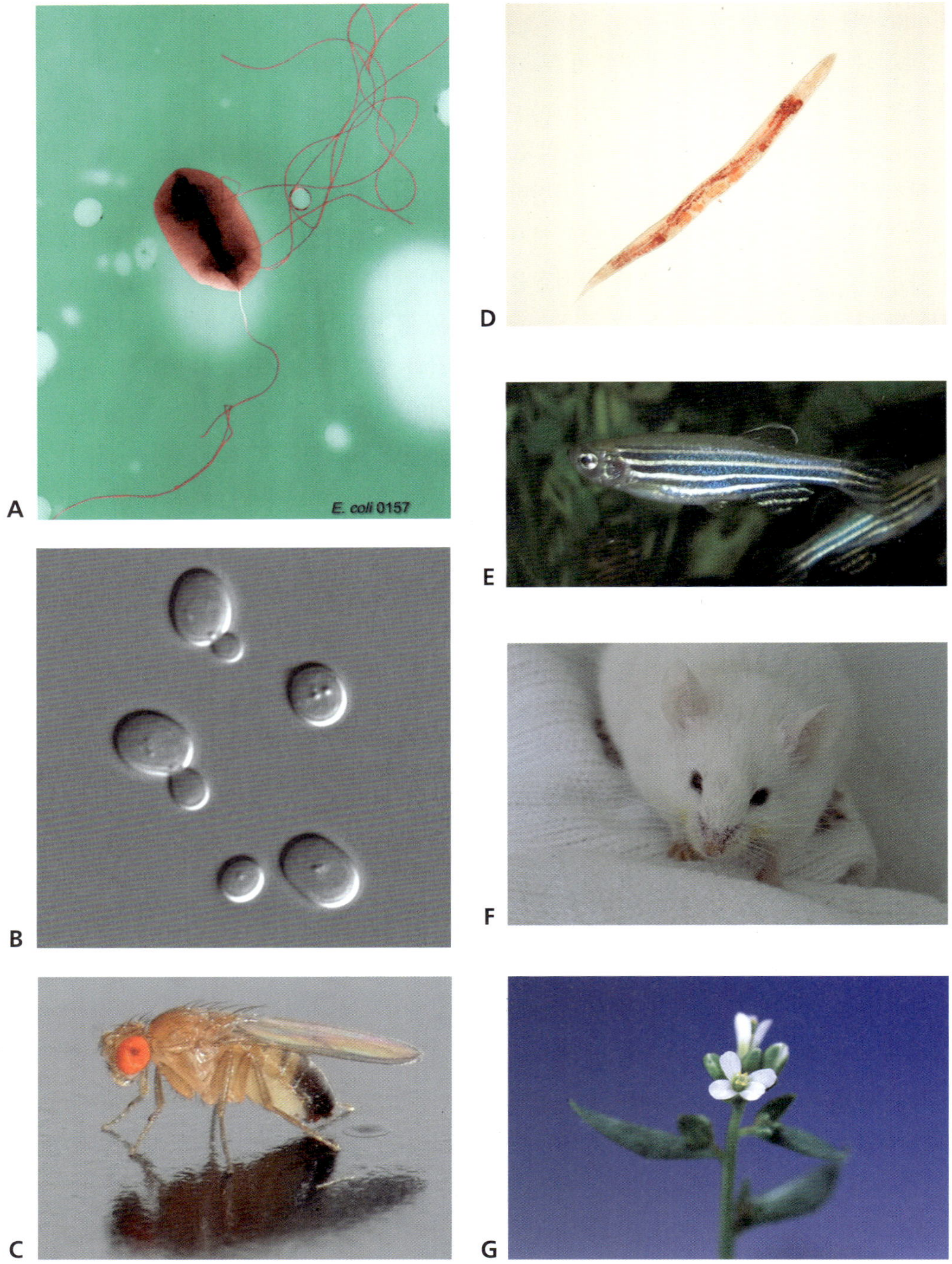

그림 1–10. 유전자 작용과 발달을 연구하기 위해 유익한 모델로 사용되는 유기체들

A. 대장균은 일반적인 박테리아다. **B.** *Saccharomyces cerevisiae*는 효모이며; **C.** 초파리 *Drosophila melanogaster*와 **D.** 선충류인 *Caenorhabditis elegans*는 비교적 단순한 동물 신체에 대한 정교한 연구를 가능하게 한다. **E.** *Danio rerio*, zebrafish 및 **F.** 실험용 쥐인 *Mus musculus*는 보다 복잡한 척추동물 모델을 나타낸다. **G.** *Arabidopsis*는 게놈 프로젝트에서 최초의 식물 모델 유기체 중 하나였다. (**A**: CDC/Peggy S. Hayes; **B**: Photograph by Mansur. Released to the public domain, via Wikimedia Commons; **C**: Photograph by Andre Karwath. Licenced under CC-BY-SA-2.5, http://creativecommons.org/licenses/by-sa/2.5, via Wikimedia Commons; **D**: Photograph by Tormikotkas. Licensed under CC-BY-SA-3.0, http://creativecommons.org/licenses/by-sa/3.0, via Wikimedia Commons; **E**: Photograph by Azul. Released to the public domain, via Wikimedia Commons; **F**: Steven Berger Photography, licensed under Creative Commons BY-SA 2.0; **G**: Photo by Peggy Greb, Agricultural Research Service, United States Department of Agriculture.)

polymorphisms, SNP), 구조적 변이, 복제 수 변이에 대한 정보를 생성하여 생의학적 관심 유전자를 매핑하기 위한 DNA 랜드마크로서의 역할을 하였다.

모델 유기체의 중요성

The Importance of Model Organisms

인간 DNA를 염기서열분석하는 것 외에도 HGP는 인간 장내 박테리아 대장균, 초파리(*Drosophila melanogaster*), 실험용 쥐(*Mus musculus*), 식물(*Arabidopsis thaliana*) 등을 포함한 몇 가지 중요한 모델 유기체의 게놈을 다루었다(그림 1-10). 이 장의 앞부분에서 우리는 광범위한 분류학적 스펙트럼에 걸쳐 DNA 구성과 단백질 서열의 보존에 반영된 공통된 조상을 탐구했다. 단순 모델 유기체의 유전자 기능에 대한 정보는 인간 게놈의 코딩 영역과 관련된 기능을 식별하는 데 도움이 될 수 있다. 이 책을 통해 우리는 모델 유기체에서 예시를 도출하여 인간의 발달과 활동에서 유전자가 수행하는 역할을 정의할 때 유전자, 유도자, 환경 변수 및 세포 구조의 복잡한 상호작용을 이해하도록 단순한 유기체를 통해 통찰할 수 있다.

2. 의학유전학 Medical Genetics

앞서 설명한 유전의 의학적 적용은 무한하다. 유전학 분야가 지난 20년 동안 의학에서 초점이 됐다는 것에는 의문의 여지가 없다. 또한 유전체학(genomics)은 앞으로 수십 년 동안 계속해서 의학을 이끌 것이다. HGP의 성공은 유전학을 실험실에서 병원으로 옮기는 원동력으로 작용했고, 환자의 건강과 치료를 직접적으로 개선하는 기능적 도구로 이용되었다. 의료 분야에서 일하는 모든 사람은 기본적인 유전 원리에 대한 실무 지식이 필요하다. 또한 자신의 전문 분야에서 "의학유전학"을 적용하는 것에 대한 확고한 이해가 필요하다. 가장 중요한 것은 정기적인 진료에서 의학유전학의 도움이 필요한 환자를 효과적이고 효율적으로 식별하는 방법을 포함한다. 또한 가능한 검사 방법, 의뢰, 환자 및 전문가 자원, 잠재적 치료법에 대한 확실한 이해가 필요하다.

유전학의 광범위한 범주는 유전의 원리와 유기체 간의 관찰 가능한 특징의 변화에 대한 과학적 연구에 적용된다. 그래서 인간유전학은 사람들의 유전학 연구에 적용될 것이다. 오늘날의 **인간유전학**(human genetics)은 의학실무를 넘어서는 여러 분야로 구성되어 있다. 인간유전학의 주요 분야 목록은 표 1-1에 나와 있다. 질병 및 장애의 병인론(pathogenesis)에 대한 유전적 관련성을 탐구하는 인간유전학의 하위 분야를 의학유전학이라고 한다. 그러나 유전질환의 진단, 예후, 치료에 **의학유전학**을 이용하는 분야인 **임상유전학**(clinical genetics)과는 구별한다.

표 1-1 인간유전학 분야
의학유전학. 유전과 관련된 질병 및 장애의 원인, 병인 및 자연사 연구
임상유전학. 유전질환의 진단, 상담, 치료 및 사례관리
행동유전학. 정신 및 인지 장애, 기분 및 정서 장애를 포함한 행동 장애의 유전적 요인 연구
생화학유전학. 생화학적 반응과 이러한 반응의 장애(선천성 대사 오류)에 대한 연구
세포유전학. 건강과 질병에서 염색체의 구조와 기능에 대한 연구
발달유전학. 선천성 기형 및 기형 발생을 포함한 정상 및 비정상 발달의 유전학
법의학유전학. 의료법적 조사에 유전 지식과 기술의 적용
유전 상담. 유전학 과학과 사회 과학(심리학, 사회사업 등)을 모두 활용하여 유전질환이 있는 환자와 가족에게 상담과 지원을 제공하는 환자 치료 분야
분자유전학. DNA 및 RNA 변이성 연구; 인간 건강에 대한 변화의 영향
약물유전학. 약물반응 및 대사에 대한 유전적 영향 연구
인구유전학. 빈도, 움직임 및 경향을 포함한 집단 내 유전자 연구
생식유전학. 임신 전 건강, 착상 전 과학, 산전 진단 및 임신관리를 포함한 생식의 유전적 측면에 대한 연구

의학유전학이 의학 분야에서 인정받는 학문으로 발

전함에 따라 새로운 의료 전문가(유전 전문가)가 그에 상응하는 모습을 보이고 있다. **의학유전 전문가**(medical geneticists)는 유전 관련 질병 및 장애 원인 진단, 치료 등의 서비스를 제공할 뿐 아니라 환자와 가족에게 복잡한 정보를 전달하고 위기에 처한 사람들에게 심리사회적 지원을 제공하는 것과 관련된 유전 과학을 전문으로 하는 건강 전문가이다. 그들은 접근하기 어려운 의료 시스템과 정보가 필요한 환자 사이의 격차를 해소한다. **임상유전검사**(clinical genetic laboratories)는 생화학, 분자 및 세포 유전학 검사에 대한 전문 교육을 받은 박사 수준의 과학자에 의해 관리되며, 의학유전학자와 **유전 상담사** 간의 긴밀한 의사소통을 통해 올바른 검사를 수행하고 정확한 정보를 환자에게 제공하는 것이 필수적이다.

의학유전학자는 여러 전문의에게 접근해야 하는 질환을 가진 사람들에게 통합적이고 포괄적인 서비스를 제공하는 학제간 건강팀의 일원으로서 서비스를 제공할 수도 있다(표 1-2).

이 책에서는 "우선적으로 사람을 지칭하는" 언어가 사용된다. 즉, "당뇨병(diabetic)"보다 "당뇨병 환자(a person with diabetes)"로 지칭하는 것이 좋다. 사회가 변함에 따라 의학용어의 적용도 변했다는 것이다. 예를 들어 1912년경에는 정신지체(mental retardation) 분류 시 바보(moron), 중간백치(imbecile), 백치(idiot)의 범주로 구분하였으나, 현재에는 경증(mild), 중증(moderate-severe) 및 심각한(profound)으로 구분한다. 언어의 힘과 의학용어의 구체적인 적용 및 환자와 그 가족에 미치는 영향은 아무리 강조해도 지나치지 않다.

표 1-2 의학유전학을 통합할 수 있는 다학제간 팀

암유전학
결합조직장애
두개 안면
낭성섬유증
다운증후군
태아알코올증후군
성별장애
혈색소병증
대사장애
신경섬유종증
신경유전학
신경근육(근육이영양증 포함)
신경감각(유전성 청력 및 시력 문제)
구개열(입술열림)

임상 의학에서 유전 기술은 매우 빠르게 적용된다. 거의 모든 유전학이 의학에 통합되는 것이 한 세대 내에 발생했다. 표 1-3과 1-4는 의학유전학의 발전에 대한 시간의 흐름을 보여준다. 표 1-3은 주요 기술 발전을 나열하고 표 1-4는 임상적으로 의미 있는 사실들을 강조했다. 의학유전학은 인간 발달과 질병에서 유전자의 역할에 대해 생각하는 개념과 방식에 확고한 기반을 구축하고, 그 토대 위에서 계속해서 성장할 것이다.

3. 임상 적용 Clinical Correlation

이 책의 각 장에는 기초과학 및 의학유전 정보를 보완하기 위한 임상 적용(clinical correlation) 부분이 있다. 맞춤의료(personalized medicine)의 개념은 임상 적용의 예가 될 것이다.

얼핏 보면 맞춤의료가 임상 적용에 있어 논리에 맞지 않는 것으로 보일 수 있다. 전통적인 의료 접근 방식에서 단일성은 진단 범주 내에서 발견된다. 대부분의 관련 의학적 상태의 핵심은 공유된 생리학적 및 유전적 기반이다. 그럼에도 불구하고 의학적 개입이 시작된 이래로 겉보기에 균질한 진단 그룹 내에서도 임상반응이 매우 다양하다는 것을 알게 되었다. 간단히 말해서, 정확히 동일한 상태를 가진 환자와 정확히 동일한 원

표 1-3 유전학의 주요 기술 발달과정

1869	DNA 추출
1882	염색체 확인
1913	최초의 유전자 "지도"
1927	X선의 돌연변이 유발 효과
1934	단백질 구조를 밝히는 X선 결정학
1941	"One gene-one enzyme" 가설
1944	Deoxyribonucleic acid(DNA)가 유전을 담당하는 화합물로 확인됨
1950	DNA 염기(AGTC) 분석
1953	Watson과 Crick: 이중나선
1956	DNA 중합효소(polymerase) 분리
1960	mRNA 발견
1961	최초의 뉴클레오타이드 "트리플렛(triplet)" 확인
1967	체세포 혼성화(somatic cell hybridization)
1970	부위 특이적 제한 효소(site-specific restriction enzyme)
1970	역전사 효소(reverse transcriptase)
1972	최초의 재조합(recombinant) DNA 분자
1973	DNA 분자를 다른 세포로 복제
1977	DNA 염기서열분석(sequencing)
1978	RFLP(restriction fragment length polymorphism)
1985	중합효소 연쇄반응(polymerase chain reaction, PCR)
1986	자동염기서열분석기(automated DNA sequencer)
1987	FISH(fluorescent in situ hybridization)
1991	발현된 유전자서열 표지(expressed sequence tags, EST)
1992	비교 게놈 혼성화(comparative genome hybridization, CGH)
1998	변성 고성능 액체 크로마토그래피(denaturing high-performance liquid chromatography, DHPLC)
2004	복제수변이(copy number variants, CNV)
2007	차세대 염기서열분석(new-generation sequencing, NGS)
전체 게놈 염기서열분석	
1995	*Haemophilus influenza Rd*
1996	*Methanococcus jannaschii*와 효모
1998	기생충
1999	초파리
2000	인간
2002	마우스(mouse)
2004	쥐(rat)
2005	침팬지
2006	꿀벌
2007	말
2009	암소
2009	돼지 및 네안데르탈인 게놈 초안 완성
2013	1,000개 이상의 원핵생물 게놈이 염기서열분석됨

표 1-4 현대 의학유전학에서 중요한 사건들

1953	DNA 이중나선 구조 밝힘
1956	인간 염색체 수가 46개임을 확립
1957	Victor McKusick, Johns Hopkins에 의학유전학 클리닉 및 교육 프로그램 설립
1959	다운증후군 및 21번 삼염색체 협회 보고
1959	신생아 선별 검사의 선구자로서 Guthrie 테스트(페닐알라닌에 의한 박테리아 억제)
1960	급성골수성백혈병의 표지자로서 필라델피아 염색체 발견
1962	David Smith, 인간 기형 연구에서 "이형학(dysmorphology)"이라는 용어 사용
1966	Victor McKusick의 『Mendelian Inheritance in Man(MIM)』 초판 출판
1966	미토콘드리아에서 DNA 발견
1969	최초의 단일 유전자 분리
1970	David Smith의 『Recognizable Patterns of Human Malformations』 초판 출판
1975	산전 선별 검사를 위한 산모 혈청 검사 시작
1978	인슐린이 유전 공학으로 생산된 최초의 바이오 의약품이 됨
1981	프라더-빌리증후군(Prader-Willi syndrome)은 처음으로 알려진 미세결실증후군(microdeletion syndrome)이다.
1987	MIM이 "온라인 Mendelian Inheritance in Man(OMIM)"으로 온라인화
1990	HGP 시작
1990	최초의 유전자 치료 시험
1997	모체 혈액에서 태아 DNA 검출
2002	HGP는 예정보다 3년 앞서 완료
2004	기능 유전자의 인간 게놈 추정치가 ~22,000개로 감소
2007	유전자 정보 차별 금지법(GINA)이 성공적으로 제정
2008	의학유전학의 아버지 Victor McKusick 사망
2009	Jack Szostak, 텔로미어/텔로머라제 연구로 노벨의학상 수상

인을 가진 환자는 동일한 치료에 대해 다양한 반응을 보일 수 있다. 사람들이 주어진 치료에 대해 어떻게 반응하는지, 가장 효과적인 복용량은 어느 정도인지, 어떤 부작용이 발생하는지, 가능한 부작용이 있는지 등에서 차이를 보인다.

맞춤의료: 개인맞춤형 건강케어, 개인맞춤형 건강관리 Personalized Medicine: Personalized Health Care, Personalized Health Management

현재 건강관리의 주요 변화는 각 환자마다의 특정한 정보를 기반으로 맞춤형 치료를 제공하는 것이다. 이러한 유형의 맞춤형 의료 행위를 '맞춤의료'라고 한다. 맞춤의료는 개인의 타고난 생물학적 및 생리학적 특성을 대상으로 의료 서비스를 개선하는 것이라고 말할 수 있다. 주된 목표는 새로운 분자 단위의 진단 도구를 이용해 여러 단계에서 환자 치료를 향상시키는 것이다. 각 환자에게 적합한 치료법과 적절한 약물 용량을 찾기 위한 시행착오를 어느 정도 거치는 것이 일반적인 의료 관행이다. 대부분의 권장 복용량은 체구, 연령, 성별과 같은 제한된 수의 변수를 기반으로 조정된다. 실제로, 더 많은 변수가 서로 다른 반응으로 작용하고 있으며 그 중 유전적 요인의 영향이 적지 않다. 이론적으로 맞춤의료는 단기간에 정확한 진단을 내리는 데 도움이 되어야만 한다. 또한, 의사결정과정에서 시행착오를 적게 거치고 개인에게 적합한 약을 처방할 수 있어야 한다.

가장 중요한 것은 이러한 도구가 발병률과 사망률을 예방, 지연 또는 감소시킬 것이라는 기대이다. 주어진 의학적 상태의 특정 특징에 따라 예방은 다른 차원에서 발생할 수 있다. 1차 예방은 질병 발생률을 실제로 줄이는 것을 말한다. 2차 예방에는 조기 발견(잠재적으로 증상 전) 및 중재가 포함된다. 3차 예방은 개별적으로 확인된 매개변수를 기반으로 개인맞춤형 치료를 활용한다. 이와 관련하여, 여러 유전적 매개변수 또는 기타 매개변수를 기반으로 "내적표현형(endophenotypes)"으로 세분화하면 더 나은, 보다 구체적인 치료법을 개발할 수 있다. 마지막으로, 일부는 4차 예방을 제시하였는데, 실제 질병의 의료적 측면에 영향을 미치지는 않겠지만 어떻게든 개인의 삶의 질을 향상시키는 전략으로 정의한다.

개인맞춤형 유전체학(personalized genomics)은 이러한 의료실무의 하위 분야이다. 이러한 분야는 특정 질병 상태 또는 치료 옵션에 대한 개별 위험 프로필을 확인하는 특정 유전자 검사로 정의되었다. 또한 유전자형에 따라 치료 및 감시를 수정하는 것도 포함된다. 개인화된 게놈 전략은 이미 다양한 임상 환경에서 적용되고 있다. 유전 정보를 사용하여 의료에 개입할 수 있는 영역이 많이 있다(표 1-5). 몇 가지 예는 다음과 같다.

1. **암 치료제.** 개인맞춤형 유전체학은 종양학 영역에서 가장 잘 확립되어 있다. 세포유전학적 정보는 환자에게 최상의 치료 옵션을 예측하기 위해 수십 년 동안 사용되어 왔다. 최근의 발전으로 직접적인 암 치료에 도움이 되는 단일 유전자 변화가 여러 개 확인되었다. 또한, 약물의 사용으로 맞춤의료의 실천뿐만 아니라 표적 치료(targeted therapy)도 가능하다. 일반적으로 특정 질병과정이 해당 개인에서 작동하는지 확인하려면 개별적인 검사가 필요하다(그림 1-11).
2. **약물유전학(pharmacogenetics).** 사람들의 의약품 사용에는 많은 변수가 있다. 약물의 흡수, 대사, 제거 및 반응에는 개인차가 있다. 현재 개인이 다른 약물에 반응하는 방식에 영향을 미칠 수 있는 30개 이상의 유전자 변이(gene variation)가 알려져 있다. 이러한 유전적 변이를 이해하면 개별 환자를 위한 최적의 약물 및 최적 용량을 결정하는 데 도움이 될 수 있다.
3. **질병 민감성 후보 유전자.** 인간의 건강상태는 특정 개인의 유전적 차이(다형성)의 결과로 발생하여 해당 상태에 대한 특별한 감수성(specific susceptibility)을 유발한다.
4. **단일 뉴클레오타이드 다형성(single nucleotide polymorphism, SNP).** 짧은 DNA 서열의 사소한 변형은 특정 질병의 발생과 관련이 있다. 수많은

표 1-5 맞춤의료에서 유전체학의 응용

표적 암 치료
- HER2/neu 및 트라스투즈맵(허셉틴) 요법
- 만성 골수성 백혈병 및 티로신인산화효소 억제제
- 신경섬유종증 및 ras 억제제

약물요법
- 와파린 및 CYP2C9/VKORC1
- 양성자 펌프 치료 및 CYP2D6, CYP2C19, CYP2CP
- 클로자핀 및 세로토닌 신경전달물질 수용체
- ACE 억제제 및 ACE 다형성
- HIV 돌연변이 탐지 및 약물 내성
- 부신돌롤(Bucindolol) 및 아드레날린 수용체 다형성

유전적 감수성
- 암 감수성 유전자(임상 테스트 가능)
  - BRCA1/BRCA2(유방/난소 암)
  - APC(가계성 대장폴립증)
  - p53(리-프라우메니증후군)
  - MLH1, MSH2, MSH6, PMS2(유전성 비용종증대장암)
  - PTEN(코든병)
- 다른 조건에 대한 민감성 변경
  - ApoE(알츠하이머, 두부외상 결과)
  - DRD(복잡한 의사결정, 금연, 비행)
  - TPH2(정동장애스펙트럼)
  - CCR5 수용체(HIV 감염)
  - 1형 당뇨병(HLA-DR을 포함한 최소 11개의 유전자)
  - 2형 당뇨병(HNF4A를 포함한 여러 유전자)

임상적으로 의미 있는 SNP 연관성이 확인된 질병
- 노화 관련 황반변성
- 제2형당뇨병
- 전립선암
- 천식
- 심혈관질환
- 크론병
- 알츠하이머병
- 근위축성측삭경화증
- 진행성 핵상마비
- HIV/AIDS

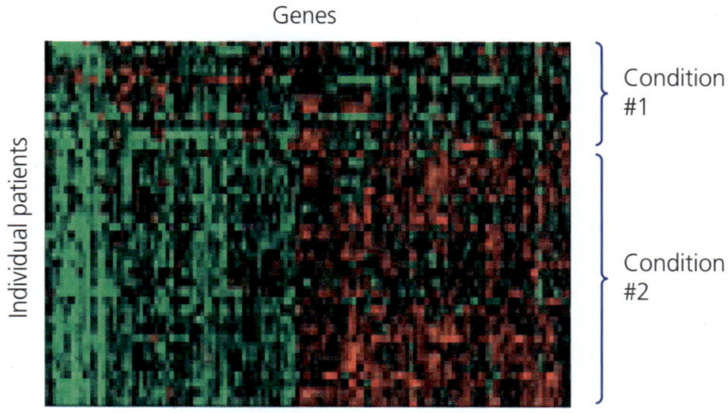

그림 1-11. 원발성 종양의 유전자 발현 프로필을 기반으로 한 유방암의 결과이며, 임상의가 환자의 예후를 예측하는 데 도움이 되는 도구가 개발되고 있다.

SNP이 일반적인 질병의 위험 증가와 관련 있는 것으로 보고되었다. SNP은 마이크로칩 기술을 사용하여 신속하고 대량으로 식별할 수 있다. 이러한 검사는 일반적으로 500,000~1,000,000개의 SNP을 스캔하지만 임상적 중요성은 적은 비율로만 알려져 있다. 이들 중 중요하다고 알려진 SNP은 환자마다의 질병 위험 프로필을 만들 수 있다.

개인맞춤형 유전체학은 환자에게 새로운 역할을 안내하고 전통적인 의료진과 환자의 관계에서 벗어나게 한다. 예를 들어, 질병 민감성 예측을 위한 최초의 상용 SNP 칩은 2007년 DTC(direct-to-consumer) 마케팅과 함께 도입되었다. 의료서비스 제공자를 우회하여 소비자와 유전학 실험실로의 직접적인 연결을 제공하는 이 시스템은 여러 가지 윤리적이고 실용적인 질문을 제기하였다.

마지막으로, 이러한 기술이 질병을 진정으로 예방하거나 개선하는 데 얼마나 가까워졌는지에 대한 질문이 남아 있다. 정보 개발이 매우 빠른 속도로 진행되고 있지만 대상자의 안전을 보장하기 위해 이러한 서비스의 도입을 적절하게 늦추는 측면도 있다. 이러한 관점에서 표준 임상실무에서 새로운 유전자 검사 추가와 새로운 생물정보학의 검증 및 통합에는 수년에서 수십 년이 걸릴 것이다.

Chapter 2

정보의 흐름 및 조절 수준

Information Flow and Levels of Regulation

1. 개요 Background and Systems Integration

DNA에서 단백질로: 분자생물학의 중심 원리

From DNA to Protein: the Central Dogma of Molecular Biology

"원리(dogma)"의 사전적 정의는 확고한 의견이나 권위 있는 견해로 제시되지만 유의한 근거는 없는 정보이다. 그런 의미에서 분자생물학의 중심 원리(Central Dogma of Molecular Biology)는 잘못 명명된 것이다. 생물학적 정보의 흐름은 실험적 증거에 의해 광범위하게 뒷받침되었다. 그럼에도 불구하고 여전히 분자유전학의 통합 주제인 DNA ↔ RNA → 폴리펩타이드로 간결하게 정리되고 있다(그림 2-1). DNA 영역을 구성하는 뉴클레오타이드는 RNA의 상보적 가닥으로 전사된 다음 아미노산 가닥인 폴리펩타이드로 번역된다. 큰 폴리펩타이드를 단백질이라고 한다.

이 정보 흐름의 일부는 특별한 상황에서 가역적으로 나타난다. RNA를 유전 물질로 사용하는 레트로 바이러스는 **역전사 효소**(reverse transcriptase)를 사용하여, 숙주 게놈(genome)과 결합하고 세포분열 시에 딸세포로 이동하는 DNA 복사본을 생성한다. 다음 단계인 RNA 서열을 단백질로 번역하는 것은 되돌리는 것이 불가능하다.

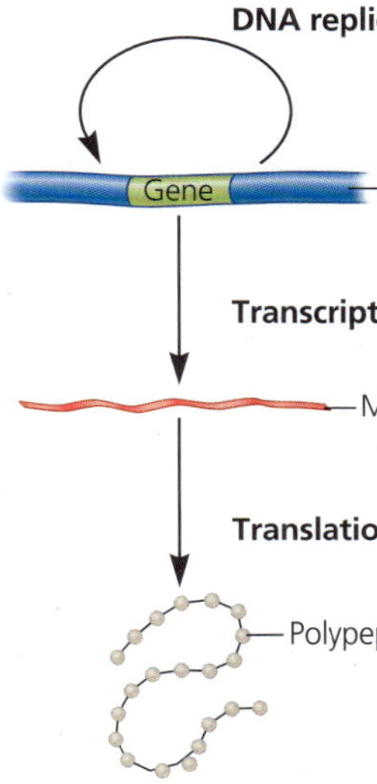

그림 2-1. 중심 원리는 분자생물학의 통합적인 주제이다. (Reprinted with permission from Broker RJ: *Genetics: Analysis & Principles*, 3rd ed. New York: McGraw-Hill, 2008.)

그러나 생물학은 복잡하고 때로는 놀라움을 자아낸다. 우리는 리보솜에서 단백질 합성의 생화학적 과정을 되돌릴 수 없기 때문에 단백질이나 다른 신체 부위를 바꿔도 유전 가능한 DNA가 변경되지 않는다는 것을 알고 있다. 이러한 측면에서 후천적으로 획득한 형질은 자손에게 전달할 수 없다. 그러나 최근 DNA의 생화학에 대한 이해의 발전으로, 규칙에 중요한 예외가 있을 수 있음을 발견했다. 일부 조절 메커니즘은 염색체 DNA에 나중의 활동을 변경할 수 있는 각인(imprinting)을 남길 수 있다. 이러한 경우 일부 획득 조건은 이후 세대의 발달에 영향을 미칠 수 있으며, 이 아이디어는 연구가 진행되고 있다.

분자생물학의 중심 원리의 개요는 핵의 게놈이 세포질의 리보솜에 있는 단백질 합성 부위와 물리적으로 분리되어 있다는 사실로부터 도출되었다. 프란시스 크릭(Francis Crick)이 "전달자(messenger)"라고 표시한 중간 분자가 있어야 하며, mRNA가 곧 발견되었다. 그러나 mRNA와 같은 매개체의 존재는 다른 광범위한 의미를 가지고 있다. DNA와 단백질 합성 부위 사이에 막 장벽이 있는 세포에서는 잠재적인 코딩 능력과 게놈의 유연성을 극적으로 증가시키는 여러 수준의 조절 기회가 있다.

핵막의 중요성 Importance of Having a Nuclear Membrane

박테리아와 같은 원핵생물(prokaryotes)은 동물, 식물, 균류 및 대부분의 단세포 유기체와 같은 진핵생물(eukaryotes)과 여러 면에서 다르다(그림 2-2). 그러나 그들의 이름에서 가장 다른 부분이 드러난다. "원핵생물"은 문자 그대로 "원시적인 핵"을 의미하고 "진핵생물"은 "진정한 핵"을 의미한다는 것이다. 원핵생물에서 DNA와 다른 세포 구성요소는 동일한 세포 공간

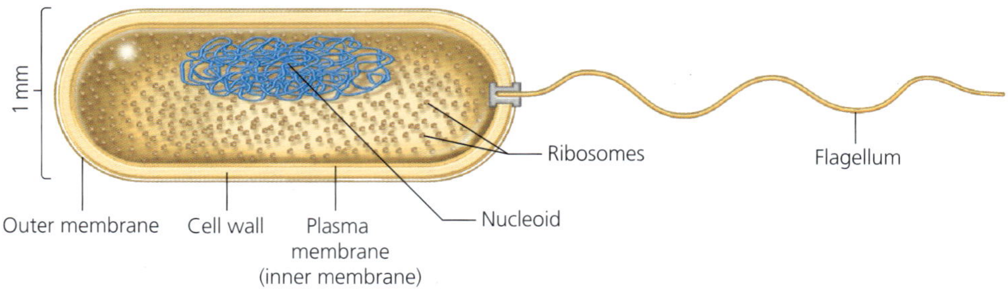

A. 박테리아 세포

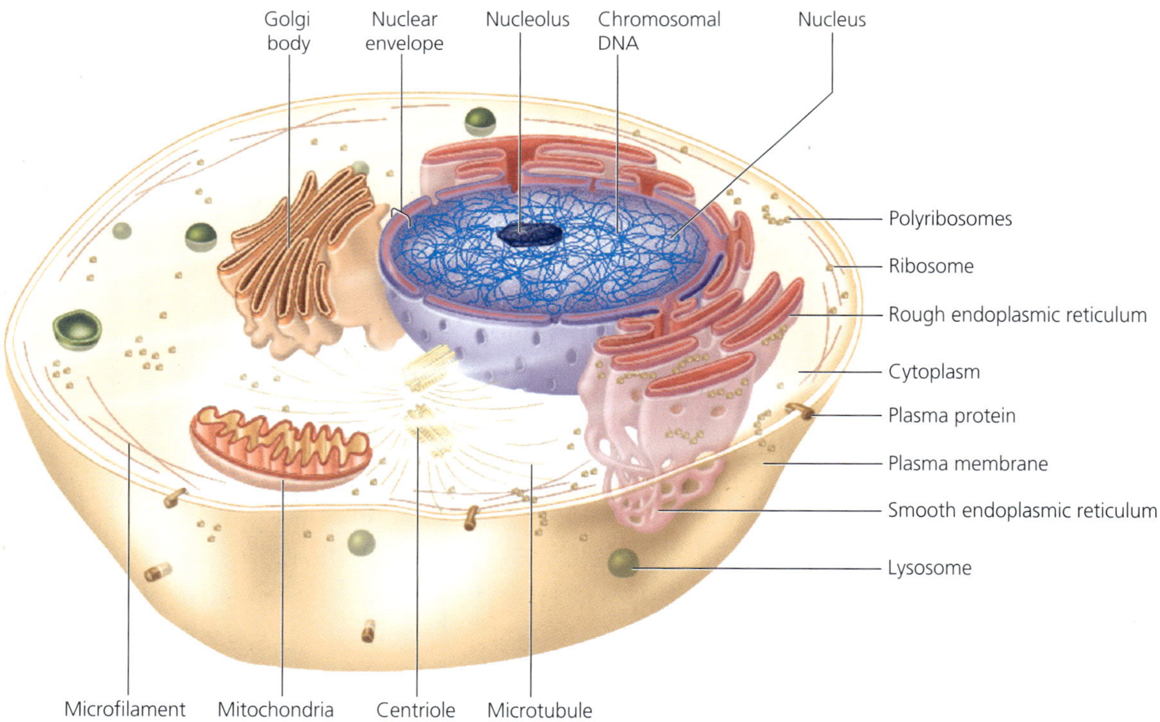

B. 동물 세포

그림 2-2. 진핵세포에는 유전적 암호화된 정보가 처리되고 표현되는 방식에 영향을 미치는 많은 막성 세포 기관이 있다. 원핵세포에는 막-결합 세포 기관이 없다. (Reprinted with permission from Broker RJ: *Genetics: Analysis & Principles*, 3rd ed. New York: McGraw-Hill, 2008.)

에 있으므로 첫 번째 부분이 단백질 합성을 시작하기 위해 리보솜과 결합하기 시작할 때 mRNA 분자가 여전히 형성될 수 있다. 또한 전사(transcription)와 번역(translation) 사이의 연결은 즉각적이다. 반면 진핵세포는 세포의 다른 부분과 염색체를 분리하는 이중 막을 가지고 있다. 이것은 핵과 세포질의 두 가지 기능적 영역을 생성한다. 진핵생물은 또한 이후 논의의 초점이 될 다른 중요한 막성 세포 기관을 가지고 있다. 이 중 미토콘드리아에는 자체 DNA도 있으며, 핵막은 생화학적 발현의 유전적 조절에 핵심 요소를 제공한다. 전사와 번역 과정을 물리적으로 분리함으로써, 진핵세포는 성숙한 mRNA 분자가 핵 밖으로 운반되기 전에 다양한 방식으로 초기 RNA 전사체를 변형할 수 있다. 따라서 이러한 간단한 기능 분리는 진핵생물이 각 원래 유전자로부터 다양한 조합의 폴리펩타이드를 생성할 수 있도록 한다. 인간에서 발현되는 100,000개 이상의 단백질이 놀랍게도 적은 수의 유전자에 의해 생성될 수 있는지 설명하는 데 도움을 준다.

조절의 기회 Opportunities for Regulation

단백질의 형성은 궁극적으로 DNA 분자의 뉴클레오타이드 서열로부터 암호화된다. 그러나 각각의 단계는 결과에 영향을 미칠 수 있는 많은 기회를 허용한다(그림 2-3). 유전자를 "켠다"는 말은 효소와 조절 단백질이 활성화되어 두 개의 DNA 상보적 가닥 중 하나를 주형으로 사용하여 RNA 분자를 합성한다는 것을 의미한다. 이 초기 RNA 분자는 기능성 mRNA가 되기 위해 여러 가지 방법으로 변형되는데, 특정 서열(**인트론**,

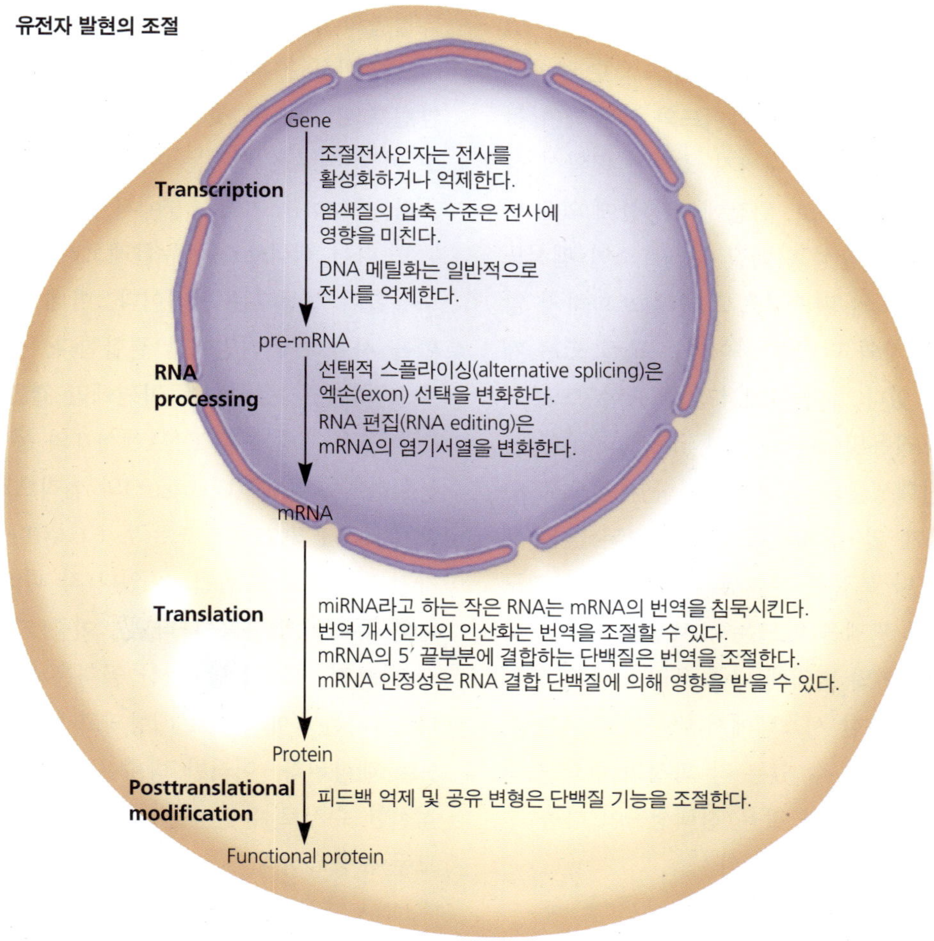

그림 2-3. 유전자 발현의 조절은 어떤 유전자가 전사되는지 결정하고 초기 전사체가 처리되는 다양한 방법을 포함한다. 또한, 조절은 번역과 단백질 생성에서 발생할 수 있는 변형 중에 발생한다. (Reprinted with permission from Broker RJ: *Genetics: Analysis & Principles*, 3rd ed. New York: McGraw-Hill, 2008.)

intron)은 성숙한 mRNA에서 코딩 서열(**엑손**, **exon**)을 남겨두고 초기 전사체로부터 스플라이싱(splicing)된다. 그러나 인트론의 선택적 스플라이싱은 약간 다른 버전의 mRNA를 생성할 수 있으므로 하나의 유전자는 세포 유형 또는 발달 단계에 따라 여러 관련 구조를 생성할 수 있다. 그런 다음 mRNA는 핵과 세포질 영역 사이의 분자와 분자 사이의 수송을 제어하는 단백질 복합체와 함께 핵막의 구멍을 통해 내보내진다.

세포질에서 mRNA는 리보솜 소단위(subunit)와 결합하여 단백질 합성을 시작한다. mRNA 간의 경쟁, RNA 수명의 변이, microRNA 또는 기타 매개체에 의한 일시적 비활성화 또는 침묵은 각 유형의 mRNA가 얼마나 빨리 그리고 얼마나 오래 기능하는지에 영향을 미칠 수 있다. 그러나 유전자 산물에 대한 영향은 번역 후에도 발생할 수 있다. 리보솜에서 생성된 폴리펩타이드는 구조적 단백질 또는 효소로 즉시 활성화될 수 있다. 그러나 많은 경우 단백질은 일부 외부 유도 분자에 의해 활성화되거나 다른 폴리펩타이드와 결합하여 높은 수준의 복합체를 형성할 때까지 초기에 비활성 상태로 존재한다. 한 가지 예로, 위장에서 염산에 의해 펩신으로 활성화되는 비활성 단백질 분해효소인 펩시노겐은 이를 만든 세포의 단백질을 조기에 소화하지 않는다. 따라서 유전자와 단백질 사이에는 조절 또는 개입의 기회가 많이 있다. 유전자에서 최종 표현형으로의 정보 흐름은 상호작용망(network of interaction)이다.

원핵생물과 진핵생물의 유전암호는 근본적으로 유사하며, DNA 복제 및 유전자 조절과 관련된 많은 생화학적 과정은 보다 복잡한 진핵생물 메커니즘을 연구할 수 있는 훌륭한 모델을 만드는 유사성을 가지고 있다. DNA 복제, 전사 및 번역에 대해 우리가 알고 있는 대부분은 이러한 단순한 시스템에서 비롯된다. 뒷부분에서는 원핵생물에서 볼 수 있는 각 과정의 주요 사건 중 일부를 설명하고 인간과 같은 진핵생물이 다를 수 있는 몇 가지 방법을 언급할 것이다.

DNA 복제 DNA Replication

1장에서는 DNA를 뉴클레오타이드 소단위로 구성된 고분자인 이중 가닥 분자로 소개했다. 이 나선형 분자의 몇 가지 특성은 복제를 탐색할 때 매우 유의해야 한다(그림 2-4). 각 뉴클레오타이드는 네 가지 질소 염기 중 하나를 가지고 있다. 아데닌(adenine, A)과 구아닌(guanine, G)은 퓨린이고 티민(thymine, T)과 시토신(cytosine, C)은 피리미딘이다. 뉴클레오타이드는 소단위 구성요소가 5탄당인 디옥시리보스에 부착되는 방식에 따라 중요한 방향 비대칭성을 가지고 있다. 질소 염기는 1′탄소에 부착되고, 인산 그룹은 5′탄소에 부착되며, 3′탄소에 수산기(-OH) 그룹이 있다. **DNA 중합효소(DNA polymerases)**는 뉴클레오타이드를 연결하여 단일 가닥을 형성하는 효소다. 그들은 기존 3′OH 당 그룹에만 새로운 뉴클레오타이드를 추가할 수 있다. 그들은 기존 뉴클레오타이드의 3′탄소와 새로운 뉴클레오타이드의 5′탄소에 부착된 인산 그룹 사이에 공유결합의 형성을 촉매하여 일정한 간격으로 염기가 있는 당-인산 골격을 생성한다. 이러한 가닥에서 "가장 앞번호의" 탄소는 첫 번째 뉴클레오타이드의 5′탄소이고 가장 새로운 위치는 마지막 뉴클레오타이드의 3′탄소다. 즉, DNA 가닥이 5′에서 3′ 방향으로 늘어난다.

또 다른 핵심요소는 뉴클레오타이드 염기 사이에 수소결합이 형성되는 방식이다. 아데닌은 2개의 수소결합을 사용하여 티민에만 결합한다. 사이토신은 3개의 수소결합을 사용하여 구아닌에만 결합한다. 따라서 A의 비율은 이중 가닥 DNA에서 T와 동일하고 G는 C와 동일하다. 샤가프(Chargaff)의 법칙으로 알려진 이 관계는 A = T 및 G = C 또는 A + G = T + C와 같은 여러 가지 방식으로 표현될 수 있다(각 피리미딘에 대해 하나의 퓨린이 있음을 나타냄). 이중 가닥 DNA 분자에서 상보적 가닥의 당-인산 골격은 역방향으로 평행하다. 하나는 5′에서 3′로 배향되고 반대쪽 가닥은 3′에서 5′로 배향된다. 이러한 방향은 복제과정과 발달 중에 적절한 순서로 유전자를 식별하고 전사하는 메커니즘 모두에 중요하다.

DNA 나선은 균일한 나선이 아니다. 넓은 고랑(major groove)과 좁은 고랑(minor groove)이 있다. 넓은 고랑에서 DNA 염기는 물과 접촉하고 있으며 유전자 작

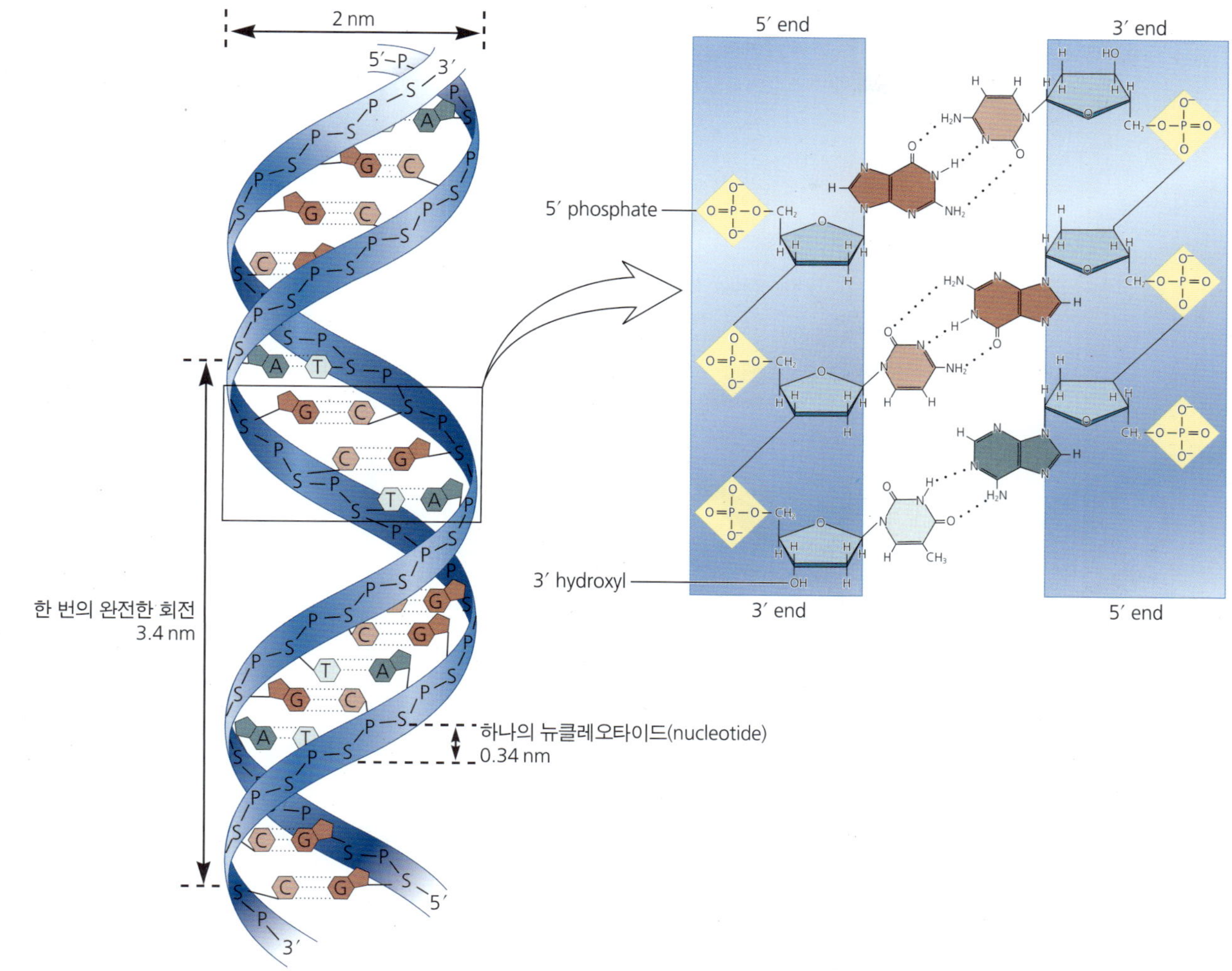

그림 2-4. DNA 이중나선은 서로 반대 방향으로 3′-5′ 방향으로 배향된 두 개의 역평행 뉴클레오타이드 가닥으로 구성된다. 알파 나선의 각 360° 회전에는 약 10개의 염기쌍이 있다. (Reprinted with permission from Broker RJ: *Genetics: Analysis & Principles*, 3rd ed. New York: McGraw-Hill, 2008.)

용을 조절하는 단백질이 그곳에 결합할 수 있다. 이중 가닥 분자를 복제하려면 먼저 두 개의 단일 가닥으로 분리하여 새로운 합성을 위한 주형 역할을 해야 한다(그림 2-5). 그러나 DNA는 알파 나선이다. 꼬인 로프의 개별 가닥을 분리하려고 시도한 적이 있다면 꼬인 가닥을 분리하면 나머지 부분의 슈퍼코일(supercoil)이 생성된다는 것을 알게 될 것이다. 슈퍼코일의 발생과 반 평행 단일 가닥 주형의 3′ 끝에서만 가닥이 성장한다는 사실은 DNA 복제에 특별한 문제가 있음을 의미한다. 복제를 담당하는 주요 효소 중 일부는 그림 2-6에 나와 있으며, 이는 하나의 **복제 분기점**(replication fork)에서의 이벤트들을 다이어그램으로 보여준다. 특히 주목할 점은 일단 수소결합이 DNA 나선효소에 의해 끊어지고 단일 가닥이 단일 가닥 결합 단백질에 의해 안정적으로 분리되어 두 개의 상보적 주형을 형성하는 짧은 RNA 서열인 **프라이머**(primer)가 프라이메이즈(primase)에 의해 배치된다는 사실이다. DNA 중합효소 III(DNA polymerase III)(그림 2-7)는 RNA 뉴클레오타이드의 3′-OH 위치를 첫 번째 DNA 뉴클레오타이드를 부착하기 위한 지점으로 사용할 수 있다. 이 분기점에서의 복제는 두 개의 주형 가닥에서 반대 방향으로 발생한다.

선도 가닥(leading strand) 주형은 복제 분기점의 가장 가까운 5′ 말단으로 향하여 새로운 상보적 가닥의 합성이 3′ 말단에 뉴클레오타이드를 추가하기 때문에 연속적일 수 있다. 그러나 **지연 가닥**(lagging strand)

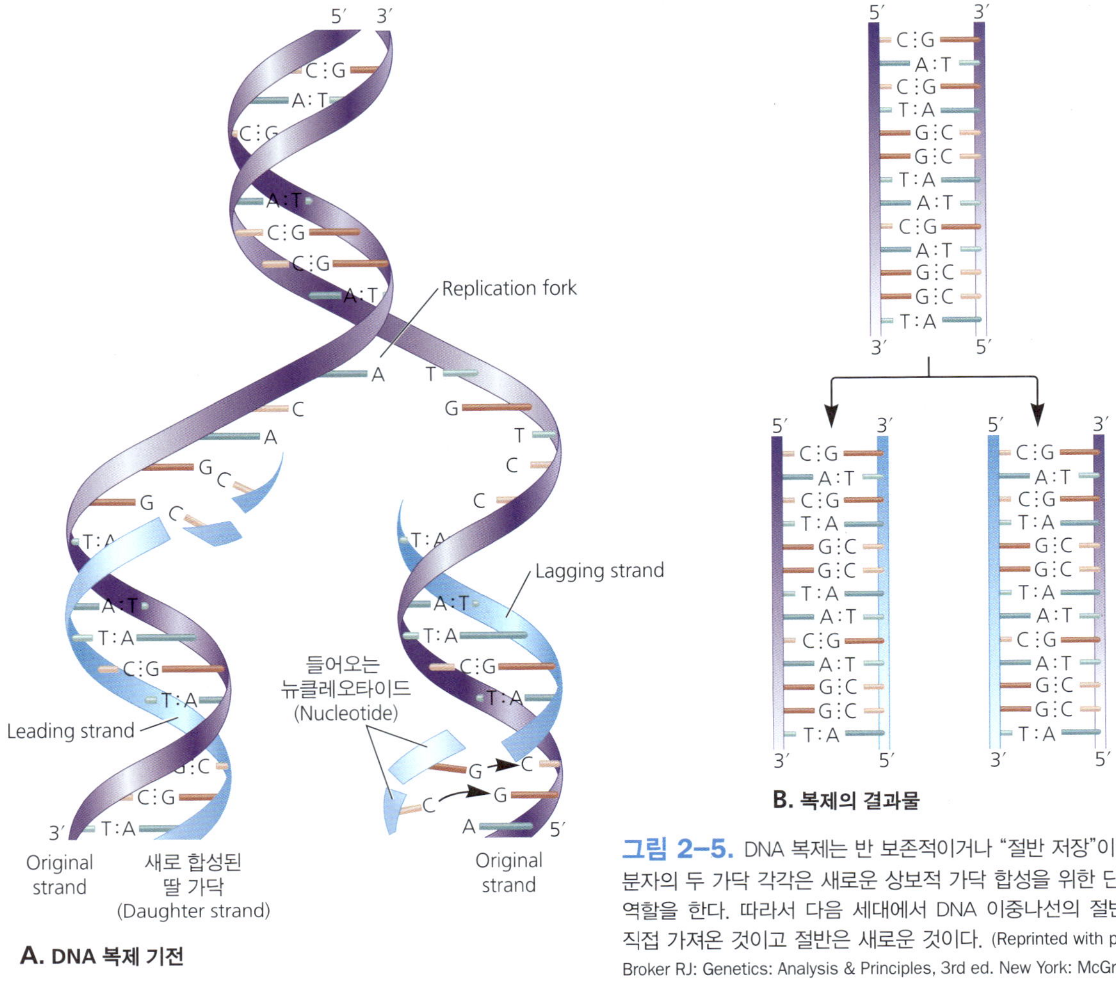

그림 2-5. DNA 복제는 반 보존적이거나 "절반 저장"이다. 원래 DNA 분자의 두 가닥 각각은 새로운 상보적 가닥 합성을 위한 단일 가닥 주형 역할을 한다. 따라서 다음 세대에서 DNA 이중나선의 절반은 원본에서 직접 가져온 것이고 절반은 새로운 것이다. (Reprinted with permission from Broker RJ: Genetics: Analysis & Principles, 3rd ed. New York: McGraw-Hill, 2008.)

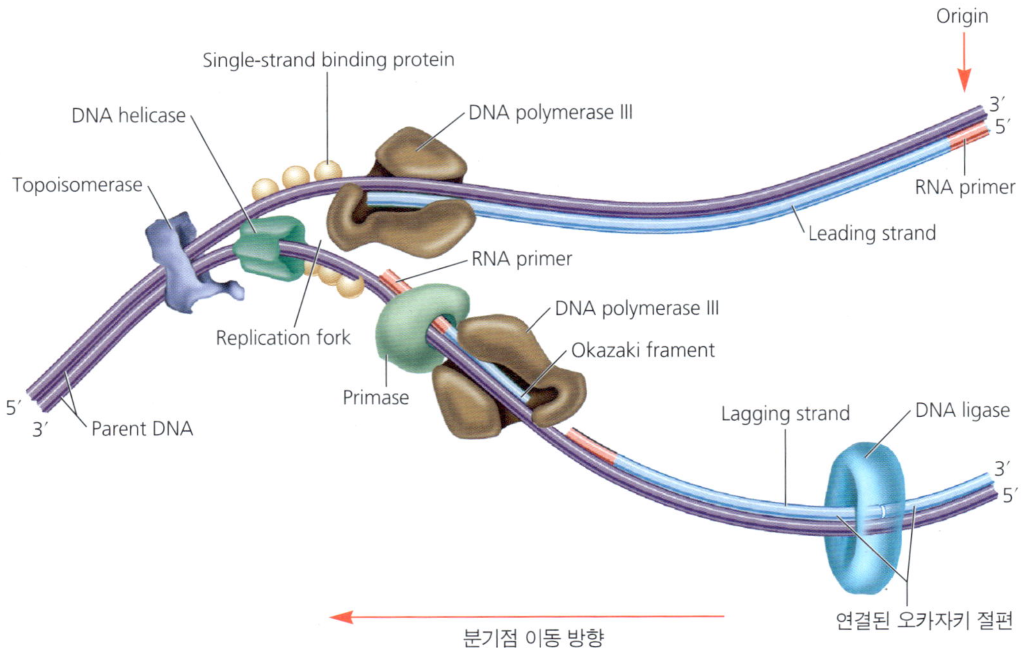

그림 2-6. DNA 복제에는 많은 단백질이 포함된다. DNA 나선 효소는 이중 가닥 분자를 풀어준다. 국소이성화효소(topoisomerase)는 이 풀림에 의해 생성되는 수퍼코일링을 완화한다. 단일 가닥 결합 단백질은 상보적 가닥이 서로 재결합하는 것을 방지한다. 프리메이즈는 DNA 중합효소 III가 새로운 DNA 뉴클레오타이드를 부착할 수 있는 짧은 RNA 서열을 형성한다. DNA 연결효소(라이게이즈)는 3′ 말단이 복제 분기점에 가장 가까운 가닥에서 복제에 의해 형성되는 짧은 DNA 단편인 오카자키 절편을 함께 연결한다. (Reprinted with permission from Broker RJ: *Genetics: Analysis & Principles*, 3rd ed. New York: McGraw-Hill, 2008.)

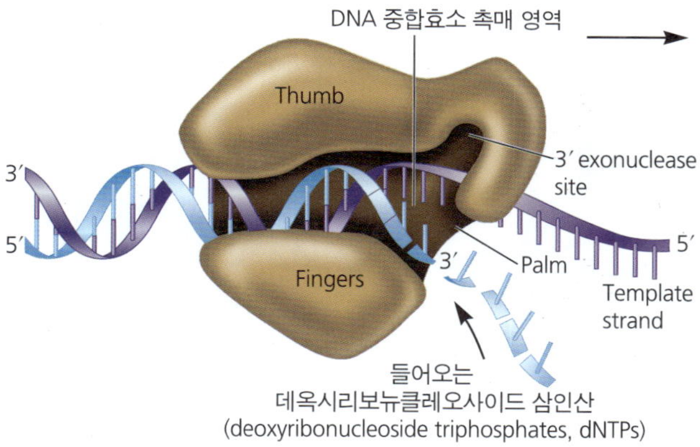

A. DNA 중합효소 III의 측면도

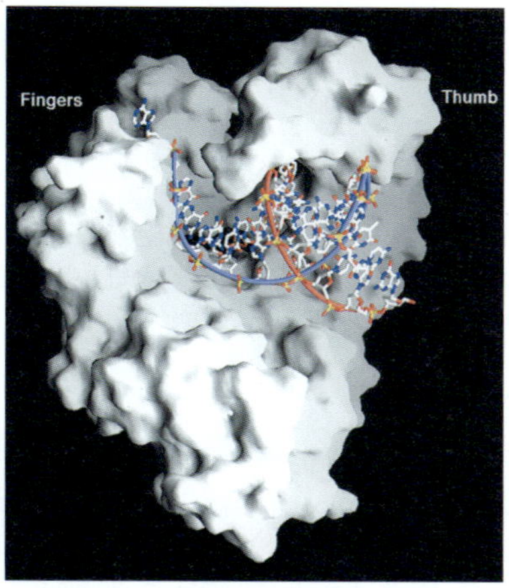

B. DNA에 결합된 DNA 중합효소에 대한 분자 모델

그림 2–7. DNA 중합효소 III가 주형을 따라 5′ 끝으로 이동하여 새로운 가닥의 3′ 끝에 뉴클레오타이드를 추가할 때 발생하는 사건 다이어그램이다. (Reprinted with permission from Ying Li et al: Crystal structures of open and closed forms of binary and ternary complexes of the large fragment of *Thermus aquaticus* DNA polymerase I: structural basis for nucleotide incorporation. *Embo J.* 1998; 17:24, 7514-7525.)

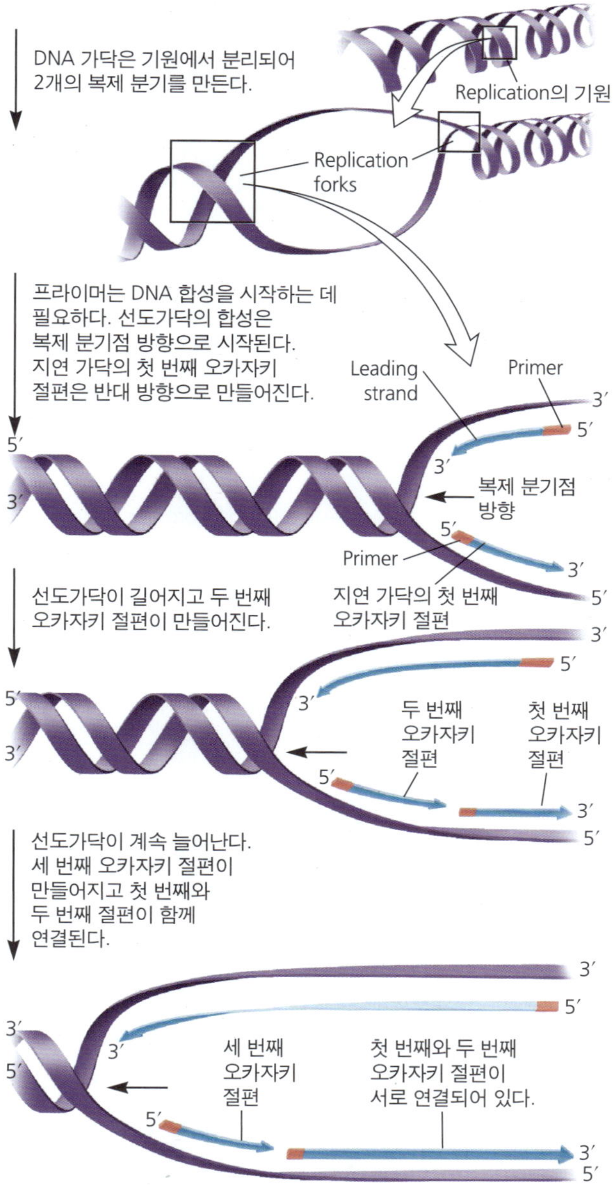

그림 2–8. DNA 합성 중 복제 분기점에서의 사건들
(Reprinted with permission from Broker RJ: *Genetics: Analysis & Principles*, 3rd ed. New York: McGraw-Hill, 2008.)

에서는 주기적인 RNA 프라이머 서열을 생성하여 DNA 나선효소(helicase)(그림 2–8)에 의해 새로운 주형이 열리면서 합성이 불연속적으로 발생한다. 이것은 박테리아에서 약 1,000~2,000 뉴클레오타이드 길이, 진핵생물에서 약 100~200 뉴클레오타이드 길이의 짧은 서열, **오카자키 절편**(Okazaki fragments)을 생성한다. 따라서 지연 가닥에서 합성을 완료하려면 RNA 프라이머를 제거하고 DNA 뉴클레오타이드를 대체해야 하며 인접한 단편 사이에 최종 공유결합을 형성해야 한다. 박테리아에서 DNA 중합효소 I은 프라이머를 제거하고 DNA 뉴클레오타이드를 삽입한다. DNA 연결효소(라이게이즈, ligase)는 최종 공유결합을 촉진시킨다.

복제에 관련된 일부 효소는 더 큰 복합체의 일부이다(그림 2–9). DNA 나선효소와 프라이메이즈는 부모 가닥을 분리하고 지연 가닥을 따라 간격을 둔 RNA 프라이머를 생성하는 프라이모좀(primosome)으로 함께 결합된다. 단백질을 연결하면 기능을 보다 효율적으로 조정하는 데 도움이 된다. 프라이모좀은 차례로 DNA 중합효소 III의 두 분자와 연결되는데, 하나는 선도 가

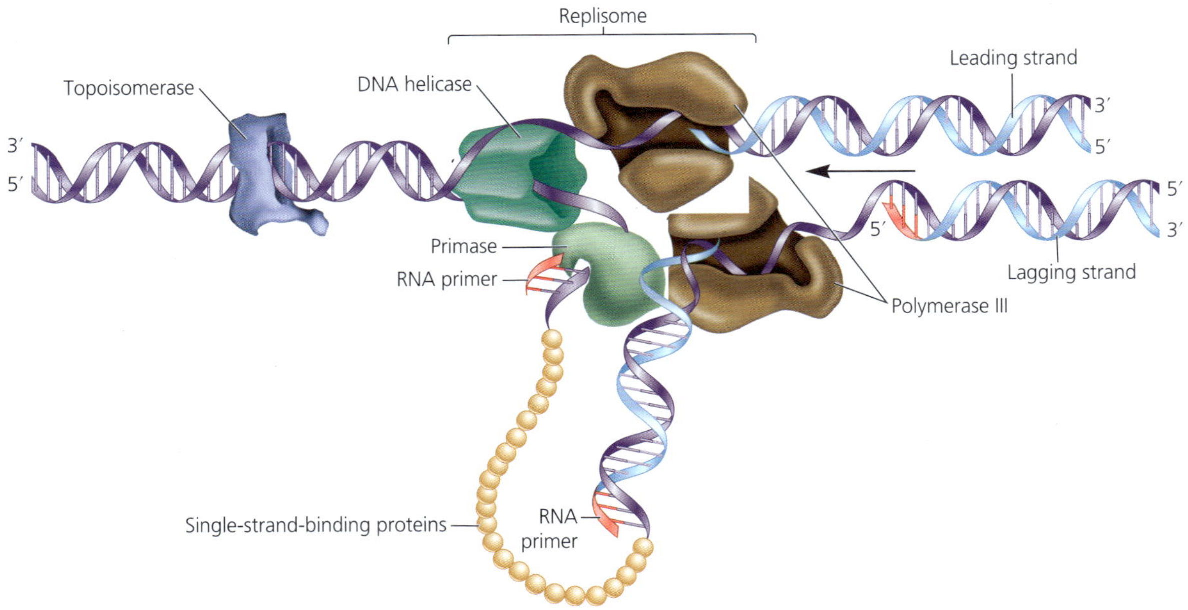

그림 2-9. DNA 복제 중에 나선 효소와 프라이메이즈는 두 분자의 DNA 중합효소 III와 결합하는 프라이모좀을 형성한다. 이들 중 하나는 선도가닥에서 지속적으로 새로운 가닥을 합성하지만 다른 하나는 지연 가닥에서 불연속적인 파열로 새로운 단편을 합성한다. 프라이모좀과 두 개의 중합효소가 레플리솜(replisome)을 구성한다. (Reprinted with permission from Broker RJ: *Genetics: Analysis & Principles*, 3rd ed. New York: McGraw-Hill, 2008.)

닥이고 다른 하나는 지연 가닥이다. 이 복합체는 **레플리솜**(replisome)이라고 한다. 지연 가닥의 중합효소가 오카자키 절편을 완료하면 주형에서 방출되고, 다음으로 가장 가까운 RNA 프라이머로 이동하여 다시 시작한다. 정확도가 높긴 하지만, 이러한 모든 과정에는 약간의 오류가 있으며 실제로 오류가 발생하기 쉬운 효소는 특정 유전질환과 관련된 돌연변이의 원인이 된다. 그러나 많은 오류가 복제 중과 복제 직후에 감지되고 수정된다. 이와 관련된 DNA 수선 시스템은 7장에서 설명할 것이다.

지금까지 논의된 복제에 대한 이해는 단순한 원핵생물 연구에서 비롯된 것이다. 진핵생물 DNA 복제의 생화학은 잘 알려져 있지 않지만 원핵생물과 많은 유사점이 있다. 비슷한 효소 배열이 관련되어 있지만 그 과정은 더 복잡하다. 한 가지 명백한 차이점은 진핵생물 게놈의 크기가 훨씬 더 크다는 점이다. 박테리아에는 원형 박테리아 염색체 주변에서 만나는 두 개의 분기점을 따라 양방향으로 복제가 진행되는 단일 기원이 있다. 진핵 염색체는 훨씬 더 긴 DNA 가닥이며 선형이다. 프로세스가 빠르게 발생하려면 여러 복제 원본이 필요하다(그림 2-10). 원핵생물의 복제 기원과 마찬가지로 지금까지 진핵생물에서 확인된 것들은 A와 T 염기의 비율이 높다. A-T 쌍에서 3개가 아닌 2개의 수소 결합을 통해 효소는 이러한 영역을 단일 가닥 주형으로 더 쉽게 분리할 수 있다.

진핵생물에서는 원점에서 복제를 시작하기 위해 최소 14개의 단백질로 구성된 **사전 복제 복합체**(prereplication complex)가 필요하다. 또한 진핵생물은 다양한 DNA 중합효소를 가지고 있다. 포유류는 12개가 넘는 DNA 중합효소를 가지고 있다. 이들 중 일부는 오류 수정 및 다양한 종류의 DNA 손상 복구에 기능하는 것으로 보인다. 원형 박테리아와 선형 진핵 가닥의 마지막 주요 차이점은 염색체 끝에서 복제를 처리해야 한다는 것이다. DNA 중합효소에는 첫 번째 DNA 뉴클레오타이드를 부착할 때, 기존 3′-OH 뉴클레오타이드가 있어야 하므로 프라이머를 합성할 장소가 없기 때문에 염색체의 초기 3′ 말단을 복제할 수 없다. 프라이머가 팁에 배치되더라도 DNA 중합효소가 연결되는 때에는 초기 3′-OH 없이 가장 원 위에 있는 RNA 뉴클레오타이드를 DNA 뉴클레오타이드로 대체할 수 없

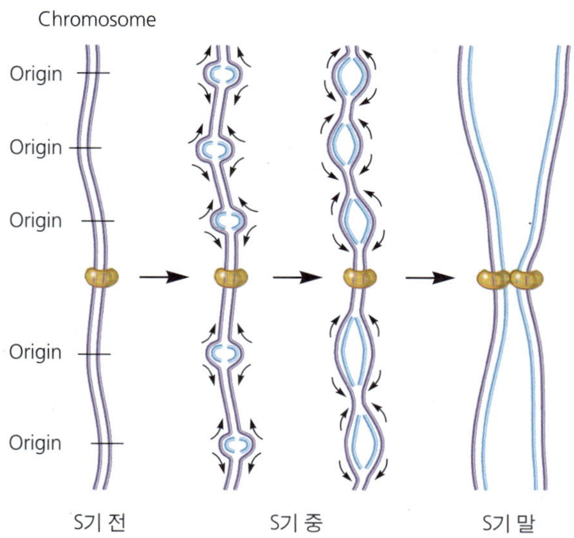

A. 여러 복제 기원에서 DNA 복제

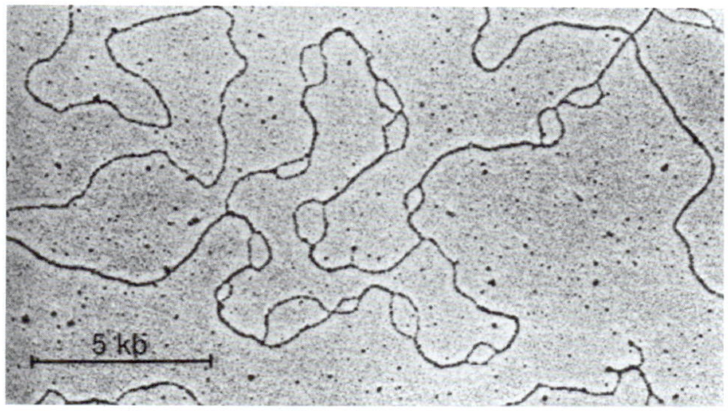

B. 복제 진핵 염색체의 현미경 사진

그림 2-10. 큰 진핵 게놈은 유사분열 또는 감수분열 이전의 간기의 S단계에서 발생하는 다중 복제 분기점을 필요로 한다. (Reprinted with permission from Broker RJ: *Genetics: Analysis & Principles*, 3rd ed. New York: McGraw-Hill, 2008.)

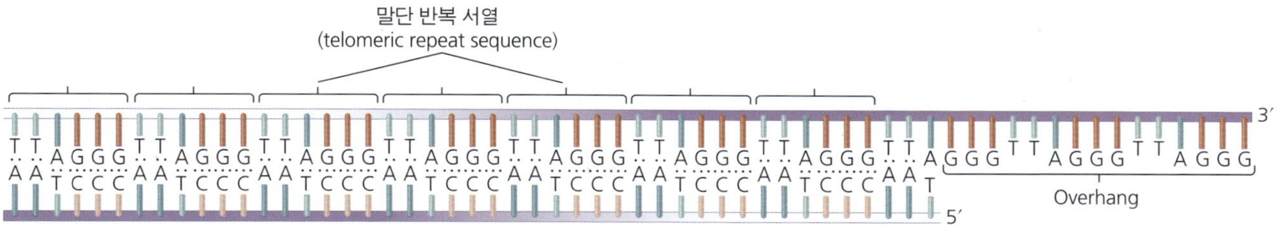

그림 2-11. 진핵세포 염색체의 각 끝에 있는 텔로미어는 나란히 복제된 서열과 짧은 돌출부로 구성된다. (Reprinted with permission from Broker RJ: *Genetics: Analysis & Principles*, 3rd ed. New York: McGraw-Hill, 2008.)

다. 각 복제주기에서 DNA의 코딩 영역이 더 짧아지지 않도록 하기 위해 진핵 염색체는 각 끝에서 **텔로미어**(**telomere**)라고 하는 영역에 직렬로 반복되는 서열(인간에서 TTAGGG가 250~1,500회 반복됨)을 가지고 있다(그림 2-11). 이 여분의 DNA는 프라이머 형성을 위한 부위를 제공하고 염색체가 정보 코딩 DNA로 단축되는 것을 방지한다.

DNA 복제 조작: 중합효소 연쇄반응

Manipulation of DNA Replication: the Polymerase Chain Reaction

분자생물학의 많은 기술은 특정 DNA 조각의 순수한 샘플을 갖는 것에 달려 있다. 이것은 이제 DNA 복제과정인 중합효소 연쇄반응(polymerase chain reaction, PCR)의 조작에 의해 일상적으로 수행된다(그림 2-12). 방금 본 것처럼 복제에는 단일 가닥 DNA 주형, 새로운 뉴클레오타이드가 붙을 수 있는 3′-OH 그룹, DNA 중합효소 및 4개의 뉴클레오타이드 삼인산을 제공하는 프라이머가 필요하다. 프라이머는 상업적으로 제조된 뉴클레오타이드 서열 또는 **올리고뉴클레오타이드**(**oligonucleotides**)이며, 일반적으로 증폭될 영역의 측면에 있는 약 18~22 염기 길이다. 프라이머는 게놈의 특정 영역에 관심이 있는 연구자들을 위해 쉽게 주문할 수 있게 되어 있다. PCR 동안 적절하게 완충된 용액에 포함된 이러한 구성요소들은 표적 DNA 영역을 증폭하기 위해 가열 및 냉각 주기를 반복하면서 조작된다.

소량의 게놈 DNA를 먼저 94~95℃로 가열하여 이중나선을 단일 가닥으로 분리한다. 그 다음 반응은 두 개

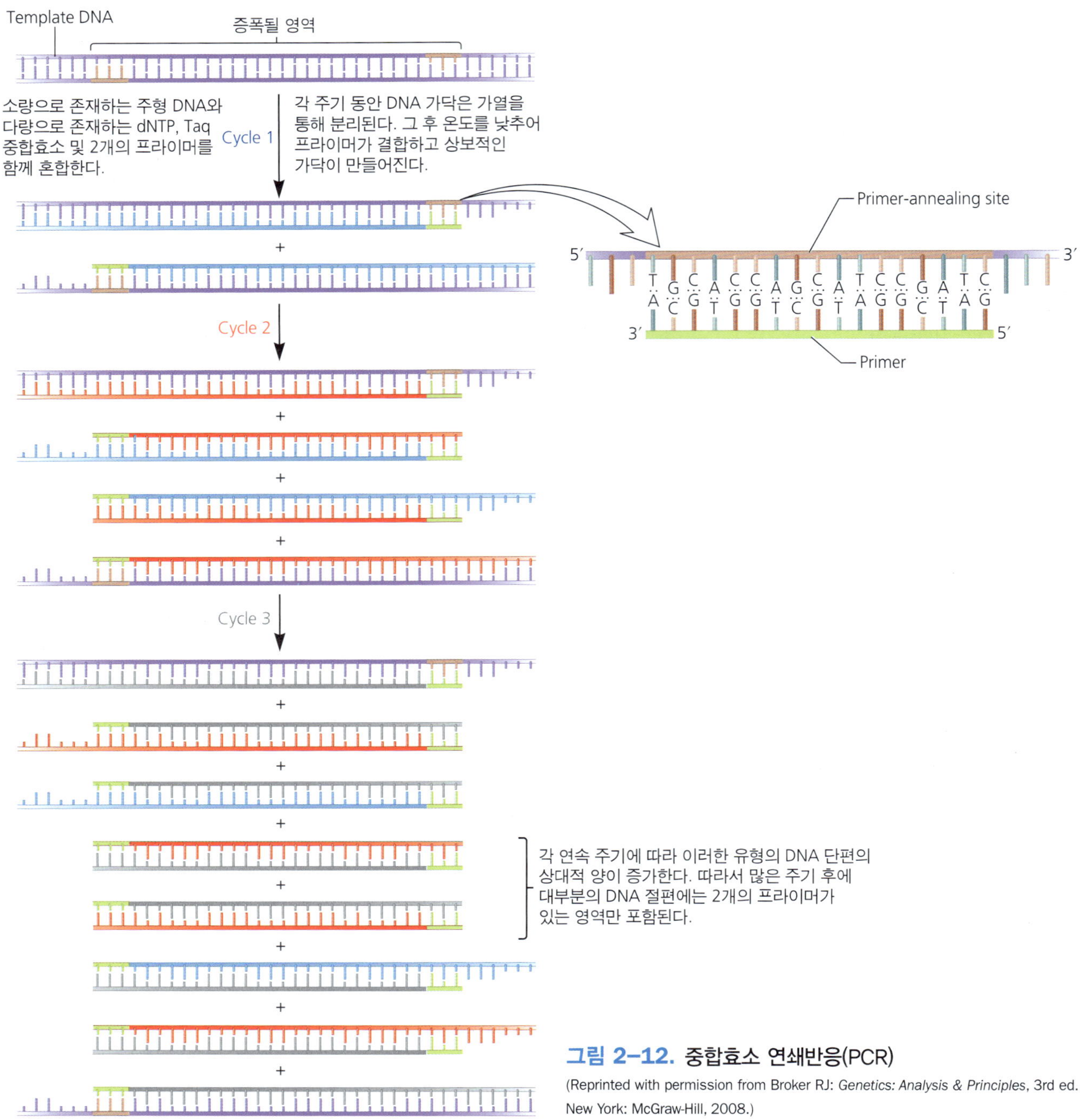

그림 2-12. 중합효소 연쇄반응(PCR)

(Reprinted with permission from Broker RJ: *Genetics: Analysis & Principles*, 3rd ed. New York: McGraw-Hill, 2008.)

의 프라이머가 단일 가닥 주형에 혼성화되는 데 최적화 된 온도인 52℃와 58℃ 또는 약간 더 높은 온도로 냉각된다. 30초~1분 후 온도가 72℃로 상승하며, 이때 테르무스 아쿠아티쿠스(*thermus aquaticus*)의 내열성 DNA 중합효소(온천에서 적응하여 살고 있는 박테리아에서 분리된 *Taq* 중합효소)가 새 가닥을 1,000 염기까지 확장한다. 그런 다음 온도가 냉각된다. 이러한 가열 및 냉각 주기는 종종 25~35회 반복되어 표적 DNA 샘플의 많은 복제본을 생성할 수 있다. 열에 적응된 *Taq* 중합효소를 사용하면 DNA를 녹이기 위해 반응이 94~95℃로 가열될 때마다 효소가 파괴되지 않는다.

전사 및 RNA 처리과정 Transcription and RNA Processing

전사는 활성 유전자에서 단일 가닥 RNA 분자를 합

성하는 과정으로, 문자 그대로 유전 메시지의 사본을 "전사"한다. 실제로 프로세스를 시작하는 분자 신호는 3장에서 개발 및 패턴 형성에 대한 논의의 일부가 될 것이다. 여기서 우리는 초기 RNA 전사체를 생성하는 과정에 초점을 맞추고 이 전사체를 하나 이상의 기능 관련 성숙한 mRNA 분자로 수정하는 일부 프로세스를 소개할 것이다.

전사(그림 2-13)는 편의상 전사 개시, RNA 전사체 신장 및 종결의 세 단계로 나눌 수 있다. 유전자의 시작을 인식하는 데는 **RNA 중합효소(RNA polymerase)**가 유전자 코딩 영역의 시작 부분부터 상류에 있는 특정 뉴클레오타이드 서열인 **촉진자(promoter)**에 결합하는 데 도움이 되는 DNA 결합 단백질인 **전사인자(transcription factors)**의 작용이 수반된다(그림 2-14). 다른 전사인자는 프로모터 근처의 짧은 뉴클레오타이드 서열에 결합할 수 있으며 전사 속도를 향상시키거나 억제할 수 있다. RNA 중합효소는 프로모터에서 시작하여 RNA 가닥을 합성하기 시작하므로 각 전사체는 결국 폴리펩타이드로 번역되는 핵산에 도달하기 전에 일련의 뉴클레오타이드를 갖는다.

전사인자와 RNA 중합효소는 DNA 이중나선에 결합하고 RNA 합성을 위한 주형 역할을 할 단일 가닥을 노출시키기 위해 이중나선을 열어야 한다. 박테리아에서 RNA 중합효소의 중심 효소는 5개의 소단위로 구성되어 있으며, 6번째 단백질인 시그마 인자[σ, (그림 2-15)]는 RNA 중합효소 **전효소(holoenzyme)**를 완성하고 프로모터 서열을 인식하도록 도와준다. 합성은 RNA 중합효소가 주형 가닥을 따라 이동하고 주형 DNA 서열에 상보적인 RNA 뉴클레오타이드의 삽입을

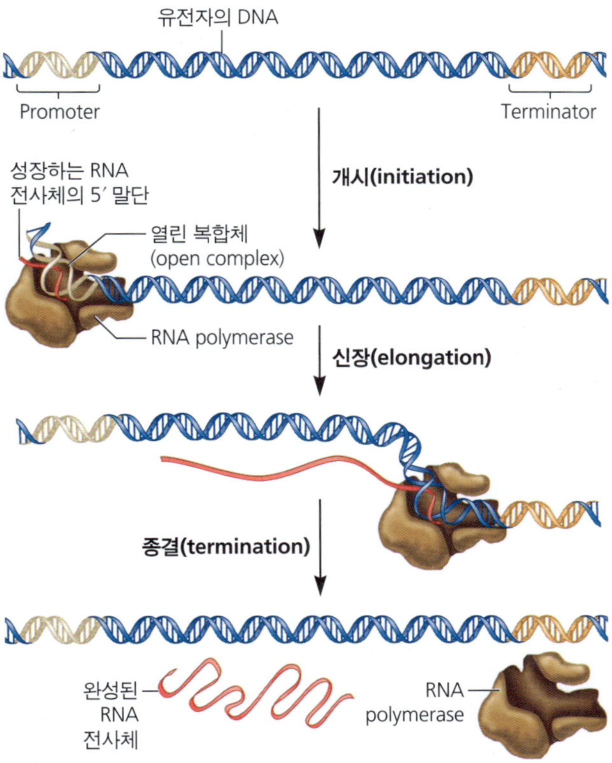

그림 2-13. 전사에는 개시, RNA 전사체의 신장 및 종결의 세 단계가 있다. (Reprinted with permission from Broker RJ: *Genetics: Analysis & Principles*, 3rd ed. New York: McGraw-Hill, 2008.)

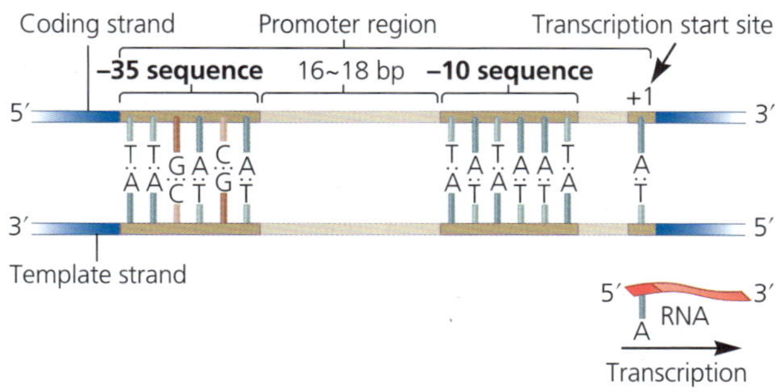

그림 2-14. 합의 −35 및 −10 시퀀스로 식별되는 박테리아 프로모터 영역

5′-TATAAT-3′ 서열은 때때로 프리브노 상자(Pribnow box)라고 불린다. (Reprinted with permission from Broker RJ: *Genetics: Analysis & Principles*, 3rd ed. New York: McGraw-Hill, 2008.)

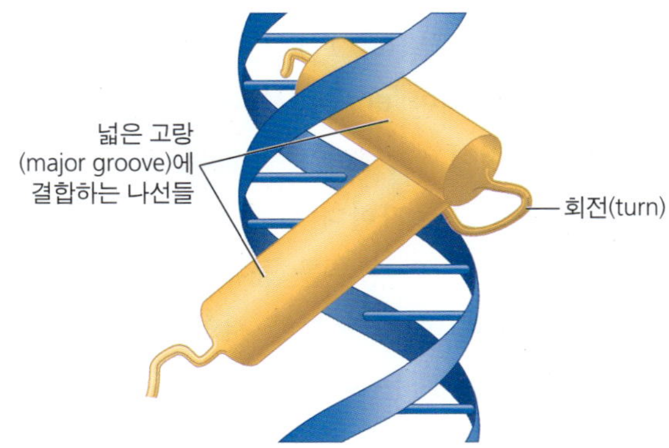

그림 2-15. σ 인자는 전사를 촉진하는 단백질이 DNA 이중나선과 어떻게 상호작용하는지 보여준다. DNA에는 넓은 고랑과 좁은 고랑이 있다. σ 인자 단백질은 나선-회전-나선 모티프라고 하는 회전으로 연결된 두 개의 α-나선으로 구성된다. α-나선의 아미노산은 주요 홈의 뉴클레오타이드 염기와 결합한다. (Reprinted with permission from Broker RJ: *Genetics: Analysis & Principles*, 3rd ed. New York: McGraw-Hill, 2008.)

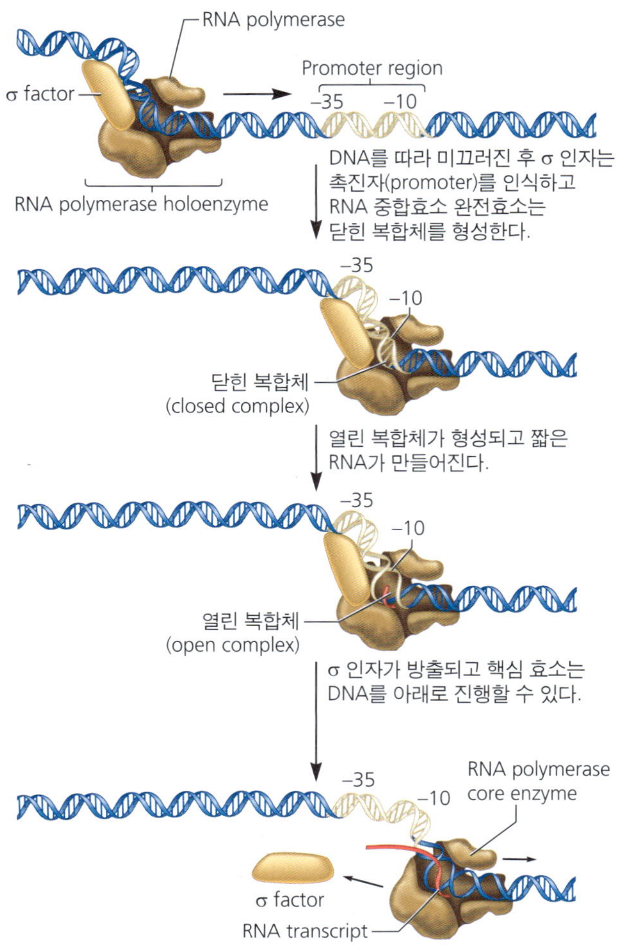

그림 2-16. 박테리아 전사의 개시
σ 인자는 RNA 중합효소가 프로모터 영역을 인식하도록 돕고, 열린 복합체는 하나의 DNA 가닥을 RNA 합성을 위한 주형으로 사용할 수 있도록 한다. (Reprinted with permission from Broker RJ: *Genetics: Analysis & Principles*, 3rd ed. New York: McGraw-Hill, 2008.)

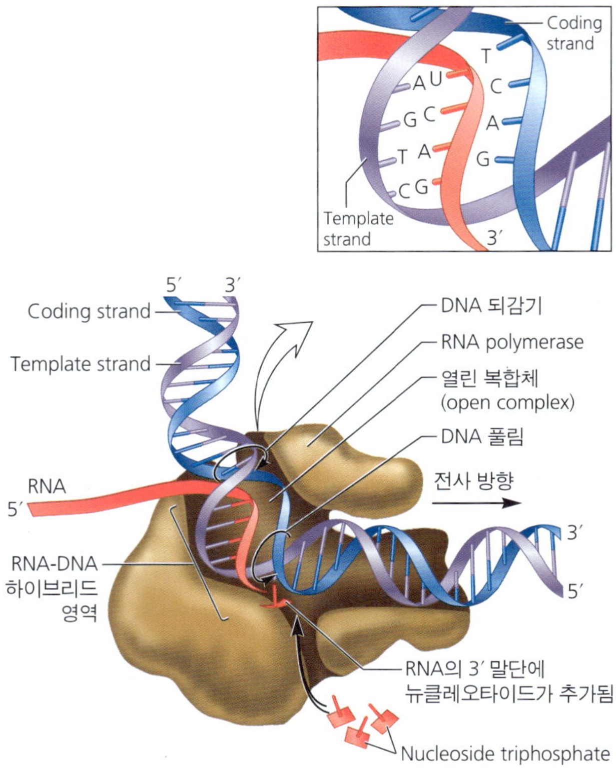

그림 2-17. RNA 전사체 합성의 주요 사건
(Reprinted with permission from Broker RJ: *Genetics: Analysis & Principles*, 3rd ed. New York: McGraw-Hill, 2008.)

촉진시킴으로써 일어난다(그림 2-16). 복제에서와 유사한 쌍이 발생하지만 티민 대신 우라실(U)이 부착되어 있으므로 주형이 A를 표시하면 RNA 전사체는 성장 사슬의 3′ 끝에 U를 추가한다(그림 2-17).

동일한 DNA 서열의 일부를 공유하는 중복 유전자와 별도의 전사주기에서 동일한 서열의 다른 부분을 사용하는 중첩 유전자는 특별한 경우로 알려져 있다. 그러나 일반적으로 전사는 두 가닥 중 하나만 주형으로 사용하는 것으로 생각할 수 있다. 주형 가닥은 프로모터 및 조절 유전자 영역의 뉴클레오타이드 서열에 의해 정의된다. DNA의 확장된 서열을 따라 한 가닥은 유전자 #1의 주형이 될 수 있으며 오른쪽으로 전사되고, 다른 가닥을 따라 추가로 유전자 #2의 주형이 되어 왼쪽으로 전사될 수 있다. 핵심은 전사 신호의 5′에서 3′ 방향으로 가는 뉴클레오타이드 서열이다.

뉴클레오타이드는 DNA 복제에서와 마찬가지로 3′-OH 말단에서 RNA 전사체에 추가된다. 따라서 주형 가닥은 RNA가 DNA 주형에 역방향으로 평행하고 3′의 끝에서 성장하기 때문에 3′에서 5′ 방향으로 판독된다. 이것의 한 가지 결과로는 종종 **코딩 가닥**(coding strand) 또는 **센스 가닥**(sense strand)이라고 불리는 사용되지 않는 상보적 DNA 가닥이 RNA 전사체와 동일한 뉴클레오타이드 서열을 갖는다는 것이다. 단, DNA에 티민(T)이 있는 곳마다 우라실(U)이 있다는 점이 다르다. 이러한 이유로 일부 책에서는 실제 사용되는 주형 가닥이 아닌 아미노산 서열을 결정할 수 있는 형태로 쉽게 변환할 수 있는 센스 가닥의 염기 서열을 종종 제시하고 있다.

우리가 원핵생물의 전사에 대해 제시한 개요는 프로

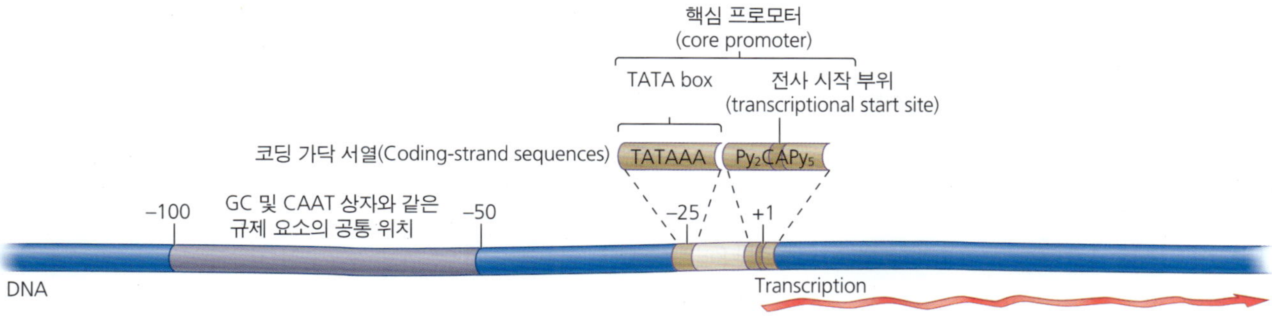

그림 2–18. 진핵생물의 구조 유전자에 대한 프로모터의 대표적인 요소로, 일반적으로 원핵생물보다 더 복잡하고 가변적이다. 진핵세포의 RNA 중합 효소 II에 의해 인식되는 구조 유전자의 경우 조절 요소가 결합하는 부위, TATA 상자 및 전사 시작 부위가 있다. 시작 부위는 일반적으로 시토신과 두 개의 피리미딘이 있는 아데닌이다. 다른 RNA 중합효소의 프로모터는 이 패턴과 다르다. (Reprinted with permission from Broker RJ: *Genetics: Analysis & Principles*, 3rd ed. New York: McGraw-Hill, 2008.)

모터 서열 사이에 더 큰 변이가 있고 다양한 조절 요소에 대해 더 큰 역할이 있지만 진핵생물과 직접적인 유사점을 가지고 있다. 전사는 RNA 중합효소 II, 일반 전사인자 및 매개체가 프로모터 서열에 결합할 때 시작된다(그림 2–18). RNA 중합효소 II는 일반적으로 12개의 소단위, 5개의 일반 전사인자, 다중 소단위가 있는 매개체를 포함하는 복잡한 구조로 이루어져 있다(그림 2–19). 진핵생물의 또 다른 복잡성은 염색체의 DNA가 히스톤 단백질 복합체인 뉴클레오솜(nucleosomes)을 둘러싸고 있다는 것이다. 전사를 진행하기 전에 염색질을 리모델링하여 뉴클레오솜을 제거해야 한다. 염색체 리모델링 및 관련 문제는 5장에서 염색체 구조를 더 깊이 탐구할 때 논의할 것이다.

핵에서 RNA 처리과정 RNA Processing in the Nucleus

리보핵산은 최종 분자가 세포에서 사용할 준비가 되기 전에 다양한 방식으로 처리된다. 예를 들어, 어떤 경우에는 구조가 여러 번 나란히 반복되는 염색체 영역에서 생성된 **리보솜 RNA**(ribosomal RNA, rRNA) 또는 **전달 RNA**(transfer RNA, tRNA) 분자의 생산과 같이 긴 전사체가 더 작은 조각으로 절단된다.

앞서 언급했듯이, 전형적인 진핵 유전자의 코딩 부분은 개재서열(intervening sequences)에 의해 중단된다. 때때로 **이종 핵 RNA**(heterogeneous nuclear RNA,

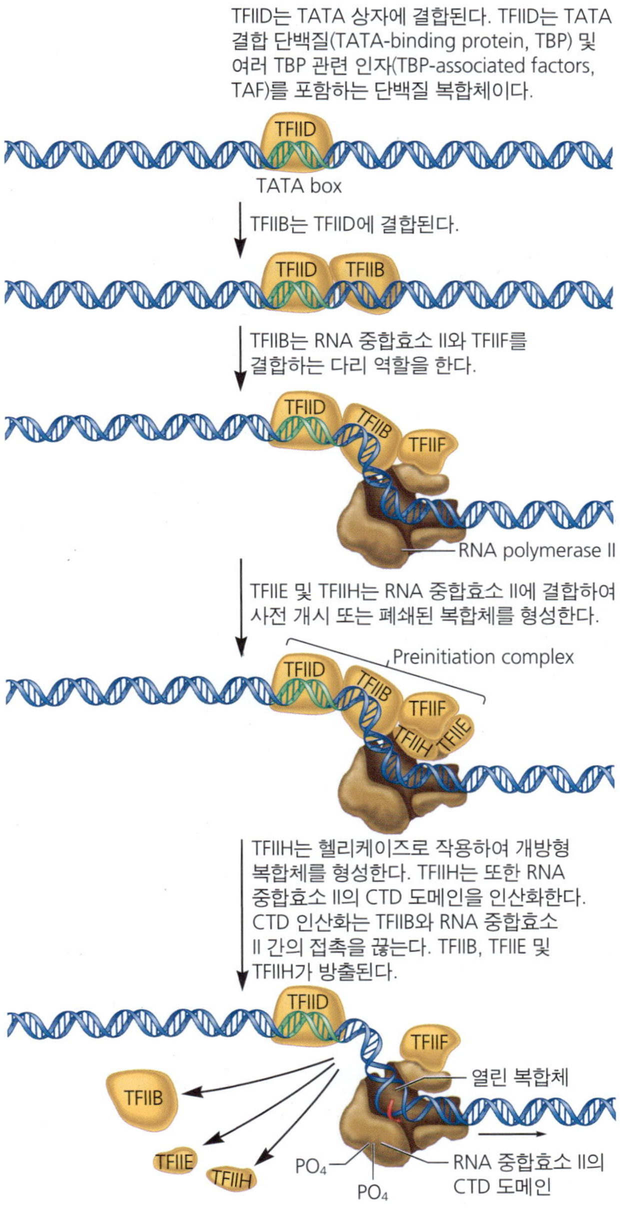

그림 2–19. 진핵생물에서 전사를 위한 열린 복합체를 생산할 때 발생하는 사건들

(Reprinted with permission from Broker RJ: *Genetics: Analysis & Principles*, 3rd ed. New York: McGraw-Hill, 2008.)

hnRNA)라고 불리는 초기 RNA 전사체는 비코딩 개재 서열인 **인트론**을 절단하여 mRNA 분자의 코딩 부분인 엑손을 남긴다. 인트론은 **작은 핵 리보핵단백질(small nuclear ribonucleoproteins, snRNP)**이라고 하는 소단위로 구성된 스플라이소솜(spliceosome)에 의해 제거된다. 이러한 RNA와 단백질 복합체는 인트론의 가장자리에 있는 스플라이스 부위와 결합하고, DNA를 절단하고, 인접한 엑손을 부착하고, 올가미(lariat) 형태로 인트론을 제거한다(그림 2-20). 다른 세포 유형은 정확히 동일한 방식으로 인트론을 스플라이싱하지 않을 수 있으며, 다른 조직에서 단백질의 약간 변형된 버전을 생성할 수 있는 **선택적 스플라이싱(alternative**

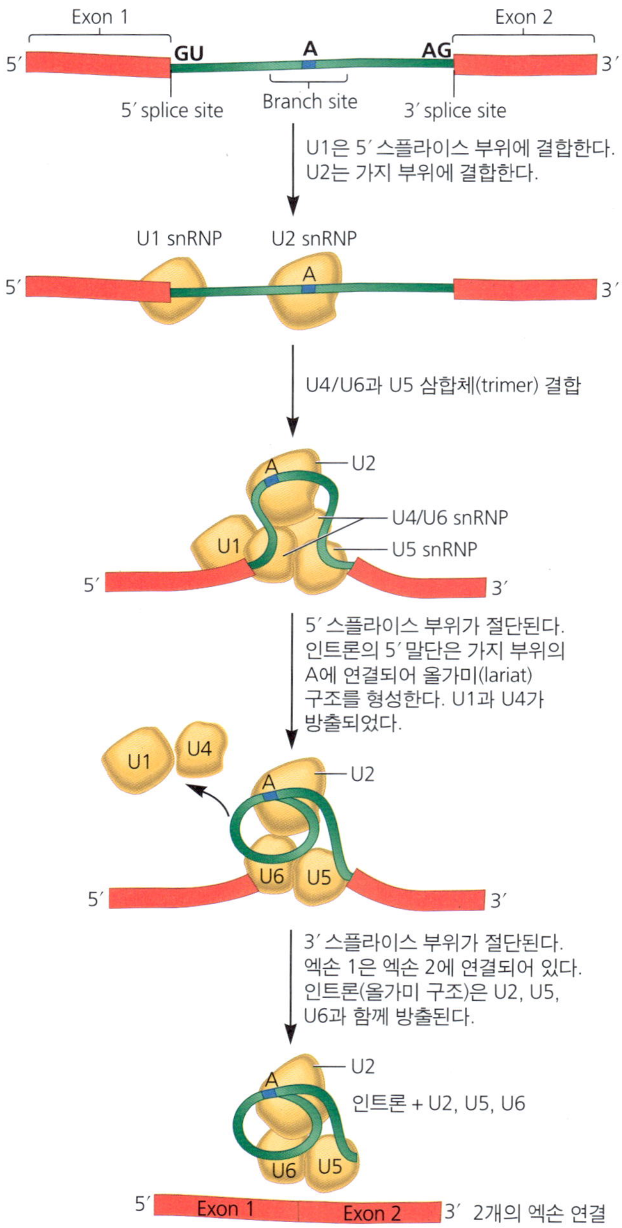

그림 2-20. 핵에서 RNA를 처리하는 동안 스플라이소솜에 의한 인트론 제거

(Reprinted with permission from Broker RJ: *Genetics: Analysis & Principles*, 3rd ed. New York: McGraw-Hill, 2008.)

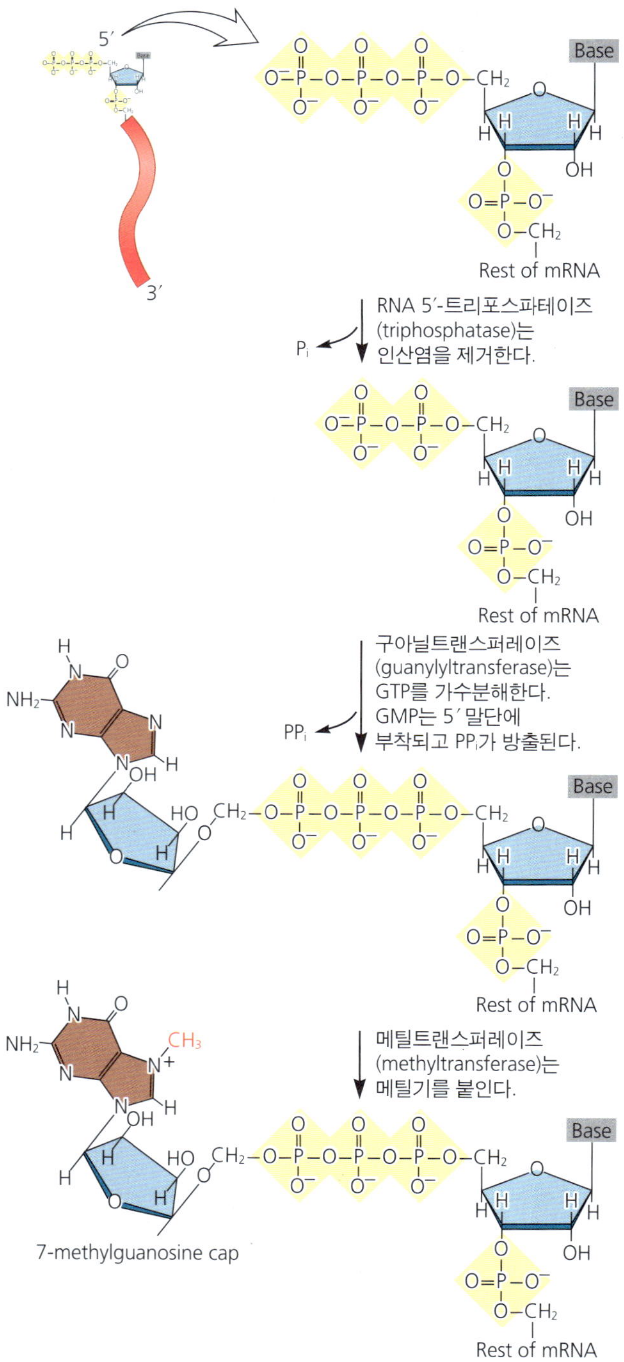

그림 2-21. mRNA의 5′ 말단은 7-메틸구아노신으로 캡핑된다. (Reprinted with permission from Broker RJ: *Genetics: Analysis & Principles*, 3rd ed. New York: McGraw-Hill, 2008.)

splicing)을 유발할 수 있다.

mRNA의 말단은 또한 7-메틸구아노신(7-methylguanosine)으로 구성되는 캡을 5′ 말단(그림 2-21)에 추가하고 아데닌 뉴클레오타이드 문자열을 **폴리-A 꼬리**(poly-A tail)로 3′ 말단에 추가하여 핵에서 변형된다. 5′ 캡은 핵에서 mRNA를 적절하게 내보내는 데 필요할 수 있는 캡 결합 단백질에 의해 인식되고 캡은 리보솜에서 번역을 시작하기 위한 개시인자에 의해 인식된다. 폴리-A 꼬리는 mRNA 안정성에 중요하다.

번역 Translation

유전 정보는 세포질의 리보솜에서 DNA/RNA의 뉴클레오타이드로부터 폴리펩타이드의 아미노산으로 한 분자 언어에서 다른 언어로 번역된다. 전사과정과 마찬가지로 번역은 개시(initiation), 신장(elongation) 및 종결(termination) 같은 일련의 단계로 볼 수 있다. mRNA는 결국 분해되고 뉴클레오타이드가 재활용될 때까지 여러 번 번역될 수 있다. 번역기는 20개의 자연 발생 아미노산 중 하나를 각각 운반하고, 성장하는 폴리펩타이드에 코드에 적합한 삽입을 일으키는 tRNA라고 하는 RNA 분자 집단이다. 번역에 대한 사전(dictionary)은 **유전 부호**(genetic code)라고 한다.

20개의 자연 발생 아미노산은 공통적으로 아미노(NH_2) 그룹이 탄소에 결합된 다음 카르복실기(O = C-OH) 그룹에 부착되어 있다(그림 2-22). 이 질소-탄소-탄소 골격의 중간 탄소에 부착된 그룹은 폴리펩타

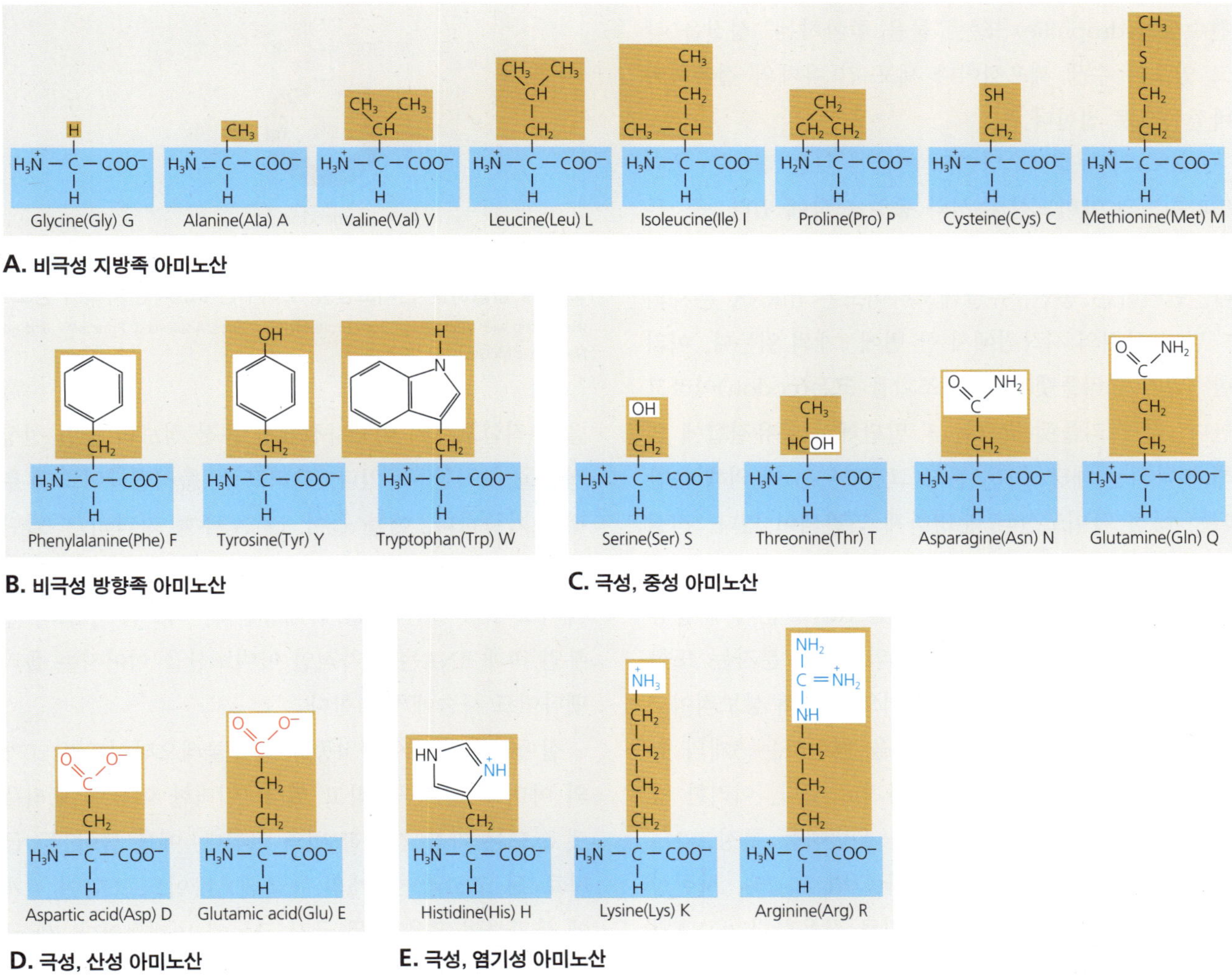

그림 2-22. 단백질에는 단백질 구조에 기여하는 화학적 특성을 가진 20가지 아미노산이 포함되어 있다. (Reprinted with permission from Broker RJ: *Genetics: Analysis & Principles*, 3rd ed. New York: McGraw-Hill, 2008.)

이드 부분의 분자 행동에 영향을 미친다. 번역하는 동안 아미노산은 사슬의 카르복실 말단에 다음 아미노산을 추가하여 서로 연결된다. 따라서 폴리펩타이드는 중요한 비대칭성을 가지고 있다. 성장 사슬에서 "가장 앞의" 아미노산은 자유 아미노 그룹(N-말단)을 가지며, 최신 아미노산에는 자유 카르복실 그룹(C-말단)이 있다. 중앙 탄소에 부착된 그룹은 3차원 폴리펩타이드 모양과 그 기능에 영향을 미친다. 예를 들어, 일부 곁사슬은 아미노산을 비극성으로 만들어서, 물과 섞일 가능성이 적다. 즉, 소수성(hydrophobic) 또는 "물과 친하지 않음"이라 할 수 있다. 비극성 아미노산을 가진 폴리펩타이드의 영역은 물에서 멀어지면서 접힌 사슬의 안쪽 부분으로 감기는 경향이 있다. 반면에 극성 아미노산은 극성 물 분자와 쉽게 상호작용한다. 그들은 친수성(hydrophilic) 또는 "물을 좋아하는" 성질을 갖고 있으며 수생 세포질이나 세포 간 유체와 접촉하여 바깥쪽으로 접힌다.

mRNA의 뉴클레오타이드 서열에 있는 정보는 폴리펩타이드의 아미노산 순서와 동일 선상에 있다. 즉, 두 분자 언어 간에 간격이 없는 직접적인 선형 대응이 있다. 번역하는 동안, 뉴클레오타이드는 mRNA 분자의 5′ 말단 근처의 시작점에서 한 번에 3개씩 읽는다. 이러한 3염기 트리플렛(triplet) 조합을 **코돈(codon)**이라고 한다. 각 트리플렛 코드는 3′ 말단에서 공유결합에 의해 부착되는 해당 tRNA 분자(그림 2-23)에 의해 운반되는 특정 아미노산과 분명하게 연관되어 있다. 적절한 아미노산은 아미노아실 tRNA 합성효소(aminoacyl-tRNA synthetase)에 의해 적절한 tRNA 분자에 공유결합된다(그림 2-24). 각 유형의 tRNA 분자는 또한 mRNA 코돈의 3개 뉴클레오타이드에 대해 상보적이고 역평행인 **안티코돈(anticodon)**을 형성하는 3개의 뉴클레오타이드가 있는 고리를 가지고 있다. 이러한 방식으로 코돈은 특정 아미노산을 운반하는 특정 tRNA의 상보적 안티코돈과 결합한다(그림 2-25). 사실상 tRNA 분자는 리보솜에서 번역기로 작용한다. DNA와 RNA 뉴클레오타이드의 A와 T(또는 U) 및 G와 C 상보적 쌍과 각 뉴클레오타이드 가닥의 역평행 5′-3′ 방향

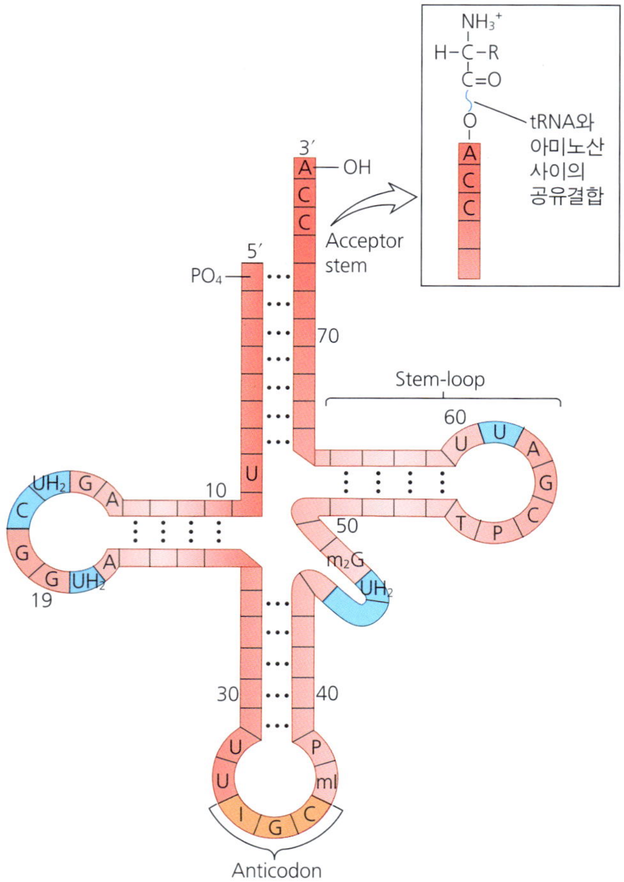

그림 2-23. 아미노산에 결합하는 수용체 줄기와 mRNA의 코돈에 결합하는 안티코돈을 보여주는 tRNA 분자의 구성도

(Reprinted with permission from Broker RJ: *Genetics: Analysis & Principles*, 3rd ed. New York: McGraw-Hill, 2008.)

을 추적함으로써 이중나선에서 유전 정보의 동일 선상 정렬을 추적할 수 있다. 그러므로, 폴리펩타이드의 추적이 가능하다. 예를 들어, DNA 주형 가닥의 3′ 말단은 mRNA의 5′ 말단에 해당하며, 이는 차례로 폴리펩타이드의 N-말단의 끝에 해당한다. 리보솜 구조의 일부인 촉매 RNA는 순차적인 아미노산을 이어지는 폴리펩타이드 사슬에 연결한다.

살아있는 세포에서 4종류의 뉴클레오타이드가 20개의 아미노산을 구성하고 있다. 이러한 이유로 트리플렛 코드는 가장 간단한 번역 어휘다. 예를 들어, 두 글자로 된 코드라면 4개의 뉴클레오타이드 조합이 4^2개에 불과하여 고유한 두 글자 코돈이 16개뿐이다. 세 글자 코드에는 $4^3 = 64$개의 서로 다른 코돈이 있다. 그러나 이 수준에서는 아미노산보다 삼중체가 더 많기 때

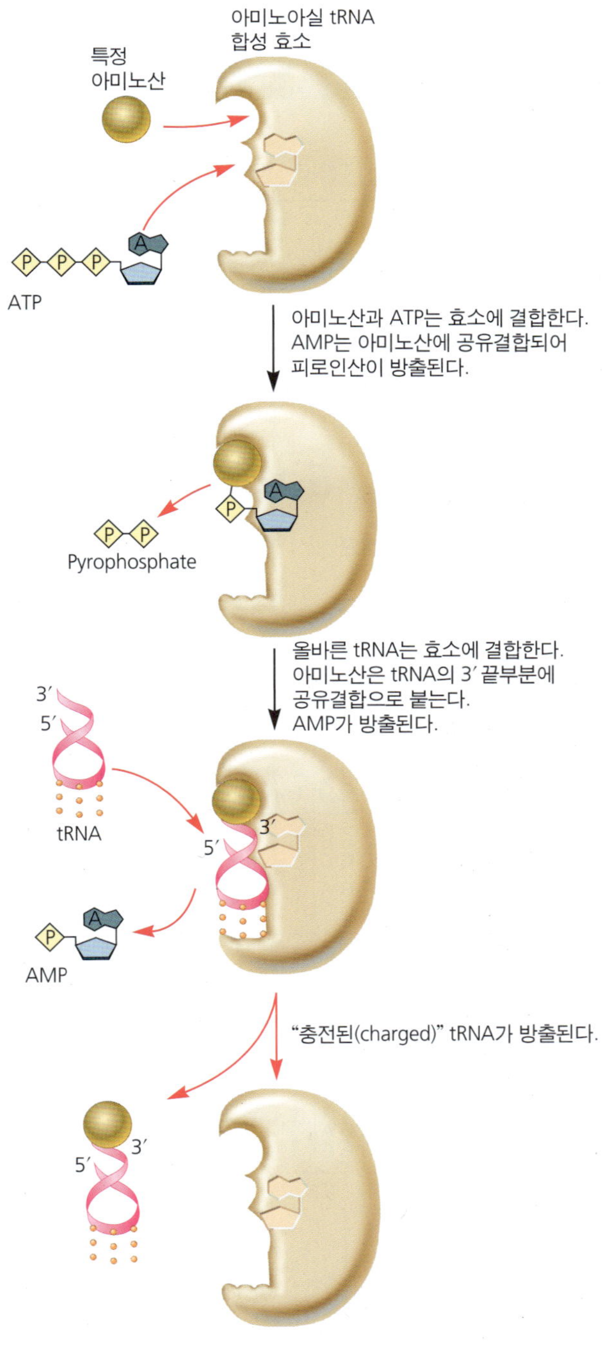

그림 2-24. 아미노아실 tRNA 합성 효소는 정확한 아미노산의 부착을 촉진함으로써 tRNA 분자를 "충전"한다. (Reprinted with permission from Broker RJ: *Genetics: Analysis & Principles*, 3rd ed. New York: McGraw-Hill, 2008.)

문에 코드의 일부 중복성인, **축중성(degeneracy)**이 있어야 한다(그림 2-26). 64개의 가능한 트리플렛 중 3개(UAA, UAG 및 UGA)는 tRNA 분자에 결합하지 않는다. 대신 그들은 단백질 합성을 끝내는 데 관여한다. 따라서 61개의 센스코돈(sense codon)이 있는데, 이는 61개의 트리플렛이 tRNA 안티코돈에 결합하여 번역 중에 아미노산이 추가됨을 의미한다. 이 과정에서 기능적인 역할을 하지만, 트리플렛 AUG는 Met-tRNA 분자와 결합하므로 센스코돈 중 하나다.

어떤 경우에는 6개의 코돈이 동일한 아미노산(류신 또는 세린 등)을 생성한다. 다른 경우에는 4개(프롤린 및 알라닌), 2개(히스티딘 및 글루타민) 또는 1개(메티오닌)의 코돈으로 동일 아미노산이 생성된다. 동일한 아미노산 그룹 내의 코돈을 조사한 결과, 유전자 코드의 퇴화를 주로 설명하는 것이 mRNA 트리플렛의 3′ 위치에 있는 세 번째 뉴클레오타이드라는 것이 밝혀졌다. 이것은 **워블포지션(wobble position)**이라고 하며, 부분적으로는 해당 위치에서 일부 불일치 쌍의 관용(tolerance)과 정상 4개의 염기와는 다르게 쌍을 이루는 tRNA 안티코돈(그림 2-27)에 변형된 염기의 통합으로 설명된다. 한 가지 결론은 인간의 tRNA 다양성에 대한 새로운 정보가 이전에 생각했던 것보다 더 광범위할 수 있음을 시사하지만 세포가 모든 센스코돈을 수용하기 위해 61가지 유형의 tRNA를 생산할 필요가 없다는 것이다.

유전 부호는 거의 보편적이다. 그러나 유기체 간에는 몇 가지 차이점이 발견되었는데, 이들 중에는 자체 DNA를 가진 세포 소기관인 포유류 미토콘드리아에서 사용되는 코드의 차이가 있다. 예를 들어, 트리플렛 AUA는 일반적으로 이소류신을 암호화하지만 포유류 미토콘드리아에서는 메티오닌을 암호화하고 UGA는 종결코돈이 아닌 트립토판을 암호화한다. 그러나 일반적으로 유전 부호의 보편성은 생명의 연속성에 대한 증거이며 모델 유기체를 사용하여 퍼즐을 해독하는 데 도움이 된다.

단백질 합성과정을 이해하는 열쇠는 리보솜과 그 활성 영역에 있다. 리보솜은 각각 하나 이상의 유형의 리보솜 RNA(ribosomal RNA, rRNA)와 많은 수의 단백질을 포함하는 작고 큰 소단위가 있는 복합체다(그림 2-28). 대부분의 질량과 중요한 촉매 활성은 RNA 구성요소와 관련이 있다. 박테리아 세포에는 한 종류의 리보솜이 있지만 진핵생물에서는 세포질에서 발견되는

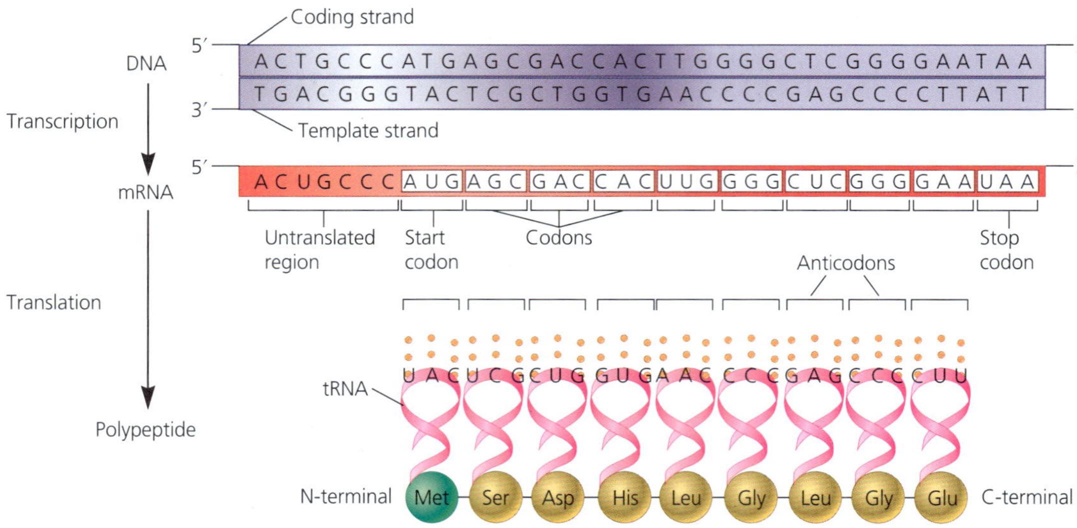

그림 2-25. 코딩 및 주형 DNA 가닥, mRNA, tRNA 및 폴리펩타이드 간의 관계에 대한 개요
(Reprinted with permission from Broker RJ: *Genetics: Analysis & Principles*, 3rd ed. New York: McGraw-Hill, 2008.)

Second base

First base	U	C	A	G	Third base
U	UUU, UUC Phenylalanine (Phe) UUA, UUG Leucine (Leu)	UCU, UCC, UCA, UCG Serine (Ser)	UAU, UAC Tyrosine (Tyr) UAA Stop codon UAG Stop codon	UGU, UGC Cysteine (Cys) UGA Stop codon UGG Tryptophan (Trp)	U C A G
C	CUU, CUC, CUA, CUG Leucine (Leu)	CCU, CCC, CCA, CCG Proline (Pro)	CAU, CAC Histidine (His) CAA, CAG Glutamine (Gln)	CGU, CGC, CGA, CGG Arginine (Arg)	U C A G
A	AUU, AUC, AUA Isoleucine (Ile) AUG Methionine (Met); start codon	ACU, ACC, ACA, ACG Threonine (Thr)	AAU, AAC Asparagine (Asn) AAA, AAG Lysine (Lys)	AGU, AGC Serine (Ser) AGA, AGG Arginine (Arg)	U C A G
G	GUU, GUC, GUA, GUG Valine (Val)	GCU, GCC, GCA, GCG Alanine (Ala)	GAU, GAC Aspartic acid (Asp) GAA, GAG Glutamic acid (Glu)	GGU, GGC, GGA, GGG Glycine (Gly)	U C A G

그림 2-26. 유전 부호
(Reprinted with permission from Broker RJ: *Genetics: Analysis & Principles*, 3rd ed. New York: McGraw-Hill, 2008.)

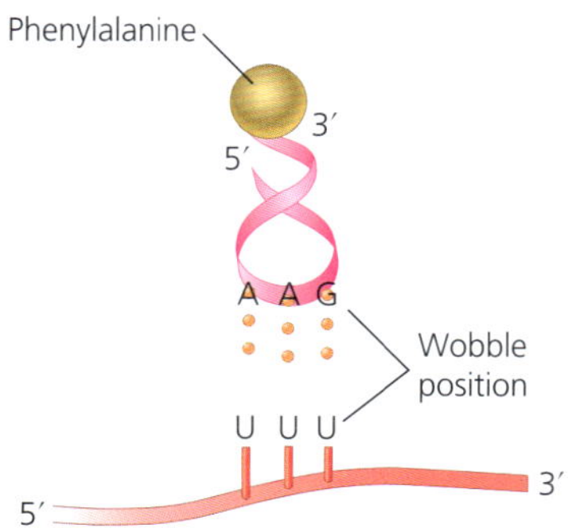

A. 워블포지션의 위치

tRNA 안티코돈의 뉴클레오티드	mRNA 코돈의 세 번째 뉴클레오티드
G	C, U
C	G
A	U, C, G, (A)
U	A, U, G, (C)
I	U, C, A
xm^5s^2U xm^2Um Um xm^5U	A, (G)
xo^5U	U, A, G
k^2C	A

B. 수정된 워블 규칙

그림 2-27. 워블포지션은 5′에서 3′ 코돈의 세 번째 염기이며, 역평행 안티코돈의 첫 번째 염기에 해당한다. tRNA는 정상 A, U, G 및 C 이외에 변형된 염기를 운반할 수 있다. 예로 이노신(I), 5-메틸-2-티오 우리딘(xm^5s^2U), 5-메틸-2′-O 메틸 우리딘(xm^5Um), 2′-O-메틸 우리딘(Um), 5-메틸 우리딘(xm^5U), 5-하이드록시 우리딘(xo^5U) 및 리시딘(k^2C)이 있다. 괄호 안의 염기는 tRNA에 의해 잘 인식되지 않는다. (Reprinted with permission from Broker RJ: *Genetics: Analysis & Principles*, 3rd ed. New York: McGraw-Hill, 2008.)

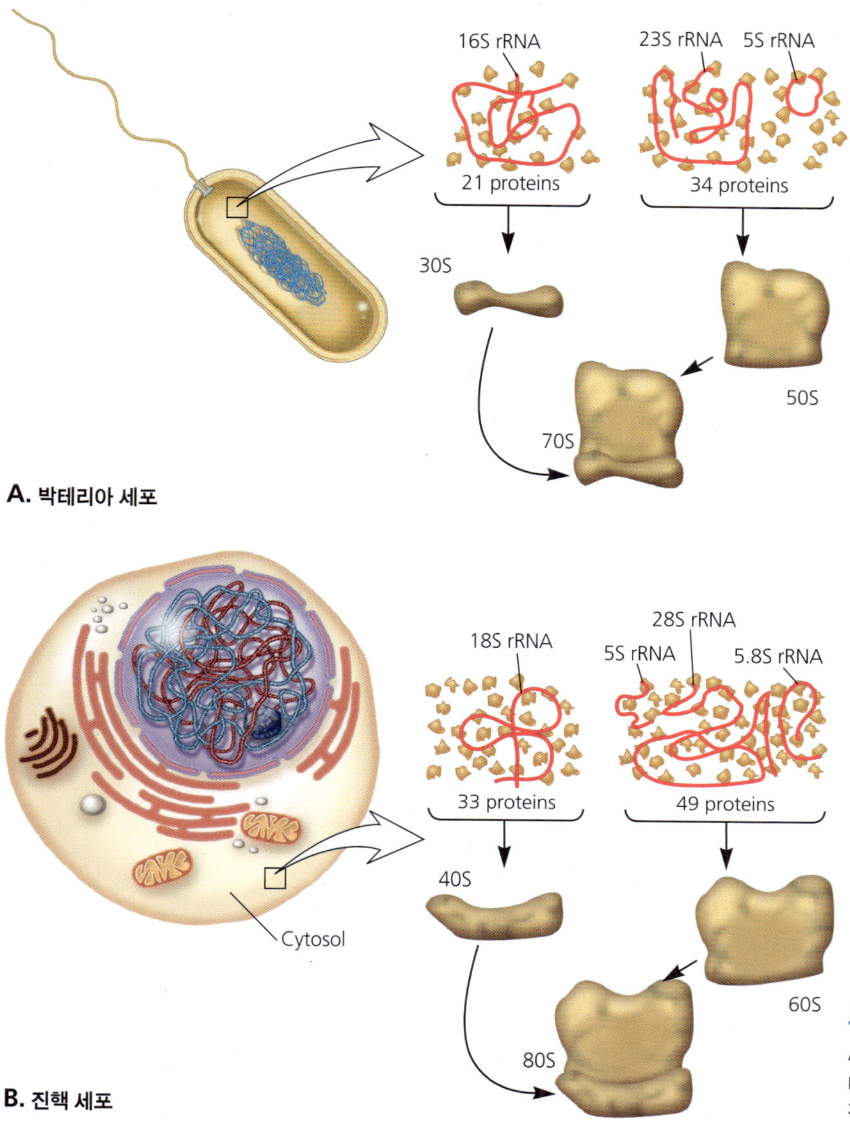

그림 2-28. RNA와 단백질의 구성
A. 박테리아 리보솜. **B.** 진핵 리보솜 (Reprinted with permission from Broker RJ: *Genetics: Analysis & Principles*, 3rd ed. New York: McGraw-Hill, 2008.)

주요 리보솜의 구조가 미토콘드리아(및 식물 세포의 엽록체)에서 발견되는 구조와 다르다. rRNA 및 소단위의 크기는 원심분리하의 침전 속도로 설명된다. 스베드베리 장치(Svedberg unis, S)는 초 원심분리기 발명가의 이름을 따서 명명되었다. 진핵생물의 세포질 리보솜에는 33개의 단백질이 있는 18S rRNA로 구성된 40S 작은 소단위와 49개의 단백질이 있는 5S, 5.8S 및 28S rRNA로 구성된 60S 대형 소단위가 있다. 이 두 개의 소단위는 초기에 조립되어 여러 활성 부위가 있는 80S 리보솜(Svedberg 단위는 단순히 추가가 아님)을 생성한다. 박테리아 리보솜에는 30S 작은 소단위와 50S 큰 소단위가 있다.

단백질 합성의 사건 개요는 그림 2-29에 나와 있다. 번역을 시작하려면 2개의 소단위에서 리보솜을 조립하고 mRNA 분자 및 개시자 tRNA와 결합해야 한다. 폴리펩타이드의 신장은 트리플렛이 리보솜의 aminoacyl 부위(A 부위)로 끌어당겨지고 그것이 운반하는 아미노산이 peptidyl 부위(P 부위)에서 tRNA에 의해 운반되는 폴리펩타이드에 공유결합될 때 발생한다. P 부위의 tRNA는 exit 부위(E 부위)를 통해 리보솜에서 방출되고, 리보솜은 mRNA를 따라 이동하여 나머지 tRNA를 P 부위로 가져온다. 이것은 A 부위에 새로운 트리플렛을 끌어들인다. 이 과정은 평균 크기의 단백질을 생성하기 위해 수백 번 이상 반복된다.

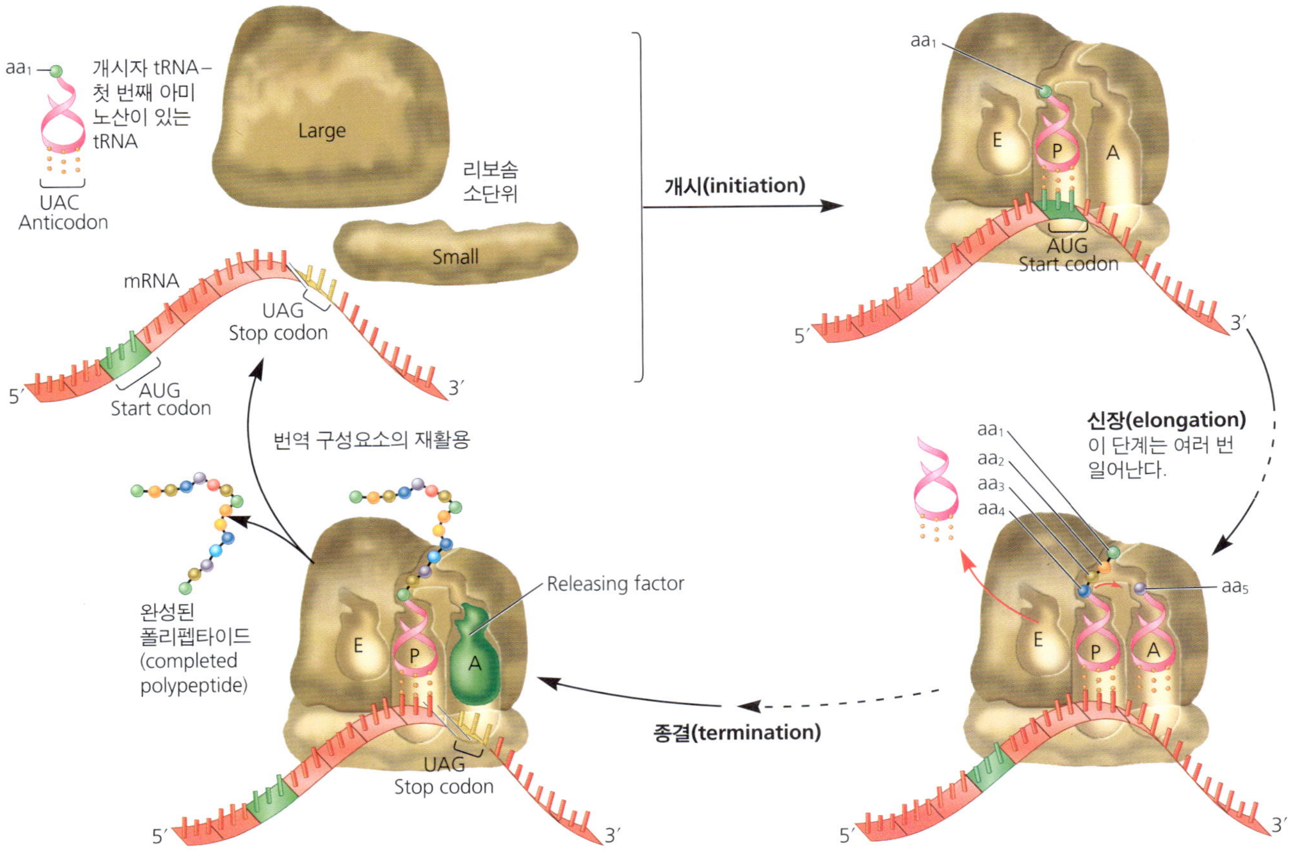

그림 2–29. 박테리아의 단백질 번역 요약: 개시, 신장 및 종결
이러한 단계는 그림 2-31~2-33에 자세히 나와 있다. (Reprinted with permission from Broker RJ: *Genetics: Analysis & Principles*, 3rd ed. New York: McGraw-Hill, 2008.)

종결코돈(stop codon)이 A 부위로 들어오면 종료가 일어난다. 여기서 종결코돈은 방출인자로 작용하는 단백질과 결합한다. 각 유형의 tRNA 분자는 적절한 아미노산으로 재충전되며 모든 구성요소는 분해될 때까지 재사용된다.

이 과정에 대한 개요를 통해 이제 단백질 합성의 개시, 신장, 종결 과정을 더 자세히 살펴볼 것이다. 이전과 마찬가지로 이러한 과정은 이해를 돕기 위해 박테리아 단백질 합성에 대해 먼저 설명하고 진핵 단백질 합성의 주요 특징을 설명할 것이다.

박테리아 개시 복합체(그림 2-30)는 작은 리보솜 소단위, mRNA, 3개의 단백질 **개시인자**(initiation factors) 및 fMet tRNA 또는 $tRNA^{fMet}$으로 표시할 개시 tRNA를 포함한다. 이 tRNA는 아미노 말단이 다른 아미노산과 결합을 형성하는 것을 효과적으로 차단하는 포르밀(formyl) 그룹에 공유결합된 메티오닌 아미노산을 운반하는 특수한 형태다. 이는 개시 시에만 사용되며 C-말단에서 폴리펩타이드의 단방향 성장을 보장한다.

박테리아 mRNA는 **샤인-달가노 배열**(Shine-Dalgarno sequence)이라고 하는 9개 뉴클레오타이드 길이의 **리보솜 결합 부위**(ribosomal binding site)를 포함한다. 이것은 mRNA가 작은 30S 리보솜 소단위에 결합하는 것을 용이하게 하는데, 이는 존재하는 rRNA 분자의 뉴클레오타이드 서열에 상보적이기 때문이다. 다시 우리는 이 과정에서 보완적인 염기쌍이 발견된다는 것을 알 수 있다. 개시인자 중 하나는 $tRNA^{fMet}$이 보통 AUG인 시작코돈에 결합하는 것을 돕는다. 번역이 완료된 후 포르밀기 또는 완전한 fMet이 단백질에서 제거될 수 있으므로 메티오닌이 모든 단백질의 첫 번째 아미노산은 아니다. 마지막으로, 개시 단계에서 폴리펩

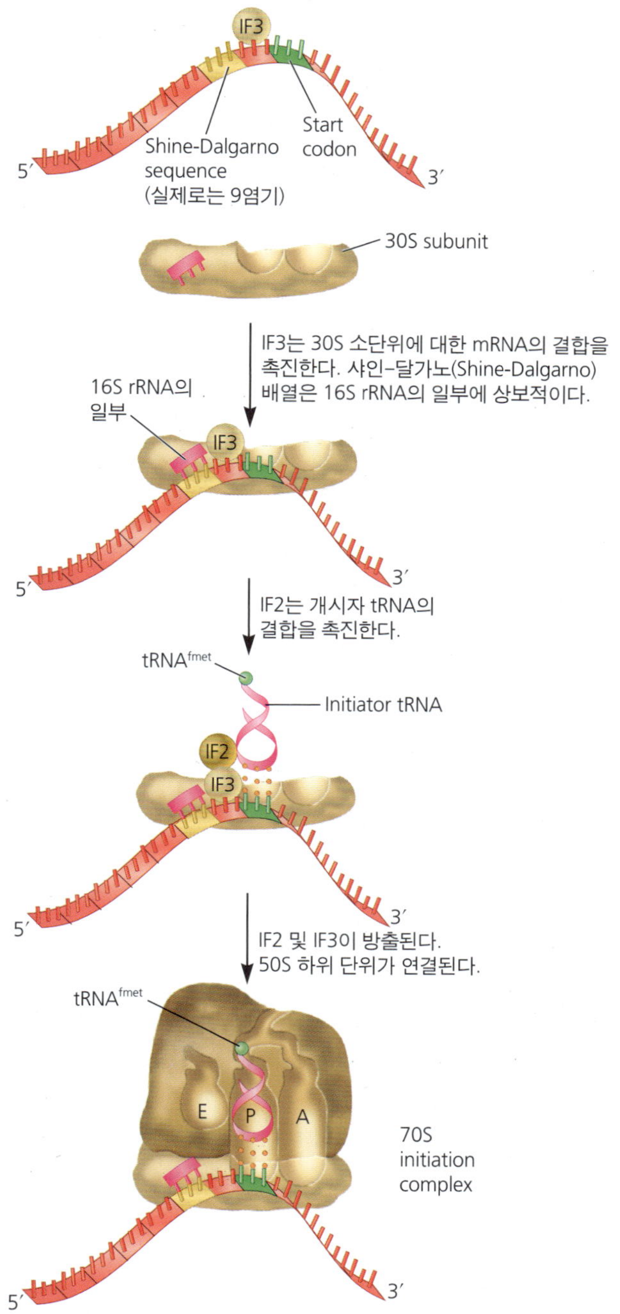

그림 2-30. 세균성 번역: 개시
30S 리보솜 소단위 외에 9개 뉴클레오타이드 길이의 샤인-달가노 배열 및 AUG 시작코돈을 갖는 mRNA, 3개의 개시인자가 필요하다. 개시자 tRNA는 변형된 포르밀-메티오닌(f-Met) 아미노산을 운반하고, 50S 리보솜 소단위가 부착되면 개시 복합체가 완성된다. (Reprinted with permission from Broker RJ: *Genetics: Analysis & Principles*, 3rd ed. New York: McGraw-Hill, 2008.)

타이드 신장으로 넘어가는데, 큰 50S 리보솜 소단위가 활성 A, P 및 E 부위에 부착되어 함께 단백질 합성 작업대를 완성한다.

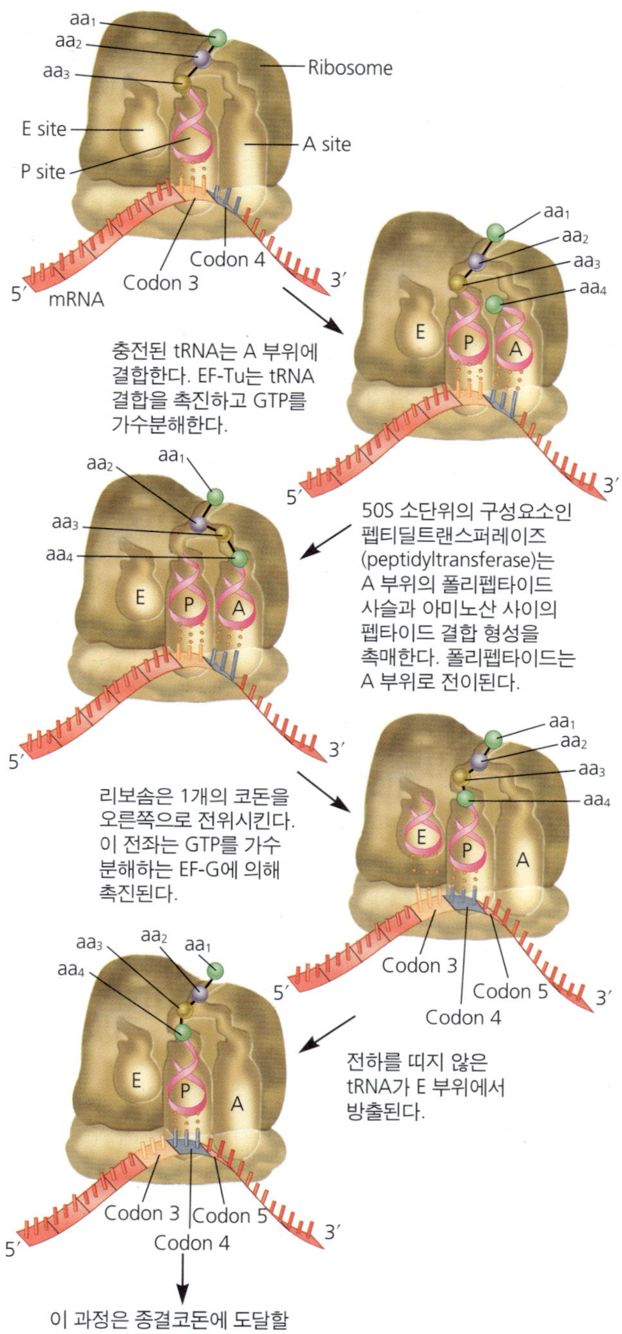

그림 2-31. 세균성 번역: 신장
촉매 활성 및 결합 부위는 큰 리보솜 소단위와 연관되어 있으며, 신장 인자는 tRNA 결합 및 전좌를 촉진한다. (Reprinted with permission from Broker RJ: *Genetics: Analysis & Principles*, 3rd ed. New York: McGraw-Hill, 2008.)

신장은 충전된 tRNA, 즉 특정 아미노산을 운반하는 tRNA 분자가 리보솜의 A 부위에서 mRNA 코돈에 결합할 때 시작된다(그림 2-31). 코돈-항 코돈 쌍의 정확성은 작은 소단위에서 16S rRNA와 관련된 **디코딩**

기능(decoding function)에 의해 지원된다. 잘못된 페어링이 발생하면 잘못된 tRNA가 A 부위를 떠날 때까지 신장이 중지된다. 신장의 수정되지 않은 오류는 아미노산 10,000개당 한 번 정도 발생하며, 이 수준의 정확도는 폴리펩타이드 사슬의 신장이 박테리아에서 초당 약 15~18개 아미노산의 속도로 발생하고 진핵생물에서 초당 약 6개의 비율로 발생한다는 점을 주목할 때 특히 인상적이다.

다음으로, P 부위의 tRNA에 부착된 펩타이드는 A 부위의 tRNA로 전달되고, 새로운 아미노산과 공유 펩타이드 결합이 형성된다. 이 펩타이딜 전달은 rRNA와 여러 단백질로 구성된 **펩타이드기 전달효소**(peptidyltransferase)라고 하는 50S 소단위의 구성요소에 의해 촉진된다. RNA의 효소 능력의 한 예로 펩타이드 결합을 합성하기 위해 탈수반응을 촉매하는 것은 실제로 23S rRNA다. 그런 다음 리보솜은 3′ 방향으로 3개의 뉴클레오타이드를 전위한다. 이것은 두 가지 일을 한다. 두 개의 tRNA 분자를 각각 E와 P 부위로 이동시키고 새로운 코돈을 현재 비어 있는 A 부위로 가져온다. E 부위의 충전되지 않은 tRNA는 리보솜에서 방출되고 새롭게 충전된 tRNA는 A 부위의 코돈에 결합한다. 이 과정은 종결코돈 중 하나가 A 부위에 들어갈 때까지 반복된다.

대부분의 유기체에서 종결코돈은 UAA, UAG 및 UGA다. 이 코돈들은 tRNA와 결합하는 대신 **방출인자**(release factor)라고 하는 단백질과 결합한다(그림 2-32). P 부위의 tRNA에 부착된 완전한 폴리펩타이드 사이의 결합이 끊어진다(가수분해, hydrolyzed). 폴리펩타이드와 하전되지 않은 tRNA는 리보솜에서 방출되고 리보솜은 소단위와 자유 mRNA로 분해되고, 구성요소는 성능이 저하될 때까지 재사용된다.

진핵생물의 번역과정은 여기에 설명된 박테리아 번역과정과 유사하지만 예상하지 못한 복잡성이 추가된다. 일부 번역 단백질은 보존되지만(즉, 두 시스템 모두에서 발견됨) 박테리아에 존재하는 세 가지 단백질에 비해 진핵생물에는 추가 개시인자가 있고 방출인자는 하나뿐이다. 또한 진핵 mRNA에는 샤인-달가노

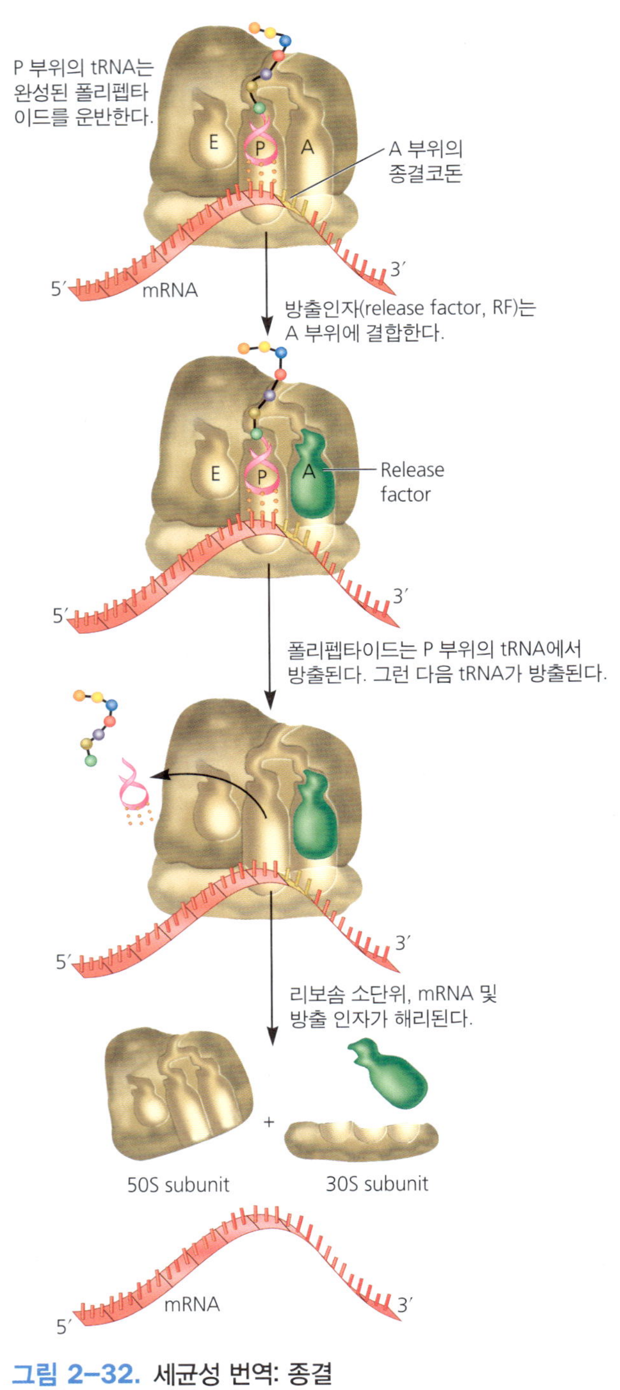

그림 2-32. 세균성 번역: 종결
종결코돈은 구성요소의 종료 및 해리를 촉진하는 방출인자에 의해 인식된다. (Reprinted with permission from Broker RJ: *Genetics: Analysis & Principles*, 3rd ed. New York: McGraw-Hill, 2008.)

배열이 없다. 대신, 여러 개시인자가 mRNA에 결합하고, 그 중 하나(캡 결합 단백질 I, cap-binding protein I, CBPI)는 mRNA 처리 동안 핵에 추가된 7-메틸구아노신의 5′ 캡을 인식한다. 이러한 개시인자는 또한

mRNA에 존재할 수 있는 2차 폴딩을 풀고 리보솜의 40S 작은 소단위에 결합하는 것을 돕는다. 일반적으로 번역은 3′ 방향의 첫 번째 AUG 트리플렛을 시작코돈으로 사용하지만, 측면 뉴클레오타이드의 서열은 리보솜에 의한 스캔에서 중요한 역할을 한다. 시작 요소 중 하나는 60S 대형 소단위를 추가하여 리보솜 조립을 완료하는 데 도움이 된다.

단백질 모양과 기능에 영향을 미치는 요인

Factors Affecting Protein Shape and Function

유전자 산물의 아미노산 서열은 그 기능을 결정한다. 그러나 관계는 간단하지 않다. 아미노산 곁사슬에는 고유한 화학적 특성이 있다. 폴리펩타이드의 개별 아미노산 또는 하위 영역은 또한 수생 세포질 또는 비극성 막지질 이중층과 같은 세포의 다른 영역과 서로 반응할 수 있다. 또한 다른 폴리펩타이드 또는 보조 인자와의 결합은 모양과 기능에 영향을 미칠 수 있다. 간단히, 단백질 구조를 설명할 수 있는 네 가지 일반적인 수준을 인식하는 것이 도움이 될 것이다(그림 2-33).

단백질 구조의 1차(1°) 수준은 아미노산 서열이다. 이것은 N-말단에서 C-말단까지 순차적으로 아미노산 약어 또는 한 글자 코드(그림 2-22 참조)를 나열하여 제시되어 있다. 2차(2°) 수준은 수소결합이 단백질의 일부 국소 부분 내에서 반복되는 모양을 생성할 수 있는 방식에서 파생된다. 2차 구조에는 두 가지 형태가 있다. α-나선은 질소-탄소 뼈대의 오른방향 나선이며, β-병풍구조는 평행 영역 사이에 형성된다. 둘 다 서로 다른 아미노산의 아미노기와 카르복실기 사이의 수소 결합에 의해 안정화된다. 단백질 모양이 열이나 산도 증가에 의해 변성될 때 종종 이러한 비교적 약한 수소 결합이 끊어져서 단백질이 무질서한 형태가 된다.

합성될 때, 폴리펩타이드는 3차원(3°) 구조로 접혀서 3차원 모양이 세포에서 많은 기능적 특성을 결정한다. 종종 **샤페론**(chaperones)이라고 하는 단백질이 적절한 모양을 만드는 데 도움이 된다. 결합조직의 강도와 유연성에 영향을 미치는 콜라겐과 엘라스틴 또는 세포 운동에 참여하는 액틴과 같은 일부 단백질은 길고 섬유질로 구성된다. 그러나 대부분의 단백질은 단백질이 다양한 기능을 수행할 수 있도록 하나 이상의 활성 부위가 있는 구형이다. 아마도 가장 친숙한 종류의 구상 단백질은 대사의 생화학적 사건을 촉매하는 효소일 것이다. 구상 단백질에는 또한 막 수용체, 이온 채널, 세포 신호 전달 분자, 단백질 호르몬 및 세포와 그 생성물의 다른 많은 중요한 요소가 포함된다.

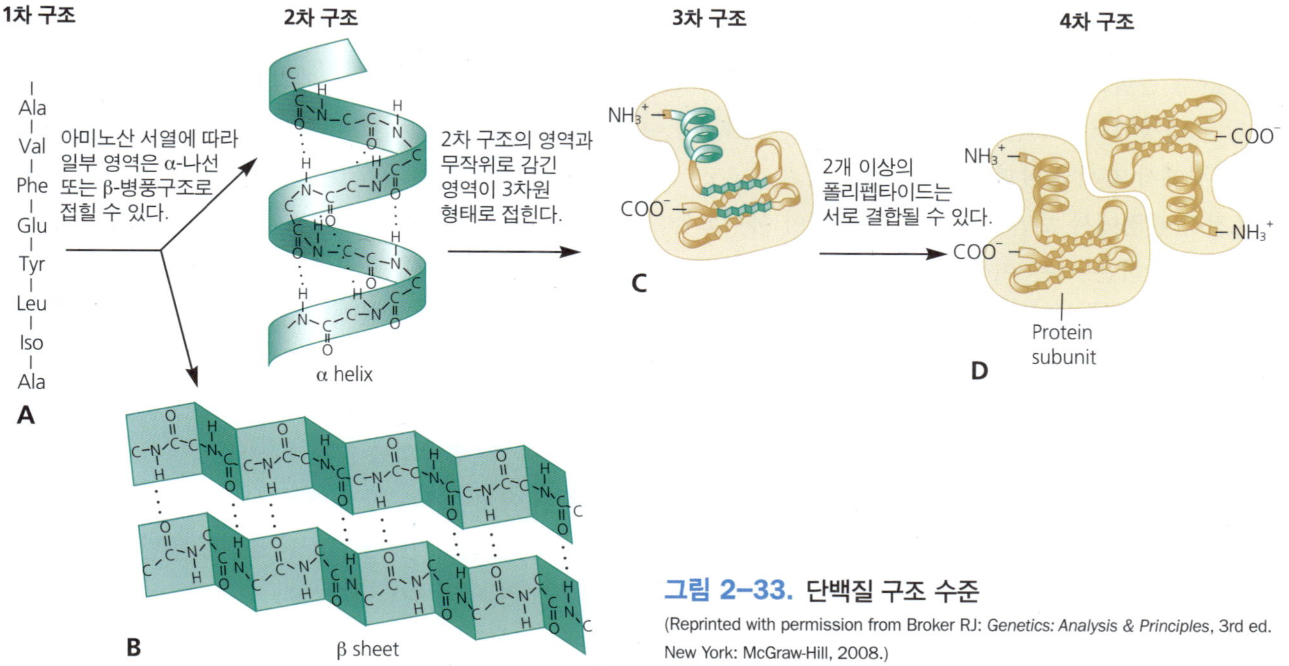

그림 2-33. 단백질 구조 수준

(Reprinted with permission from Broker RJ: *Genetics: Analysis & Principles*, 3rd ed. New York: McGraw-Hill, 2008.)

많은 단백질은 또한 구조적 복잡성의 추가 수준인 4차(4°) 수준을 갖는 것으로 밝혀졌으며, 여기서 두 개 이상의 폴리펩타이드가 함께 연결되어 복합체를 형성한다. 이 폴리펩타이드는 종종 다른 유전자에 의해 생성되므로 여러 유전자가 하나의 활성 물질을 생성한다. 헤모글로빈, 미세소관, 미세섬유, 결합조직 단백질 및 DNA 복제, 전사 및 번역에서 설명한 많은 효소 복합체는 이 수준에서 이해되어야 한다. 구성 단백질 중 하나의 변화는 복합체의 기능에 영향을 미칠 수 있으므로 여러 가지 다른 유전적 돌연변이가 세포에 관련 결과를 초래할 수 있다. 실제로 **다량체 단백질**(multimeric proteins)이 조립되는 방식은 각 구성요소 하위 단위가 정상이더라도 기능에 영향을 미치고 비정상일 수 있다.

단백질 모양은 단단하지 않다. 사실, 많은 단백질은 대사 역할을 수행하기 위해 유연해야 하는데, 운동 분자인 디네인(dynein)은 섬모와 편모의 움직임을 일으키기 위해서 인접한 세관을 "걸어간다." 근육 세포에서 미오신 분자 끝의 움직임은 수축에 필수적이다. 일시적인 모양 변경도 조절 영향을 미칠 수 있다. **알로스테릭 단백질**(allosteric proteins)은 다른 분자와 결합하여 형태가 가역적으로 변화하는 단백질이다.

활성화제 또는 억제제 분자와의 알로스테릭 상호작용은 생화학적 경로 및 진핵생물에서 전사를 시작하기 위한 RNA 중합효소의 결합을 촉진하거나 억제하는 것과 같은 과정에서 중요한 조절 역할을 한다. 이 마지막 예는 3장에서 자세히 살펴볼 것이다.

유전적 관점에서 보면, 돌연변이의 영향이 아미노산 치환을 유발하는 것은 이해하기 쉽다. 그러나 돌연변이에 따라 심각성의 정도가 다를 수 있다. 모든 아미노산 변화가 단백질을 주요 방식으로 변경하는 것은 아니며 일부 아미노산 치환은 생화학적으로 동일하다. 많은 **점 돌연변이**(point mutations)는 하나의 아미노산을 화학적 특성이 다른 아미노산으로 대체하고 단백질 모양에 큰 영향을 미친다. 따라서 돌연변이의 결과는 일반적으로 표현형으로 드러나지 않거나 또는 생화학적 환경의 조건에 따라 달라지거나, 심각하거나 심지어 치명적일 수 있다.

번역 후 변형 및 단백질 분류

Posttranslational Modification and Protein Sorting

우리는 DNA에서 표현형으로의 정보흐름과정에 조절이 작동할 수 있는 많은 지점을 가지고 있음을 보았다. 앞부분에서는 단백질 수준의 조절에 대한 몇 가지 예를 설명했다. 그러나 우리는 **번역 후 변형**(posttranslational modification)의 개념을 도입함으로써 이 아이디어를 공식화할 수 있다. 번역 후 단백질 구조를 여러 가지 방법으로 변경할 수 있다. 예를 들어, 폴리펩타이드의 끝에서 몇 개의 아미노산을 제거할 수 있으며 이는 단백질의 활성을 변화시킬 수 있다. 트립신과 같은 소화관의 일부 단백질 분해효소는 초기에 합성되어 비활성 형태(예: 트립시노겐)로 분비되어 세포를 만드는 세포를 손상시키지 않는다. 그런 다음 작업 위치에 도달하면 활성화된다. 유사하게, 비활성 피브리노겐은 혈소판 분해 또는 기타 활성화 신호에 의해 혈전의 피브린 단량체로 활성화된다.

절단에 의해 더 큰 폴리펩타이드로부터 여러 개의 작은 폴리펩타이드가 생성될 수 있다. 예를 들어 뇌하수체 호르몬이 있다. 절단 방법에 따라 프로프리오멜라노코르틴(propriomelanocortin, POMC)은 ACTH 및 β-엔돌핀을 포함하여 총 5개의 다른 호르몬을 생성한다. 번역 후 변형은 또한 메틸기(메틸화), 인산염기(인산화) 및 탄수화물(글리코실화)과 같은 화학기를 추가하는 것을 포함할 수 있다. 예를 들어, 인산화는 카이네이즈라고 불리는 효소에 의존하며 단백질을 활성화하거나 비활성화할 수 있다. 5장에서는 DNA 복제 및 염색체 축합에 필요한 단백질과 같은 단백질을 인산화하여 세포분열 주기를 조절하는 데 사이클린 의존성 카이네이즈(cyclin-dependent kinases, CDK)가 어떻게 관여하는지 살펴볼 것이다.

관련 아이디어는 세포 내에서 단백질을 직접 수송하거나 분류하는 것이다. 각 단백질은 일반적으로 세포의 제한된 영역에서 작동하기 때문에 많은 단백질 서열에는 단백질을 특정 막 경계 세포기관(그림 2-34)

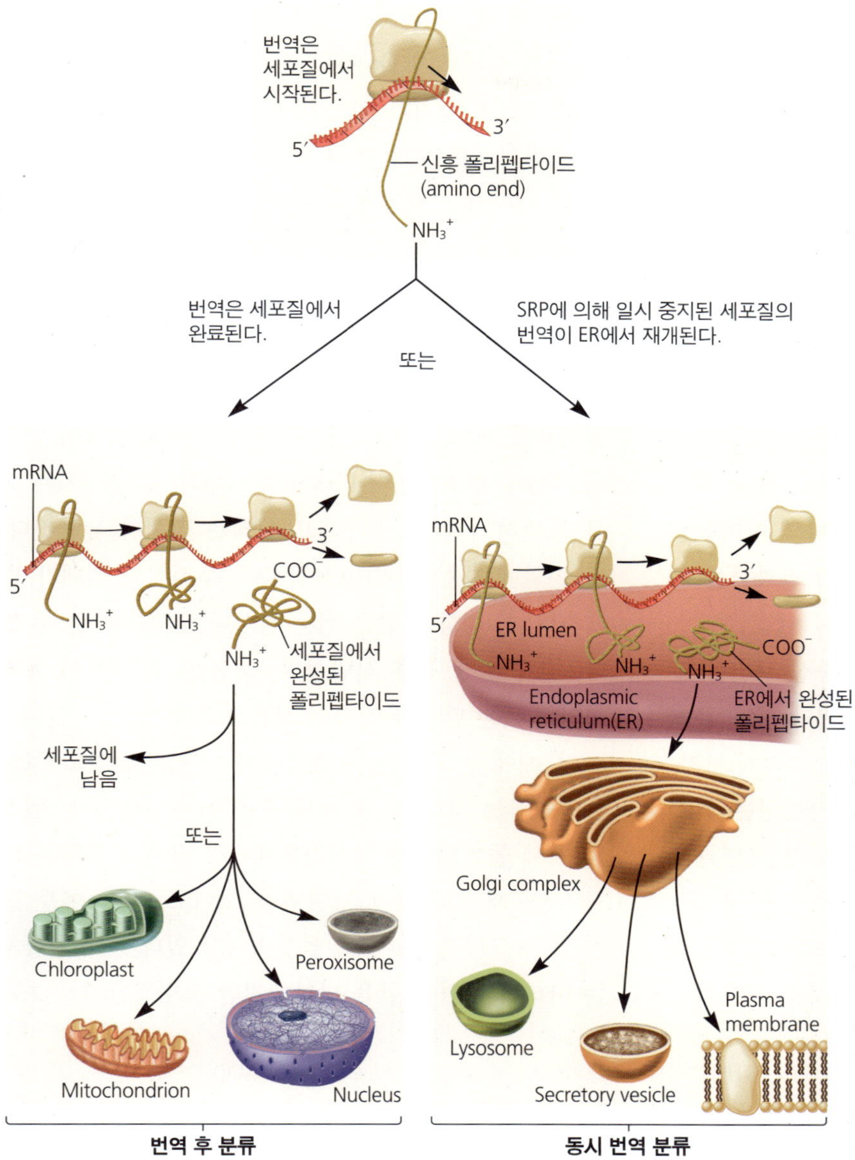

그림 2-34. 조절의 한 방법은 단백질을 다양한 세포 영역으로 분류하는 것이다. 번역 후 분류(posttranslational sorting)는 세포질에서 합성된 단백질이 세포질에 남아 있거나 미토콘드리아, 엽록체, 퍼옥시좀 또는 핵으로 분류되는 것이다. 동시 번역 분류(cotranslational sorting)는 아미노 말단 근처의 짧은 아미노산 서열을 감지하는 신호 인식 입자를 포함한다. 이러한 단백질은 먼저 소포체로 분류된 다음 골지 복합체, 리소좀, 분비 소포 또는 원형질막으로 분류된다. 그림은 동시에 mRNA를 번역하는 세 개의 리보솜이 아니라 번역의 스냅샷 지점을 나타낸다. (Reprinted with permission from Broker RJ: *Genetics: Analysis & Principles*, 3rd ed. New York: McGraw-Hill, 2008.)

과 같은 특정 표적으로 분류하는 신호가 포함되어 있다. 예를 들어 ATP 합성에 관여하는 단백질은 미토콘드리아로 분류되어야 한다. 때때로 폴리펩타이드는 리보솜이 소포체의 막에 결합될 때까지 번역을 일시적으로 중단하는 신호인식입자(signal recognition particle, SRP)라고 하는 RNA-단백질 복합체에 의해 인식되는 서열을 포함한다. 그런 다음 폴리펩타이드는 소포체의 안쪽 내강으로 합성된다. **분류 신호(sorting signals)**는 특정 초미세 구조 요소에 의해 인식되는 짧은 아미노산 서열이다. SRP 신호는 아미노 말단 근처에 있는 약 20개의 주로 비극성 아미노산 그룹인 반면, 미토콘드리아 분류 신호는 외부에 양전하가 있는 알파 나선으로 접히는 양전하 아미노산을 포함하는 짧은 서열이다. 분명히, 세포 내 정보의 흐름은 DNA ↔ RNA → 폴리펩타이드인 중심 원리로 표현하는 것보다 훨씬 더 광범위하고 역동적이다.

다면발현 Pleiotropy

중심 원리와는 달리 유전 정보의 흐름은 종종 선형적이지 않다. 유전자와 표현형이 항상 일대일 관계를 나타내는 것은 아니다. 경로는 나누어지기도 하고 합쳐지기도 한다. 때로는 하나의 돌연변이가 여러 가지 명백하게 관련되지 않은 표현형 효과를 가질 수 있으며, 이를 **다면발현**(pleiotropy)이라고 한다. 낫적혈구빈혈이 전형적인 예다(그림 2-35).

헤모글로빈은 두 개의 α-글로빈과 두 개의 β-글로빈 폴리펩타이드로 구성된 다량체 단백질이다. β-글로빈의 위치 6에서 글루탐산이 발린으로 변하는 것은 격렬한 운동이나 높은 고도와 같은 낮은 산소 조건에서 헤모글로빈의 결정화가 일어나게 한다. 변형되고 딱딱한 적혈구는 모세혈관을 차단하고 심장마비와 뇌졸중을 유발한다. 그들은 또한 파열되어 빈혈을 일으켜 골수에서 적혈구 형성 조직에 높은 요구를 가하여 뼈의 크기와 모양을 바꿀 수 있다. 따라서, 하나의 아미노산 치환은 표면적으로 무관한 다양한 표현형 결과들을 나타낸다.

다면발현을 이해하면 유전적 변화의 중심 사건을 알아낼 수 있다. 예를 들어, 생쥐의 작은 귀와 신장 문제의 공통점은 무엇일까? 먼저 귀 표현형을 고려해 보자. 귀가 작은 이유는 무엇일까? 한 가지 가능성은 연골 생산의 결함이다. 연골 형성이 지연되는 경우 연골을 통해 유사한 영향을 받을 수 있는 다른 신체 구조는 무엇일까? 코와 척추 사이의 연골 디스크를 고려해 볼 수 있는데, 생쥐의 코가 평소보다 짧은지는 구분하기 어려울 수 있다. 그러나 척추 디스크는 확실히 몸 길이에 눈에 띄는 영향을 미칠 수 있다. 짧은 복부에 정상적인 크기의 장기가 있으면 요관과 같은 구조가 꼬여서 소변이 신장으로 역류되어 결국 조직이 손상될 수 있다. 따라서 신장의 위축 또는 수신증은 귀를 작게 만드는 것과 동일한 유전적 결함의 기능적 결과다.

반대의 결함, 쥐의 연골세포 또는 그 전구물질의 비정상적인 증식은 자세히 연구된 다면발현의 첫 번째 사례 중 하나였다. 과도한 연골은 기관의 내강을 좁히고 갈비뼈를 더 크게 만든다. 이러한 이유로 호흡이 억제되고 만성 산소결핍이 나타난다. 헤모글로빈 수치는 이를 보완하기 위해 증가하고 혈액은 점성이 높아진다. 폐 순환에 대한 저항이 높을수록 우심실의 비대가 발생하며, 이 영향을 받은 쥐는 빨거나 재채기를 할 수 없다. 결국 출생 직후 사망한다. 죽음을 포함한 이 표현형의 범위는 단일 유전자의 작용으로 추적될 수 있다.

이 예에서 죽음은 표현형이다. 사실, 열성의 치사 돌연변이는 가장 큰 유형의 유전자 돌연변이다. 열성의 치사 돌연변이가 이형접합체에서 발생에 영향을 미칠 미칠 때, 그들은 다면발현을 보이고 있다. 예를 들어 닭의 크리퍼(creeper) 돌연변이가 있다. 이형접합체는 다리의 골격 결함을 나타내지만 동형접합체는 초기

NORMAL: NH_2 – VALINE – HISTIDINE – LEUCINE – THREONINE – PROLINE – GLUTAMIC ACID – GLUTAMIC ACID...

SICKLE CELL: NH_2 – VALINE – HISTIDINE – LEUCINE – THREONINE– PROLINE – VALINE – GLUTAMIC ACID...

A. **β-글로빈과 낫적혈구 β-글로빈의 아미노산 서열 비교**

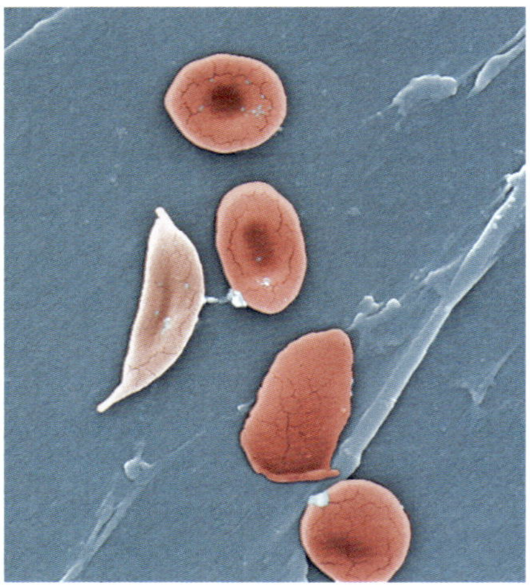

B

그림 2-35. **A.** 정상 β-글로빈과 낫적혈구 β-글로빈 사이의 아미노산 서열 비교. **B.** 낫적혈구빈혈에서 비정상적인 형태(낫 모양)의 적혈구 (**A:** Reprinted with permission from Broker RJ: *Genetics: Analysis & Principles*, 3rd ed. New York: McGraw-Hill, 2008. **B:** CDC/Sickle Cell Foundation of Georgia: Jackie George, Beverly Sinclair.)

발달에서 죽는다. 따라서, 이 다면발현성 돌연변이에서 다리 기형이 우성이고 치사율이 열성이다. 사실, 그들의 발달 영향에 대한 충분한 정보가 주어지면 대부분의 유전자는 아마도 어느 수준에서 다면발현성 유전자일 것이다.

유전자 × 환경 간 상호작용

Genotype × Environment Interactions

유전적 영향에 대한 설명을 직접 산물인 RNA와 단백질로 제한하는 것은 실수일 수 있다. 온도가 화학반응 속도에 영향을 미칠 수 있기 때문에 환경 조건이 유전자에 의해 생성되는 표현형에 영향을 미칠 수 있다는 것이다. 유전형과 환경의 상호작용은 영양, 기후 또는 특정 화학물질 또는 약물의 존재와 같은 환경 요인으로 인해 표현형에 대한 유전적 영향이 다른 상황이다. 약물유전학이라고 하는 의학 분야는 개인별 유전적 문제(생리과정)로 인해 적절하게 처방된 치료에도 심각한 반응을 일으킬 위험이 있는 상황을 식별할 수 있도록 한다.

환경 요인은 1~2세대 후에 유전적 영향을 미칠 수도 있다. 예를 들어 어머니의 식이 섭취가 손자의 체중에 미치는 잠재적 영향이 있다. 여성 태아의 경우, 임신 후 10주차까지 발생하는 난소에 1차 난모세포가 이미 존재한다. 생식세포 형성으로 이어지는 세포분열인 감수분열은 이러한 1차 난모세포에서 시작되지만 사춘기 이후 몇 년 후에 계속될 때까지 일시적으로 정지된다. 이 타이밍은 많은 중요한 의미를 가지고 있으며 3장에서 더 자세히 논의할 것이다. 여기서 요점은 초기 발생의 세포 사건이 본질적으로 할머니와 손자 사이의 생리적 분리를 무너뜨린다는 것이다. 임신한 여성에게 영향을 미치는 유전적 및 환경적 요인은 자궁에 있는 딸의 태아 난소에서 발생하는 난모세포에 영향을 미칠 수 있다.

생화학적 경로 Biochemical Pathways

우리가 보았듯이 유전자는 홀로 표현형을 생성하지 않는다. 단백질은 합성 및 분해 네트워크에 참여하여 발달에 영향을 미친다. 유전자의 역할에 대한 초기 통찰은 분자생물학 분야를 확립한 최초의 주요 통찰 중 하나인 1941년에 조지 비들(George Beadle)과 에드워드 테이텀(Edward Tatum)에 의해 "하나의 유전자, 하나의 효소" 가설에서 공식화되었다. 그러나 헤모글로빈과 같은 일부 단백질은 두 개 이상의 서로 다른 폴리펩타이드를 하나의 기능단위로 결합하여 형성되며 물론 모든 단백질이 효소가 아니기 때문에 이것이 지나치게 단순화된 것임이 곧 분명해졌다. 그래서 가설은 "하나의 유전자, 하나의 폴리펩타이드"로 수정되었다. 선택적 스플라이싱 및 기타 프로세스에 의해 동일한 유전자에서 생성된 수많은 단백질을 식별하는 것과 같은 현재의 발전은 유전자 효과의 복잡성에 대한 우리의 인식을 계속 개선할 것이다. 그러나 역사적으로 이 아이디어는 유전자가 표현형을 결정하는 역할에 대한 초기 연구를 안내하는 데 유용했다.

초창기에 공식적인 유전자의 역할은 대사 경로에서 순차적 단계를 제어하는 것으로 이해되었다. 아치볼드 개로드(Archibald Garrod)는 1902년 희귀 대사장애인 알캅톤뇨증(alkaptouria)의 유전 패턴을 따라 유전된 대사질환 연구를 개척했다. 호모젠티신산 산화효소(homogentisic acid oxidase)의 돌연변이로 인해 호모젠티신산이 축적되며 소변에서 검은색으로 산화된다. 그러므로 기저귀에서 쉽게 발견되어 유전적 돌연변이와 분명히 관련된 최초의 인간 대사질환이 되었다. 개로드는 관련 화합물의 대사 연구를 포함하도록 연구를 확장하면서 유전적 네트워크 관계에 대한 인식을 발전시켰다. 전형적인 예는 식이 단백질에서 추출한 페닐알라닌의 대사다(그림 2-36).

페닐케톤뇨증(phenylketonuria, PKU)은 페닐알라닌에서 타이로신으로의 전환을 차단하는 효소인 페닐알라닌 하이드록실레이즈(phenylalanine hydroxylase)의 활성에 영향을 미치는 돌연변이 때문이며, 이러한 효소적 결함은 잠재적으로 두 가지 방식으로 표현형에 영향을 미칠 수 있다. 첫 번째로 반응 생성물의 이용 가능한 풀(pool)을 감소시킬 수 있고 두 번째는 정상 효소에 의해 작용하는 전구체의 과도한 축적을 유

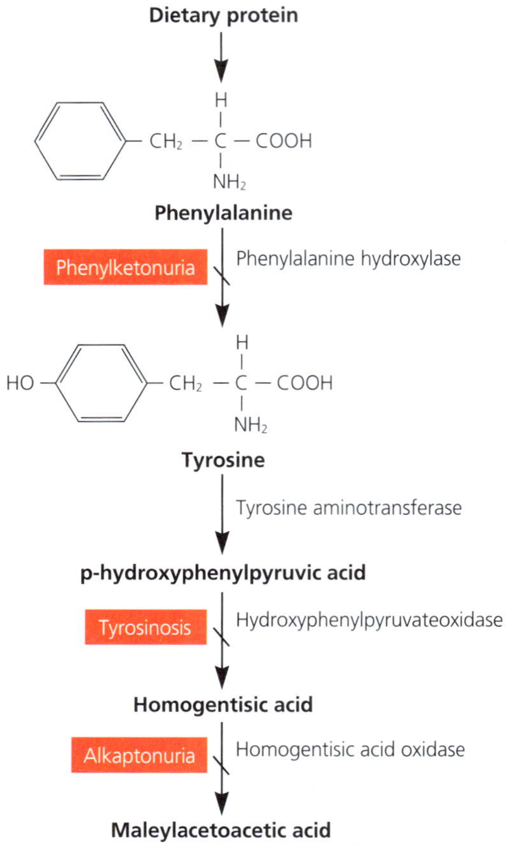

그림 2-36. 대표적인 대사 경로

식단에서 나온 페닐알라닌은 타이로신을 통해 말레아세토아세트산으로 분해된다. 과정의 여러 지점에서 돌연변이는 잘 알려진 인간 유전질환으로 이어진다. (Reprinted with permission from Broker RJ: *Genetics: Analysis & Principles*, 3rd ed. New York: McGraw-Hill, 2008.)

발할 수 있다. 이 경우 페닐알라닌을 통한 페닐피루브산(phenylpyruvic acid)의 축적은 정상적인 신경 발달을 방해하여 인지장애를 유발한다.

이제 훨씬 더 큰 단백질의 상호관계 데이터베이스를 상상해보자. 프로테오믹스와 같은 전문 분야는 고급 계산 도구와 인간 및 모델 유기체의 게놈 및 생화학적 구성에 대한 빠르게 증가하는 지식을 결합한다. 이러한 방대한 데이터 수집을 분석하는 기술적 과제는 쉽게 생각해서는 안 된다. 그것은 또 다른 분야인 생물정보학에서 급속한 발전에 박차를 가하고 있기 때문이다. 페닐알라닌 대사 경로에서 볼 수 있는 단순한 관계와는 달리, 보다 최근의 관점은 그림 2-37에 표시된 단백질 상호작용 맵과 유사하다.

이 장뿐만 아니라 이 책 전체의 주제 중 하나는 모델 유기체가 인간 게놈 및 그것이 생리학, 발생과 질병에서 하는 역할을 이해하는 데 도움이 되는 방법이다. 초파리와 같은 모델 유기체의 분자 상호작용 및 돌연변이 효과는 인간 발생 및 유전질환의 사건과 매우 유사하다. 이러한 이유로 모델 유기체에서 확인된 단백질은 잠재적인 약물과 새로운 치료법을 개발하기 위한 주요 표적을 제시한다. 어떤 의미에서 유전 정보의 흐름은 유기체를 넘어 의학적 응용으로 확장된다.

2. 의학유전학 Medical Genetics

강의실에서는 "의료인이 되기 위한 훈련을 하고 싶은데, 왜 이런 기초과학 자료를 알아야 합니까?(또는 분석해야 합니까?)"라는 질문을 자주 받는데, 결과적으로 "왜 의료인이 이 장에서 설명된 분자 규모에서의 정보 흐름의 기본 역학을 알아야 하는가?"라는 질문에 도달하게 된다. 그 해답은 시스템을 인식하는 관점에서 인간 질병의 기초에 대한 이해의 발전과 그것이 유기체의 구조 및 기능과 어떻게 관련되는지에 있다. 일반적으로 이러한 발전은 의학 지식 발전의 황금기와 관련이 있다. 의학 지식 습득의 역사는 한 시대의 이목을 끄는 주제와 유사하다. 시간이 지나면서 의료 정보의 발전은 그 시기의 "최첨단"을 낳는 규율을 반영했다. 이전에는 해부학, 생리학 및 미생물학에 중점을 두었고, 지난 20년은 분명히 유전학 시대를 열었다. 가장 최근에 의학에서 유전학의 역할은 더욱 다듬어진 유전체학 분야로 진화하여 프로테오믹스(proteomics)로 이어지고 결국에는 이후 장에서 논의되는 대사체학(metabolomics)으로 이어졌다.

유전학에서 점점 증가하는 지식 기반을 공부하는 학생에게 가장 큰 고난 중 하나는 일종의 기능적 구성으

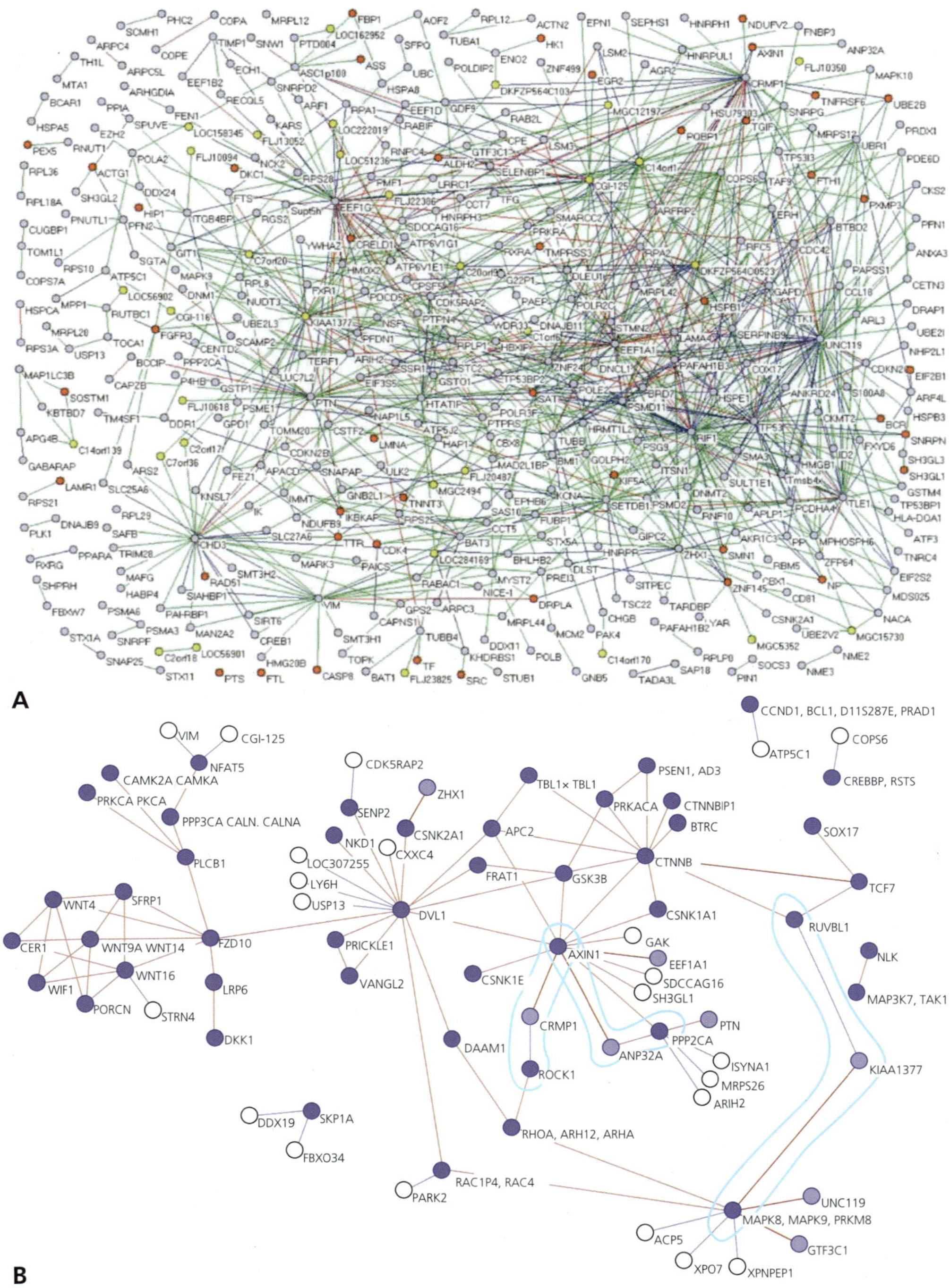

그림 2-37. **A.** 질병 단백질에 대한 401개의 단백질(주황색), 유전자 온톨로지(gene ontology, GO) 주석이 있는 단백질(하늘색), GO 및 질병 주석이 없는 단백질(노란색)이 포함된 911개의 높은 신뢰도 상호작용을 보여주는 다이어그램. 노드를 연결하는 상호작용은 색으로 구분되어 신뢰도 점수를 표시한다. 녹색은 3, 파란색은 4, 빨간색은 5, 보라색은 6이다. **B.** 하나의 특정 역할인 Wnt 신호 경로에 연결된 단백질이다. (From Stelzl et al., 2005, Cell 122: 957-968).

로 물질을 구성하는 방법이다. 필요한 것은 프로세스의 중요한 세부 사항을 잃지 않고 정보를 가시적으로 관련된 범주로 그룹화하는 방법이다. 이것은 두 가지 주요 진단전문가 유형인 "병합파"와 "분열파"의 임상 분류 영역에서 볼 수 있다. 과학의 이분법과 마찬가지로 가장 좋은 답은 아마도 양극의 중간에 있을 것이다.

기형학(dysmorphology) 분야는 환자의 특정 신체적 특징을 식별한 다음 발견된 결과를 인식 가능한 패턴으로 그룹화하는 것을 포함한다(3장). 기형학이 1970년대에 자체 학문으로 등장함에 따라 개인에서 식별할 수 있는 특징적이고 종종 미묘한 발달 특징을 식별하는 데 많은 노력을 기울였다. 그런 다음 이러한 특징의 패턴을 증후군 또는 연관성 또는 시퀀스로 지정된 진단으로 그룹화했다. 이러한 조건의 모음은 기형학 분야의 아버지인 데이비드 스미스(David Smith) 박사에 의해 기형학에 관한 중요한 책인『인간 기형의 인식 가능한 패턴』으로 만들어졌다. 이러한 많은 조건이 설명되었으므로 이제는 유사하지만 동일하지는 않은 특징을 가진 사람의 관측치가 있다. 그런 다음 진단의 핵심은 진단을 위해 최소한 존재해야 하는 중요한 기능을 결정하는 것이다.

대부분의 일반적인 조건에 대해 전문가 패널이 특정 진단 기준을 결정했다. 특정 상태의 많은 특징을 가지고 있지만 기준을 충족하기에 충분하지 않은 환자는 진단 딜레마를 나타낸다. 환자들의 상태는 원발성 장애의 경미한 발현 또는 관련이 없지만 유사한 상태로 분류되어야 할까? 분자 진단의 발전이 그것의 정답이 될 수 있다. 이러한 진단은 또한 동일한 유전자의 변화로 인해 발현에 엄청난 범위의 다양성이 있을 수 있음을 입증하여 두 가지 임상적으로 매우 다른 상태가 공통 유전자, 즉 대립 유전자에 의해 연결될 수 있다. 따라서 가장 좋은 접근 방식은 분자 확인에 의해 뒷받침되는 강력한 임상 특성을 사용하는 것인 듯하다.

이러한 유형의 상관관계가 나타나면 명백하게 관련이 없는 조건이 여러 매개 변수로 그룹화 될 수 있다. 그룹화가 필요한 이유(또는 단순히 개인적 선호도)에 따라 임상적, 생화학적, 생리적 또는 분자적 특성에 따라 그룹화 될 수 있다. 질병 영역의 한쪽 끝에서 상태가 실제로 환자에게 미치는 영향에 따라 분류될 수 있다. 이러한 사고방식에서 질병은 질병의 전체 영역과 상태의 임상적 표현에 의해 연결된다(표 2-1). 명백하게 이질적인 시나리오를 함께 끌어내는 특히 매력적인 방법은 병인, 즉 질병의 기저 메커니즘이다. 따라서 이 챕터의 첫 번째 섹션에서 논의한 내용에 비추어 볼 때 정보 흐름에서 정상적인 기능이 중단되는 지점을 식별하여 특정 조건을 연결할 수 있다.

표 2-1 유전적 변화에 대한 일반적인 의학적 표현 (유전형의 표현형)

후천성/퇴행성 상태
생식기 부작용
• 불임
• 산전 치명적인 상태
• 자연유산
선천기형
내분비병증
환경 인자에 대한 유전적 감수성
신진대사의 선천적 오류
신생물/종양 형성
신경근기능장애
특정 장기기능장애

이러한 메커니즘이 발견되었기 때문에 답변이 항상 직관적인 것은 아니다. 예를 들어, 허친슨-길포드증후군(Hutchinson-Gilford syndrome)은 조기 노화를 나타낸다. 이 상태의 환자는 일반적으로 2세가 되면 문제를 보이기 시작한다. 선형 성장, 모발 성장이 현저하게 감소했으며, 피하지방도 감소했다. 조기 노화의 특징으로는 죽상경화증, 노인성 난청(노화와 관련된 청력상실) 및 4~5세에는 관절염 변화가 나타난다. 이 상태는 현재 핵막의 주요 구성요소 중 하나인 lamin A라는 단백질을 암호화하는 LMNA 유전자의 이상으로 인한 것으로 밝혀졌다. 이러한 연관성을 만들기 위해서는 분자적 도구가 필요했다. 어떤 임상의도 조기 노화의 임상적 특징이 핵막의 단백질을 암호화하는 유전자에 의해 야기될 것이라고 스스로 추론한 적이 없기 때문이다. 정보 흐름의 특정 구성요소의 중단과 관련된 임상 장애의 다른 예는 표 2-2에 나와 있다.

반대로, 유전적 "가족성"은 관련된 공통 유전자 위치에 기초하여 정의될 수 있다. 따라서 질병의 범위는 특정 유전자의 기능을 방해하는 다양한 수준의 심각성을 나타내는 다양한 조건으로 정의될 수 있다. 유형 II 콜라겐은 뼈와 연골과 같은 조직에 힘을 주는 구조적 결합조직 단백질인데, II형 콜라겐의 이상은 뼈, 관절, 눈 및 기타 조직에 문제를 일으키고, 분자 연구에 따르면

표 2-2 정보 흐름의 과정과 해당하는 장애

과정	범주	장애의 예	설명
핵막을 통한 운송	LMNA 돌연변이	허친슨-길포드조로증 (Hutchinson-Gilford progeria)	조기노화증후군
DNA 복제	DNA 복제 억제	블룸증후군(Bloom syndrome)	단신, 소두증, 안면모세혈관확장증, 암 소인
DNA 복구	불일치 복구 유전자	유전성 비폴립성대장암	가족성 대장 및 기타 종양
전사	염색질 재형성 장애	CHARGE증후군	여러 구조적 선천성 기형
RNA 처리	췌장에서 RNA 편집	진성당뇨병	탄수화물 불내성
번역	폴리 A 변형	낭성섬유증	외분비선의 염화물 이동장애로 인해 폐 및 췌장 기능부전
번역 후 변형	단백질 글리코실화의 선천성 장애	CDG1a(포스포만노뮤타제2결핍)	신경, 안구, 골격, 응고 또는 면역계를 포함한 다중 시스템 장애
단백질 모양과 기능	혈색소병증	낫적혈구빈혈	비정상적인 헤모글로빈은 2차 혈관 폐쇄와 함께 잘못된 형태의 적혈구 유발
효소	선천적인 대사 오류	페닐케톤뇨증	페닐알라닌의 타이로신으로의 전환장애는 뇌 수초 형성 방해
다량체 단백질 조립	I형 콜라겐	골형성 불완전성	비정상적인 콜라겐 접힘은 '부러진 뼈'를 생성
후생	각인	베크위트-비데만증후군 (Beckwith Wiedemann syndrome)	과성장, 고인슐리종, 배꼽탈장

표 2-3 "유전자군"의 예

유전자군	유전자	장애의 비정상적인 예	기술
Type II Collagenopathies	COL2	연골무형성증(일부 유형)	치명적인 신생아 왜소증
		니스트 이형성증(Kniest dysplasia)	짧은 키, 편평한 얼굴, 관절, 구개열, 주요 안구 변화를 동반한 골격이형성증
		선천성 척추골단이형성	니스트와 비슷하지만 더 경증임
		스티클러증후군(Stickler syndrome)	유전성 관절안구병증
		조기 골관절염	30대에 발병
GLI-Kruppel Family Member 3	GLI3	팰리스터-홀증후군 (Pallister-Hall syndrome)	시상하부의 과오종, 축후다지증, 항문천공, 다른 많은 시스템의 기형
		Greig Cephalosyndactyly 증후군	대두증, 전두엽 돌출, 축후다지증
		축후다지증 유형 A	손/발의 축후(외부) 부분에 추가 손(발)가락
		축전다지증 유형 IV	손/발의 앞축(안쪽) 부분에 추가 손(발)가락

임상적으로 설정된 여러 조건이 II형 콜라겐에서 공통적인 돌연변이를 공유한다는 사실이 입증되었다. 이러한 상태는 매우 심해서 아이가 출생 직후 사망할 정도로 심각한 골격장애부터 골관절염의 조기 발병과 같은 덜 심각한 상태까지 다양하게 존재한다(표 2-3).

유사하게, 증상이 같은 분자정보전달시스템을 공유하는 다른 유전자의 관여로 인해 유사한 발현을 갖는 공통신호 전달경로에 의해 연결될 수 있다. 신경섬유종증은 피부의 색소 변화[담갈색반점(café au lait spots) 및 비정상 주근깨], 신경 종양 및 다양한 골격 문제를 특징으로 하는 신경 피부 질환이다(그림 2-38). 누난증후군(Noonan syndrome)은 단신, 특징적인 얼굴, 고막 협착 및 골격 변화를 특징으로 하는 다발성 이상 증후군이다(그림 2-39). 때때로 두 가

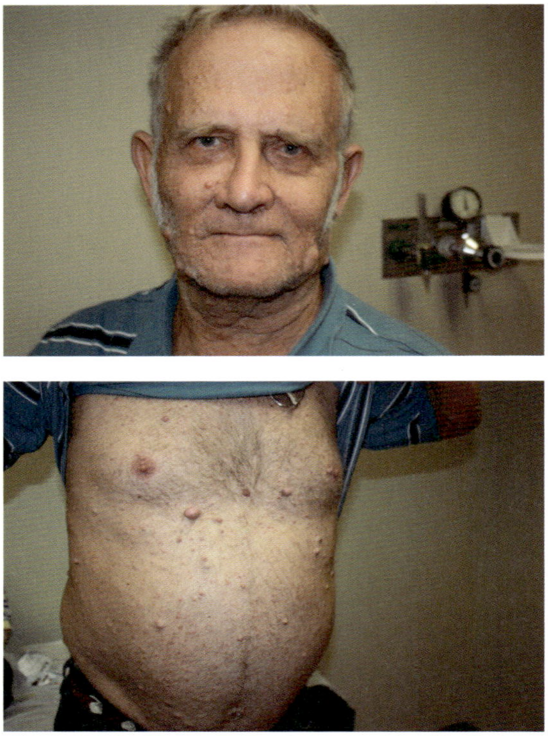

그림 2-38. **A.** 신경섬유종증이 있는 성인 남성. **B.** 다발성 피부종양(신경섬유종)

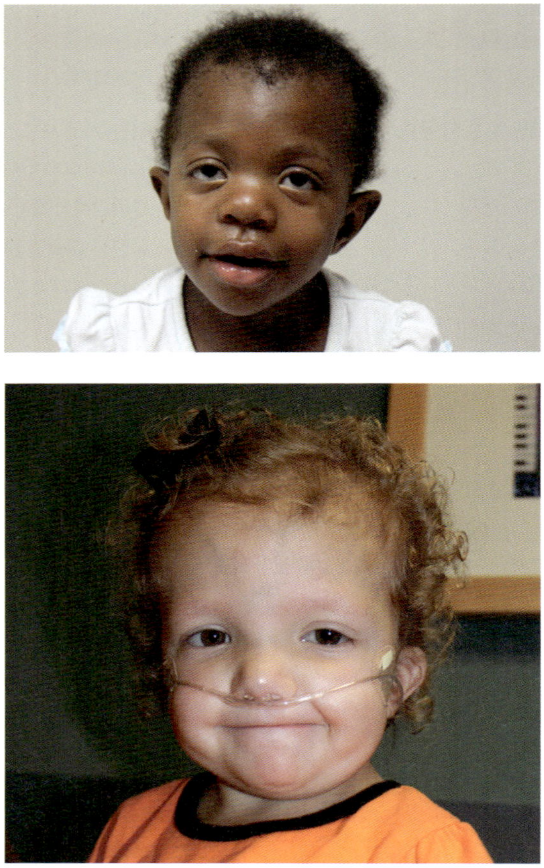

그림 2-39. 누난증후군 환자
A. SOS1 유전자의 알려진 돌연변이. **B.** KRAS 유전자의 알려진 돌연변이

지 조건에 정통한 임상유전학자는 신경섬유종증의 전형적인 변화와 누난증후군의 일부 특징(전형적인 얼굴 및 고막협착)을 가진 환자를 주목했다. 이러한 상태는 왓슨증후군(Watson syndrome) 및 누난신경섬유종증(Noonan-neurofibromatosis)과 같은 이름으로 지정되었다. 분자 연구를 통해 결국 이러한 상태가 실제로 신경섬유종증(염색체 17의 NF1 유전자)에 대한 대립 유전자임을 보여주었다. 최근 분자 연구에 따르면 이 두 조건 사이의 연관성은 두 조건 모두 공통신호 전달경로인 RAS/MAPK 시스템에 기여하는 유전자의 돌연변이 때문이라는 것이다(표 2-4). 가장 중요한 것은 진단에서의 역할을 넘어서 이러한 유형의 이해가 잠재적인 치료에 중요한 영향을 미친다는 것이다. 병인 및 분류 조건에 대한 자세한 내용은 16장을 참조한다.

3. 임상 적용 Clinical Correlation

사람의 의학적 상태의 분자적 기초에 대한 지식이 증가함에 따라 이 장의 개요에 설명된 정보 흐름의 각 부분에 대한 임상적 상관관계가 확인되었다. 표 2-2는 우리가 설명한 주요 프로세스를 나열하고 해당 프로세스에 간섭할 때 발생할 수 있는 조건 유형의 예를 제공한다.

글리코실화의 선천성 장애
Congenital Disorders of Glycosylation

글리코실화는 생물학적 화학물질의 번역 후 변형 중

표 2-4 공통 신호 경로로 연결된 장애의 예

신호 경로	장애의 예	기술
RAS/MAPK	• 신경섬유종증	피부의 색소 반점, 신경섬유종, 뼈 병변
	• 누난증후군	저신장, 특징적인 얼굴, 고막협착, 흉벽 변화, 출혈 문제
	• 코스텔로증후군(Costello syndrome)	대두증, 특징적인 얼굴 모양, 점막유두종 외배엽, 골격 및 심장 변화
	• Cardiofacialcutaneous(CFC)	성장 및 발달 지연, 외배엽 변화, 심장 이상
섬유아세포 성장인자 (fibroblast growth factors, FGF)	• 크로존증후군(Crouzon syndrome) • 아페르증후군(Apert syndrome) • 잭슨 와이즈증후군(Jackson Weiss syndrome) • 파이퍼증후군(Pfeiffer syndrome) • 뮤엔케증후군(Muenke syndrome) • 베어-스티븐슨증후군(Beare-Stevenson syndrome)	모두 다양한 정도와 조합의 두개골유합증, 손(발)가락 변화 (poly- syn- dactyly)가 있다.

하나다. 이 프로세스는 복잡하고 구체적이다. 글리코실화 경로는 가장 복잡한 대사과정 중 일부다. 현재까지 적어도 11개의 글리코실화 경로가 확인되었다. 그것은 단백질 생산 완료에 중요한 역할을 한다. 두 가지 주요 유형의 단백질 글리코실화가 설명되었다. N-글리코실화는 아스파라긴의 아미드 질소에 글리칸의 연결을 포함한다. O-글리코실화는 세린 또는 트레오닌의 하이드록시 산소에 대한 부착을 포함한다.

단백질 글리코실화 문제로 인한 임상 장애는 1980년에 최초로 설명되었다. 그 이후로 30개가 넘는 임상 장애가 보고되었다. 이것은 원래 "탄수화물 결핍 당단백증후군(carbohydrate deficient glycoprotein syndrome)"으로 알려져 있었다. 현재 명명법에서는 이를 선천당화장애(congenital disorders of glycosylation, CDG)로 식별한다. CDG의 임상 스펙트럼은 매우 다양하다. 환자는 극도로 아픈 신생아 또는 경미한 성인으로 나타날 수 있는데, 그들은 종종 다중 시스템 장애로 나타난다. CDG는 신경계, 안구, 골격계, 응고 또는 면역계 문제와 같이 다양한 증상의 감별 진단에 포함되어야 한다. 그들은 성장 이상 또는 낮은 근육 긴장도와 같은 비특이적 특징을 나타낼 수 있다. CDG는 설명할 수 없는 다중 시스템 문제가 있는 거의 모든 환자에서 고려되어야 한다. 다행히도 간단하고 비교적 저렴한 선별 검사가 1차 평가로 제공된다. 트랜스페린 등전점 전기영동(transferrin isoelectric focusing)이라고 하는 이 검사는 전기영동 겔에서 단백질 트랜스페린의 이동을 조사한다. 비정상적인 글리코실화의 경우 단백질은 정상과 다른 패턴으로 겔에서 이동한다(그림 2-40).

글리코실화 유형 1a의 선천성 장애(Congenital disorder of glycosylation type 1a, CDG 1a)는 재켄증후군(Jaeken syndrome)이라고도 한다. CDG의 가장 일반적인 형태이며 가장 먼저 보고되었다. 이는 포스포만노뮤타제 2(phosphomannomutase 2) 효소의 결핍으로 인한 것으로 알려져 있다. 이 결핍은 시알산 수치가 감소된 당 단백질을 초래한다. CDG 1a 환자는 일반적으로 인지 결핍, 중추(핵상)성 저긴장, 스트레치 반사 감소 및 몸통 운동실조증을 포함한 신경학적 증상을 나타낸다. 다른 특징으로는 심근병증, 섬유성 간비대, 신장 문제 등이 있다. 내분비, 면역 및 응고 이상도 관련될 수 있다. 가능한 진단을 위해 임상의에게 신체 검사에서 볼 수 있는 여러 가지 중요한 단서가 있을 수 있음을 알려준다. 이러한 특징에는 변형된 얼굴 특징(그림 2-41), 뒤집힌 젖꼭지, 피하지방의 비정상적인 분포, 피부의 "오렌지 껍질" 모양이 포함된다.

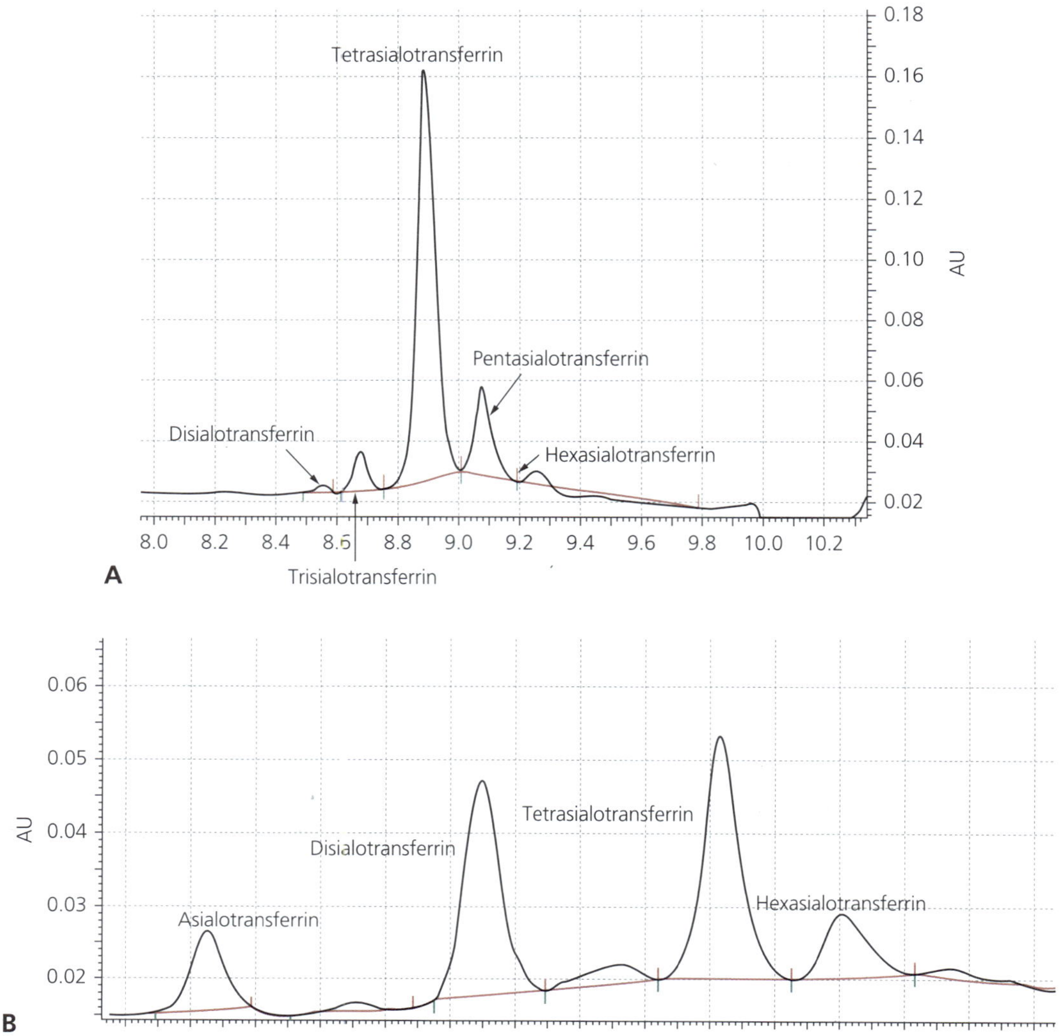

그림 2-40. 단백질 트랜스페린의 등전점 전기영동

A. 정상적인 패턴. **B.** CDG Ia 환자에서 단백질 트랜스페린의 등전점 전기영동. 영향을 받은 환자에서 디시알로트랜스페린과 아시알로트랜스페린이 증가하고 전반적으로 패턴이 왼쪽으로 이동한다. (Graphs courtesy of Dr. Tim Wood, Greenwood Genetics Center, Greenville, SC.)

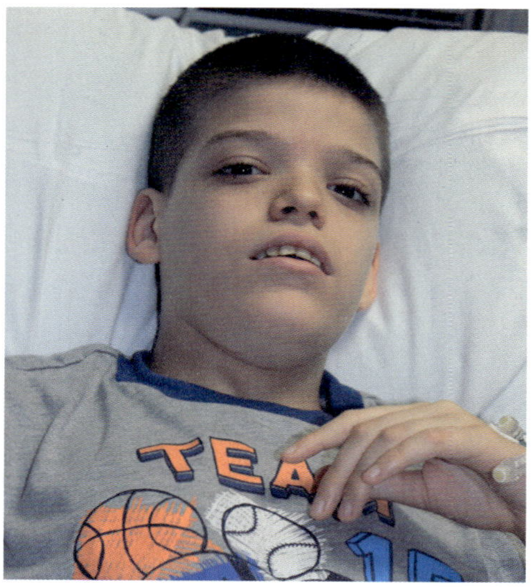

그림 2-41. 선천당화장애(CDG)가 있는 환자

이 환자는 포스포만노뮤타제 2(phosphomannomutase-2) 효소 결핍으로 인해 글리코실화 유형 1a의 선천성 장애(재켄증후군, Jaeken syndrome)를 앓고 있다.

Chapter 3

발달과정 개요

The Organization of Develoment

1. 개요 Background and Systems Integration

타이밍과 프로세스 개요

Overview of Timing and the Processes at Work

수정 시 난자와 정자의 유전자의 융합이 일어날 때 핵에서 발달과정의 조절이 시작되는 것은 아니다. 발생의 가장 초기 단계는 모체 게놈에 의해 제어된다. 모체 게놈에 의해 코딩된 유도인자 및 mRNA와 같은 분자 신호는 난자가 형성되는 동안 세포질에 저장되고, 새로운 개체의 유전자는 처음에 거의 전사되지 않는다. 이 초기 단계의 유전적 영향을 **모계 영향**이라고 한다. 세부적인 사항은 유기체에 따라 다르지만, 기본적으로 수정란의 핵은 세포공이 되기 위해 여러 번 분열하여, **상실배**(morula)가 된다. 이후 세포는 액체로 채워진 **포배**(blastula) 또는 포유동물의 **배반포**(blastocyst)를 형성하며, 여기서 세포는 한쪽에 위치한다. 내부 공간은 외배엽과 내배엽이 될 세포가 조기에 상호작용하는 것을 방지하고 세포 이동을 위한 공간을 제공한다. 인간의 배아는 나팔관을 따라 이동하면서 상실배를 형성하고, 4.5~5일에 배반포로 형성되어 자궁강으로 들어간다. 이 배반포는 수정된 지 약 6일 후에 자궁벽에 이식된다.

배아 자체의 유전자가 먼저 활성화되어 발달을 조절하는 것은 이 포배 단계이다. 이 과도기를 유발할 수 있는 한 가지 과정은 전사를 시작하기 위해 전사인자와 결합하는 다양한 프로모터의 탈메틸화이다. 이 시점에서 원래의 난자 세포질에서 유도인자와 RNA 분자의 분할과 같은 과정으로 인해 포배 세포, **할구**(blastomeres) 사이에 세포질 차이가 있을 수 있다. 포배의 다른 부분에서 발생하는 전사과정은 궁극적으로 태아와 성인의 조직, 기관 및 기관 시스템의 패턴화된 조직에 기여한다.

초기 발달과정은 세포 분화, 패턴 형성 및 형태 형성의 세 가지 유형의 과정으로 간단히 설명할 수 있으며, 그들은 상호 배타적이지 않다. **세포 분화**(cellular differentiation)는 세포가 점진적으로 특화되는 것을 말한다. 세포의 특화는 세포 계통이 형성될 때 활성화하는 특정 유전자군에 의해 결정되며, 세포의 생화학적 프로필, 즉 분자 구조 및 기능으로 설명될 수 있다. **패턴 형성**은 분화된 세포의 공간적 구성을 확립하는 것이다. 세포와 조직의 공간을 설정하는 것은 세포 신호 전달 및 구배 형성과 같은 일련의 과정이다. 패턴화된 상호작용은 발달 특화의 후속 단계와 배아가 형성될 때 발생하는 시간의 변화에 따른 공간 배열의 기초를 형성한다. **형태발생**은 말 그대로 "형태의 기원"이다. 형태의 형성은 세포와 세포층의 움직임뿐만 아니라 예정된 세포의 죽음, 즉, **세포자멸사**(apoptosis)와 같은 사건을 포함한다. 우리의 초점은 게놈이 초기 개발

과정에서 이러한 과정을 제어하는 방식에 있다. 인간의 경우 대부분 임신 첫 3개월에 발생한다. 왜냐하면 뇌를 제외하고, 임신 초기 이후 배아가 하는 주요한 일은 단순히 더 크게 자라나는 것이기 때문이다.

유전자 작동 제어–박테리아 모델

Control of Gene Action–Models From Bacteria

박테리아의 유전자 작동 구성은 여러 면에서 진핵생물의 구성과 다르다. 그러나, 박테리아 유전자 조절은 우리가 더 복잡하고 유연한 진핵과정을 더 잘 이해하는 데 도움이 된다. 이 논의를 위해 우리는 **구조유전자**(structural gene)를 폴리펩타이드 합성을 코딩하는 유전자로 정의할 것이다(tRNA 및 rRNA와 같은 RNA들을 유전자에 포함시키려는 경우에 대해 반박하지는 않겠지만). 다른 유전자 서열은 전사인자와 중합효소에 대한 결합 부위 역할을 하는 것과 같은 조절 역할을 한다. 실제로 게놈 영역에서 발견되는 다양한 기능으로 인해 "유전자"가 실제로 의미하는 바를 정의하기가 점점 더 어려워지고 있다. 박테리아의 중요한 특징은 특정 활동을 수행하기 위해 동시에 필요한 여러 유전자가 **오페론**(operon)이라고 하는 유전적 구성단위인 단일 조절 유전자 세트의 제어하에 연결될 수 있다는 것이다. 진핵생물에서 각 구조적 유전자는 고유한 개별 조절 유전자 제어 시스템을 가지고 있다. 박테리아 오페론은 더 복잡한 진핵세포가 사용할 수 있는 조절 방법에 대한 아이디어를 제공한다.

유전자 발현 또는 유전자를 "켜고(on)", "끄는(off)" 것은 전사의 조절을 설명하는 또 다른 방법이다. 일반적으로 이것은 적어도 두 개의 활성 부위를 가진 조절 단백질인 **전사인자**(transcription factor)를 포함한다. 하나의 활성 부위는 DNA에 결합하고 다른 하나는 조절 단백질의 형태를 변경할 수 있는 작은 효과기 분자에 결합하여 DNA 결합 도메인에 결합한다. 일부 조절 단백질은 DNA에 결합할 때 전사를 억제하는 **억제인자**(repressors)이다. 다른 것들은 전사가 일어나는 속도를 증가시키는 **활성인자**(activators)이다. 대표적인 분자 상호작용은 유도성 유전자 및 억제성 유전자를 설명한 그림 3-1에 나와 있다. 상대적으로 간단한 박테리아 오페론의 조절을 보면 이것이 어떻게 작동하는지 알 수 있다.

프로세스를 제어하는 방법에 대해 생각할 때 두 가지 분명한 대안이 있다. 특정 조건을 제외하고는 필요하지 않기 때문에 "꺼짐" 상태일 수 있다. 필요한 경우 분자 신호가 "켜짐"을 **유도**(inducible)할 수 있다. 또는 제품이 지속적으로 필요하기 때문에 "켜짐" 상태일 수 있지만 제품이 필요한 수준에 도달하면 "꺼짐" 상태가 된다. 즉, **억누를 수**(repressible) 있다. 충분한 공급이 있을 때 필요한 제품을 계속 생산하는 것은 귀중한 에너지 자원의 낭비이다. 발달과정에서는 아마도 대부분의 유전자가 유도적으로 작동할 것이다. 이들은 세포가 코드화된 효소 또는 구조 단백질의 작동이 필요할 때 켜진다. 두 접근 방식 모두 필요에 따라 되돌릴 수 있다는 점에서 동적이다.

자세히 연구된 최초의 박테리아 오페론 중 하나는 유도성 유당(*lac*), 오페론이었다(그림 3-2). *lacZ*, *lacY* 및 *lacA*의 세 가지 구조 유전자가 있으며, 여러 조절 유전자 기능도 관련된다. 이 예(그림 3-3)에서 조절 유전자 *lacI*는 억제 단백질을 코딩한다. 작동 부위(*lacO*)에 결합함으로써 억제 단백질은 RNA 중합효소에 의한 결합 또는 전사를 물리적으로 차단한다. 작동 유전자 부위가 차단되지 않으면 프로모터 유전자(*lacP*)가 RNA 중합효소와 결합할 수 있다. 종료 신호에 도달할 때까지 전사가 계속된다. 생성된 mRNA는 여러 직렬 구조 유전자의 전사체이다. 각 코딩 영역에 대해 개별 시작(AUG) 및 중지(UAA, UAG 또는 UGA) 코돈이 있다. 시스트론(cistron)이라는 용어는 때때로 유전학자가 유전자를 설명하는 데 사용한다. 이 단어는 대립성 검사에서 나왔다. 따라서 박테리아의 mRNA 전사체는 각 전사체가 여러 기능 관련 유전자의 정보를 전달한다는 점에서 폴리시스트론(polycistron)이다.

조절유전자는 세포 전체에 확산될 수 있는 억제 분자를 만들기 때문에 조절 작용은 조절유전자 자체에서 멀리 떨어져 있다. 문자 그대로 "전반적으로" 처리한다고 말한다. 반면에 작동유전자는 그것이 직접 부착된 구조

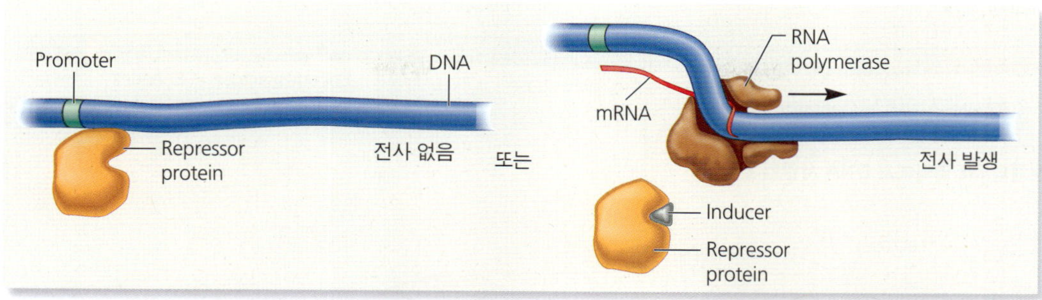

A. 억제 단백질, 유도 분자, 유도 유전자

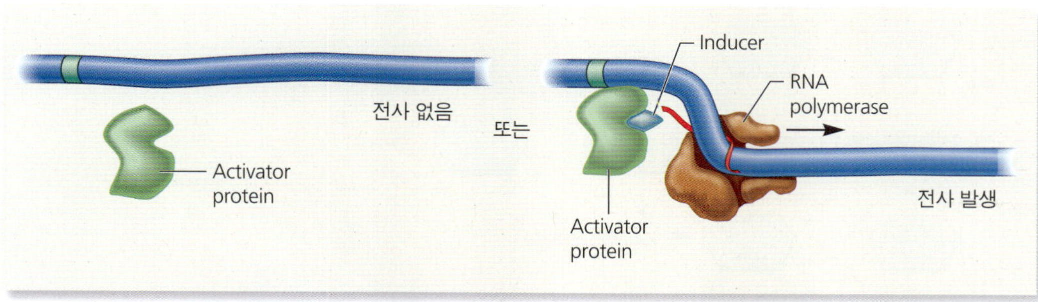

B. 활성화 단백질, 유도 분자, 유도 유전자

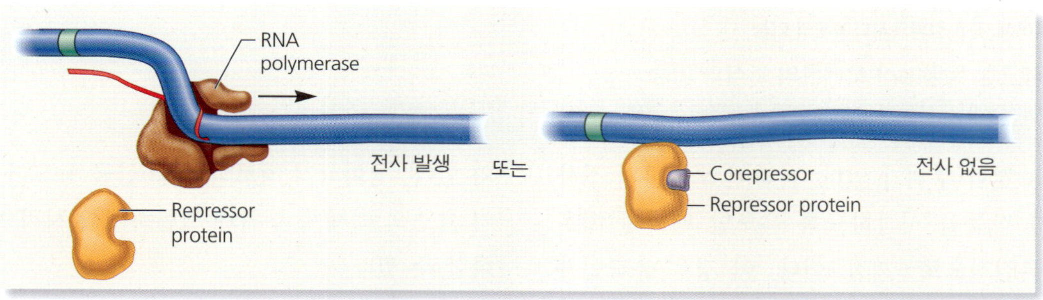

C. 억제 단백질, 코어프레서 분자, 억제성 유전자

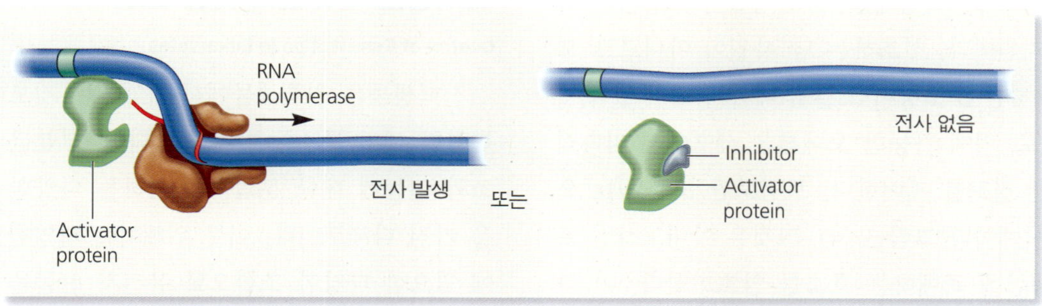

D. 활성화 단백질, 억제제 분자, 억제성 유전자

그림 3–1. 유도성 및 억제성 유전자에 대한 조절 단백질. 활성화된 억제 단백질은 전사를 억제하지만 유도 분자와 결합하면 구조가 변경되어 DNA에 결합할 수 없다. 유도 분자에 결합된 활성화된 활성화 단백질은 전사를 촉진하지만 억제제 분자와 결합하면 전사가 중단된다. 이 예에서 조절 단백질은 두 개의 결합 부위를 가지고 있다. 한 영역은 DNA에 결합할 수 있고 다른 영역은 작은 효과기 분자(유도 분자, corepressor 분자, 억제제 분자)에 결합할 수 있다. (Reprinted with permission from Brooker RJ: *Genetics: Analysis & Principles*, 3rd ed. New York: McGraw-Hill, 2008.)

적 유전자의 전사를 조절하며, cis-acting이라고 한다.

lac 오페론은 유도적인데, 그 이유는 *lacI* 조절유전자가 활성화된 억제 단백질을 암호화하기 때문이다. 여기에는 작동유전자에 부착되어 RNA 중합효소를 억

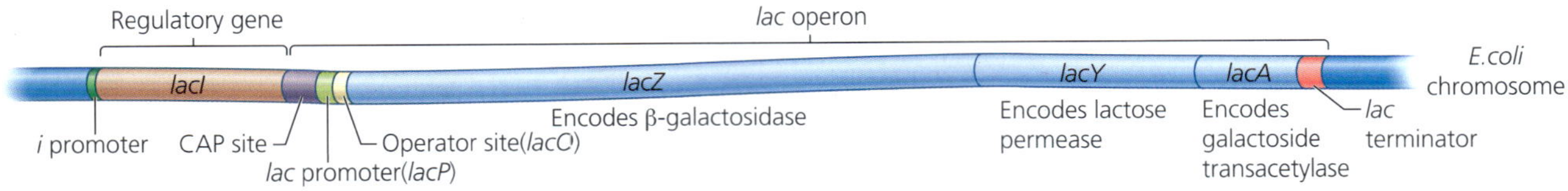

A. 대장균 염색체의 *lac* 영역에서 DNA 서열의 조직

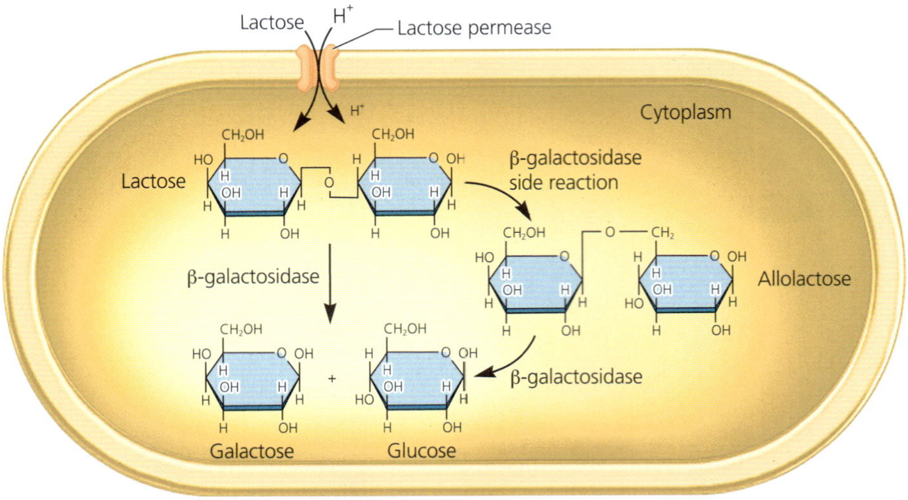

B. 락토스퍼미아제 및 β-갈락토시다아제의 기능

그림 3–2. 세균성 유당(*lac*) 오페론의 조직과 기능

(Reprinted with permission from Brooker RJ: *Genetics: Analysis & Principles*, 3rd ed. New York: McGraw-Hill, 2008.)

제하는 DNA 결합 부위가 있다. 따라서 오페론의 전사는 무언가가 작동을 시작하도록 유도할 때까지 매우 낮은 수준(본질적으로 "꺼짐")이다. 이 경우 유도인자는 락토스의 유도체인 알로락토스이며, 박테리아 세포에 대한 *lac* 오페론과정에 의해 단백질이 코딩되는 탄소 및 에너지원이다. 선호하는 당 자원이 아니므로 오페론은 선호하는 포도당이 고갈될 때까지 꺼져 있다.

대조적으로, 억제 가능한 오페론은 세포에서 지속적으로 필요한 경로를 제어한다. 트립토판 또는 *trp*, 오페론이 좋은 예이다(그림 3–4). 그것은 아미노산인 트립토판의 생산을 촉매하는 효소를 암호화한다. 이 과정의 핵심은 트립토판 수치가 낮을 때 오페론이 정상적으로 전사된다는 것이다. 그러나 트립토판 수치가 높으면 트립토판이 피드백반응에 참여하여 일시적으로 전사를 억제한다. 트립토판을 계속 생산하는 것은 에너지 자원의 낭비이며, 트립토판이 충분히 있으면 오페론이 억제된다. 피드백 억제는 많은 조절과정에서 중요한 요소이다. 이러한 메커니즘의 예가 그림 3–5에 나와 있다. 생화학적 경로의 최종 산물 농도가 높으면 초기 효소의 억제제 부위와 결합하여 일시적으로 비활성화할 수 있다.

진핵생물의 유전자 작동 조절

Control of Gene Action in Eukaryotes

진핵생물은 원핵생물에서 발견되는 것보다 훨씬 더 복잡한 세포 구조를 가지고 있다. 대부분은 특화된 구조와 기능에 대한 분업을 반영하는 다양한 세포 유형을 가진 다세포이다. 이를 위해서는 다양한 세포 유형에 필요한 다양한 조합으로 유전자 산물을 생산할 수 있도록 유전자 조절에 더 높은 수준의 유연성이 필요하다. 진핵생물에서 전사인자는 전사복합체와 핵심 프로모터의 결합을 조절하고 RNA 전사의 연장 단계를 시작한다. 프로모터를 특징으로 하는 진핵생물에는 세 가지 종류의 전사가 있으며, 서로 다른 RNA 중합효소가 각각 전사를 일어나게 한다. **RNA 중합효소 I(RNA polymerase I)**은 핵의 핵소체 영역에서 rRNA를 전사

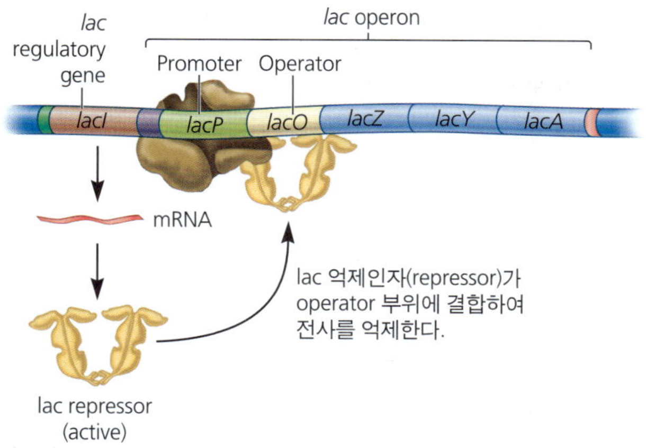

A. 환경에 유당 없음

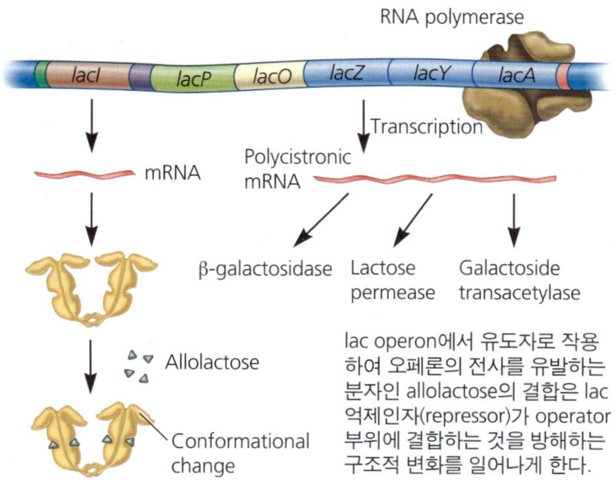

B. 유당 존재

그림 3-3. *lac* 오페론은 유도할 수 있다. *lac* 억제제는 활성 형태로 합성되므로 적절한 유도제인 알로락토스가 세포에 들어갈 때까지 전사가 억제된다. 알로락토스가 억제성 단백질에 결합할 때 형태적 변화로 인해 DNA에서 방출되고 RNA 중합효소가 이 오페론의 세 유전자를 전사할 수 있다. (Reprinted with permission from Brooker RJ: *Genetics: Analysis & Principles*, 3rd ed. New York: McGraw-Hill, 2008.)

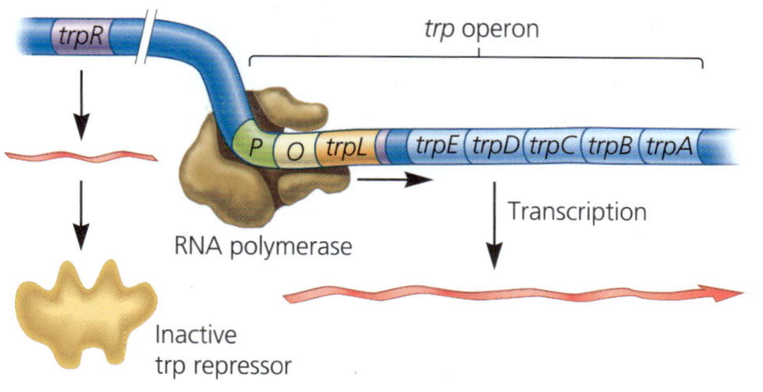

A. 낮은 트립토판 수준, 전체 *trp* 오페론의 전사 발생

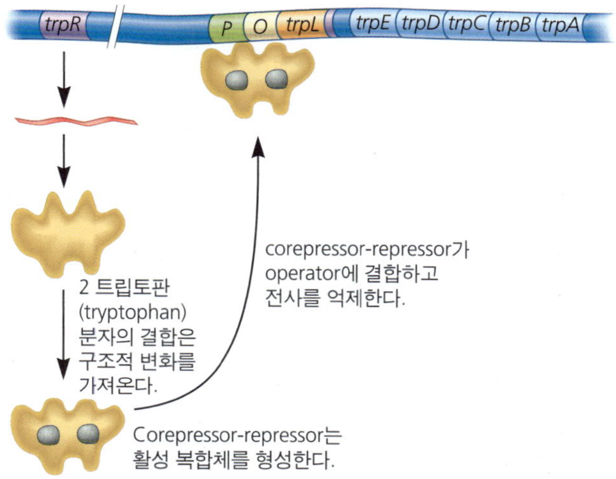

B. 높은 트립토판 수치, 억압 발생

그림 3-4. 트립토판(*trp*) 오페론은 억제할 수 있다. 최대 생산 수준에서 트립토판은 trp 억제 단백질에 결합하여 추가 전사를 억제한다. (Reprinted with permission from Brooker RJ: *Genetics: Analysis & Principles*, 3rd ed. New York: McGraw-Hill, 2008.)

한다. **RNA 중합효소 II**는 게놈 전체에 mRNA를 전사한다. **RNA 중합효소 III**는 tRNA와 다른 유형의 작은 RNA를 전사한다.

일반적인 전사인자는 RNA 중합효소가 모든 유형의 프로모터 영역에서 DNA에 결합하기 위해서 필요하다. 일부 프로모터는 전사 개시의 효율을 증가시키는 **상류 서열**(upstream sequence)에 결합하는 짧은 서열(즉, 코딩 서열의 시작 전에 위치한 일련의 뉴클레오타이드)을 갖는다. 유도성 또는 조절 전사인자는 조절 역할을 하며 각 세포 유형에서 특정 시간에 생성된다. 그들은 **반응 요소**(response element)라고 불리는 짧은 DNA 서열에 결합하고 순차적으로 전사 패턴에 영향을 미친다. 당연히 전사인자는 큰 유전자 패밀리를 구성한다. 인간 게놈에서 암호화된 단백질의 약 10%는 DNA 결합 도메인을 가지고 있으므로 이들 중 대부분은 전사인자일 가능성이 높다. 이것은 아마도 인간 게놈에 의해 코딩되는 가장 큰 단백질 계열이 될 것이다.

조절 전사인자는 전사를 활성화하거나 억제할 수 있다(그림 3-6). 실제로 진핵생물의 전사는 많은 영향을 미칠 수 있다. 작은 조절분자와의 결합에 의해 스스로 영향을 받을 수 있는 활성인자 및 억제 단백질 외에도, 전사는 메틸화에 의해 억제될 수 있다. DNA 압축 정도, 즉 루핑, 슈퍼 코일링 및 뉴클레오솜과의 결합도 프

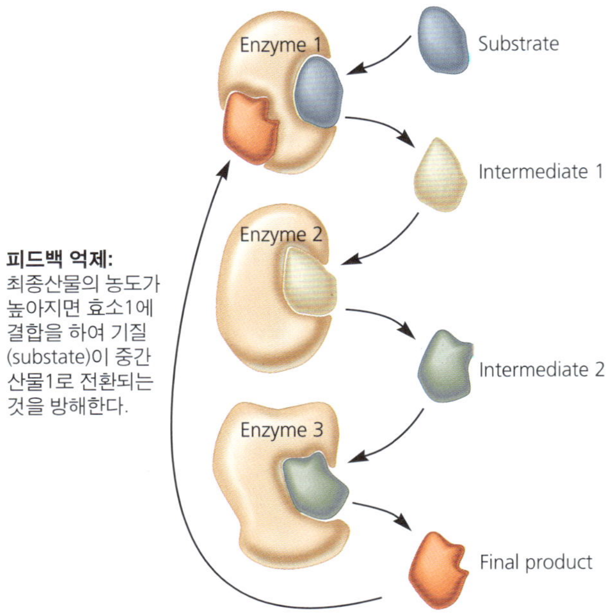

그림 3-5. 효소 활성의 피드백 억제의 예
(Reprinted with permission from Brooker RJ: *Genetics: Analysis & Principles*, 3rd ed. New York: McGraw-Hill, 2008.)

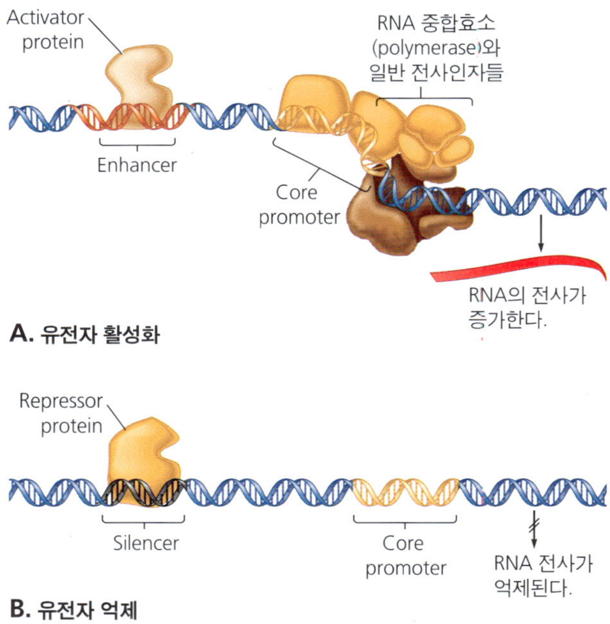

그림 3-6. 조절 전사인자는 전사 속도를 증가 또는 감소시킴으로써 작용할 수 있다. (Reprinted with permission from Brooker RJ: *Genetics: Analysis & Principles*, 3rd ed. New York: McGraw-Hill, 2008.)

로세스에서 중요한 변수이다. 그러나 이 시점에서 우리는 전사인자의 역할에 초점을 맞출 것이며, DNA 구조는 4장에서 더 논의될 것이다.

전사 조절의 메커니즘은 유전 정보의 표현에 매우 중요하기 때문에 이것이 구조적 유사성의 관련성이 적은 유기체의 전사 단백질 그룹에서도 보인다는 것은 놀라운 일이 아니다. 단백질에는 특정 기능을 가진 **도메인**(domain)이 있다. 하나의 전사인자 도메인은 DNA와 결합할 수 있는 반면, 하나 이상의 다른 도메인은 작은 효과기 분자 또는 다른 단백질과 결합할 수 있다. 그림 3-7에는 몇 가지 일반적인 도메인 구조 또는 모티프가 나와 있다. 많은 전사인자에는 α-나선 코일(a helix coiling) 영역이 있다. α-나선의 너비는 DNA의 주요 홈(groove)에 잘 맞는다. 나선-회전-나선(helix-turn-helix) 및 나선-고리-나선(helix-loop-helix) 구조는 주요 홈에서 뉴클레오타이드와 수소결합을 형성할 수 있으므로 각 전사인자가 특정 DNA 영역에 결합할 수 있다. 비슷한 방식으로 징크 핑거(zinc finger)와 류신 지퍼(leucine zipper)는 DNA 주요 홈의 특정 뉴클레오타이드에 결합한다. 나선-루프-나선 및 류신 지퍼는 종종 전사인자 쌍이 결합하여 단백질 이량체(dimer)를 형성한다. **동종이량체**(homodimer)는 두 요소가 동일한 경우이며, **이형이량체**(heterodimer)는 두 가지 다른 전사인자로 구성된다. 이는 만들어질 수 있는 다양한 조절 구조에 기여한다.

따라서 진핵생물 유전자의 프로모터 서열은 원핵생물의 프로모터보다 더 복잡하다(그림 3-8). 활성화 단백질 역할을 하는 조절 전사인자는 인핸서(enhancer) 서열과 결합하여 전사 속도를 증가시키며, 이것은 상향조절(upregulation)이다. 억제 단백질이 억제자(silencer) 서열에 결합하면 전사 속도가 감소하여 하향조절(downregulation)된다. 촉진자 및 억제자 요소는 종종 개시 시작 부위에서 약 100bp 이내에서 발견되지만 훨씬 더 멀리 위치할 수 있으며 DNA 폴딩의 형태 변화로 인해 여전히 강력한 효과를 나타낸다.

RNA 중합효소에 직접 결합하는 대신 대부분의 조절 전사인자는 중합효소와 결합하는 다른 단백질에 영향을 주어 간접적으로 작동한다. 이러한 중개자는 TFIID와 중개자이다. TFIID는 일반적인 전사인자로 작용하는 단백질 복합체이다. 그것은 진핵생물의 핵심 프로

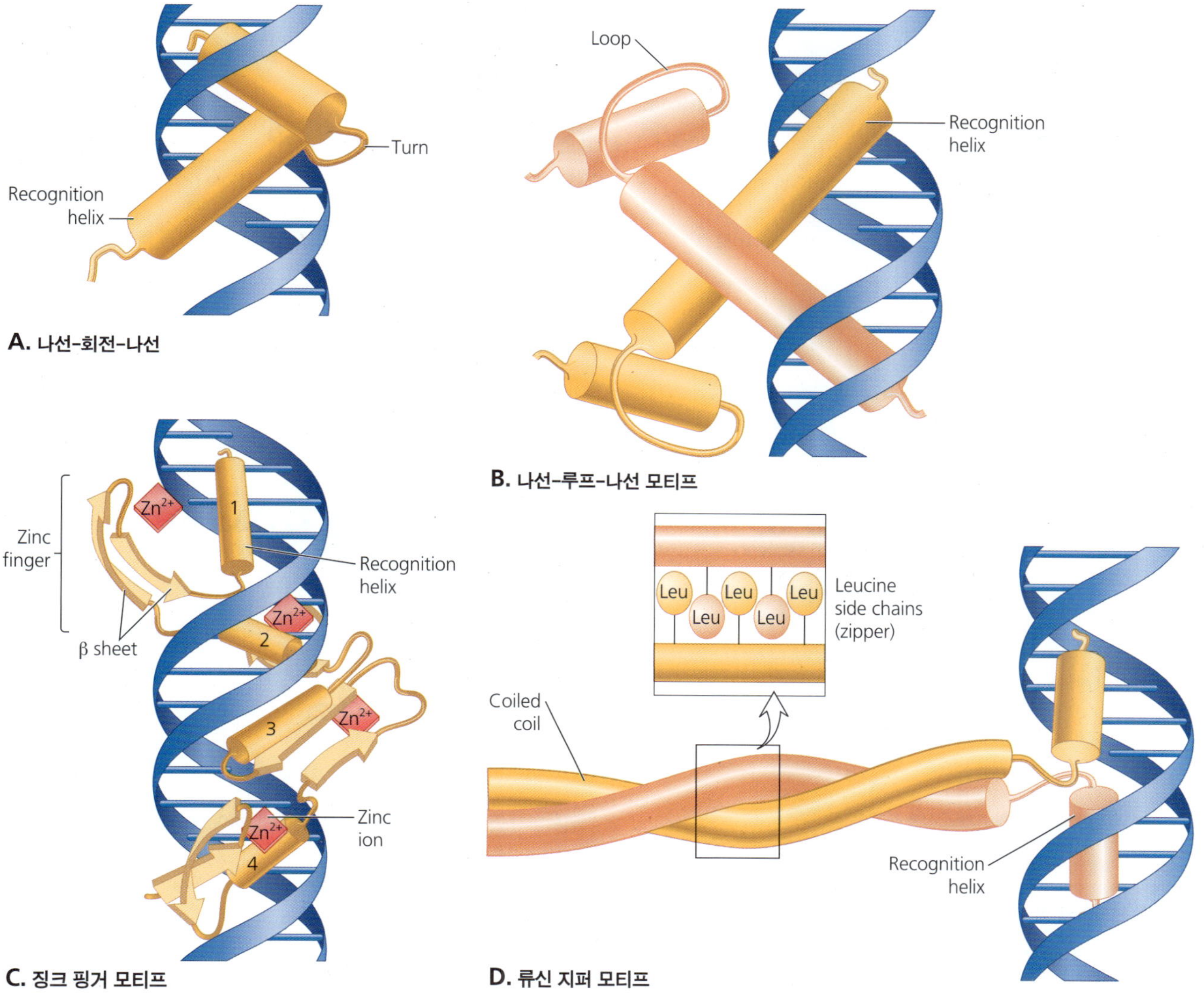

그림 3-7. 전사 인자의 일반적인 구조적 모티프 중 일부는 다음과 같다: **A.** 나선-회전-나선; **B.** 나선-루프-나선; **C.** 징크 핑거; **D.** 류신 지퍼.
(Reprinted with permission from Brooker RJ: *Genetics: Analysis & Principles*, 3rd ed. New York: McGraw-Hill, 2008.)

모터(그림 2-18 참조)에 있는 TATA 상자라는 서열에 결합한 다음 RNA 중합효소 II를 구조적 유전자 프로모터에 결합하는 것을 촉진하는 다른 전사인자와 결합한다. 매개체(mediator)는 또한 다른 일반 전사인자 및 RNA 중합효소와 결합하는 단백질 복합체이다. 이러한 결합 상호작용에 따라 매개체는 전사의 상향조절 또는 하향조절로 이어질 수 있다. 전사의 조절에 대한 추가 정보는 다른 장에서 소개될 것이다. 특히 중요한 예는 스테로이드 호르몬과 특정 조절 전사인자인 스테로이드 수용체의 상호작용이다.

세포 분화 Cellular Differentiation

여기에 제시된 예에서 진핵생물은 각 유전자의 전사 속도에 영향을 미치는 다양한 메커니즘을 요구한다. 어떤 경우에는 호르몬과 같은 작동체 분자가 전사인자를 활성화할 수 있다(그림 3-9). 다른 경우에는 단백질-단백질 상호작용 또는 인산화가 유전자 조절을 작동시킬 수 있다. 활성 단백질은 동일한 반응 요소 서열을 가진 여러 다른 유전자에 결합할 수 있으며 한 유전자의 산물은 다른 유전자의 조절 신호에 영향을 미칠 수 있다. 이러한 상호작용은 한 세포 유형에서 다른 유형으로 다른 전사 활동을 연속적으로 유발할 수 있다.

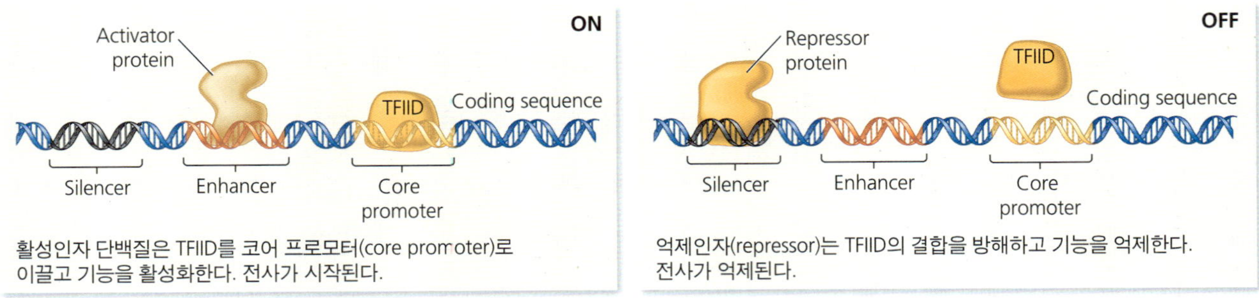

A. 규제 전사인자 및 TFIID

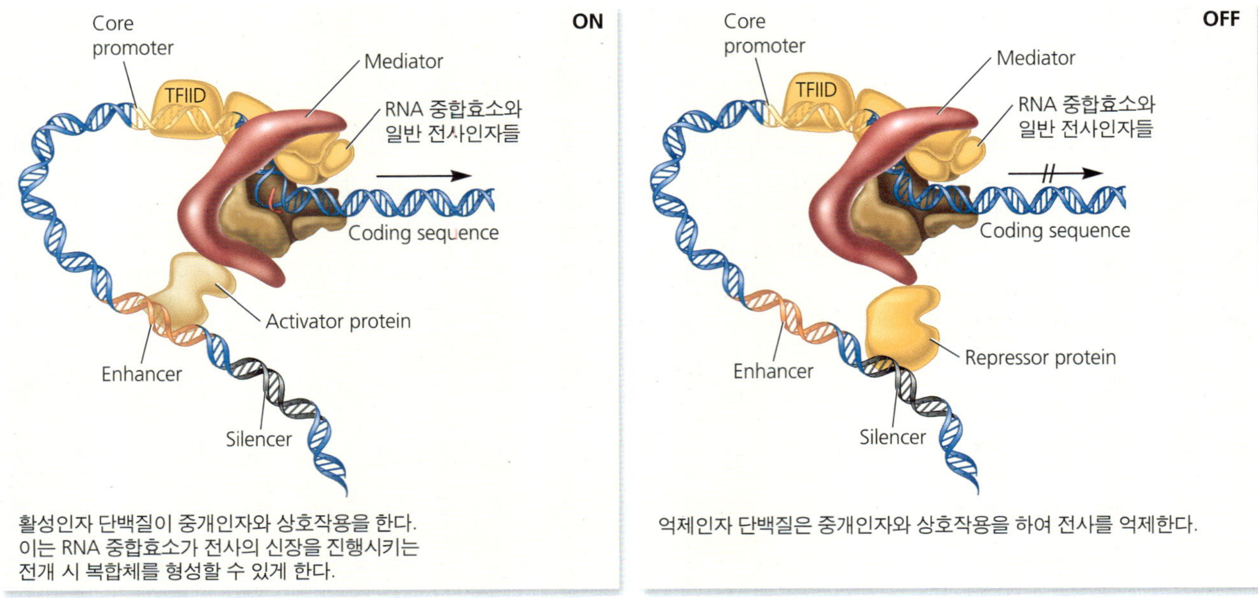

B. 조절 전사인자 및 매개체

그림 3–8. 조절 전사인자가 전사에 미치는 영향의 예

(Reprinted with permission from Brooker RJ: Genetics: *Analysis & Principles*, 3rd ed. New York: McGraw-Hill, 2008.)

세포 분화는 본질적으로 세포가 달라지는 과정이다. 그 차이는 발달과정 중에 주어진 시간에 구성과 기능에 영향을 미치는 단백질의 프로필을 반영한다.

적절한 전사반응을 결정하는 많은 신호가 세포 외부에서 나오기 때문에 세포와 세포 간 소통은 세포 분화과정의 중요한 구성요소이다. 대부분의 경우 세포외 신호는 세포막을 통과할 수 없는 분자이다. 대신, 그것은 막의 수용체에 결합하고 세포 내부의 순차적인 2차 신호를 통해 일련의 이벤트를 시작한다. 활성화된 막 수용체가 세포 내부에서 반응 경로를 시작하는 과정을 **신호 전달**이라고 한다. 신호는 말 그대로 전달되거나 막을 통해 전달된다. 신호 전달에 반응하여 세포 내에서 생성되는 분자를 **2차전령자**(second messanger)라고 한다. 따라서, 반응하기 위해 표적세포는 세포외 신호의 존재를 감지할 수 있도록 사전 프로그래밍되어야 한다.

첫째, 신호 분자는 세포외막의 특정 단백질 수용체에 결합한다. 수용체와 관련된 **단백질 카이네이즈**(protein kinase) 활성을 통해 직접적으로 또는 **G 단백질**(G protein)을 통해 간접적으로 세포질에서 표적 단백질을 활성화한다. 단백질 카이네이즈는 다른 단백질의 아미노산에 인산기를 추가하여 활성에 영향을 미치는 효소이다. G 단백질은 구아닌 뉴클레오타이드에 결합하는 능력이 있다. 비활성 형태는 구아노신 이인산(GDP)에 결합된 삼량체이다. 활성 수용체는 이것을 구아노신 삼인산(GTP)으로 대체하여 G 단백질이 GTP

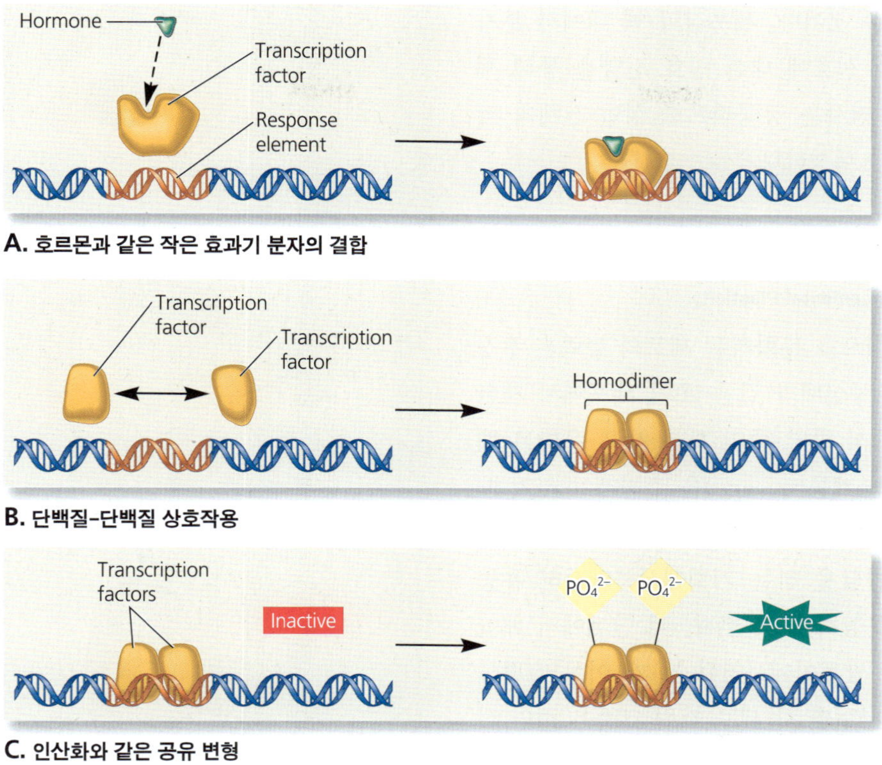

그림 3-9. 조절 전사인자의 활성은 특정 유형의 호르몬과 같은 작은 효과기 분자에 결합하거나 단백질-단백질 상호작용 또는 인산화에 의해 영향을 받을 수 있다. (Reprinted with permission from Brooker RJ: *Genetics: Analysis & Principles*, 3rd ed. New York: McGraw-Hill, 2008.)

또는 이량체를 운반하는 단량체로 해리되도록 한다. 이들 중 하나는 2차전령자를 생성하는 표적 단백질에 작용한다.

이 이벤트 체인의 예는 cAMP 반응 요소 결합(cAMP response element-binding, CREB) 단백질이다(그림 3-10). **고리형 AMP(cyclic AMP, cAMP)**는 여러 경로에서 세포내 메신저 역할을 한다. 이 경우, 활성화된 막수용체는 ATP로부터 cAMP의 생산을 촉매하는 아데닐산고리화효소(adenly cylclase)를 활성화한다. 그런 다음 cAMP 두 번째 메신저는 단백질 카이네이즈 A를 활성화하여 핵에서 CREB 단백질을 인산화하여 이량체를 형성한다. 이 이량체는 표적 유전자의 핵심 프로모터 상류에 cAMP 반응 요소(cAMP response element, CRE)가 있는 유전자에서 전사를 시작하는 활성조절 전사인자이다.

물론 이러한 사건은 세포분열을 동반한다. 세포분열 속도의 제어는 여기에 설명된 많은 일반적인 기전을 공유한다. 그러나 우리는 4장에서 그 중요한 과정에 개별

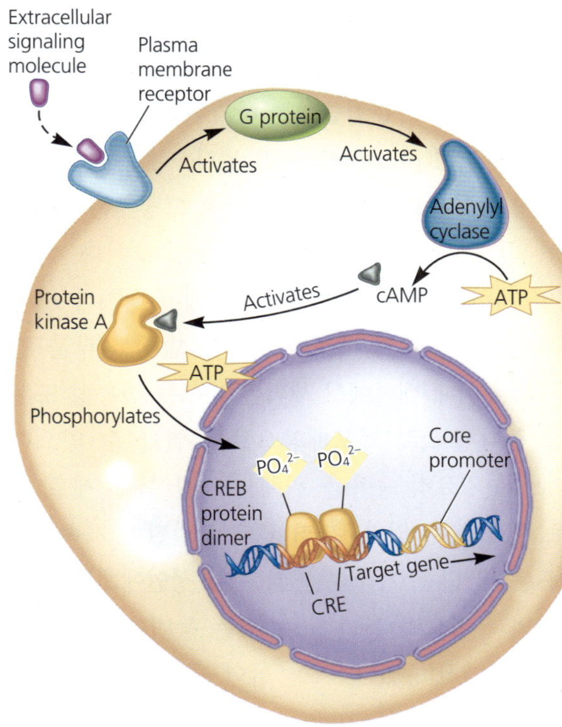

그림 3-10. 신호 전달은 CREB 단백질과 관련된 일련의 사건에 의해 설명된다. (Reprinted with permission from Brooker RJ: *Genetics: Analysis & Principles*, 3rd ed. New York: McGraw-Hill, 2008.)

적으로 초점을 맞출 것이다. 세포질과 핵 내에서 분자 상호작용과 세포외 신호에 대한 신호 전달을 통해 세포 계통의 유전자 전사는 궁극적으로 성인 신체의 각 분화된 세포 유형을 형성한다.

다능성과 발달 가소성

Pluripotency and Developmental Plasticity

다양한 세포 유형으로 분화하는 세포의 능력은 수정란과 인간 배아의 상실배와 같은 초기 세포에서 제한이 없다. 이 시점에서 발달 중인 모든 세포 유형은 배아가 성장함에 따라 계통(lineage)을 추적해야 하기 때문에 세포 운명은 제한되어 있지 않다. 핵은 **전능성**(totipotent), 즉 발달을 하는 기회에서 "완전히 유능하거나 전적으로 유능하다"고 한다. 이 단계에서 배아가 일란성(동일한) 쌍둥이에서처럼 두 개 이상의 별도의 세포 그룹으로 나뉘면 각 세포 하위 그룹은 성인 신체의 모든 세포 유형을 생성할 수 있는 능력을 갖는다. 그러나 발달 가소성은 개체로 발달하면서 점차 없어지게 된다(그림 3-11). 많은 비포유류 유기체는 포유류보다 일찍 전능성을 잃고 식물은 그것을 훨씬 더 오래 유지하는 경향이 있다. 인간 발달의 배반포 단계에서 개인의 게놈이 세포 분화를 제어하기 시작하면 배아 줄기세포가 **다능성**(pluripotent)이 된다. 각각은 다양한 세포 유형으로 분화할 수 있지만 모두 그렇지는 않다.

전능 및 다능성은 여러 가지 이유로 중요하다. 하나 또는 몇 개의 세포가 초기 발생과정에서 죽거나 배아에서 제거되면 나머지 세포가 그들의 발생 역할을 맡을 수 있다. 이때 배아에서 제거된 세포는 전능성 또는 다능성 줄기세포로, 세포배양으로 분열할 수 있으며 잠재적으로 치료적 응용을 위해 다양한 특수 세포 유형으로 분화할 수 있다. 그러나 배아 발달이 계속되면서 세포는 더 많은 가소성을 잃는다. 성인에게는 제한된 범위의 유형으로 분화할 수 있는 능력을 보유하는 줄기세포가 여전히 있다. 예를 들어, 골수에 있는 조혈 줄기세포는 다능하다(multipotent). 그러나, 많은 세포들은 거의 제한적이다. 단분화능(unipotent) 줄기세포는 동일한 유형의 세포만 대체할 수 있다.

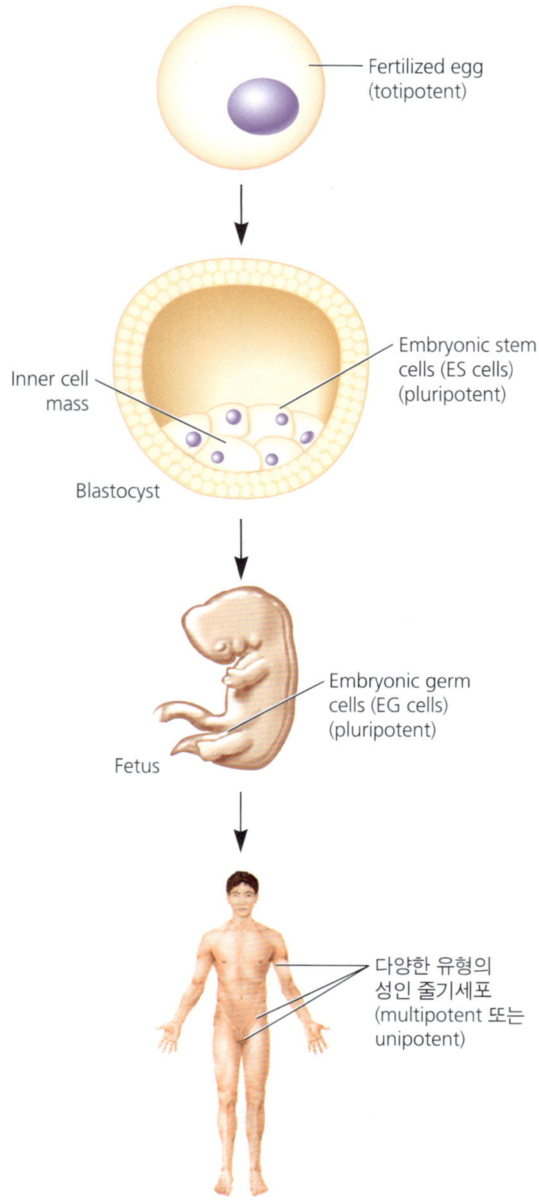

그림 3-11. 줄기세포가 다른 세포 유형으로 분화하는 능력은 발달과정에서 점차 제한된다. (Reprinted with permission from Brooker RJ: *Genetics: Analysis & Principles*, 3rd ed. New York: McGraw-Hill, 2008.)

모든 유기체가 동일한 가소성의 한계를 공유하는 것은 아니다. 일부에서는 세포 운명이 매우 일찍 결정된다. 초파리(*Drosophila*)의 배반엽(blastoderm) 일부 세포를 뜨거운 바늘로 파괴시키면 성체의 해당 부분이 소실된다. 선충의 한 종류인 *Caenorhabditis elegans*는 성체의 모든 세포에 대한 세포분화 단계를 알 수 있게 세부 지도가 만들어졌다(그림 3-12). 앞서 언급했듯이 식물은 다른 대척점에 있어, 그 세포들은 대부분

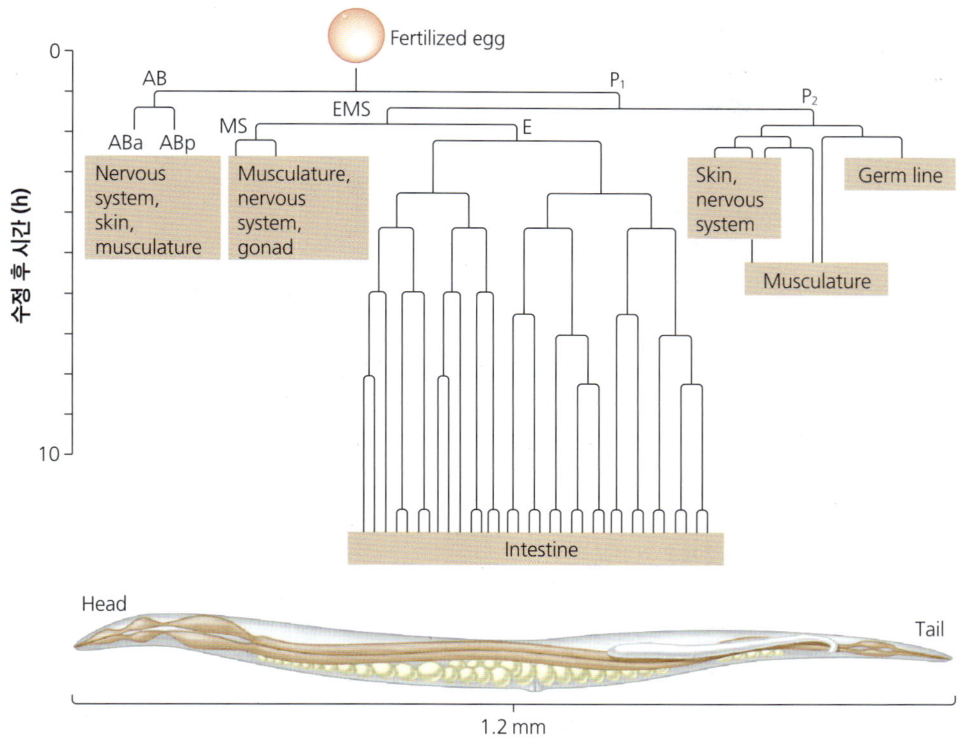

그림 3-12. 선충의 세포 계통에 대한 간략한 요약

*Caenorhabditis elegans*는 신체의 각 세포에 대해 매핑되었다. (Reprinted with permission from Brooker RJ: *Genetics: Analysis & Principles*, 3rd ed. New York: McGraw-Hill, 2008.)

의 동물세포보다 더 긴 가소성을 유지하는 것 같다. 식물세포는 또한 특화된 세포 유형이 전능성을 되돌릴 수 있는 더 큰 잠재력을 가지고 있지만, 이 잠재력은 복제양 돌리같이 포유동물에서도 만들어질 수 있다.

패턴 형성 Pattern Formation

세포가 신체에서 발견되는 다양한 세포의 유형으로 전문화될 수 있는 능력을 가지고 있는 것으로는 충분하지 않다. 다른 세포 유형에 비해 올바른 위치에서 수행되어야 한다. 패턴 형성은 세포들의 공간적 "주소"를 지정하고 세포들이 따라갈 특화되기 위한 경로를 결정하는 과정의 결과이다. 발생 영역 내에 작용 분자인 **형태발생인자(모르포겐**, morphogen)의 구배 확산(diffusion gradient)이 위치에 대한 신호가 되는 개념을 설명하고 있다(그림 3-13). 위치에 대한 정보는 세포접착 분자 및 기타 신호 기전을 통해 직접적으로 세포와 세포 간 또는 세포 대 세포외기질과의 접촉에 의해서도 신호를 받을 수 있다.

형태발생인자는 작은 확산성 분자로, 그 농도는 제한된 조직 영역인 발생 영역에 있는 세포에서 발견된다. 확산성 형태발생인자가 한 영역(때로는 소스라고도 함)에서 합성되면 그 농도는 소스로부터의 거리에 따라 감소한다. 이 인자가 비활성화되거나 다른 영역에서 파괴되면 농도 구배는 일정 거리에 걸쳐 안정될 수 있다. 농도의 경사에 따라 형태발생인자의 농도는 발생 영역 내에서 세포의 상대적 위치를 알려준다. 연구에 따르면, 초파리 몸체의 앞-뒤축(anterior-posterior axis)은 발생 중인 난모세포(oocyte)에 축적된 모체 mRNA에 의해 생성되는 bicoid와 같은 단백질의 확산에 의해 설정된다(그림 3-14).

형태발생 Morphogenesis

분화 과정에 따른 위치에 대한 정보 외에도 신체를 형성하는 데 도움이 되는 세포사멸의 패턴을 특정할 수도 있다. 신체의 형태는 또한 위치와 신호의 상호작용을 정의하는 세포 및 세포면의 움직임에 의해 결정된

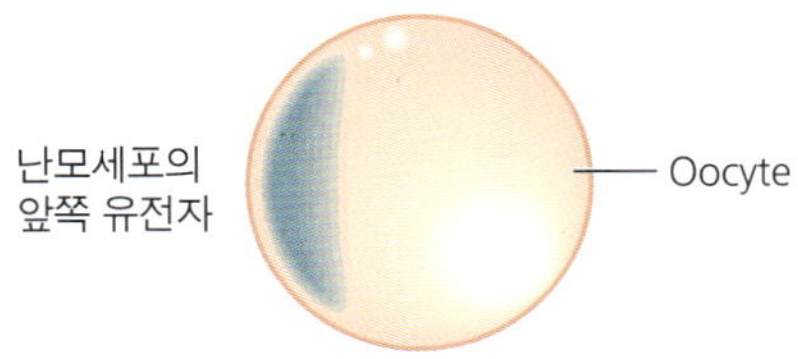

A. 난모세포에서 형태발생인자(모르포겐)의 비대칭 분포

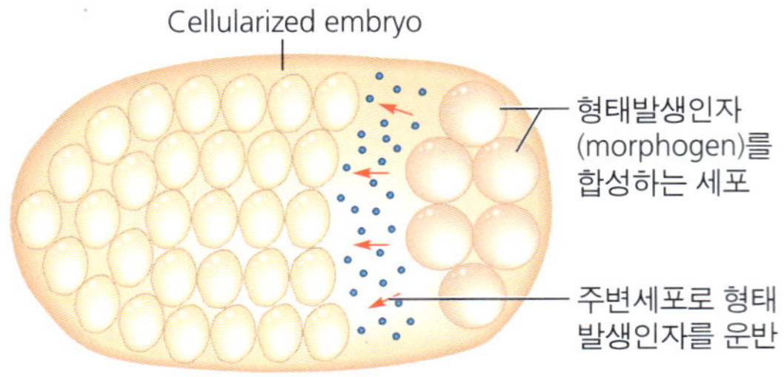

B. 배아에서 형태발생인자의 비대칭 합성 및 세포 외 분포

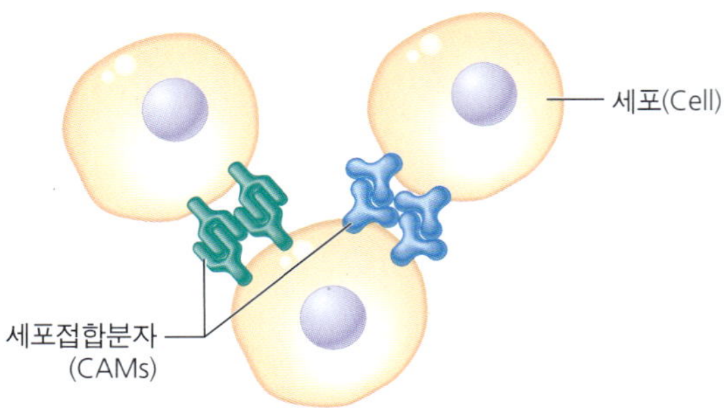

C. 세포 간 접촉은 위치 정보를 전달한다.

그림 3-13. 세포 집단 내에서 위치 정보를 전달할 수 있는 세 가지 다른 메커니즘

(Reprinted with permission from Brooker RJ: *Genetics: Analysis & Principles*, 3rd ed. New York: McGraw-Hill, 2008.)

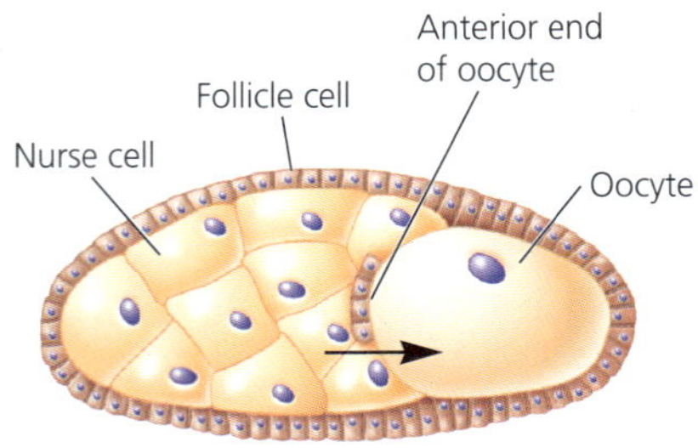

A. 모계 영향 유전자 산물을 난모세포로 운반

B. Bicoid mRNA의 제자리부합

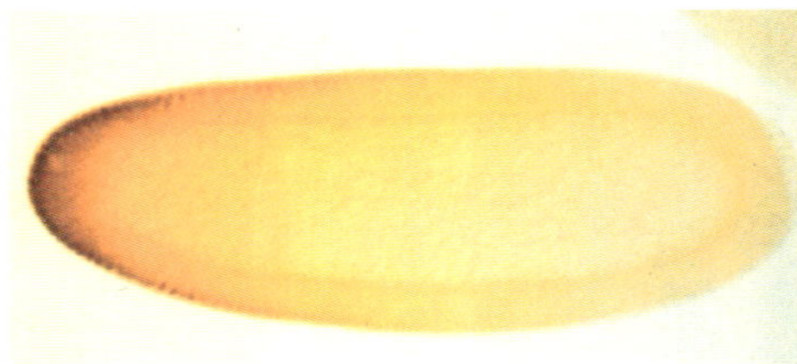

C. Bicoid 단백질의 면역 염색

그림 3-14. *Bicoid* mRNA와 단백질의 면역 염색은 초기 초파리 난자에서 형태발생인자 구배를 보여준다. *Bicoid* mRNA는 발달 중인 난모세포의 앞쪽 끝 근처에 갇혀 있다. (B, C: Christiane Nusslein-Volhard, *Development*, Supplement 1, 1991. © The Company of Biologists Limited.)

다. **형태발생**(morphogenesis)은 신체 형태를 형성하는 과정이다.

배아에서 가장 초기의 형태발생적 사건은 속이 빈 배반포의 바깥층 일부가 안쪽으로 접혀 바깥쪽 **외배엽**(ectoderm)과 안쪽 **내배엽**(endoderm)이 있는 2층 배아를 생성하는 **낭배형성**(gastrulation)이다. 거의 동시에, 이 내층조직의 외부 주머니는 중간층인 **중배엽**(mesoderm)이 된다. 성체의 모든 조직은 이 세 가지 층 중 하나 이상의 층에서 파생된다(표 3-1).

포유류에서 다음으로 중요한 형태발생적 사건은 외배엽에서 주름이 생기는 신경관형성(neurulation)이다. 이것은 등쪽 중간선을 결정하고 등쪽 함입이 된 신경관(neural tube)을 생성하는 기관 형성의 첫 번째 단계이다. 이후 많은 발생과정이 이 축을 중심으로 구성된다. 배아 발생의 초기 단계에서 신체 축의 확립은 배아 조직의 기초이다. 이러한 기본적인 단계를 담당하는 유전자는 놀랍게도 광범위한 분류학적 스펙트럼에 걸쳐 잘 보존되어 있다. 그러나 많은 주요 유전 메커니즘과 마찬가지로 초파리에서 처음 발견되었다.

배아발생의 조직화

The Organization of Embryonic Development

초파리의 배아발생 조직화에는 두 세트의 유전자가 관여한다. **분할유전자**(segmentation gene)는 신체를 일련의 유사한 체절로 분할하고, **호메오 유전자**(homeo gene)는 이러한 각 체절이 발생하는 방식을

표 3-1	세 배아층의 파생물
층	**대표적인 파생 조직/기관**
외배엽	모발, 손톱을 포함한 표피 및 그 유도체
	뇌, 척수 및 신경
	슈반세포
	부신수질
중배엽	순환계, 심장, 혈관 및 혈액
	진피
	골격
	근육
	신장
	생식샘
	내부 장기의 외피
	흉부 및 복강의 안감
내배엽	소화관의 안쪽 상피층
	호흡기의 안쪽 상피층
	췌장
	간
	인두

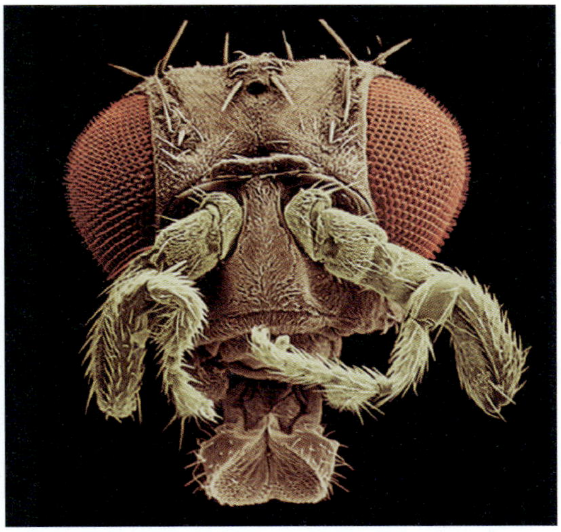

그림 3-15. *Antennapedia* 돌연변이는 일반적으로 안테나를 생성하는 세그먼트에서 세포의 운명을 바꾸는 동종 돌연변이이다. 대신 다리가 형성된다. (© F.R. Turner, Indiana University/Visuals Unlimited.)

정의한다. 초파리의 **호메오 돌연변이**는 정상적으로는 더듬이의 위치에서 자라는 다리와 같이 한 신체 부위가 다른 신체 부위로 변경되는 돌연변이 표현형을 가지고 있다(그림 3-15).

호메오 유전자의 유전적 구성에 대한 연구는 조절 염기 서열인 **호메오박스**(homeobox)의 발견으로 이어

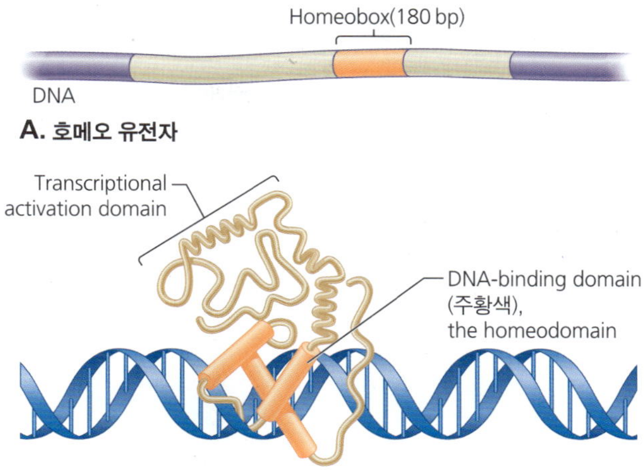

그림 3-16. 황갈색과 주황색으로 표시된 호메오 유전자는 호메오 도메인이라고 하는 DNA 결합 단백질 영역을 암호화하는 180 bp 호메오박스를 포함한다. 이것은 인핸서 유전자 조절 요소에 결합하여 전사를 활성화한다. (Reprinted with permission from Brooker RJ: *Genetics: Analysis & Principles*, 3rd ed. New York: McGraw-Hill, 2008.)

졌으며, 이는 포유류, 곤충, 선충류와 가장 단순한 동물인 해면동물까지 구조적으로 다양한 동물에서 신체 조직화의 주요 측면을 확립하는 많은 유전자들을 확인하였다. 실제로 동일한 호메오박스는 식물 발생을 조절하는 많은 유전자에서도 발견된다.

호메오 유전자는 DNA 전사인자 역할을 하는 단백질을 암호화한다(그림 3-16). 각 호메오박스는 호메오 도메인이라고 하는 60개 아미노산 영역을 코딩하는 180bp의 보존적으로 동일한 서열이다(각 DNA 3염기 조합은 1개의 아미노산에 해당함을 기억하시오). 호메오 도메인은 전사 인핸서 요소 부위의 DNA의 넓은 홈(major groove)에 결합하는 α-나선을 가지고 있다. 호메오 단백질의 전사 활성 도메인은 그것이 조절하는 유전자의 전사 속도를 증가시킨다. 이것은 각 분할 부위가 규정된 형태학적 특성을 갖게 하는 세포신호 전달경로에서 추가 전사 활성화가 단계적으로 이어질 수 있다.

초파리의 각 분절의 특정화를 조절하는 호메오 유전자는 3번 염색체에서 두 개의 클러스터로 배열된다(그림 3-17). *Antennapedia*(더듬이 자리에 발이 달려 있는 돌연변이체)에는 머리와 앞가슴 부분을 결정을 조절하는 유전자가 포함되어 있다. *Bithorax* complex는

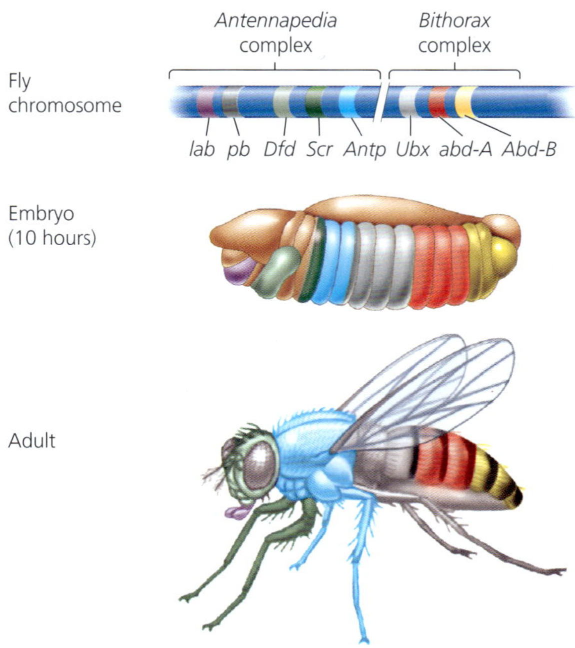

그림 3-17. 두 복합체인 *Antennapedia*와 *Bithorax*의 호메오 유전자 순서 및 이들이 발현되는 신체 영역 사이의 직접적인 대응
(Reprinted with permission from Brooker RJ: *Genetics: Analysis & Principles*, 3rd ed. New York: McGraw-Hill, 2008.)

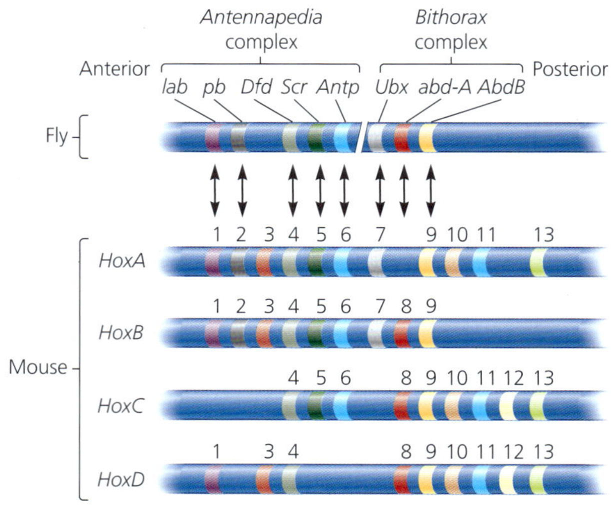

그림 3-18. 호메오 유전자의 조직은 분류학적으로 다양한 동물들 사이에서 고도로 보존되어 있다. 예를 들어, 대표적인 포유동물로서 마우스는 초파리(*Drosophila*)의 유전자에 해당하는 4개의 호메오박스(*Hox*) 유전자 클러스터를 가지고 있다. (Reprinted with permission from Brooker RJ: *Genetics: Analysis & Principles*, 3rd ed. New York: McGraw-Hill, 2008.)

후 흉부 및 복부의 세그먼트 사양을 제어한다. 각 복합체에서 유전자의 앞뒤 순서는 그들이 제어하는 신체 부위의 순서와 거의 완벽하게 유사하다.

다른 유기체에서 호메오 유전자 클러스터를 ***Hox* 복합체(*Hox* complexes)** 또는 줄여서 "호메오박스"라고 부른다. 이 유전자 클러스터의 일반적인 구성은 유기체 사이에서 대부분 보전되어 있지만 척추동물은 많은 수의 *Hox* 복합체가 증가되어 있다. 모든 무척추동물은 초파리에서 설명된 것처럼 하나의 *Hox* 복합체를 가지고 있다. 그러나 척추동물은 적어도 4개의 사본(copy)을 다른 염색체에 가지고 있다. 한 가지 가설은 *Hox* 유전자 수의 증가로 인해 세포 유형이 더 복잡하게 생성된다는 것이다. 이 복제된 일부 유전자는 기능을 상실하고 새로운 호메오 유전자가 존재한다. 마우스에는 4개의 *Hox* 유전자 클러스터가 있다(그림 3-18). 원래 초파리에서 보여준 것처럼 인접한 *Hox* 유전자들의 유전적 순서와 각 유전자가 발현하는 해부학적 영역 사이에는 상관관계가 있다(그림 3-19).

발생 구조에 대해 우리는 앞-뒤 그리고 등-배의 축을 따라 신체 구조를 정의하는 현상에 초점을 맞추어 논의하였다. 그러나 또 다른 중요한 영역은 좌-우에 대한 편측성이다. 우리는 실제 모습이 아니라면 본질적으로 대칭적 구조를 가지고 있다. 그러나 일부 내부 장기는 그렇지 않다. 심장, 위, 간은 정중선에서 대칭적으로 발생하지 않는다. 이러한 구조의 편측성은 발생 초기에 결정되며 신호 오류가 생긴다면 거울에 비친 이미지 같은 편측성 결함을 일으킬 수 있다. 발생 프로그래밍에서 가소성이 적은 동물의 경우 세포 계열의 초기 변화는 그림 3-20의 두 가지 색 가재와 같이 뚜렷한 양측 차이를 생성할 수 있다. 초파리에서는 신체의 절반이 암컷이고 다른 절반이 수컷인 암수한몸증(gynandromorphs)이라 불리는 양측 모자이크가 다양한 발생 기전을 연구하기 위한 실험 모델로 사용된다.

따라서 원핵생물과 무척추동물의 단순한 발생과정에 대한 연구는 우리에게 더 복잡한 동물의 발생과정을 조절하는 기전에 대한 통찰력을 제공할 수 있다. 여기서 논의된 각 수준에서 작동하는 유전적 변화는 의학적으로 중요한 상태와 유사점을 가지고 있다.

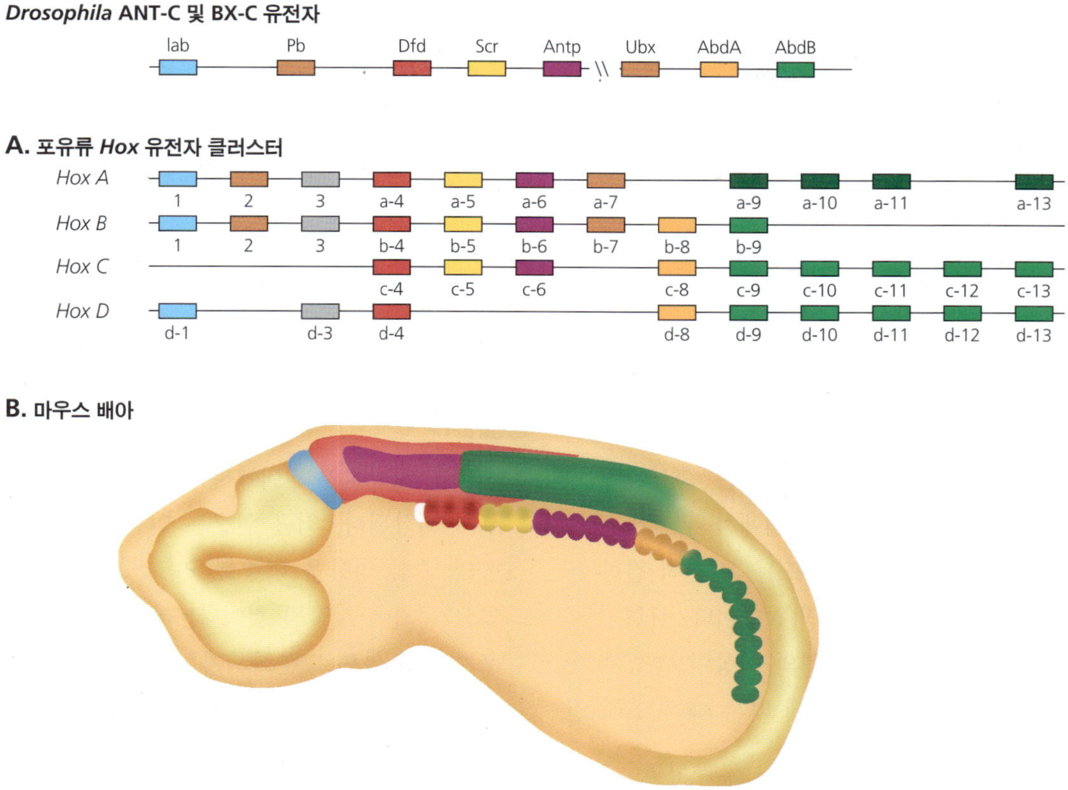

그림 3–19. *Hox* 유전자 배열과 이들이 마우스에서 발현되는 신체 분절 사이의 대응

(Reprinted with permission from Hartwell LH, et al: *Genetics: From Genes to Genomes*. 3rd ed. New York: McGraw-Hill, 2008.)

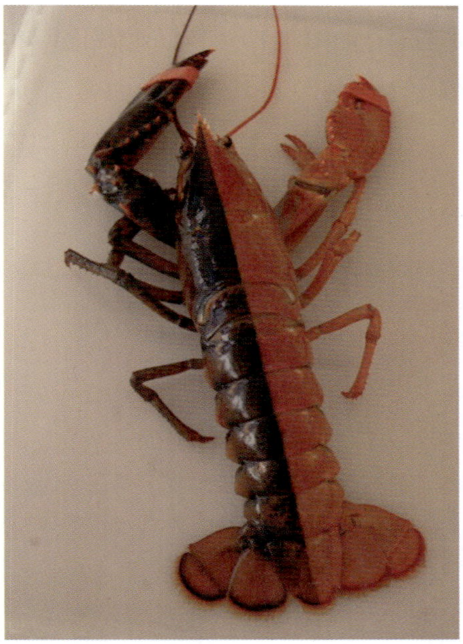

그림 3–20. Nova Scotia 주의 Digby County에서 한 어부가 잡은 랍스터의 희귀한 편측성

(© Tina Comeau/Yarmouth Vanguard, Reprinted with permission from "Just how rare is a two-coloured lobster?" *The Vanguard*. Published on January 11, 2008. http://www.novanewsnow.com.)

2. 의학유전학 Medical Genetics

하나의 수정란에서 하나의 인간이 되는 복잡한 유기체의 발달은 기적적이다. 과정을 이해한다고 해서 경외심이 줄어들지는 않는다. 발달과정은 배아의 형성에서 시작하여 점진적으로 세포 기능의 특수화가 일어나면서 분화된 세포가 조직을 형성하고 마지막으로 분리된 해부학적 구조를 만드는 일련의 단계이다.

앞서 논의한 바와 같이, 이 발달 단계는 강력하게 통합된 일련의 프로그래밍된 유전 "스위치"에 의해 정밀하게 조절된다. 발달을 조정하는 데에는 순서와 시기가 중요하다. 발달과정의 어떤 단계에서 무언가 잘못될 수 있다. 구조적 선천성 기형 또는 "선천적 결함"은 이러한 정상적인 발달과정 변화의 결과이다. 관련된 시간과 프로세스에 따라 다른 유형의 이상이 발생할 수 있다. 표 3-2는 배아 발달 수준에 따른 배아 조직 장애의 예를 나열하였다.

발생학의 일반 원리 General Principles of Embryology

선천성 기형에 대한 논의를 진행하기 전에 발생학에 대한 간략한 리뷰가 필요하다. 인간 발생학을 완전히 리뷰하는 것은 이 교재의 범위를 벗어난다. 그러나 선천성 기형을 올바르게 해석하려면 인간 발생학에 대한 확실한 이해가 중요하다.

발생 기간 Developmental periods

발생을 개념화하는 가장 좋은 방법 중 하나는 발생 기간별로 구성하는 것이다. 유기체가 발달함에 따라 각 기간은 중요한 구조와 과정이 나타나는 패턴을 특징으로 한다. 여기서 핵심은 시기(timing)이며, 시기는 어떤 구조가 언제 발생하는지의 관점과 어떤 프로세스가 발생 순서에 의존하는지에 대한 지식 모두에서 중요하다.

매우 현실적인 의미에서 인간 배아의 구성은 임신 전부터 시작된다. 최근 연구는 인간에 대한 선개념적 영향의 중심 역할을 입증했다. 그것은 아마도 어머니의 임신 중기에 시작될 것이다! 태아는 3개월부터 난원세포가 난모세포로 분화되기 시작한다. 여성 태아의 난자 형성은 극성 확립, 세포 내 하위 구획화 및 화학적 구배를 포함하는 세포의 구성을 필요로 한다. 이러한 과정의 결함은 이 개체의 자손 발달의 하위과정에 영향을 미칠 수 있다. 성숙한(성인) 여성의 경우 외부(임신) 영향은 난모세포 환경에 영향을 주어 태아 발달에 여전히 영향을 미칠 수 있다. 예를 들어, 산모가 상대적으로 고용량의 엽산을 사용하면 신경관결함의 발생과 재발을 크게 줄일 수 있다는 연구 결과가 있다. 수태 전 난모세포의 변화로 인해 수태 2~3개월 전에 엽산 보충제를 섭취하는 경우 최대 효과를 얻을 수 있다.

표 3-2 다양한 수준의 배아 조직 장애의 예

조직 수준	유형	장애
세겹배아원반(trilaminar embroyo)	외배엽	외배엽이형성증
앞 : 뒤	신경관	꼬리퇴행
양면성	편측성 장애	카르타게너증후군(Kartagener syndrome) 무비증후군(Ivemark syndrome)
배쪽 : 등쪽	앞 : 뒤	
분절	가지 아치(1차/2차) (3차/4차)	궁(brachial arches): 트리처콜린스증후군(Treacher Collins syndrome) 새궁(brachial arches): 디조지증후군(Digeorge syndrome)
발달 분야	중간선	오피츠증후군(Opitz syndrome)
기관	심장	선천심장기형
조직	결합조직	결합조직장애

자궁 내 발생과정은 일반적으로 수태 시점부터 주요 기간으로 나눌 수 있다. 마지막 월경 기간(last menstrual period, LMP)에 근거하여 발생 기간을 대체하여 지정할 수 있다. 이 지정에 따라 임신은 여성의 LMP 첫날부터 몇 주 단위로 날짜가 정해진다. 평균적으로 배란은 월경주기의 14일에 발생하고 임신은 LMP 후 약 2주 뒤에 발생한다. 따라서 여성의 임신 6주는 첫 번째 누락된 생리 후 2주가 된다. 이 정의는 산전 초음파와 같은 주 산전검사에 우선적으로 사용된다. 이것은 배아 연대(배아의 나이)와는 대조적이다. 산과 날짜는 배아 날짜보다 약 2주 더 길다. 선천성 기형 발생의 중요한 기간을 식별하기 위해 발생 날짜가 사용된다. 자궁 발달에서 임상적으로 중요한 기간은 다음과 같이 정의할 수 있다.

- 임신 극초기(첫 3주)
- 임신 초기(3~11주)
- 임신 중기(12~25주)
- 임신 말기(26~40주)

배아 발달은 본질적으로 장기의 형성 시간을 나타낸다. 실질적으로 장기의 형성은 임신 초기 첫 3개월에 해당하는 것으로 모든 구조적 특징은 한 가지를 제외하고는 11주까지 형성이 된다. 거시적인 구조적 변화는 중추신경계에서 임신 중반까지 여전히 볼 수 있다. 인간 발달에서 볼 수 있는 마지막 주요 구조적 발달은 뇌의 뇌량이다. 발달은 약 21주에 완료된다.

다양한 유해 인자에 대한 배아 또는 태아의 반응은 발생기에 따라 다르다. 간단히 말해서, 임신 첫 3주 동안의 중대한 손상은 유산을 일으킨다. 임신 초기의 문제는 기형을 초래한다(추후 논의). 임신 중기 및 말기의 손상은 세포 수준에서 성장과 구성을 더 방해하는 경향이 있다.

정상적인 형태발생의 주요 요인

Key factors in normal morphogenesis

개념적으로 대부분의 선천성 기형은 발생 중에 특정 정상과정의 붕괴로 이해할 수 있다. 고려해야 할 주요 프로세스 중 일부는 다음과 같다.

1. **사람 발생의 "힘"으로서의 세포 성장 속도.** 흔히 눈으로 볼 수 있는 물리적 특징은 세포 성장률의 차이로 설명할 수 있다. 예를 들어, 지문 패턴과 같은 것들은 손가락 끝 패드(pad) 세포의 상대적 성장률의 결과이다. 높이 올라간 패드(세포 성장 증가와 관련됨)는 나선형 패턴을 생성하는 반면, 낮게 올라간 패드는 아치형 패턴을 생성하는 경향이 있다. 소위 "배아성안면기형(embryopathic face)"은 접시형 얼굴, 편평한 콧대, 얇은 윗입술 및 매끈해진 인중과 같은 일반적인 얼굴 특징의 집합이다. 이러한 특징은 전체 세포 성장 속도를 감소시키는 공통 메커니즘에 의해 작동하는 여러 요인(기형유발물질 포함)에 의해 발생할 수 있다.
2. **세포 이동.** 정상적인 배아 발달과정에서 많은 특성화된 세포는 원래 위치에서 신체의 최종 위치로 이동해야 한다. 이동 결함은 한 장소에서 다음 장소로의 세포 이동이 중단될 때 발생한다.
3. **세포-세포 상호작용.** 발달과정에서 특성화 세포가 정의되고 있다. 세포 유형 중 이러한 그룹 간의 상호작용이 필요하다. 정상적인 발달 및 조직 과정에서 유도, 접착 및 파괴와 같은 세포 간의 상호작용이 중요하다. 이러한 상호작용에 대한 간섭은 이형성(dysplasia)이 일어나는 영역을 생성할 수 있다. 또한 이러한 과정의 대부분은 배아 발생 중에 발생하는 정상적인 사건이라는 점에 유의해야 한다. 배아 발생이 끝나면 비활성화 상태가 되어야 한다. 이러한 과정 중 일부가 재활성화되면 암 발생에서 중심적인 역할을 한다.
4. **선택적 세포 사멸.** 특정 세포는 세포자멸사(apoptosis; 기능 중단)를 위해 발달적으로 사전 프로그래밍된다. 이러한 세포를 제거하는 것은 처음에 세포를 생성하는 것만큼이나 정상적인 발달에 중요하다. 예를 들어, 발달 중인 손가락 사이의 세포에 대해 프로그램된(정상적인) 세포 사멸이 실패하면 합지증(syndactyly)이 발생한다.
5. **성장인자/호르몬.** 세포 성장과 이동은 다양한 호르

몬과 성장인자의 직접적인 영향을 받는다. 이러한 물질은 일반적으로 다른 곳에서 생산된 다음 표적 부위로 이동하여 해당 세포를 추가로 발달시킨다. 이러한 요소 중 상당수는 상호작용적 구배를 실행하는 화학적 농도의 집합으로 정의되어 영향을 미친다.

선천성 기형 Congenital Anomalies

선천성 기형(congenital anomaly)이라는 용어는 문자 그대로 "출생 시 옳지 않은 것"을 의미한다. 가장 넓은 의미에서 출생 시 보이는 모든 비정상과 그에 대한 표현형은 "선천적 결함"으로 규정할 수 있다. 이것은 신체적 또는 정신적 장애를 초래하거나 치명적일 수 있는 구조적, 기능적 또는 신체 대사의 이상(즉, 생화학의 타고난 오류)일 수 있다. 수태 시 존재하는 모든 돌연변이와 그 결과인 표현형은 선천성 기형으로 분류될 수 있다. 예를 들어, 몇 년 전에 "유방암 및 기타 선천적 결함"이라는 주제로 세미나가 열렸다. 내용은 유방암의 유전적 소인이 되는 특정 "암 유전자"의 유전성 이상에 대한 것이었다. 그러나 이 장에서는 구조적 선천성 기형으로 논의를 제한할 것이다.

역학 Epidemiology

전체적으로 미국에서는 매년 4백만 명의 아기가 태어나는데, 그 중 약 15만 명이 선천성 기형을 가지고 있다. 이들 중 절반가량은 출생 직후 신생아의 첫 신체 검사에서 감지된다. 나머지 절반은 눈에 보이지 않아 처음에는 쉽게 발견되지 않을 수 있다.

주요 선천성 기형의 전체 발생률은 모든 출생아의 약 4%이다. 이것은 기준 또는 "인구" 발생률을 나타낸다. 이는 임신에 의해 일어나는 가장 낮은 상대적 위험을 나타내는 것으로 부부가 아닌 경우의 수는 제외한다. 선천적 결함이 있는 아이를 기대하면서 임신을 하는 부부는 거의 없다. 그러나 이 기준 수치는 25쌍 중 1쌍이 의학적으로 심각한 문제가 있는 아이의 출산을 경험할 것으로 예상된다는 것을 의미한다. 분명히 가족력, 의학적 상태, 환경적 요인, 민족성 및 유전적 요인과 같은 다른 요인이 이러한 위험을 수정할 수 있다. 흥미롭게도 이 4% 위험을 실제로 낮출 수 있는 잘 알려진 요인은 없다.

표 3-3 가장 흔한 구조적 선천성 기형

기형	발생률(1만 명당)
선천심장결손	200
요도하열증	35
다지증/합지증	25
만곡족	21
고관절 탈구	20
입얼굴갈림증	18
날문협착증	15
이분척추/무뇌증	10
이분척추 없는 수두증	8
사지 퇴화	6
배꼽탈장	5
낭성콩팥병	4
횡격막탈장	3
복벽갈림증	1

출생당 실제 선천성 기형 수를 계산하면 기형이 있는 신생아 비율의 두 배(9%) 이상이다. 그 이유는 물론 일부 어린이에게는 하나 이상의 이상이 있기 때문이다. 실제로 하나의 선천성 기형이 존재하면 두 번째 중대한 기형이 존재할 확률이 50%에 달한다. 이것은 선천성 기형이 있는 아동의 평가에서 매우 중요하다. 구조적 선천적 이상이 확인되면 잠재적으로 연관된 이상을 확인하는 것이 필수적이다. 표 3-3에는 가장 일반적으로 발견되는 선천성 기형과 출생 시 발생률이 나열되어 있다.

추세 Trends

이러한 조건의 막대한 영향으로 인해 미국의 경우 대부분의 주(state) 보건 부서에는 일종의 선천적 결손 등록을 진행하고 있다. 이러한 등록은 범위와 정책이 주마다 다르다. 공동연계는 특정 기간 동안 해당 주에서 발생하는 선천성 기형의 수와 유형을 추적하는 것을 목표로 한다. 이러한 프로젝트는 지금까지 수십 년 동안 진행되어 왔다. 또한 미국의 주 및 전 세계에서 데이터 수집 노력을 조정하고 비교하기 위해 여러 연방 계획이 구현되었다. 예상대로 지역별 차이가 있다. 그러나 일반적으로 얻은 정보는 상당히 일관적이며 몇 가지 일반적인 주제와 추세를 식별한다.

전반적인 선천적 결함률은 지난 수십 년 동안 놀랍도록 일관적이었고, 몇 가지 변화하는 추세가 확인되었다. 신경관결손(무뇌증 제외)이 꾸준히 감소했다. 특히, 이러한 감소는 엽산 보충 또는 강화를 하기 이전에 시작된 것으로 보인다. 선천심장결손의 발생은 아직 알려지지 않은 이유로 지난 몇 년 동안 꾸준히 증가해 왔다. 증가하는 발생률을 보여주는 다른 이상은 요로폐색 및 특정 신경발달장애를 포함한다.

미국의 다른 지역에 비해 미국 남부와 중서부 지역에서 지속적으로 더 높은 선천적 결손율이 보고된다. 이러한 차이는 이 지역에서 선천성 기형의 실제 증가와는 관련이 없고, 오히려 "더 나은" 추적 시스템을 가진 주가 선천적 결손 발생률이 더 높다는 직접적인 상관관계가 있었다.

선천성 기형은 모든 인종 및 민족 집단의 사람들에게 영향을 미친다. 특정 유전적 조건은 특정 인종 그룹에서 분명히 더 높은 빈도로 발생하지만 일반적으로 이러한 차이는 선천성 기형의 경우 상대적으로 작다. 미국의 아프리카계 미국인과 히스패닉에서는 백인에 비해 선천적 결손율이 약간 증가한다. 잠재적으로 이것은 사회경제적 요인과 관련이 있을 수 있지만 이것이 유일한 답이 아닐 수도 있다는 추측도 있다.

영향 Impact

선천성 기형의 의학적 및 재정적 영향은 엄청나다. 이것은 부분적으로 이러한 조건의 수와 그 영향의 크기 때문이다. 선천성 기형이 있는 사람은 의료 서비스에 영향을 받고 심각한 건강, 정서적, 사회적 부담을 겪을 수 있다. 부담은 아이뿐만 아니라 그 아이의 가족과 사회 전체에 영향을 미친다. 한 연구에서 12개의 선별된 단독 선천적 결손과 관련된 평생 예상 비용은 80억 달러 이상으로 계산되었으며, 어린이 1인당 140,000~700,000달러에 이른다.

선천적 결손의 가장 두드러진 영향 중 하나는 수명에 미치는 영향이다. 일관적으로 선천적 결손과 미숙아는 미국 영아의 두 가지 주요 사망 원인으로 상당히 잘 연결되어 있다. 선천적 결손은 연간 유아 사망의 약 20%를 차지하며, 이는 연간 6,500명에 해당한다. 주요 선천성 기형이 있는 영아는 선천성 기형이 없는 영아에 비해 유아 사망률이 6배 더 높다. 신생아 중환자실에서 발생하는 모든 사망의 45%는 선천성 기형 때문이다. 아프리카계 미국인의 경우 조산 또는 저체중은 영아 사망을 유발하는 가장 흔한 원인이고, 선천성 기형은 아메리카 인디언과 알래스카 원주민에서도 영아 사망의 두 번째로 주요한 원인이다.

선천적 결손은 1~14세 아동의 총 사망률과 비슷한 비율을 차지한다. 1~4세 아동 사망의 약 15.5%(5~9세에서 8%, 10~14세에서 6%)를 차지한다. 실제로 1~14세 어린이를 대상으로 시행한 연구에 따르면 선천적 결손이 전체 사망의 21.5%를 차지할 수 있다고 추정했다.

선천성 기형의 유형 Types of Congenital Anomalies

개별적 선천성 기형은 그 발생을 담당하는 병인 기전에 따라 분류할 수 있다. 일반적으로 기형, 변형, 분열 및 이형성증의 네 가지 별개의 메커니즘이 알려져 있다. 임상유전학자들은 선천성 기형의 분류에서 이러한 용어를 사용하는 것에 대해 세심한 주의를 기울인다. 학생은 이와 관련하여 의학 문헌을 검토할 때 주의해야 한다. 임상유전학 분야 외에는 용어가 더 느슨하게 적용될 수 있다.

기형(malformation)이란, 용어에서 알 수 있듯이 조직 수준의 기형, 즉 처음부터 올바르게 형성되지 않은 선천적 기형이다. 앞에서 언급했듯이, 대부분의 기형은 정상적인 배아 발생 시기를 고려할 때 임신 초기 3개월에 발생한다. **중증 기형**과 **경미한 기형**을 구분한다. 중증 기형은 임상적 의미가 크며 일반(정상) 인구에서 발견되지 않는 기형으로 정의된다(그림 3-21). 대조적으로, 경미한 기형은 임상적으로 심각한 문제를 일으키지 않으며 소수의 "정상적인" 개인에게 발생할 수 있다(그

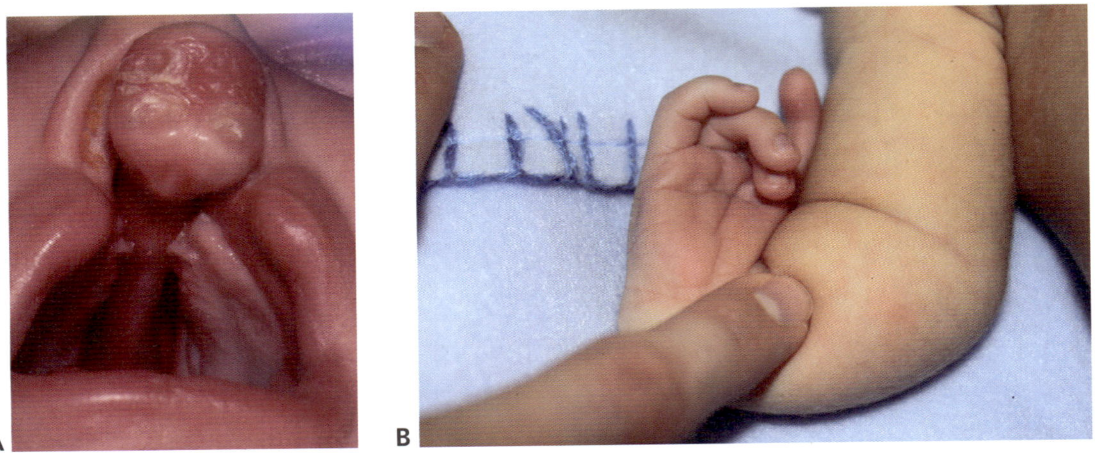

그림 3-21. 주요 기형의 두 가지 예
A. 양측성 입술갈림증과 입천장갈림증. B. 노뼈의 무발생(부재)

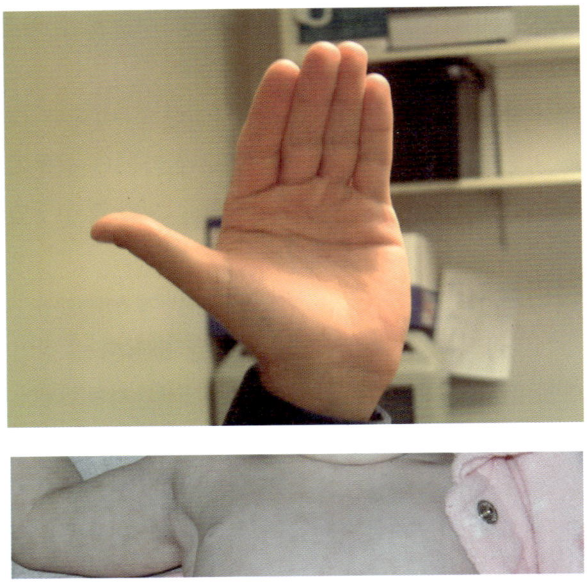

그림 3-22. 경미한 기형의 두 가지 예
A. 단일 가로 손바닥 주름. 대부분의 개인은 손바닥에 두 개의 주름이 있다. 일반 인구의 약 2%가 단일 주름을 가지고 있다. 반대로 다운증후군 환자의 90% 이상이 단일 주름을 가지고 있다. B. 넓은 간격의 젖꼭지. 유두가 거의 겨드랑이 옆에 위치한다.

림 3-22). 현재 추정에 따르면 신생아의 15%는 경력 있는 기형학자가 주의 깊게 평가할 때 하나의 경미한 기형(지문 변화는 포함하지 않음)이 있을 것이다. 또한 모든 신생아의 약 1%는 두 가지 이상의 경미한 기형을 보인다. 경미한 기형이 임상적으로 중요한 것은 아니지만, 선천성 기형을 가진 사람을 더 심각한 문제에 대한 단서로 평가하고 기형증후군을 인식하는 데 매우 중요하다. 감지된 경미한 기형의 수가 증가함에 따라 중증 기형의 가능성도 증가한다. 따라서 3개 이상의 경미한 주요 기형이 있는 개인은 중증 기형을 확인하는 평가를 정식으로 받는 것이 좋다. 또한 경미한 기형이 가족의 특성으로 나타날 수 있다는 점에 유의하는 것도 중요하다. 이러한 맥락에서 이것이 정상적인 가족 변이인지 아니면 유전성 장애 지표인지 정의하는 것이 중요하다. 기계론적 관점에서 기형은 주어진 구조적 발달 결함[**무발생**(agenesis) 또는 **발육부전**(hypogenesis)]으로 인해 발생할 수 있다. 또한 세포(**이소증**, heterotopia) 또는 전체 장기(**선천성 위치 이상**, ectopia)의 비정상적인 이동이 있을 수 있다. 마지막으로 불완전한 폐쇄 또는 분리가 있을 수 있다.

변형(deformation)은 선천성 기형을 일으키는 또 다른 메커니즘을 나타낸다(그림 3-23). 변형 변화는 일반적으로 발달하는 구조에 적용되는 기계적 힘의 결과이다. 변형의 경우, 가해지는 힘의 크기와 방향은 정상적인 출생 전후기, 해부학 및 생리학에 대한 지식과 결합된 변화를 주의 깊게 검사하여 추론할 수 있다(그림 3-24). 변형을 일으키는 기계적 힘은 다양한 원인에서 발생할 수 있다. 일반적으로 태아에게 힘을 가하거나 제한하는 요인이다. 변형은 산모 또는 태아에서 발생할 수 있다. 변형을 유발할 수 있는 모성 요인으로는 체구가 작은 산모, 작은 자궁, 자궁 기형(양각자궁,

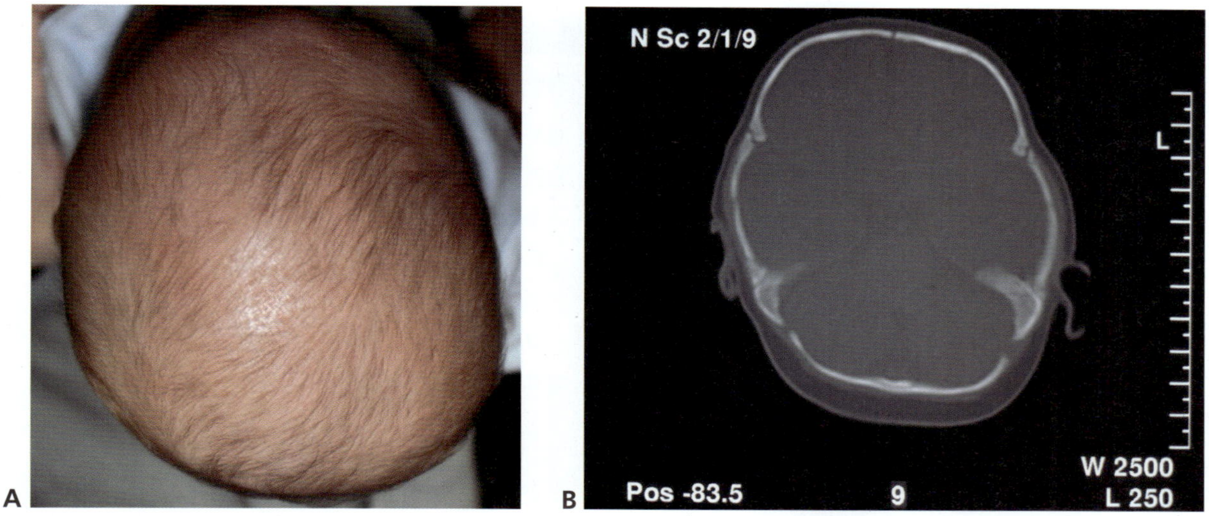

그림 3-23. 변형성 쏠린머리증(plagiocephaly)
A. 마름모꼴로 모양의 변형 및 두개골의 비대칭에 유의하시오. **B.** 머리의 CT 스캔. 귀 위치의 비대칭에 유의하시오.

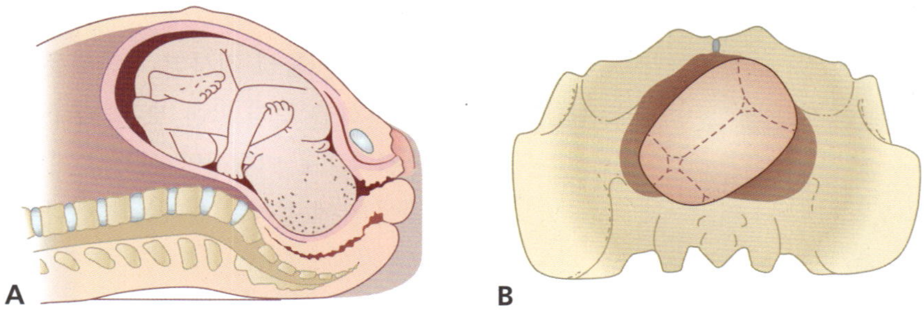

그림 3-24. 골반으로의 조기 하강에 의해 변형성 쏠린머리증이 어떻게 유도될 수 있는지 보여주는 도식
A. 골반에 끼인 태아. **B.** 골반 가장자리의 반대쪽에서 두개골에 가해지는 반대쪽 압력. (Redrawn from Bruneteau RJ, Mulliken JB: Frontal plagiocephaly: synostotic, compensational, or deformational. *Plast Reconstr Surg*. 1992; 89(1):21-31.)

중격자궁 등), 첫 임신, 또는 양수과소증이 있다. 태아 요인에는 다태임신, 거대아, 기타 태아 기형, 태아 저운동성 또는 양수과소증이 포함된다. 양수 누출과 같은 모성 요인이나 과소증과 같은 태아 요인으로 인해 발생할 수 있으므로 양수과소증은 두 경우에 모두 나타난다. 표 3-4는 일반적으로 발견되는 변형의 일부를 나열하였다.

정상적으로 발달하는 조직은 세포 및/또는 조직의 실제 손실을 초래하는 손상을 입을 수 있다. 결과적인 이상은 누락된 세포의 영향 때문이다. 이러한 유형의 이상 현상을 **중단**(disruption)이라고 한다(그림 3-25). 임신 중에 다양한 상해가 발생하여 혼란을 초래할 수 있다. 가장 일반적인 메커니즘은 일종의 혈관 손상(출혈, 폐색, 허혈 또는 수축)이다. 다른 메커니즘에는 방사선 또는 감염이 포함된다. 표 3-5에는 일반적으로 발견되는 몇 가지 중단이 나열되어 있다.

표 3-4 일반적으로 알려진 변형
기운목-쏠린머리증(사경-사두증)
척추측만증
안면신경마비
귀 기형(구겨짐, 접힘, 납작함)
코 압박/만곡
새가슴 또는 오목가슴
관절 탈구
작은 오목한 턱
겹치거나 밀집된 발가락

A

B

C

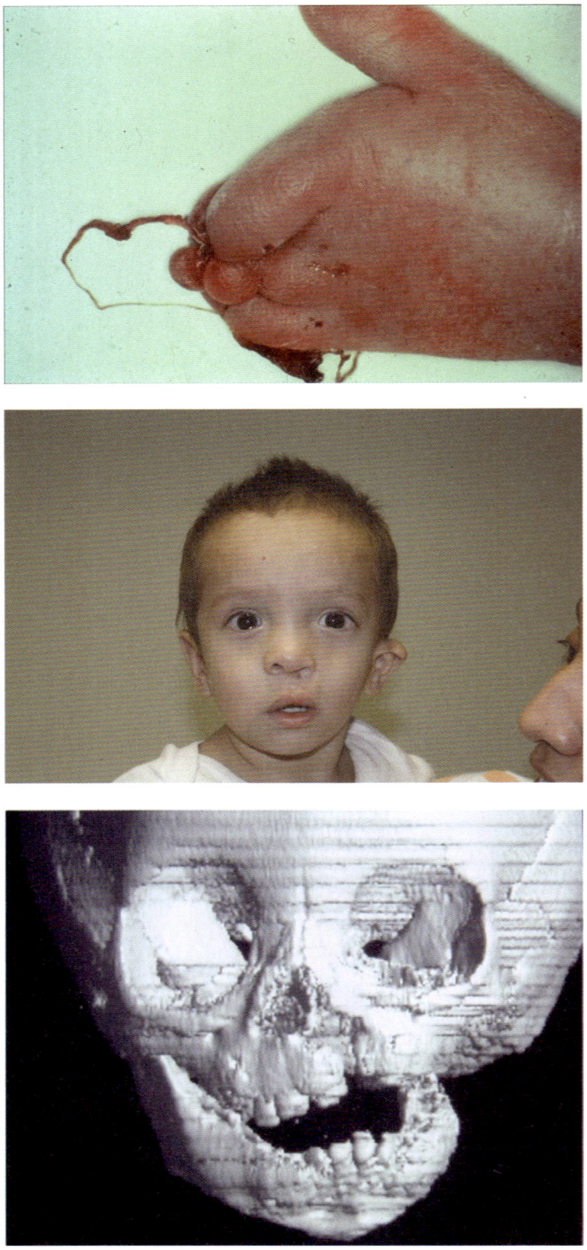

그림 3-25. 중단의 두 가지 예

A. 양막띠의 수축으로 인한 손가락의 말단 퇴화. (**B** 및 **C**) 반안면왜소증. 턱 왼쪽의 발달저하를 보여주는 사진 및 CT 스캔. 이 기형은 가장 일반적으로 발달 중인 태아의 등자뼈(stapedial) 동맥의 폐색으로 인해 발생한다.

표 3-5 일반적으로 알려진 중단

원인	결과
방사선	소두증
감염	선천감염증후군
톡소포자충증	
풍진	
거대세포바이러스	
포진	
양막파열	무뇌증
	얼굴갈림증
	사지/손가락 절단
허혈	공뇌성 낭종(porencephalic cysts)
	장막폐쇄증
혈관폐색	반안면왜소증
	복벽갈림증

이형성증(dysplasia)은 문자 그대로 "나쁜 형태"를 의미한다(그림 3-26). 이형성증은 특히 세포가 조직으로 구성되는 수준에서 비정상적인 형성을 나타낸다(dyshistogenesis). 따라서 그들은 발생 후반에 나타나는 경향이 있으며 형태발생과는 다소 독립적이다. 형태발생은 출생 전부터 시작되는 반면, 조직 발생은 말단 분화를 겪지 않은 모든 조직에서 출생 후 계속된다. 본질적으로 이형성인 선천성 기형의 독특한 측면은 나중에 암에 걸리기 쉽다는 것이다.

선천성 기형의 패턴 Patterns of Congenital Anomalies

앞서 언급했듯이 선천성 기형은 단독 기형으로 발생할 수 있지만, 동일한 개인에서 종종 여러 기형이 발생한다. 실제로 환자에게 하나의 구조적 선천성 기형이 존재하는 경우, 그 사람이 하나 이상의 추가 기형(즉, 다중 선천성 기형)을 가질 확률은 50%이다. 여러 가지 이상이 있는 경우 평가 프로세스의 다음 단계는 여러 결과와 연관 있는 특정 패턴을 확인하는 것이다.

여러 변칙 패턴의 세 가지 주요 범주가 정의되었다. **증후군**(syndrome)은 공통 원인이 있는 하나 이상의 기관 계통의 선천성 기형 패턴이다. 소토스증후군(Sotos syndrome)은 과성장, 대두증, 골노화, 특징적인 얼굴 외모, 신경 발달 및 신경 행동 변화를 특징으로 한다(그림 3-27). 소토스증후군 환자의 90% 이상이 NSD1이라는 유전자에 돌연변이가 있다. 수백 개의 다른 잘 알려진 증후군이 있다.

연관(association)이란 우연이라고 하기에는 너무

A

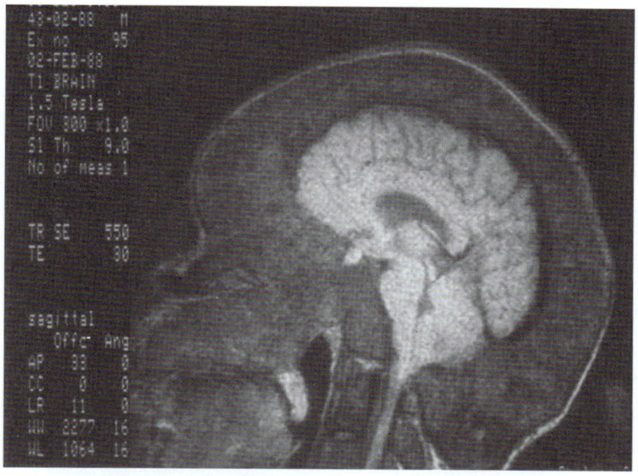

B

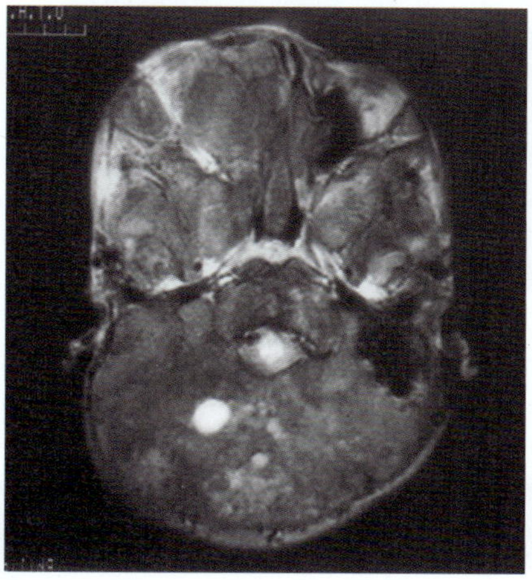

C

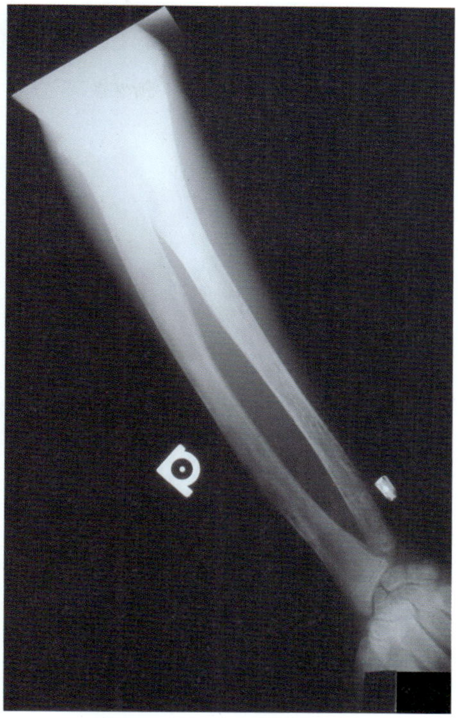

그림 3-26. 다골성 섬유성 이형성증 환자의 영상 연구
(**A** 및 **B**) 두개골의 MRI 단편. 두개골 뼈의 현저하게 비정상적인 구성(이형성)을 확인한다. (**C**) 이형성 변화를 보여주는 팔뚝의 X선.

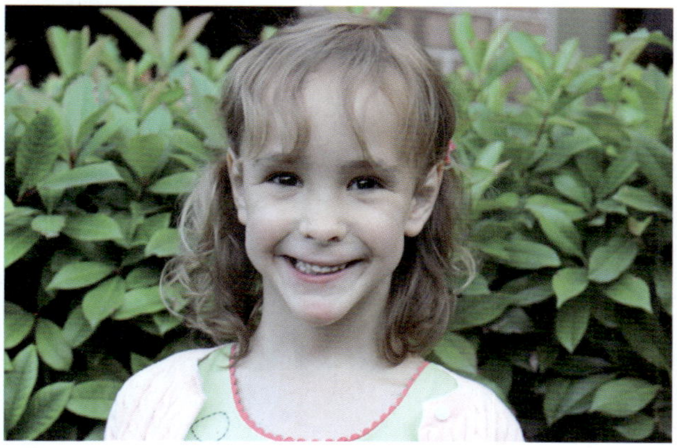

그림 3-27. 소토스증후군을 앓고 있는 어린 소녀

자주 함께 발생하지만, 명확한 원인은 정의할 수 없는 특정 이상 현상을 말한다. 연관은 종종 가장 일반적인 특징을 자세히 설명하는 두문자어(몇 개 단어의 머리글자로 된 말)로 지정된다. VACTERL 연관성(그림 3-28)은 척추(**V**ertebral) 기형, 항문(**A**nal)폐쇄증(무공항문), 심장(**C**ardiac) 기형, 기관-식도(**T**racheal-**E**sophageal) 누공, 신장(**R**enal) 기형 및 사지(**L**imb) 기형의 연관성을 정의한다. 이전 보고서에서는 상태를 VATER 연관으로 정의했다. 모든 환자가 나열된 이상 징후를 모두 가지고 있는 것은 아니다. 다시 한 번 말하지만 "연관"이다. 이러한 이상 현상은 우연히 발견되기에는 너무 자주 함께 발견된다. 이 상태에 대한 진단 기준은 강조 표시된 특징 중 3가지 이상에 해당되어야 한다. 증후군과의 주요 차이점은 확인된 공통적인 원인이 없다는 것이다.

발생은 서로 연결되어 있기 때문에 초기 변화는 다른 발달의 구성요소에 "눈덩이 효과"를 줄 수 있다. 일련의 효과는 비정상적 패턴의 재현으로 이어진다. 이러한 유형의 다중 이상 패턴을 **시퀀스(sequence)**라고 한다. 로빈 시퀀스(Robin sequence; Pierre Robin 시퀀스라고도 함)는 이러한 패턴의 예이다(그림 3-29). 종

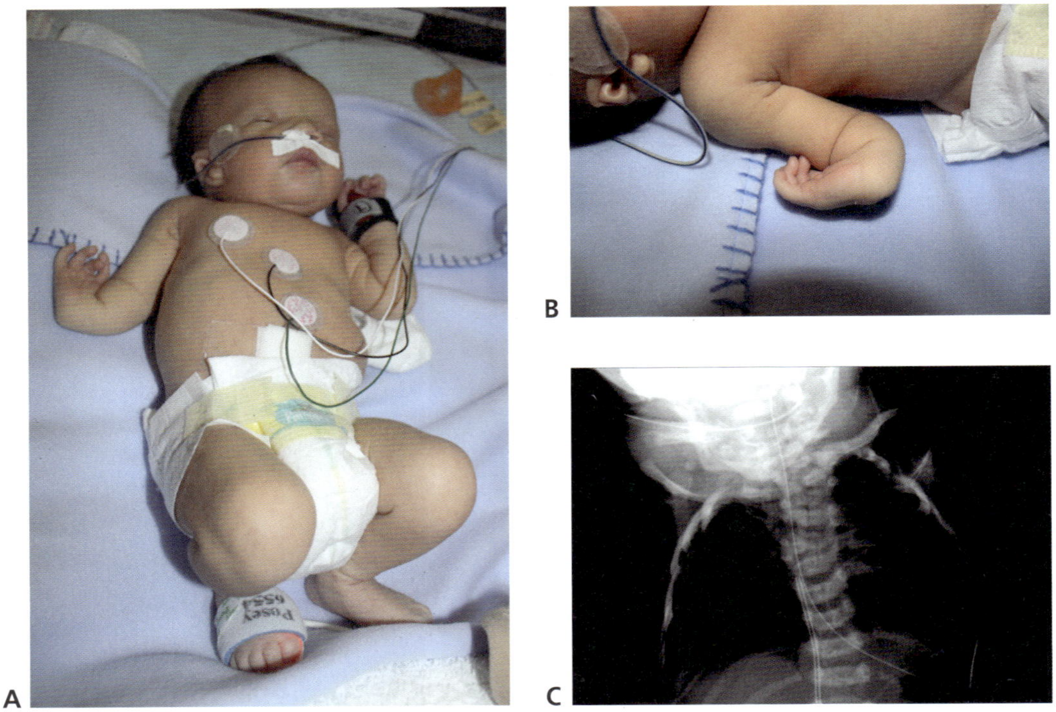

그림 3-28. VACTERL(VATER) 연관이 있는 유아

A. 유아의 전신. **B.** 노뼈(radia) 발육부전으로 인한 팔뚝 이상. **C.** 경추의 여러 변형

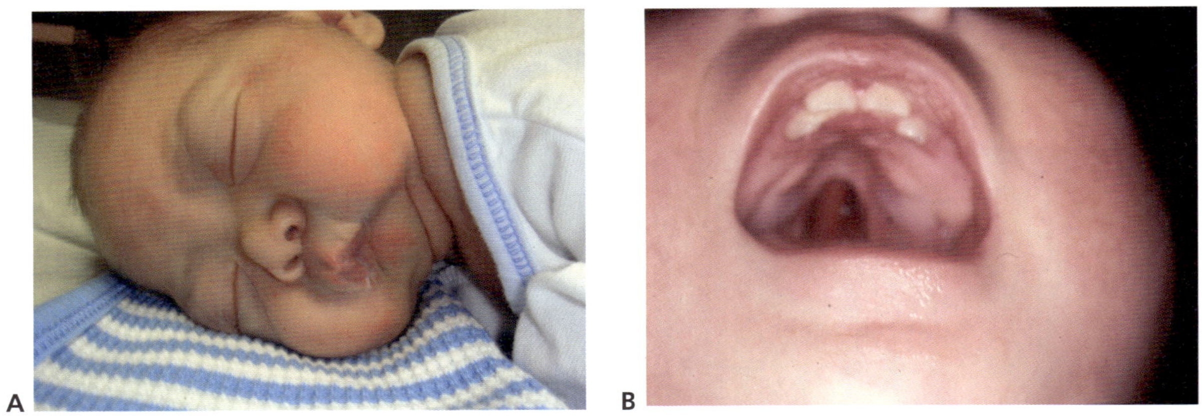

그림 3-29. 로빈 시퀀스가 있는 유아

A. 작은 오목한 턱(retromicrognathia). **B.** 'U자형' 입천장갈림증.

종 로빈증후군이라고 잘못 불린다. 엄격한 정의에 따르면 증후군이 아니라 시퀀스로 지정하는 것이 가장 좋다. 이 상태에서는 단 하나의 주요 기형인 소악증(작은 턱)이 있다. 작은 턱은 혀를 뒤쪽으로 이동시키는 경향이 있다. 이것이 임신 9주 이전(측구개 융기 폐쇄 전)에 발생하면 비정상적으로 변위된 혀가 입천장 폐쇄를 물리적으로 방해한다. 이로 인해 일반적인 경우와는 구성이 다소 다른 입천장갈림증이 생긴다. 전형적인 갈라진 틈은 선형 결함이지만, 로빈 시퀀스에서 보이는 입천장갈림증은 'U' 또는 쐐기 모양의 구성을 갖는다. 이차적 변화는 종종 영양실조, 갈라진 틈과 작은 턱의 조합으로 인해 수유를 매우 어렵게 만든다. 결과적으로, 증후군으로 보이는 어린이이지만 실제로는 하나의 초기 이상으로 인해 일련의 문제가 연속적으로 발생한다.

선천성 기형의 원인 Etiology of Congenital Anomalies

어떤 사람이 선천성 기형을 가진 것으로 확인되면 일반적으로 제기되는 첫 번째 질문은 "왜?"이다. 대부분의 사람들은 이상의 원인(병인)을 알고 싶어한다. 또한 그 답과 관련 의학적으로 중요한 정보가 종종 있다. 원인을 아는 것 외에도 병인을 식별하는 것은 재발 위험, 예후, 관련 동반 이환율 및 잠재적인 표적 치료를 정의하는 데 도움이 된다. 따라서 아이가 선천성 기형을 가지고 태어나면 일반적으로 임상유전학자와의 상담이 요구된다. 유전학자의 역할은 가능한 경우 기형의 패턴을 확인하고 원인을 찾는 것이다. 병인을 밝힐 수 있는 경우 명시된 순서에 따라 가족에게 상세한 상담을 제공할 수 있다. 이형학(dysmorphology)은 선천성 기형의 인식 가능한 패턴을 식별하는 기술과 과학이다. 일부는 이것을 별도의 학문으로 간주하고 자신을 기형학자라고 부를 것을 요청할 것이다. 우리는 그것을 임상유전학의 하위 분야로 분류하는 경향이 있다. 이 분야의 주요 저서는 기형학 분야의 아버지로 여겨지는 데이비드 스미스(David smith) 박사가 저술한 『Smith의 인식 가능한 인간 기형 패턴』이다. 이 책은 현재 6판까지 출간되었으며, 추가 증후군까지 확장하여 다루고 있다.

예상대로 선천성 기형의 원인은 무수히 많다. 알려진 모든 범주의 원인은 선천성 기형에서 확인되었다. 특정 기형에 따라 병인은 염색체, 단일 유전자, 기형발생 또는 다인성일 수 있다. 더 복잡한 유전적 변화도 관련될 수 있다. 전통적으로 모든 선천성 기형의 약 20%만이 원인을 확인할 수 있다는 사실이 알려졌다. 최근 유전자 검사의 발전으로 이 수율이 분명히 개선되고 있다. 우리는 이것을 정량화하고 입증하기 위해 발표된 최근 연구에 대해 모두 알지는 못하지만, 우리의 임상 경험은 현재의 진단율이 적어도 두 배가 되었고 약 40% 이상임을 시사한다. 분명히 추가 발전은 선천성 기형에 대한 진단율을 지속적으로 향상시킬 것이다.

일반적으로 여러 가지 이상이 있는 경우 원인을 식별하는 것이 더 쉽다. 단일 이상 징후의 원인을 확인하는 것은 역사적으로도 매우 어려웠다. 그러나 최근 진단 검사(11장 참조)의 발전은 단독(단일) 기형에 대해서도 원인을 식별할 수 있는 효과적인 도구를 제공했다. 이 중 일부는 특정 조건에서 표현되는 범위를 더 잘 인식하고 이해했기 때문일 수 있다. 예를 들어, "22q11.2 결손"으로 지정된 22번 염색체의 특정 영역에 대한 현미경적 결손(5장)은 얼굴/입천장, 심장, 부갑상선, 흉선 및 기타 기관을 포함하는 여러 가지 변칙 패턴과 관련이 있다. 이 결실과 관련하여 여러 가지 이상이 발견되면 디조지증후군(DiGeorge syndrome, 그림 3-30) 및 Shprintzen(구개심장안면)증후군을 비롯한 관련 인식 가능한 패턴(증후군)을 식별하는 것이 종종 가능하다. 이 결실과 관련하여 보이는 기형 스펙트럼은 엄청나다. 실제로 이 결손으로 인한 기형이 된 이상 항목의 총 수는 이제 180개가 넘는다. 이 결손으로 보이는 표현형 범위는 쉽게 인식할 수 있는 다중 기형 증후군에서 명백하게 영향을 받지 않는 개인에 이르기까지 다양하다. 이 범위 내에서 일부 개인은 한 개의 장기에 국한되어 있을 수도 있다. 단독 선천성 심장 기형을 가진 사람의 17%가 22q11.2 결실을 가질 것이고 심장 기형의 특정 하위 범주(뿔줄기 심장 기형)를 가진 사람의 30%가 이 결손을 가질 것으로 알려져 있다. 따라서 진단율이 100%에 가깝지는 않지만 이러한 종류의 발전은 단일 장기 수준에서도 선천성 기형의 일부

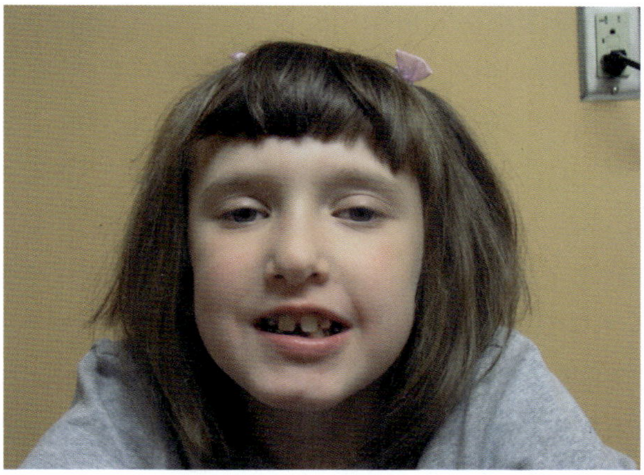

그림 3-30. 22q11.2 결손이 알려진 어린 소녀
그녀는 학습장애, 입천장갈림증, 선천심장병, 면역결핍 및 경미한 안면 변형이 있다. 그녀의 표현형은 디조지(DiGeorge)증후군으로 가장 잘 특성화된다.

원인을 식별하는 시대를 열었다.

이 책의 나머지 부분에서는 인간 질병의 두 가지 주요 매개 변수인 원인(원인)과 병인(기전)에 대해 논의할 것이다. 향후 장에서는 단일 유전자 질환, 염색체 이상, 유전자-환경 상호작용, 후성적 원인과 같은 더욱 복잡한 원인을 자세히 검토할 것이다. 이 장에서 선천성 기형에 대한 논의의 맥락에서, 특정 원인의 범주인 기형유발물질은 여기에서 더 자세한 논의가 필요하다.

기형유발물질(teratogen)은 산모가 임신 중에 노출되면 선천적 결손을 유발할 수 있는 환경 물질이다. 산모의 노출은 태아에게 전달되며 선천성 기형을 유발할 수 있다. 초기 의학적 사고는 "자궁"을 외부의 모든 영향으로부터 성장하는 아기를 보호하는 환경으로 생각했다. 현대에는 산모-태아 공유영역이 외부 요인에 전혀 영향을 받지 않다는 것으로 인식한다. 실제로 수천 개는 아니더라도 수백 개의 환경 요인이 태아 발달에 악영향을 미치는 것으로 알려져 있다. 알려진 기형유발물질의 주요 범주에는 합법 및 불법 약물, 처방 약물, 약초 및 기타 동종 요법 화합물, 산모의 건강상태 및 환경/직업 노출이 포함된다. 표 3-6에는 보다 일반적이고 중요한 인간 기형유발물질이 많이 나열되어 있다. 특정 약제의 기형발생 가능성(선천적 결손을 유발할 수 있는 가능성)은 약제의 복잡한 일련의 상호작용 특성과 특정 노출에 따라 달라진다. 표 3-7에는 이러한 요소가 나열되어 있다.

기형유발물질의 중요성을 더 잘 이해하면서 이러한 인자를 식별하고, 그 특성을 보고하고, 영향을 측정하고, 예방 조치를 수립하기 위한 몇 가지 주요 노력이 나타났다. TERIS 및 Reprotox와 같은 임상의와 연구원이 사용할 수 있는 대용량 데이터베이스가 구축되었으며 지속적으로 업데이트되고 있다. OTIS(Organization of Teratogen Information Specialists), CDC(Centers for Disease Control), NIH(National Institutes for Health) 및 MOD(March of Dimes)와 같은 기관은 모두 기형 발생을 이해하고 예방하기 위해 주요 프로그램을 운영하였다. 기형유발물질로 인한 선천적 결손의 가장 중요한 특징은 예방 가능하다는 것이다!(선천성 기형의 다른 많은 알려진 원인의 경우 현재로서는 예방이 불가능하다.) 기형유발물질에 의한 선천성 기형을 예방하는 방법은 간단하다. 그것은 노출을 피하는 것이다. 물론 이것은 말한 것보다 훨씬 어려울 수 있으며, 일부 노출은 피할 수 없다. 때때로 어머니는 건강상 특정 약을 복용해야 한다. 이 약물은 기형을 유발할 수 있지만, 어머니가 치료를 받지 않으면 어머니와 아이 모두에게 더 해로울 수 있다.

마찬가지로 과학은 간단할 수 있지만 구현은 매우 어렵다. 태아알코올증후군(fetal alcohol syndrome)은 태아가 자궁 안에서 알코올(에탄올)에 노출되는 경

표 3-6 중요한 인간 기형유발물질

- 남용 물질
  - 합법
    - 알코올(에탄올)
    - 담배
  - 불법
    - 코카인
    - 마리화나
    - 헤로인
    - LSD
    - 벤조디아제핀
    - 흡입제(톨루엔)
    - 암페타민
- 제약
  - 처방 약물
  - 처방외 약물
  - 비타민
  - 허브
  - 호르몬
- 산모의 건강상태
  - 당뇨병
  - 감염
  - 영양(엽산, 미량 금속)
  - 체중
  - 운동
  - 페닐케톤뇨증
  - 루푸스
  - 고열
- 직업적 노출
  - 화학 물질(농업, 잔디 관리, 미용)
  - 방사선(X선, 방사선 요법, 산업용)

표 3-7 잠재적인 기형형성에 영향을 미치는 물질 요인

노출 시기
- 임신 극초기—유산
- 임신 초기—기형(수태 후 18~60일에 높은 민감도)
- 임신 중기/말기—임신 생존력; 뇌 기형, 조직 및 성숙; 태아 성장
- 출산 전후—신생아 적응

태반통과능력
- 분자 크기/무게—작은 분자가 더 쉽게 통과
- 전하—고전하 분자가 잘 교차하지 않음
- 친유성/소수성—세포막에는 다량의 지질이 포함되어 있음 친유성 화합물이 태반을 더 잘 통과함

노출의 특성
- 복용량
- 기간
- 노출 패턴

산모 및/또는 태아 유전적 감수성

기전
- 혈관 수축제/혈관 확장제
- DNA 변형
- 세포 성장 속도 변화
- 세포자멸사 조절

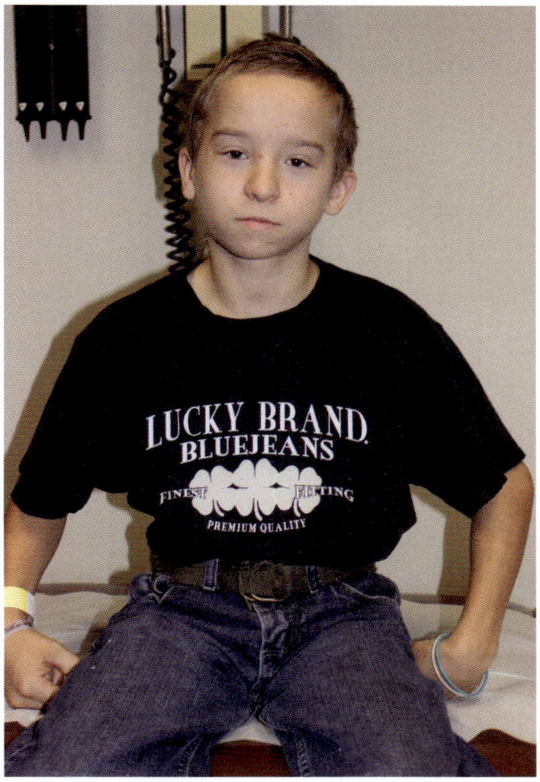

그림 3-31. 태아알코올증후군이 있는 남성 청소년
이 아이는 원인을 알 수 없이 키가 작았다.

우 생기는 기형 패턴이다. 태아알코올증후군은 특징적인 안면 기형, 성장 이상, 신경학적 결손이 보인다(그림 3-31). 자궁에서 알코올에 노출된 모든 어린이가 태아알코올증후군을 갖는 것은 아니다. 자궁에서 "상당한" 양의 알코올에 노출된 어린이 중 1/3은 태아알코올증후군이 완전히 나타났고 나머지 1/3은 신체적 특징없이 신경 발달 및 신경 행동 문제를 겪고 마지막 1/3은 뚜렷한 증상이 없었다. 이 광범위한 발현의 이유는 모체 및 태아 게놈의 유전적 차이와 환경적 변형에 기인할 수 있다. 종합적으로 보면 자궁내 알코올 노출에서 나타나는 모든 문제는 **태아알코올스펙트럼장애**(fetal alcohol spectrum disorder, FASD)라고 하는 것이 가장 좋다. 알코올 기형유발물질로 인해 발생하는 문제는 과소 평가될 수 없다. 태아알코올스펙트럼장애는 정신지체의 예방 가능한 가장 흔한 원인이다. 모든 신경발달장애의 최대 30%를 차지할 수 있다. 태아알코올증후군 환자의 총 재활 비용은 평생 동안 1백만 달러 이상으로 추정되었다. 따라서 모든 의료 제공자가 하나의 간단한 건강관리 권장 사항으로 인식하는 것이 필수적이다. 가장 적절한 조언은 임신 중에는 알코올을 절대로 사용하지 않아야 한다는 것이다! 이미 언급했듯이 이것은 말한 것보다 실천하기가 어렵다. 노출을 피하기 위해 여성은 임신 중 어느 시점에서도 술을 마시면 안 된다. 여성이 임신을 확인하는 평균 재태연령은 약 8~9주이므로 임신 사실을 인식하고 술을 끊는 것만으로는 충분하지 않다. 가장 중요한 것은 의료 제공자가 이러한 위험을 인식하고 환자에게 적절하게 상담해야 한다는 것이다. 믿을 수 없겠지만, 임신한 환자에게 "신경안정"을 위해 임신 중에 소량의 술을 마시라고 조언하는 의사들이 여전히 있다! 건강관리제공자들의 환자를 위한 현명한 처방이 필요하다. 임신 중에는 알코올을 한 모금도 섭취하면 안 된다.

선천성 기형 환자 평가

Evaluation of the Patient With Congenital Anomalies

선천성 기형이 있는 사람에 대한 접근 방식은 대부분의 다른 의학적 평가와 유사하다. 평가는 전형적인 "역사 및 물리적" 접근 방식을 중심으로 이루어진다. 선천성 장애가 있는 사람에 대한 평가의 차이는 검사 및 병력의 특정 구성요소에 더 중점을 둔다. 분명히 가족력과 출생 전 병력에 더 관심을 보여야 한다. 이 검사는 표준 신체검사를 넘어서 형태학적 변화를 정량화하는 것을 포함한다. 출생 전과 후의 성장 패턴이 강조된다. 수집된 모든 데이터는 알려진 발생 개념에 따라 해석된다. 마지막으로 필요한 경우 검사를 수행하고 병인, 재발 위험 및 예상 결과에 대한 상담을 제공한다(그림 3-32).

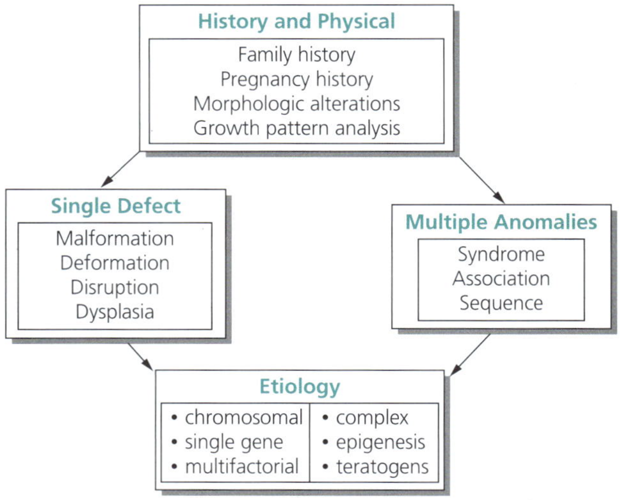

그림 3-32. 선천성 기형이 있는 아동에 대한 진단 접근 방식을 대략적으로 설명한다.

3. 임상 적용 Clinical Correlation

앞서 설명된 정의는 그 의미와 의도가 정확하다. 그것들은 주어진 선천성 기형의 성격과 특징에 대한 중요한 정보를 전달한다. 따라서 임상유전학자들은 이러한 용어를 세심하게 사용한다. 이러한 용어에 포함된 정보 유형을 강조하는 두 가지 임상 사례를 아래에 제시하였다.

1. 1946년에 처음 기술된 포터증후군은 신장 기형과 특징적인 얼굴(두눈먼거리증, 편평한 비강 구조, 하악후퇴증, 연골이 부족한 크고 낮은 귀)을 가진 신생아에서 볼 수 있는 일련의 특징이다(그림 3-33). 다른 일반적으로 관련된 변화로는 폐 형성부전 및 뼈 및 관절 기형이 있다.

그 후 다른 신생아들은 신체적 특징은 동일하지만 신장은 정상으로 보고되었다.

이 영아의 신체적 특징은 양수 수치가 낮기 때문일 수 있다(양수과소증). 이 상황의 연관성은 양수의 80%가 태아 소변에서 나온다는 것이다. 따라서 신장이 제대로 기능하지 않는 태아는 양수과소증을 갖게 된다. 포터와 같은 특징을 가진 신생아와 정상 신장을 가진 그룹 간에는 양수 누출과 같은 양수과소증의 다른 원인이 있었다. 따라서 위의 용어를 정확하게 적용하기 위해 다음과 같이 말할 수 있다.

- 신장 이상은 기형(malformation)이다.
- 얼굴의 변화와 뼈와 관절의 변화는 변형(deformation)이다.
- 얼굴의 변화와 뼈와 관절의 변형은 양수과소증에 이차적인 것으로 "양수과소 시퀀스"로 가장 잘 알려져 있다.
- 포터증후군이라는 명칭은 실제로 잘못된 이름이다. 그러나 포터 박사의 설명의 역사적 중요성을 감안할 때, 많은 사람들이 이 명칭을 유지하기로 선택하고 양수과소 시퀀스가 양쪽 신장무발생증에 의해 일어났을 때와 같은 특정 상황에 쓰기로 하였다.

2. CHARGE 연관은 원래 1979년에 눈의 결손(**C**oloboma), 심장(**H**eart) 이상, 후비공폐쇄증(**A**tresia), 성장 및 발달 지연(**R**etarded growth), 생식기(**G**enital) 이상, 귀 이상 + 청력(**E**ar) 손실의 주요

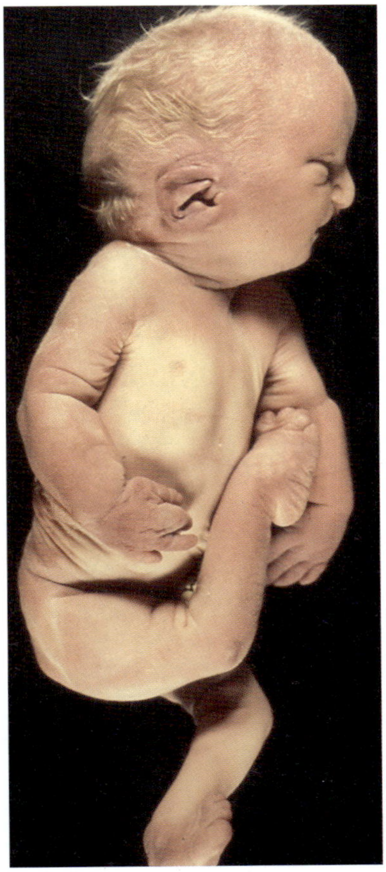

그림 3-33. 포터기형증후군이 있는 사산아
부검에서 신장이 완전히 사라진 것으로 나타났다. 이 사진에서 얼굴과 관절의 여러 변형 변화에 주목하시오.

특징을 나타내는 약어로 기술되었다(그림 3-34). 확인된 대부분의 사례는 산발적(가족력이 없는)이었다. 설명 당시 CHARGE는 알려진 원인이 없었다. CHARGE에 대한 많은 문헌은 특징이 다른 발생 영역의 결함, 특히 혈관장애로 인한 것으로 알려진 결함과 종종 겹친다고 지적했다. 따라서 CHARGE 연관이라 명명함이 적절하였다. 분자 진단 검사가 진행됨에 따라 소수의 CHARGE 환자가 22q11.2 결손을 갖는 것으로 밝혀졌다. 산재된 환자는 다양한 다른 염색체 불균형으로 확인되었다. 그 후 2006년에 CHD7이라는 유전자에 식별 가능한 돌연변이가 있는 CHARGE 연관 환자가 확인되었다. 추가 연구에 따르면 CHARGE 환자의 2/3 이상이 CHD7 돌연변이를 가지고 있다. CHARGE의 원인에 대한 이해를 함에 따라 (이질적임에도 불구하고) 명칭이 변경되었다. 공식적으로는 이제 CHARGE 증후군이다. 용어의 이러한 변화는 이러한 기초 지식의 변화를 정확하게 반영한다. 그럼에도 불구하고 문헌을 검토하는 사람들은 용어의 이러한 변화가 혼란스러울 수 있다.

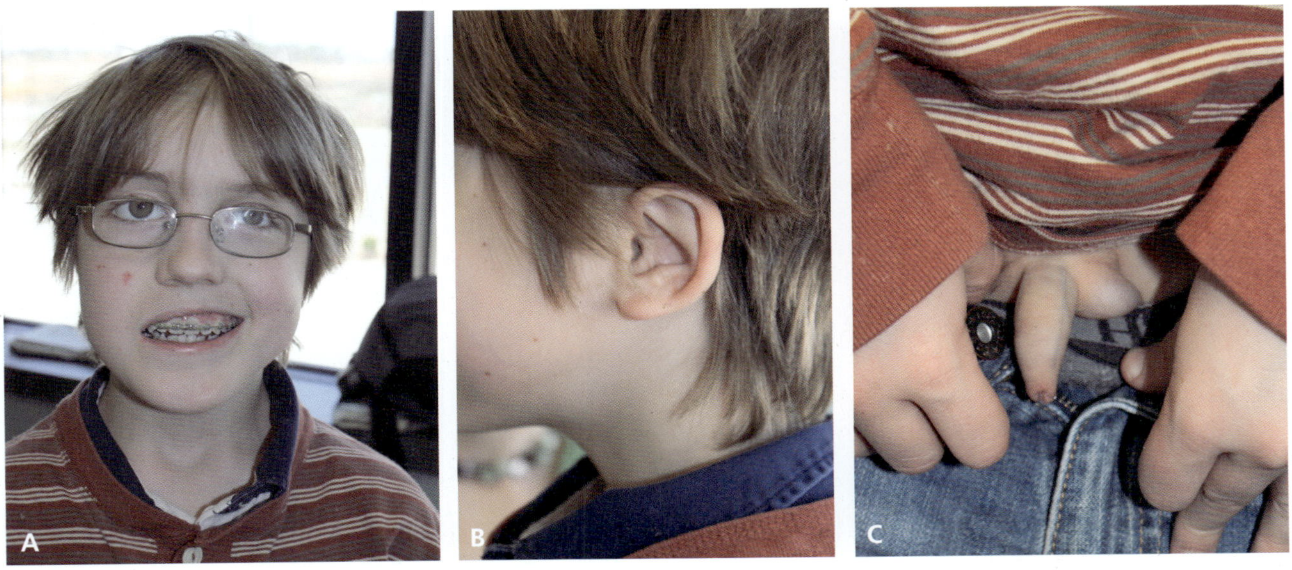

그림 3-34. (A, B, C) CHARGE 증후군이 있는 어린이
이 어린이에게서 CHD7 유전자 돌연변이가 확인되었다.

Chapter 4

유전자의 구조와 기능

The Structure and Function of Genes

1. 개요 Background and systems integration

서열 복잡성의 범주 Categories of Sequence Complexity

서열 복잡성은 게놈에서 특정 뉴클레오타이드 서열이 발견되는 횟수를 나타낸다. 일부는 홑배수체 게놈에서 고유한 것도 있고 반면에 어떤 경우는 짧은 또는 중간 길이의 서열은 수십, 수백 또는 수백만 번 반복되기도 한다. 게놈에서 서열의 복잡성이 차지하는 비율을 추정하는 한 가지 방법은 DNA 재결합 속도를 측정하는 것이다(그림 4-3). 게놈 DNA는 먼저 각각 수백 개의 염기쌍(bp)의 짧은 조각으로 분해된다. 그런 다음 반응 온도가 상승하여 DNA 가닥 사이의 수소결합이 끊어져 단일 가닥의 분자로 분리된다. 즉, DNA의 변성(denaturation)이 일어난다. 이것은 PCR 기술의 첫 번째 DNA의 융해(melting) 단계와 유사하다는 것을 알 수 있을 것이다. 온도가 다시 내려가면 상보적 DNA 가닥이 안정적인 이중 가닥으로 결합하기 시작한다. 즉, 복원 또는 **재결합**(reannealing)된다.

홑배수체의 게놈에서 두 개의 상보적 가닥이 서로 만나고 쌍을 이루는 데 걸리는 시간은 게놈에 특정 서열의 반복이 많이 있는 경우가 반복되는 수가 더 적거나 단일 사본으로 존재하는 부분보다 적다. C_0t 곡선은 DNA 농도(C_0)와 시간(t)을 곱한 것에 대해 재결합된 DNA의 백분율을 표시한다. 이러한 실험을 통해 인간 게놈은 천천히 재결합하는 DNA가 약 60%를 차지하고 이는 대체로 독특하거나 복제수가 적은 서열로 이루어져 있음을 확인할 수 있다. 중간 속도(중간 반복)로 재결합을 하는 것이 약 30%이고 빠른 재결합(매우 반복적인 경우)이 10% 정도이다. 중간 또는 빠르게 반복되는 DNA의 비율은 다른 유기체에서 훨씬 더 높을 수 있다.

대부분의 단백질로 코딩(암호화, coding)되는 유전자는 고유의 염기서열로 구성되어 있다. 그러나 모든 고유한 염기서열 DNA가 유용한 일을 하고 있다고 생각하는 것은 잘못된 것이다. 마찬가지로 다중 복제(multiple copy) DNA는 단순히 자리 채우기를 하는 것은 아니다. 그것은 각 염색체의 끝에서 텔로미어(telomere)를 구성하는 연속 반복과 같이 개인에게 중요한 기능을 가질 수 있다(그림 4-4). 표 4-1에서는 서열의 다양성이 기능적인 역할을 하는 것(또는 기능하지 못하는 것)을 요약하고 이후 본문에서 몇 가지 중요한 확장된 예를 보여줄 것이다. 혼동을 피하기 위해 이 목록은 홑배수체 게놈의 서열을 다룰 것이다. 예를 들어, 소위 "고유한" 또는 단일 복제 서열은 세포 구조와 기능을 제어하는 많은 주요 단백질을 코딩하기 때문에 매우 중요하다. 그러나 두배수체는 두 개의 사본을 가지고 있기 때문에, 그러한 고유한 서열 유전자를 "단일 사본"이라고 부르는 것은 혼란스러울 수 있다.

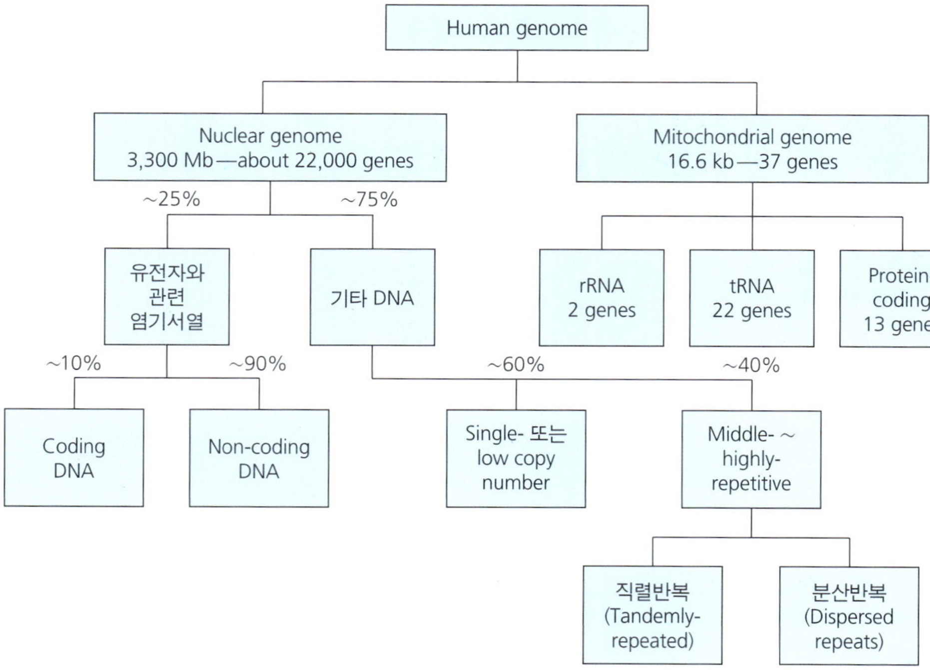

그림 4-1. **인간 게놈에서 발견되는 DNA 서열의 종류에 대한 개요**
(Stracham and Read, Garland Science, NCBI Bookshelf 이후). 자세한 내용은 표 4-1 및 4-2를 참조하시오. (Reprinted with permission from Brooker RJ: *Genetics: Analysis & Principles*, 3rd ed. New York: McGraw-Hill, 2008.)

단백질 코딩 유전자의 분석

Anatomy of a Protein-Coding Gene

우리는 단일 복사본의 유전자가 단백질을 코딩(암호화)한다고 당연하게 여긴다. 그러나 이 장에서는 DNA 구조적 요소에 초점을 맞추고 있으므로 전형적인 단백질 코딩 유전자에 대해 간략하게 검토하는 것이 도움이 될 수 있다. "**구조적 유전자**(structural gene)"라는 용어는 종종 단백질의 아미노산 조성을 뜻하는 뉴클레오타이드 서열을 설명하는 데 사용된다. 코딩되는 영역의 상위(upstream) 서열은 RNA 중합효소와 다양한 전사인자가 결합하는 프로모터와 같이 조절 기능을 포함하는 코딩되지 않는 DNA(non-coding DNA)가 이어져 있다(그림 4-5). 코딩되는 영역의 끝을 지나는 하위(downstream) 서열은 전사를 종료하는 종결(termination) 부위이다. 이러한 조절 부위의 서열은 그 자체로는 구조 유전자의 일부가 아니지만 기능적인 환경으로써 중요한 부위이다.

전사된 영역 내에서 코딩이 되는 뉴클레오타이드는 리보솜 결합 부위, 번역 시작 부위, 폴리펩타이드의 아미노산 사슬에 해당하는 코돈(codon)과 번역을 종료하는 종결코돈(stop codon)이 해당된다. 그러나 염색체에서 발견되는 유전자는 성숙한 메신저 RNA(mature mRNA)의 일부인 부분(엑손, exon) 외에도 번역되지 않은 영역(인트론, intron)을 가지고 있다. 예를 들어 뒤셴느근디스트로피와 관련된 디스트로핀 유전자에는 80개 이상의 엑손이 있다. 2,500킬로베이스(kb)의 초기 전사체에서 인트론을 절단하면 길이가 약 14kb에 불과한 성숙한 mRNA가 만들어진다.

인간 게놈과 다른 유기체들의 게놈을 해독하는 것은 우리가 DNA 가닥에서 "기능의 분자 지리학"이라고 부를 수 있는 특이한 패턴의 범위를 명확하게 보여준다. 첫째, mRNA는 항상 3′에서 5′ 방향으로 DNA 주형 가닥(template strand)을 읽어 합성이 된다(mRNA 가닥은 역방향으로 신장되어 3′의 끝에서 새로운 뉴클레오타이드를 추가한다). 그러나 주형 가닥의 방향은 유전자마다 다를 수 있다(그림 4-6). 일부 유전자는 DNA 가닥 중 하나를 읽고 다른 유전자는 다른 가닥을 읽어 반대 방향으로 전사가 일어난다. 전사의 방향은 어떤

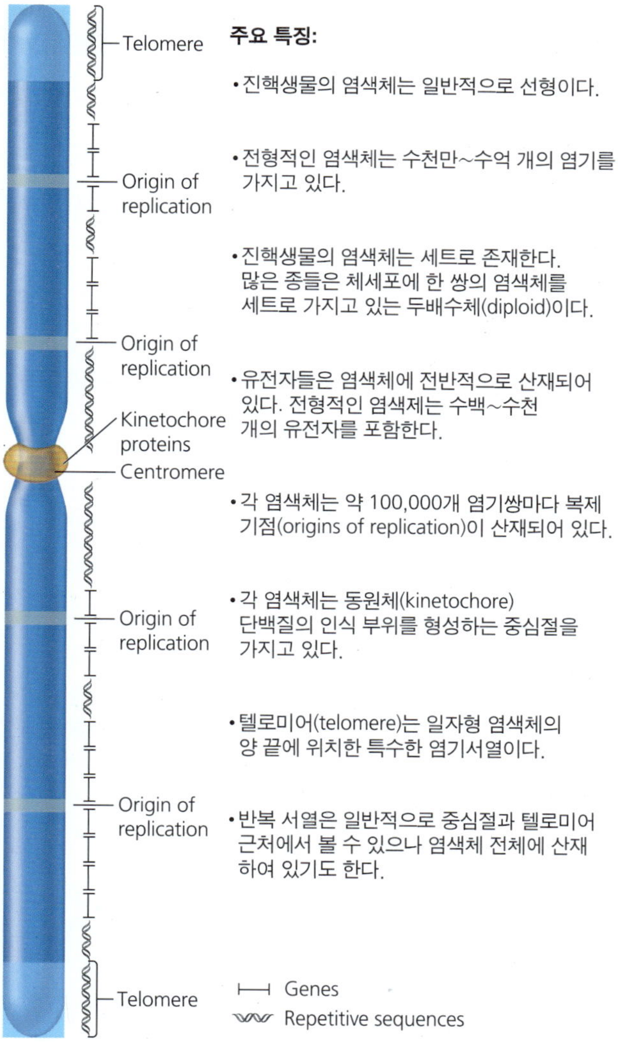

그림 4–2. **전형적인 진핵생물 염색체의 유전적 구조와 기능**
(Reprinted with permission from Brooker RJ: *Genetics: Analysis & Principles*, 3rd ed. New York: McGraw-Hill, 2008.)

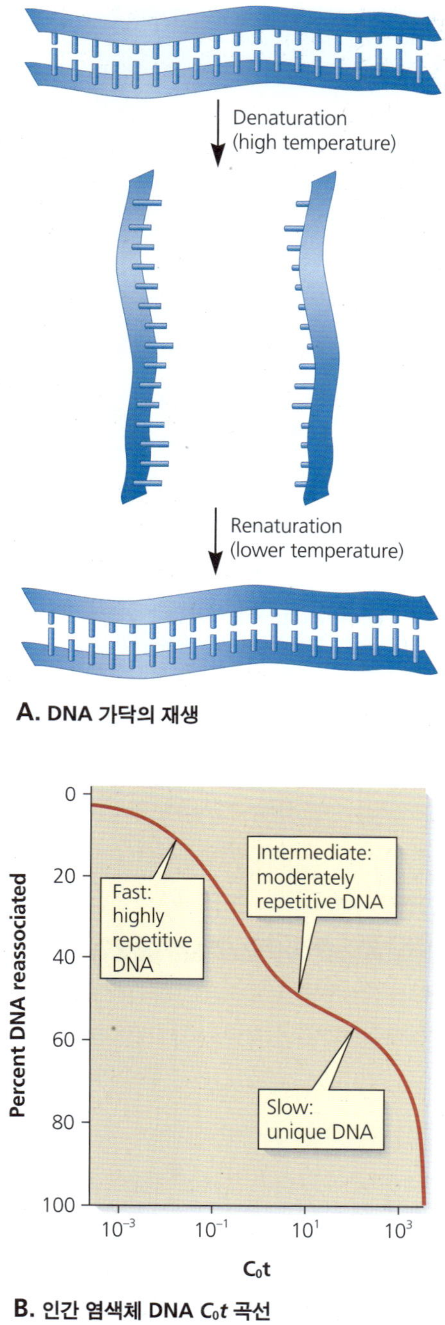

그림 4–3. 풀어진 DNA 단편의 재결합 속도를 측정하여 서열 복잡성 수준을 감지한다. **A.** 상보적인 DNA 가닥 사이의 수소결합은 고온에서 분리된다. 단편화된 DNA가 열에 의해 변성(denatured)되면 열이 식으면서 재결합(재생 또는 복원)되는 단일 가닥 DNA 단편이 생성된다. **B.** 재생 속도는 DNA 농도 C_0에 대해 배양 시간 t를 곱한 것에 대해 재결합된 DNA의 백분율을 나타내는 C_0t 곡선에서 측정된다. (Reprinted with permission from Brooker RJ: *Genetics: Analysis & Principles*, 3rd ed. New York: McGraw-Hill, 2008.)

가닥이 프로모터의 적절한 서열을 갖는가에 의해 결정된다.

더욱이, DNA 가닥이 항상 하나의 유전자에만 해당하지 않는다. 드물게 유전자가 겹치는 것이 알려져 있다. 이것은 종종 상보적 가닥을 반대 방향으로 전사하는 것을 포함하며, 전사된 mRNA 일부가 한쪽 끝에서 겹치기도 한다(DNA 분자의 동일한 부분 사용). 그러나 때때로 미토콘드리아 ATPase 유전자(그림 4–7)에서 볼 수 있듯이 하나의 가닥에서 다른 번역의 틀(reading frame)을 가지고 두 개의 유전자로 전사하기도 한다. 때로 유전자는 인트론 하나에 전사된 세 개의 작은 유전자(*OGMP*, *EVI2A*와 *EVI2B*)가 있는 제I형 신경섬유종증(*NF1*) 유전자로 중첩되기도 한다(그

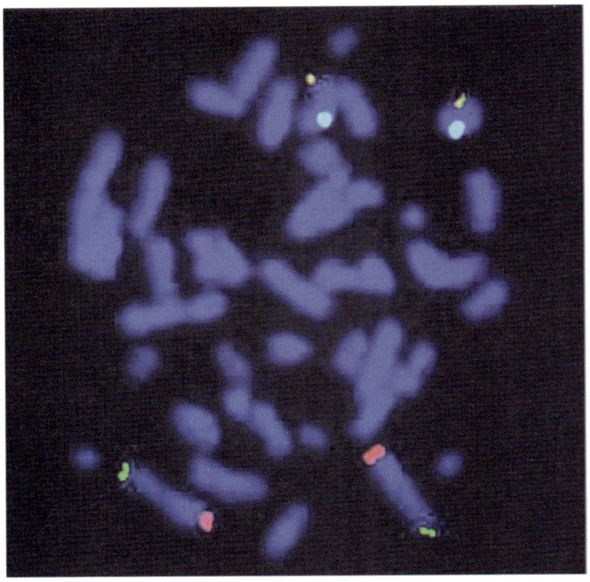

그림 4-4. 세포분열 중기의 FISH 혼성화의 예
4개의 서로 다른 탐침 표시가 보인다. 2p(녹색), 2q(빨간색)에 대한 아종말체 탐침(subtelomeric probe)이 표시된다. (Reprinted from Wise JL, Crout RJ, McNeil DW, et al: Cryptic subtelomeric rearrangements and X chromosome mosaicism: a study of 565 apparently normal individuals with fluorescent in situ hybridization. PLoS One. 2009 Jun 10;4(6):e5855. doi: 10.1371/journal.pone.0005855.)

표 4-1 게놈 서열 복잡성의 범주

범주	진핵생물 게놈의 예
알려진 기능	
단일 복사 시퀀스	
단백질 코딩	효소, 세포 신호막 수용체 및 유사한 구조 단백질
비단백질 코딩	microRNA, 일부 조절 서열
다중 복사 시퀀스	
단백질 코딩	액틴(5~30개 사본), 케라틴(20 + 사본) 및 히스톤(100~1,000개 사본)과 같은 분산된 유전자군
RNA 코딩	rRNA 유전자(핵소체형성부위)
	tRNA 유전자(부위당 약 10~1,000개 사본이 있는 약 50개 부위)
비코딩	텔로미어
알려지지 않은 기능	
단일 복사 시퀀스	유사 유전자
다중 복사 시퀀스	반복되는 중심 DNA 서열
	LINE 및 SINE과 같은 전치 가능한 요소
	가변연쇄반복(VNTR): 미니위성(약 15~50 + bp 반복), 미세위성(2~6 bp 반복)

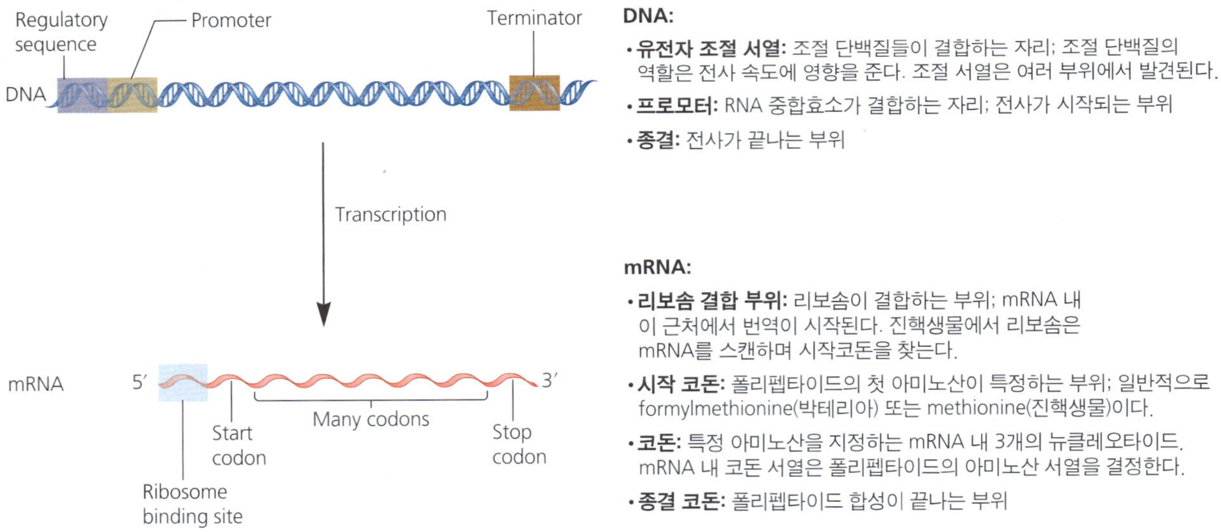

그림 4-5. 게놈의 기능적 영역과 전사 및 RNA 처리 후 최종 mRNA 산물 간의 관련성
(Reprinted with permission from Brooker RJ: *Genetics: Analysis & Principles*, 3rd ed. New York: McGraw-Hill, 2008.)

림 4-8).

따라서 분자생물학의 중심 원리(central dogma)에 의해 요약된 정보의 흐름은 기능적 지리의 관점에서 DNA를 볼 때 믿을 수 없을 정도로 간단하다. 의심할 여지없이 그림이 더 복잡해질 것이다. 그러나 같은 이유로 DNA 코딩에서 생기는 문제를 보는 것은 의학적 상태에 대한 중요한 기전을 설명할 수 있는 토대를 제공한다.

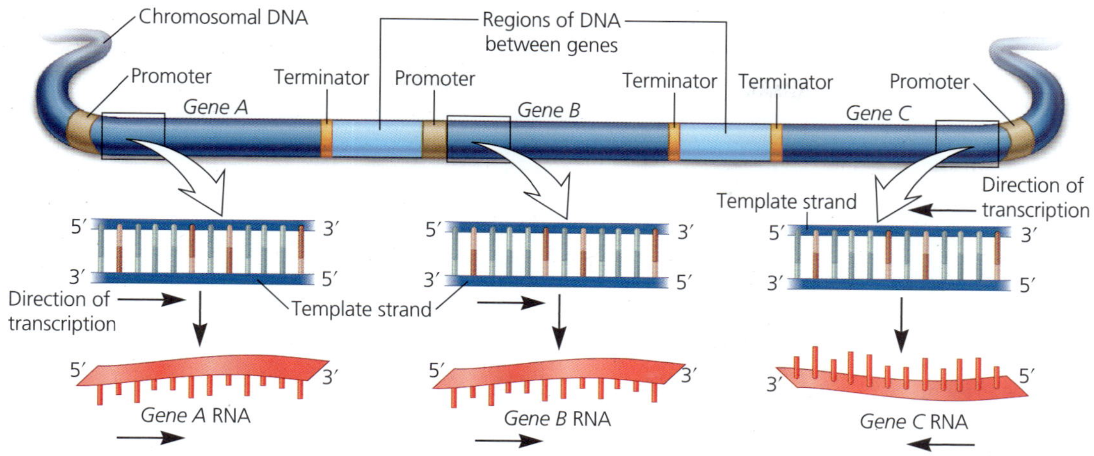

그림 4–6. 세 가지 다른 유전자의 전사

전사의 방향이 프로모터 영역의 배치와 방향에 달려 있음을 보여준다. 전사는 주형 가닥을 3′에서 5′ 방향으로 읽어 5′에서 3′ 방향으로 합성된다.
(Reprinted with permission from Brooker RJ: *Genetics: Analysis & Principles*, 3rd ed. New York: McGraw-Hill, 2008.)

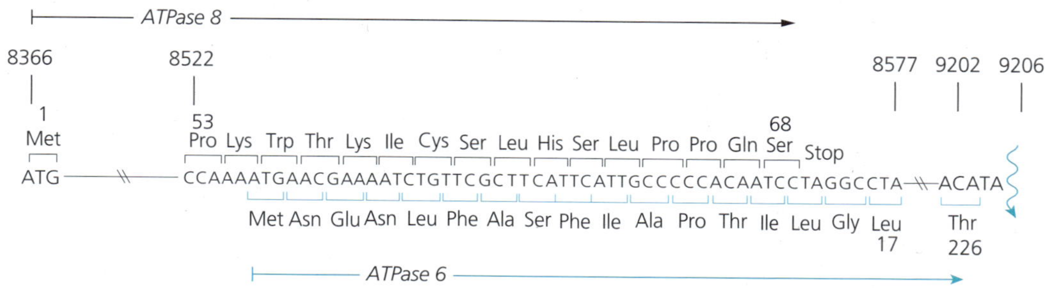

그림 4–7. 중복 유전자의 예

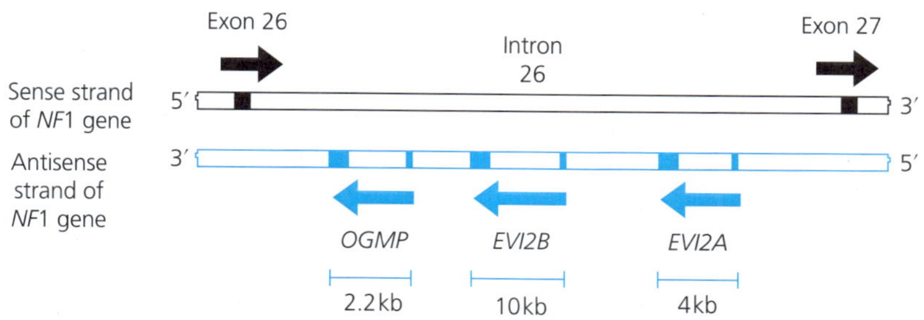

그림 4–8. 인트론 하나에서 세 개의 작은 유전자가 전사된 제I형 신경섬유종증(*NF1*)

다양한 RNA Varieties of RNA

초기의 RNA와 그 기능에 대한 이해는 주로 DNA의 전사와 단백질 산물로의 번역에 초점을 맞추었다. 메신저 RNA(mRNA)는 전사의 결과로 사본으로 인식되어 번역의 주형으로서 기능했다. 리보솜 RNA(ribosomal RNA, rRNA)는 번역 기구(translational machinery)의 주요 구성요소로 인식되었으며, 전달 RNA(transfer RNA, tRNA)는 아미노산을 번역 복합체로 전달하는 운반 수단으로 알려져 있다. RNA와 그 다양한 기능의 이해에 대한 발전은 특정 결과물을 코딩하지 않지만 유전자 발현 및 조절 과정에서 많은 중요한 역할을 하는 다른 많은 RNA "유형들"을 밝혀냈다. tRNA와 rRNA 외에도 여러 유형의 **비번역 RNA(noncoding RNA)**가 발견되었다. 비단백질–코

표 4-2 비번역 RNA의 유형

유형	특정 프로세스
리보솜 RNA(rRNA)	리보솜 구성
전달 RNA(tRNA)	코돈에 맞는 아미노산을 리보솜으로 운반
마이크로 RNA(miRNA)	유전자 발현의 미세 조정
작은 간섭 RNA(siRNA)	RNA 간섭(유전자 발현 하향 조절)
7SL RNA(srpRNA)	신호 인식 입자의 일부(단백질을 인식하여 소포체로 전달)
작은 핵 RNA(snRNA)	RNA 스플라이싱, 전사인자 조절, 텔로미어 유지
작은 핵형 RNA(sno RNA)	rRNA의 성숙과정 안내
리보뉴클레아제 P(RNaseP)	tRNA에 대한 촉매 기능을 가진 RNA 분자
Y RNA	DNA 복제에 필요한 Ro ribonucleoprotein 입자의 억제인자
텔로머라제 RNA(TERC)	텔로미어 분해효소의 RNA 성분; 텔로미어 연장에 관여
안티센스 RNA(aRNA)	메신저 RNA의 센스 가닥의 보체. 자연 기능 불분명, 감염원으로부터 DNA 보호
시스 천연 안티센스 전사체(NAT)	각인, 선택적 스플라이싱, X 염색체 불활성화에서 역할을 할 것으로 추측
Piwi 상호작용 RNA(piRNA)	레트로트랜스포존 억제
Long-noncoding RNA(>200개 뉴클레오타이드)	전사, 번역, 스플라이싱 및 후성 유전과정의 많은 측면

딩 RNA(npcRNA), 비메신저 RNA(nmRNA), 소형 비메신저 RNA(snmRNA) 및 기능성 RNA(fRNA)가 이 그룹의 분자들에 해당한다. 지금까지 설명된 인간의 비번역 RNA 목록은 총 15개 유형이 넘는데, 각각 번역, 전사, 전사 후 변형, DNA 복제, 후생(epigenesist) 및 유전자 조절/발현과 같이 특정 조절 기능을 가진 수많은 하위 유형이 있다(표 4-2). 이러한 RNA의 중요성은 아무리 강조해도 지나치지 않다. 당연히 이러한 RNA의 돌연변이는 임상 문제를 일으킨다. 훨씬 더 중요한 것은 이러한 분자가 배아 발생을 넘어서 실제로 개인의 생명을 위해 유전자 조절 및 발현에 지속적인 역할을 한다는 사실이다. 따라서 이 사실은 실제 DNA 암호를 변경할 필요가 없는 유전적 치료법 개발에 비번역 RNA가 엄청난 잠재력을 가지고 있음을 보여준다.

마이크로 RNA: 단백질로 코딩되지 않는 단일 사본 서열 MicroRNAs: Single-Copy Sequences That Are Not Protein Coding

마이크로 RNA(microRNA, miRNA)는 번역되지는 않지만, 유전자 조절 기능이 있음이 최근에 밝혀졌다. miRNA는 **RNA 간섭**(RNA interference)에 의한 유전자 조절에 참여하는 작은 RNA 분자이다. 각각은 약 21~23개의 뉴클레오타이드이고 적어도 하나 이상의 mRNA 분자에 부분적으로 상보적이다. mRNA 분자에 결합함으로써 miRNA는 번역을 억제하거나 mRNA를 분해하여 해당 유전자의 발현을 억제한다. miRNA는 다양한 출처에서 만들어질 수 있다. 일부는 유전자에서 생성되는 반면 다른 일부는 인트론, 비번역 RNA, **트랜스포존**(transposon: 한 장소에서 다른 장소로 이동하는 DNA) 또는 기타 출처로부터 만들어진다. miRNA의 초기 또는 1차 전사체는 5′-cap과 poly-A 꼬리가 있는 **pri-miRNA**인데, 핵으로부터 만들어진 줄기-고리(stem-loop) 구조를 가진 70개 뉴클레오타이드 **pre-miRNA**로 가공된다(그림 4-9). pre-miRNA는 Dicer라는 핵산내부 가수분해효소, 엔도뉴클리에이즈(endonuclease)에 의해 세포질에서 성숙한 이중 가닥 miRNA로 가공된다. 이 RNA는 단백질과 결합하여 RNA 유도 침묵 복합체(RNA-induced silencing complex, RISC)를 형성하고 RNA 가닥 중 하나가 분해된다. RISC의 나머지 RNA 가닥이 mRNA에 결합하면 mRNA가 분해되거나 번역을 차단할 수 있다.

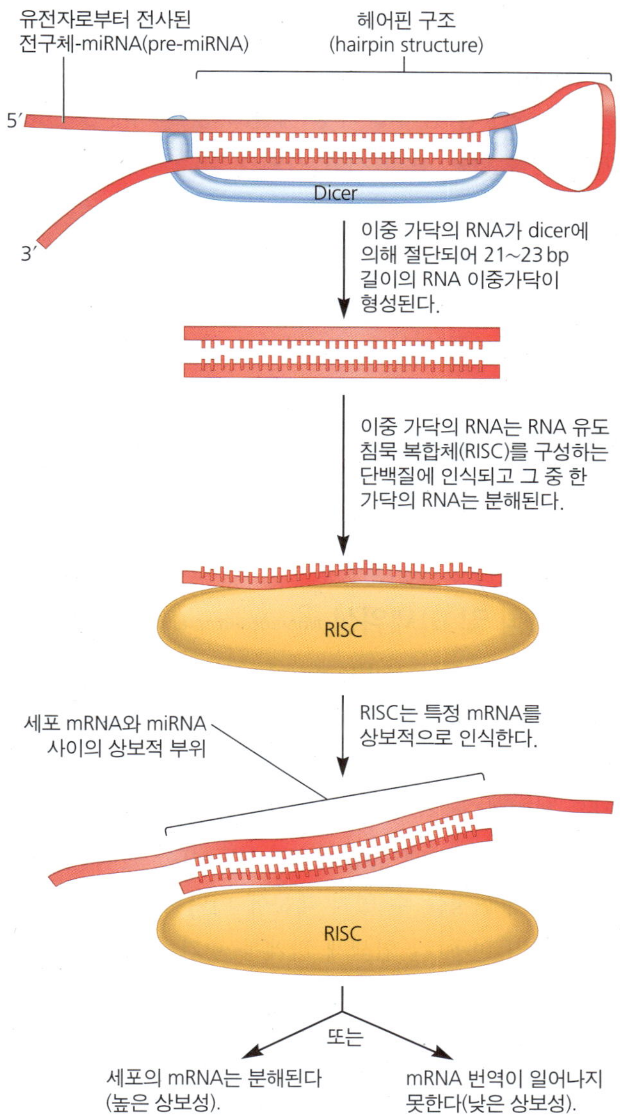

그림 4-9. RNA 간섭에 의한 유전자 조절에 관여하는 miRNA의 처리과정

(Reprinted with permission from Brooker RJ: *Genetics: Analysis & Principles*, 3rd ed. New York: McGraw-Hill, 2008.)

기능성 다수-사본 유전자 Functional Multi-Copy Genes

진핵세포의 여러 단백질은 여러 염색체에 분산되어 있는 유전자군에 의해 코딩된다. 분산된 유전자군의 예로는 진핵생물에서 5~30개의 사본을 가진 액틴(actin)과 3~15개의 사본을 가진 튜불린(tubulin) 단백질이 있다. 어떤 경우에는 유전자군에서 나뉘어서 약간 다른 기능이 발생할 수 있다.

일부 유전자 산물은 많은 양이 필요하며 여러 개의 사본을 갖는 것이 이를 달성하는 한 가지 방법이다. 이러한 유전자는 때때로 연쇄 반복 서열에서 발견될 수 있다. 예를 들어, 히스톤 단백질은 100~1,000번 반복 배열하여 존재한다. 최종 유전자 산물이 RNA 자체인 tRNA와 rRNA도 나란히 복제된다. 인간의 경우 서로 다른 tRNA 유전자가 염색체의 50여 군데에 위치하고 각각 10개에서 100개까지 복제된다. 또 다른 예는 핵에서 세포학적으로 구별되는 영역인 **핵소체(nucleolus)**를 형성하는 핵 조직자(nucleolar organizer, NO)와 관련된 rRNA 코딩 구조이다. 인간 NO 영역은 리보솜을 합성하는 데 필요한 이러한 RNA를 다량으로 생성하기 위해 약 250개의 사본이 연속적으로 배열된 rRNA 유전자(첨부동원체성 염색체의 "p" 완과 상동)를 포함할 수 있다. 반복되는 단위 중 하나의 처리과정은 그림 4-10에 제시되어 있다.

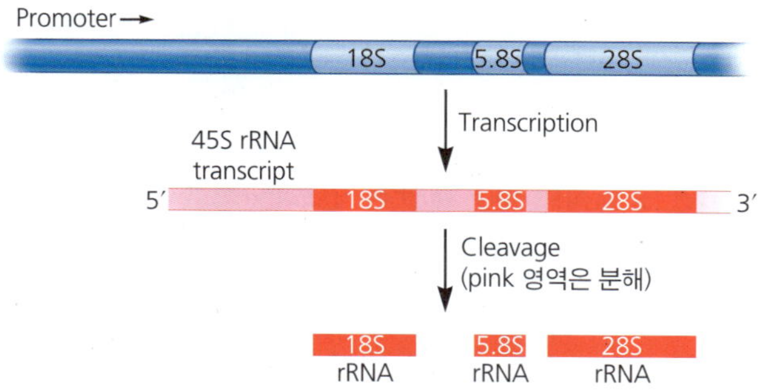

그림 4-10. 리보솜 합성에 필요한 3개의 rRNA에 대한 핵 조직자(NO) 영역에 표시된 연쇄반복 서열

이 서열은 사람의 NO 부위에서 약 250개의 반복이 있다. (Reprinted with permission from Brooker RJ: *Genetics: Analysis & Principles*, 3rd ed. New York: McGraw-Hill, 2008.)

유사 유전자 Pseudogenes

유사 유전자는 때때로 "유전자 유령"으로 묘사되기도 한다. 일부는 다른 사본의 돌연변이에 대해 효과적으로 작용하지 않기 때문에 선택되지 않아 기능하지 않게 된 돌연변이가 축적이 된 복제 유전자이다. 나중에 설명이 될 SINE 및 LINE과 같은 **레트로트랜스포존(retrotransposons)**의 활동에서 발생했을 수 있다. 이러한 전이인자는 RNA에서 DNA로 역전사한 다음 염색체에 삽입된다. 이 과정에서 일부 임의의 mRNA가 관여하거나 이미 RNA가 만들어질 때 처리된 프로모터 또는 인트론과 같은 일반적인 특징이 없는 부분이 유사 유전자를 생성할 수 있다. 이러한 서열이 인트론에 삽입되면 중립적이거나 대안적 인트론 스플라이싱(splicing)을 일으켜 영향을 미칠 수 있다. 다른 드문 메커니즘도 알려져 있다. 그러나 추정된 유사 유전자가 새로운 기능을 얻거나 기능에 대한 불완전한 정보로 인해 실수로 분류될 수도 있다. 프로모터가 손상되지 않은 경우 일부 추정된 유사 유전자가 전사될 수 있으며 잠재적으로 유전자 조절 및 유전자 발현에 어떤 역할을 할 수 있다.

불확실한 기능을 가진 반복적 서열

Repetitive Sequences Having an Uncertain Function

일부 반복적인 서열은 세포의 생물학에 영향을 미칠 가능성이 있지만 이들이 작용하는 기전은 여전히 불확실하다. 좋은 예는 게놈의 약 3~4%를 구성하는 인간 염색체 중심절 주변의 이질염색질 영역(heterochromatic region)에 있는 반복적인 알파 위성 DNA(alphasatelite DNA)이다. 그것의 반복적인 특성은 비교 유전체 연구를 위해 중심절 DNA의 염기서열을 읽어내기 무척 어렵게 만든다. 다른 유기체에서 중요한 기능을 공유하는 유전자에서 발견되는 보존된 서열 유사성과 대조적으로, 중심절 반복의 서열은 종마다 광범위하게 다른 것으로 보인다.

인간 알파 위성 DNA는 약 171bp의 연속적인 반복 단위(단량체)로 구성된다. 알파 위성에는 두 가지 형태가 있다(그림 4-11). 고차 반복 배열(higher order repeat arrays, HOR)은 염색체당 수백 또는 수천 개의 사본으로 구성된 염색체 특정 배열로 총 크기가 3~5Mb이고 반복 단위 간의 서열 차이가 약 2%에 불과하다. 배열 크기는 감수분열 동안 불균등한 교차로 인해 개인마다 다르다. 이것은 미세한 염색체 길이의 다형성을 생성할 수 있다. 또한, 두 번째 유형의 알파 위성 DNA는 동원체 옆에 있는 HOR 영역과 염색체의 코딩이 되는 진성염색질 영역(euchromatic region) 사이의 전이 영역에서 발견되었다. 고차 구조와는 달리, 이 소위 "단량체" 알파 위성 DNA 내의 반복은 개인 간에 많은 서열 차이가 있다.

미니위성 및 미세위성 Minisatellites and Microsatellites

가변연쇄반복(variable number of tandem repeats, VNTR) 또는 **미니위성**(minisatellites)은 한 위치 또는 개인마다 다를 수 있는 연속적으로 반복되는 서열 군집을 형성한다. 각각의 길이는 약 1~5kb이며, 반복 단위는 약 12~100개 뉴클레오타이드이다. 반복 단위의 수를 쉽게 변경할 수 있기 때문에 미니위성은 지리적으로 분리된 인종 간 염색체 관계를 평가하는 데 유용한 표지자가 될 수 있다.

따라서 게놈 내용에 관한 한 생물학적인 기능이 부족하다고 해서, 우리가 이용할 수 없다는 것은 아니다. VNTR은 세포 과정에 생화학적으로 특별한 영향을 미치지 않더라도 법의학 DNA 지문과 같은 응용 분야에 사용된다. 예를 들어 조셉 웜보(Joseph Wambaugh)의

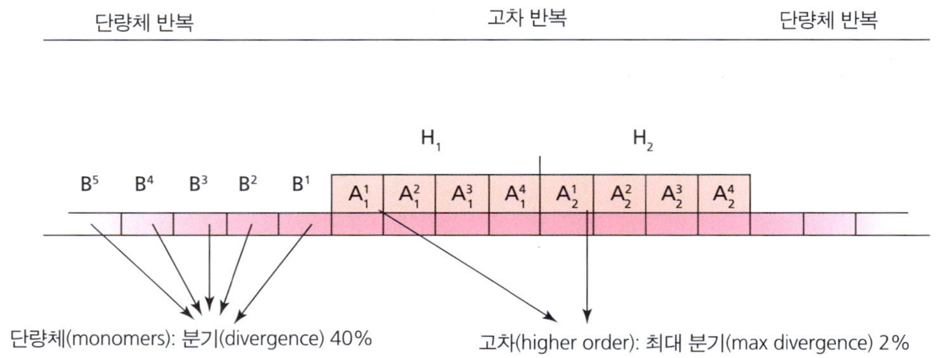

그림 4-11. 염색체의 중심절 영역에서 연속으로 반복되는 단위를 보여주는 인간 알파 위성 DNA

(Reprinted with permission from Alkan et al: 2007. PLoS *Computational Biology* 3(9): e181. Doi: 10.1371/journal.pcbi.0030181.)

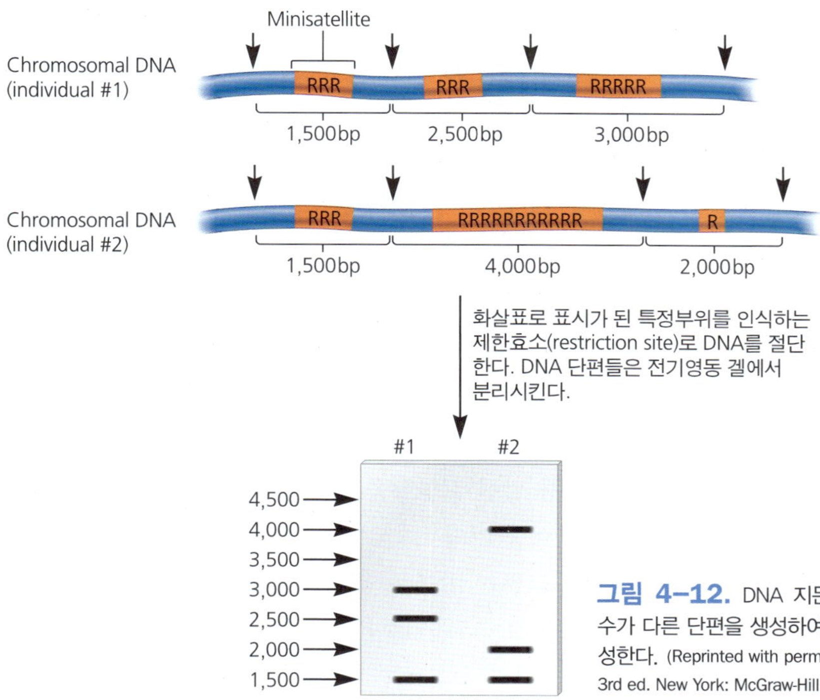

그림 4-12. DNA 지문은 제한효소로 염색체를 절단하여 연쇄반복의 수가 다른 단편을 생성하여 전기영동 겔에서 단편의 상대적 이동 속도를 생성한다. (Reprinted with permission from Brooker RJ: *Genetics: Analysis & Principles*, 3rd ed. New York: McGraw-Hill, 2008.)

『The Blooding』은 유전 지문을 통해 해결된 첫 살인사건의 실화를 다룬 역사 소설이다. 이제는 익숙한 과정이 점점 더 많은 수의 법적 소송에서 역할을 하였다. 인구의 유전적 다양성 측면에 대한 법률 전문가의 인식을 감안할 때 의학유전학에 대한 지식이 있는 의사는 이 분야에 대한 문의를 받을 수 있다.

DNA 지문을 얻기 위해 전체 게놈 DNA는 특정 뉴클레오타이드 표적 서열에서 DNA를 절단하는 **제한효소**(restriction enzyme)로 분해된다(그림 4-12). 분해된 조각들은 전기영동으로 크기별로 분리된다. DNA 단편이 **서던 블롯**(Southern blotting)이라는 과정에 의해 전기영동 겔에서 나일론 막으로 옮겨지면, 미니위성 내 영역과 상보적인 방사성 동위원소로 표지된 **뉴클레오타이드 조각**(oligonucleotide) 탐침과 혼성화(hybridization)하여 시각화할 수 있다. 생성된 방사선 사진(autoradiograph)(그림 4-13)은 개인마다 다른 제한효소 표적 부위의 배치가 각각 다른 단편 길이의 변화를 보여준다. 유사하게 형광 태그를 사용하는 접근법도 사용된다.

미세위성(microsatellites)은 연속으로 반복되는 서열을 훨씬 더 널리 사용하는 방법이 되었다. 이것은 반복되는 단위의 길이가 미니 위성과는 다르다. 미세위성은 2~6개의 뉴클레오타이드가 계속적으로 길게 반복된다(종종 di-, tri- 및 tetranucleotide 반복). 미세위성 사번 수의 변경은 심각한 의학적 결과를 초래할 수 있다. 다른 경우에, 미세위성은 관심이 되는 조건과 같이 분리(공동 분리)가 되는 유전적 마커 역할을 하며 분자

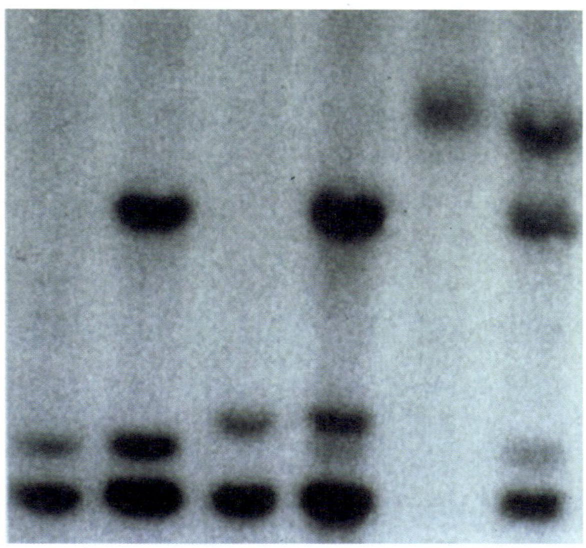

그림 4-13. 다양한 이동 속도를 보여주는 DNA 단편을 보여주는 방사선 사진(그림 4-29 참조)

위치를 결정한다.

전이인자 Transposable Elements

"점핑 유전자"라고도 하는 전이인자(transposable element, TE)에 대한 연구는 1983년 노벨상을 수상한 바버라 매클린톡(Barbara McClintock)에 의해 개척되었다. 이들은 대부분의 유기체에서 일반적이며 다양한 기전에 의해 움직인다. 한 염색체 위치에서 다른 위치로 이동함으로써 그들은 암을 포함한 돌연변이 또는 질병을 일으키는 유전자에 직접 삽입될 수 있다. 그러나 대부분의 삽입은 비-코딩 영역에 있으며 발생에 영향을 미치지 않는다. 인간 게놈에는 전체 게놈의 약 44%를 차지하는 수백 개의 서로 다른 전이인자군과 하위군이 있다. 그러나 이러한 사본의 대부분은 비활성 상태이다. 인간 게놈에서 주석이 달린 4백만 개 이상의 전이인자 중 약 0.05%만이 여전히 이동이 가능하다.

트랜스포존(transposon)은 DNA 복제물로 전이를 수행하는 반면, **레트로트랜스포존**(retrotransposon)은 RNA 분자를 DNA로 역전사한 후 확산된다. 여기에는 길이가 약 500개 뉴클레오타이드 미만인 **SINE**이라고 하는 **짧은 산재 핵 요소**(short interspersed nuclear elements)가 포함된다. 인간을 포함한 포유류의 또 다른 유형의 전이가 가능한 요소는 **긴 산재 핵 요소**(long interspersed nuclear elements, LINE)로, 이는 레트로바이러스에 대한 일부 DNA 서열의 상동성(homology)을 갖고 전이에 사용되는 효소를 코딩한다.

사람의 가장 일반적인 전이인자는 retrotransposon *Alu*와 LINE-1(L1) 분산 반복 서열이다. 완전한 *Alu* 서열은 약 200개 뉴클레오타이드 길이이고 L1은 1~5 kb 길이이다. Alu는 인간 게놈에서 수십만 개의 전체 및 부분 사본에 존재하며 L1은 20,000~40,000개의 사본에서 발견된다. 그러나 대부분의 *Alu* 및 L1 요소는 잘려서 비활성화된다. L1 사본에는 기능적으로 중요한 유전적 변이가 있지만, 활성 L1 사본이 전이되어 질병을 유발하는 것으로 기록된 경우는 거의 없다. *Alu*에 의한 전이는 L1 전이 기전에 따라 다르다. 전이인자에 의해 생기는 질병의 예로는 혈우병 A(L1 삽입) 및 제I형 신경섬유종증(*Alu* 삽입)이 있다. 전이인자의 유전학과 의생명과학적 중요성은 12장에서 더 자세히 살펴볼 것이다.

핵의 진핵 염색체 포장

Eukaryotic Chromosome Packing in the Nucleus

이 부분의 유전적 기능에 대해 중요한 점은 각 세포 안에 매우 많은 양의 DNA가 있다는 점이다. DNA를 핵 안에 포장(packing)하는 기전은 빈틈없이 구성을 유지하는 것이 중요하다(그림 4-14). 또한 포장은 유전자 발현에 영향을 미친다. 염색체 구조의 기본 요소는 이중 가닥 DNA가 히스톤 단백질 복합체를 거의 두 번 감싸는 반복 단위인 **뉴클레오솜**(nucleosome)이다(그림 4-15). 이것은 길이를 약 7배 줄여서 DNA를 압축한다.

뉴클레오솜의 단백질 중심부는 4개의 서로 다른 히스톤 단백질인 H2A, H2B, H3 및 H4의 두 분자로 구성된다. 이들은 많은 수의 라이신 및 아르기닌 아미노산을 포함하여 단백질 중심부를 염기성으로 만든다. 이것은 DNA에서 음전하의 인산염 그룹에 결합하는 데 도움이 된다. 연결된 각 뉴클레오솜 사이에는 짧게 늘어진 링커(linker) DNA가 발견된다. 다섯 번째 히스톤인 H1은 링커 DNA에 결합하여(모델로 제안된 것이긴 하나) 30 nm 섬유가 초기 염색체 압축(그림 4-16)이 일어날 때 인접한 뉴클레오솜을 연결하는 데 도움이 될 수 있다. 이것은 DNA 길이를 7배 더 짧게 하여 초기 DNA 분자 길이에 비해 총 50배 가까이 단축시킨다.

이러한 히스톤 단백질 외에도 염색체에 큰 비히스톤 단백질 요소가 있다. 비히스톤 단백질은 매우 다양하다. 가장 큰 부류는 유전자 발현을 조절하는 전사인자이다. 다른 예는 중심절 **키네토코어**(kinetochore)의 비히스톤 단백질로 세포가 분열하는 동안 염색체 이동을 추진하고 핵기질(nuclear matrix)의 구조 단백질 기능을 하며 염색체의 응축을 지지한다.

다음의 압축 단계에서 30 nm 섬유는 **핵기질**(nuclear matrix)을 구성하는 단백질의 동적 네트워크의 필라멘트에 방사형 루프를 부착하는 것으로 여겨진다(그림

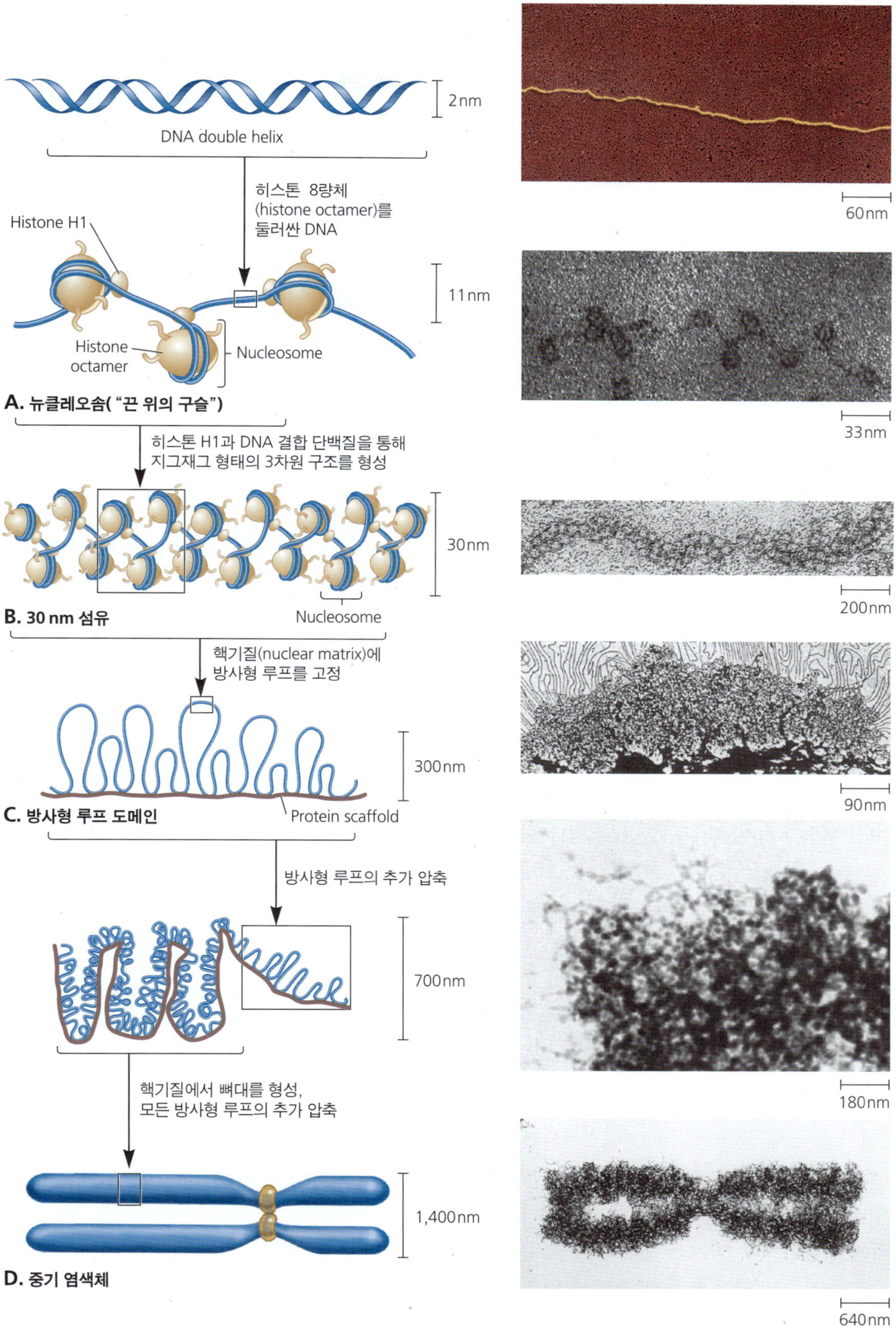

그림 4-14. 염색체에서 DNA 패킹의 계층 구조

(Reprinted with permission from Brooker RJ: *Genetics: Analysis & Principles*, 3rd ed. New York: McGraw-Hill, 2008.)

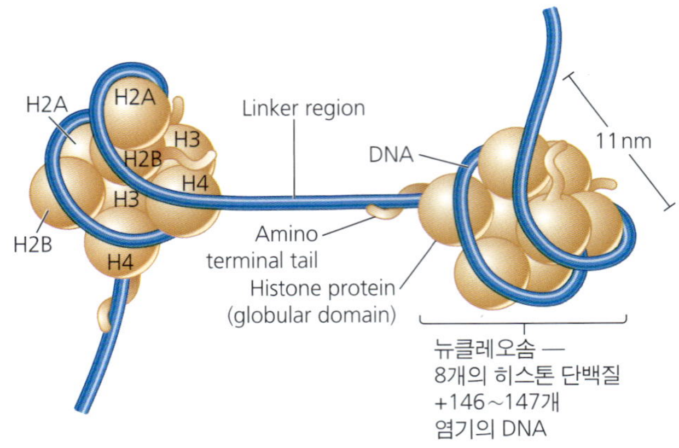

A. 핵심 히스톤 단백질을 보여주는 뉴클레오솜

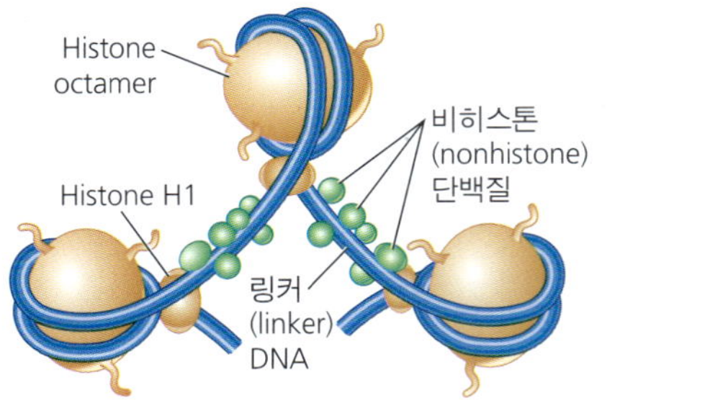

B. 링커 히스톤 및 비히스톤 단백질을 보여주는 뉴클레오솜

그림 4-15. 뉴클레오솜은 양전하를 띠는 히스톤 코어를 감싸는 DNA로 구성된다. **A.** 8개 단백질의 코어는 히스톤 H2A, H2B, H3, H4를 2개씩 포함한다. **B.** Histone H1 및 다양한 비히스톤 단백질은 인접한 뉴클레오솜 사이의 링커 DNA에 결합한다. (Reprinted with permission from Brooker RJ: *Genetics: Analysis & Principles*, 3rd ed. New York: McGraw-Hill, 2008.)

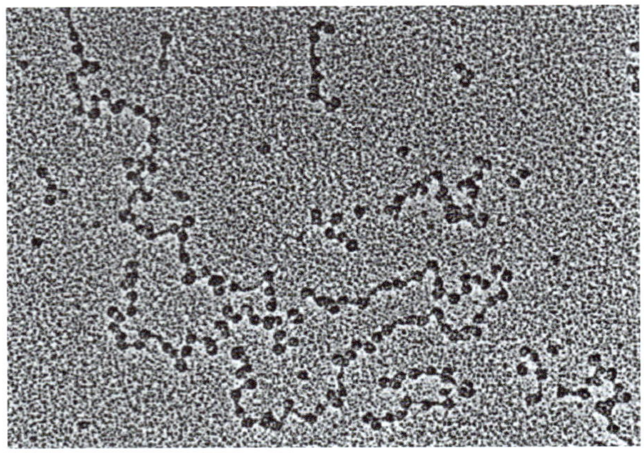

A

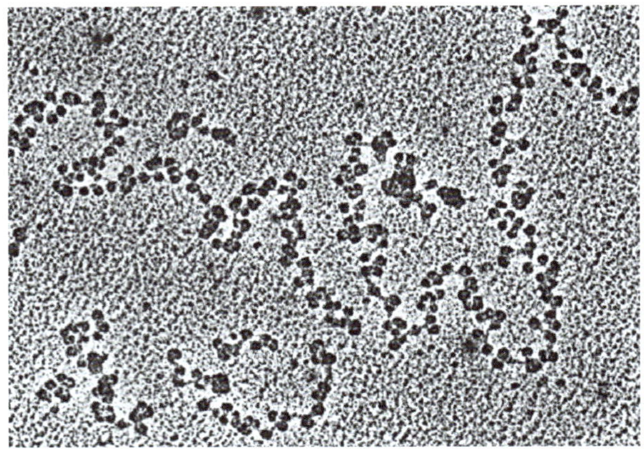

B

그림 4-16. **A.** H1 히스톤이 존재하지 않으면 뉴클레오솜은 구슬 모양의 끈처럼 보인다. **B.** H1 히스톤은 인접한 뉴클레오솜을 함께 연결하여 30 nm 섬유에서 볼 수 있는 1차 수준의 압축을 생성할 수 있다. (Reprinted with permission from Brooker RJ: *Genetics: Analysis & Principles*, 3rd ed. New York: McGraw-Hill, 2008.)

4-17). 크기가 25,000 bp에서 200,000 bp 사이인 이러한 **루프 도메인**(looped domain)은 다른 종류의 비히스톤 단백질에 의해 기질 필라멘트에 고정된다. 기질 부착 영역(matrix-attachement region, MAR) 또는 스캐폴드 부착 영역(scaffold-attachment region, SAR)은 게놈 전체에 간격을 두고 분산된다. 이로 인해 염색체가 풀어져 있는 DNA보다 200~250배 추가로 단축되어 총 약 10,000배까지 압축시킨다.

핵기질에서 염색체 골격(scaffold)이 형성되면 방사형 루프 도메인이 추가로 압축된다(그림 4-18). 세포분열 전기(prophase)가 끝날 무렵 모든 염색체가 고도로 응축되어 전사인자가 DNA에 쉽게 결합할 수 없기 때문에 유전자 전사는 거의 완전히 중단된다. 각 염색체는 부분마다 전중기(prometaphase) 염색체를 열로 전처리한 다음 Giemsa로 염색하여 볼 수 있는 고유한 압축 패턴을 가지고 있다[**G-분염법**(Gimsa-banding) 기술; 그림 4-19].

사람의 핵형(karyotype)에서 약 850개의 G-밴드를 구별할 수 있으며, 이는 매우 미세한 구조적 해상도를 보여준다. DNA와의 밀접한 연관성을 감안할 때 뉴클레오솜이 유전자 발현에 영향을 미칠 수 있다는 것은 그리 놀라운 일이 아니다. 효소로 조절한 **염색질 리모델링**(chromatin remodeling)은 전사인자가 프로모터 영역에 접근할 수 있도록 히스톤을 부분적으로 또는 완전하게 이동시키는 데 관여한다(그림 4-20). 염색질 리모델링과 다양한 범주의 서열 복잡성과 관련된 질병의 예는 의학유전학 부분에서 논의한다.

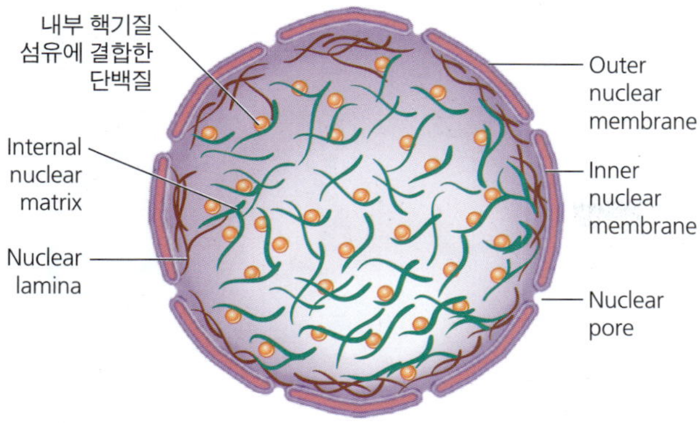

A. 핵기질을 형성하는 단백질

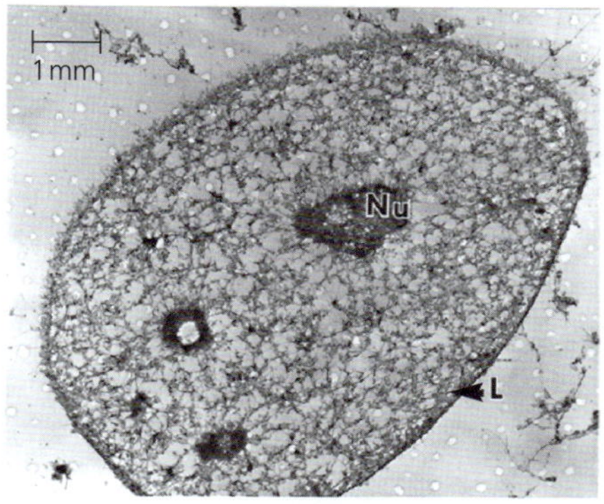

B. 염색질이 제거된 핵 현미경 사진

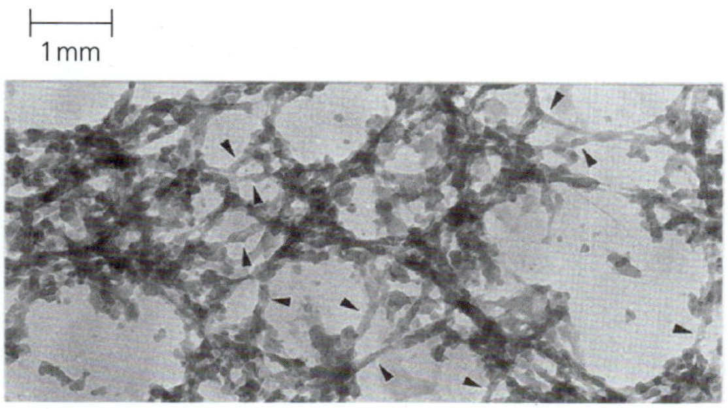

C. 핵기질을 확대한 현미경 사진

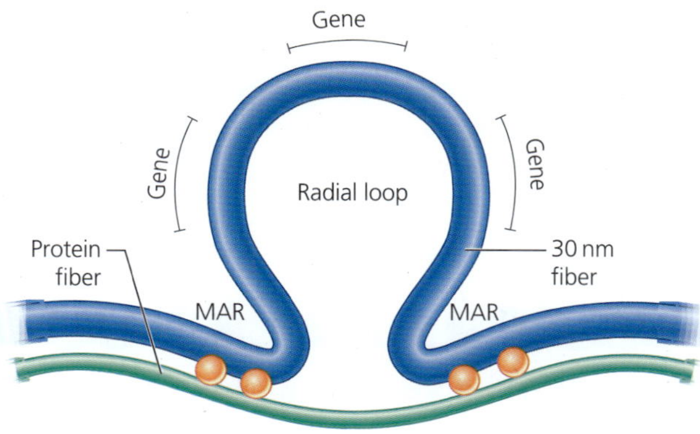

D. 핵기질 섬유에 결합된 방사형 루프

그림 4–17. 핵기질(nuclear matix)

(**A, D:** Reprinted with permission from Brooker RJ: *Genetics: Analysis & Principles*, 3rd ed. New York: McGraw-Hill, 008. **B, C:** Nickerson et al: "The nuclear matrix revealed by eluting chromatin from a cross-linked nucleus." PNAS 94: 446-4450. Figure 2ab. © 1997 National Academy of Sciences, USA.)

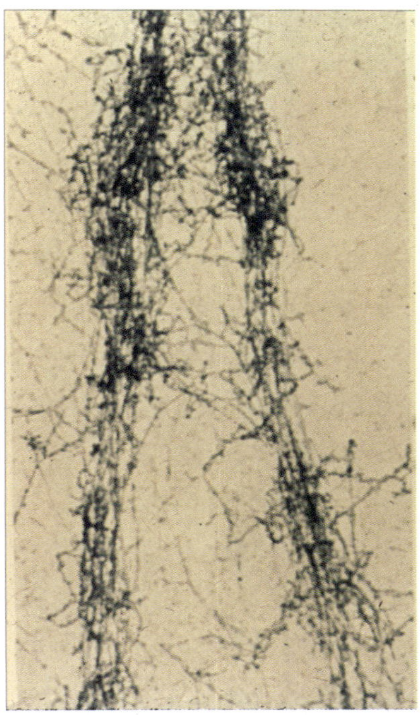

그림 4–18. 중기 염색체의 단백질 골격

전자 현미경 수준의 밴딩이 보인다.

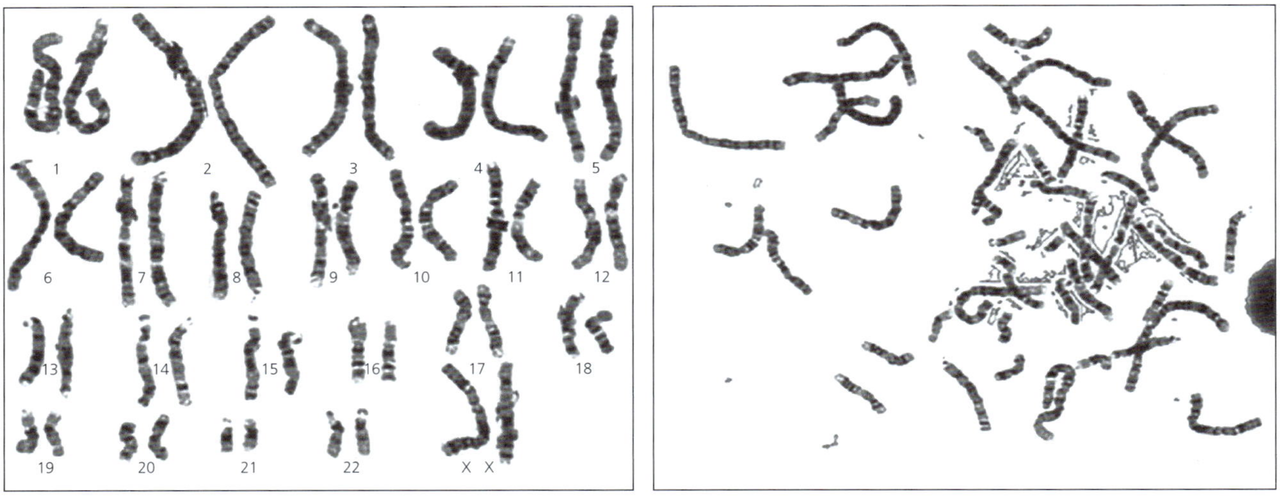

그림 4–19. G–분염법에 따른 개별적인 밀도의 패턴을 통해 세포유전학자는 개별 염색체와 구조의 대규모 변화를 식별할 수 있다. 왼쪽 이미지는 쌍으로 배열된 상동염색체를 보여준다. 오른쪽 이미지는 원래 스프레드에 나타나는 방식이다. (Reproduced with permission of Warren G. Sanger, PhD, University of Nebraska Medical Center, Omaha, Nebraska.)

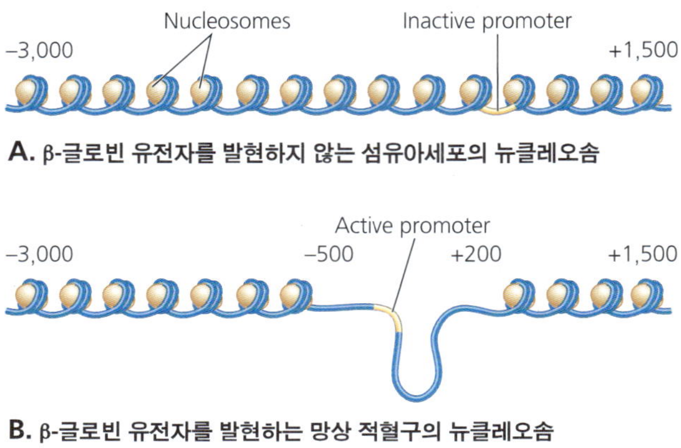

그림 4–20. 염색질 리모델링 중 부분 또는 전체 히스톤 단백질 제거

(Reprinted with permission from Brooker RJ: *Genetics: Analysis & Principles*, 3rd ed. New York: McGraw-Hill, 2008.)

2. 의학유전학 Medical Genetics

유전자가 특정 기능을 가진 단백질로 코딩하여 그 영향을 나타낸다는 개념은 1909년 아치볼드 개로드(Archibald Garrod)가 선천적 대사성 알캅톤뇨증(metabolic alcaptouria)에 대한 연구에서 처음 공식적으로 제안했다. 조지 비들(George Beadle)과 에드워드 테이텀(Edward Tatum)은 1941년 유전자와 단백질(효소)의 관계의 실험으로 1958년 노벨 생리의학상을 수상했다. 이 관계는 "하나의 유전자, 하나의 효소" 가설로 기술되었다. 이것은 DNA의 변화가 어떻게 유전적 형질을 나타내는지에 대해 확인된 최초의 메커니즘이었고, 잠시 동안 유전학이 이해가 되는 것 같았다.

물론 자연 세계는 그렇게 간단하지 않다. 이 책 전체에서 자세히 논의될 지난 수십 년 동안의 발견은 핵산의 변화가 눈에 보이는 개인의 생리적 차이로 나타나는지에 대한 이해를 확대시켰다. 후생 유전적 영향, 번역 후 단백질 변형, 차등 DNA 처리, 유전자–유전자 상호작용, 유전자–환경 상호작용, 유전자 조절(프로모터/인핸서) 등과 같은 기전들은 모두 유기체의 정상적인 작동에 역할을 한다. 이 책 전체에서 공통된 주제는 유전형 대 표현형의 상관관계이다. 구체적으로, 게놈의 변화가 인간의 질병을 일으키는 기전은 무엇인가?

이 장의 첫 번째 섹션에서 우리는 DNA와 RNA 형태의 핵산이 게놈에서 구성이 되고 기능하는 다양한 방법에 대해 논의했다. 이 관계는 정확한 단일 단백질 서열로 번역되는 코딩 DNA의 서열보다 훨씬 더 복잡하다. 여기서 중요한 점은 유전학은 단백질 코딩에 관한 것만이 아니라는 것이다.

DNA가 어떻게 구성되고 배열되는지, 무엇을 하는지, 무엇이 영향을 미치는지, 그리고 무엇이 그것과 상호작용하는지 등 DNA에 대한 더 나은 이해가 질병에 대한 이해를 향상시킨다. 이 기반 지식 없이는 많은 의학적 상태를 이해할 수 없다. 많은 조건에서, DNA 관계는 결코 예측되는 유전형을 추론한 표현형의 관찰에 의해 밝혀지지 않았을 것이다. 강력한 분자생물학적 도구는 생리적 단서로 답을 찾을 수 없는 많은 증상의 유전적 기본원리를 설명하였다. 예를 들어, 낭성섬유증(cystic fibrosis, CF)은 만성 진행성 폐질환과 췌장 기능부전을 특징으로 하는 복잡한 의학적 상태이다(그림 4-21). 기대 수명이 1960년대 5세에서 현재 거의 40세로 급격히 향상되었음에도 불구하고 이 질환은 여전히 치명적인 장애로 간주된다. 낭성섬유증은 상염색체 열성 상태로 유전된다. 북유럽 혈통에서 1,600명당 1명꼴

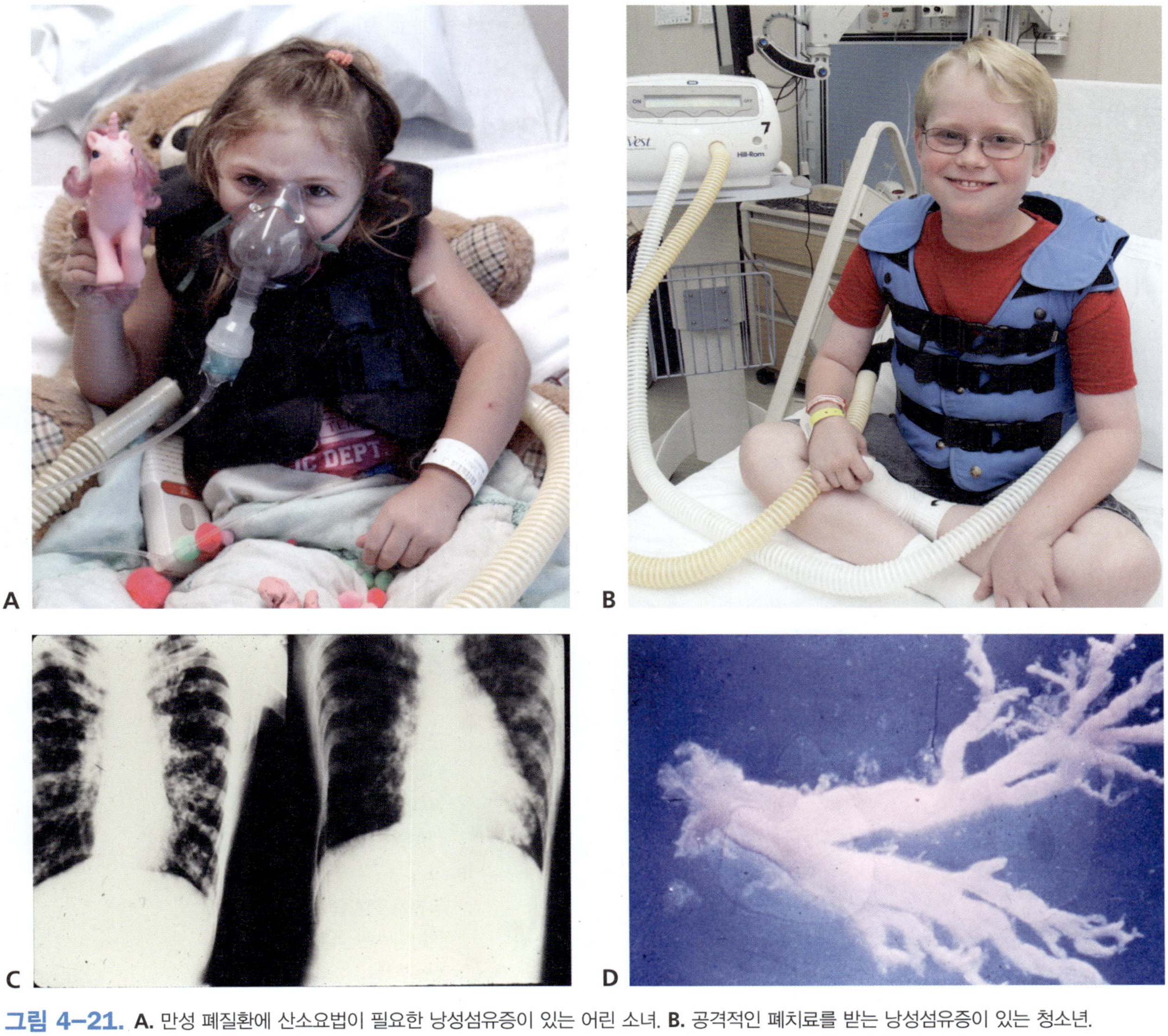

그림 4-21. **A.** 만성 폐질환에 산소요법이 필요한 낭성섬유증이 있는 어린 소녀. **B.** 공격적인 폐치료를 받는 낭성섬유증이 있는 청소년. **C.** 낭성섬유증 환자에서 만성폐쇄폐질환을 보여주는 흉부 X선 사진. **D.** 낭성섬유증 환자의 부검에서 제거된 기관지의 점액 cast

로 발생하는 단일 유전자 장애 중 하나이다. 초기에 사람들은 이 질환이 있는 아기의 이마에 입맞춤을 할 때 짠맛을 느꼈다. 오늘날까지 땀의 소디움(Na^+)과 염화물(Cl^-) 수치를 측정하는 "땀 테스트"는 이 상태에 대한 표준 진단 검사이다. 낭성섬유증의 많은 특징은 외분비샘에 문제가 있음을 암시한다.

이 질환의 병태생리학은 외분비샘에 점액이 농축되어 문제를 일으키는 것으로 보인다. 이러한 정보를 사용하여 낭성섬유증의 원인을 확인하기 위해 수천 건은 아니더라도 수백 건의 연구가 수행되었다. 궁극적으로 낭성섬유증 유전자는 관련이 없는 효소인 paroxynase와의 유전적 연관성을 우연히 확인함으로써 발견되었다. 유전자의 염기서열분석 및 염기서열의 상동성 예측은 이 유전자가 세포막의 염화물수송 기능 단백질을 코딩하는 것으로 확인되었다. 이를 바탕으로 다음과 같은 생리학적 단계가 진행된다.

1. 비정상적인 염화물 수송
2. 외분비샘의 염화물 함량 증가
3. 외분비샘의 점액 농축
4. 샘의 차단과 기능장애를 일으키는 것이 낭성섬유증의 "원인"이 됨

이 기전이 비분자적 유전적 접근에 의해 발견되었을 가능성은 거의 없다.

"하나의 유전자, 하나의 폴리펩티드" 가설에 대하여 이러한 변이를 이해하는 데 있어 또 다른 중요한 부분은 이러한 대체 기전 중 상당수가 코딩의 단순한 변경보다 유전적 치료에 더 큰 잠재력을 가지고 있다는 것이다. 예를 들어, 낭성섬유증에서 치료는 이제 2차적인 임상 표현형이 아닌 질환의 1차적 원인(막을 통한 염화물 수송 장애)을 대상으로 할 수 있다. 각 변이는 고유하며 인간 건강과 밀접한 관계를 가지고 있다.

표 4-3은 서로 다른 "유형"의 DNA 돌연변이와 관련된 의학적 질병의 몇 가지 예를 나열하고 있다. 이어서 우리는 이들 중 몇 가지를 더 자세히 논의하기로 한다. 이 논의는 모든 조건을 포괄하지 않으며, 각 조건에 대한 자세한 설명을 제공하지도 않는다. 오히려 우리는 더 넓은 맥락에서 폭넓은 의학적 의미를 검토하고자 한다.

표 4-3 다양한 DNA의 돌연변이와 관련된 인간의 의학적 상태

범주	장애의 종류	예
알려진 기능		
단일 복사 시퀀스		
단백질 코딩	효소결핍증	페닐케톤뇨증
	구조 단백질 이상	낫적혈구빈혈
	프로모터 영역/스플라이스 부위의 변화	베타 지중해빈혈
비단백질 코딩	miRNA의 변화	심근병증, 백혈병
다중 복사 시퀀스		
단백질 코딩	액틴군	근병증, 난청, 근긴장이상증
RNA 코딩	tRNA	샤르코-마리-투스병
	rRNA	블랙팬-다이아몬드 빈혈
비코딩	텔로미어	선천성 각화증
알려지지 않은 기능		
단일 복사 시퀀스	유사 유전자	유전자 전환을 일으키는 질병
다중 복사 시퀀스	반복되는 중심절 DNA 서열	류마티스관절염, 전신루푸스
	전이요소	혈우병
직렬 반복	미니위성	근육간대경련발작
	미세위성	신경근 질환, 유전성 용종성 대장암

DNA 코딩 서열의 변화

Changes in the DNA-Coding Sequence

DNA 코딩 서열의 변화(돌연변이)가 질병을 유발할 수 있다는 것은 직관적이다. 이것이 발생할 수 있는 한 가지 경우는 돌연변이로 인해 단백질이 소실되는 경우이다. 이것의 전형적인 예는 선천성 대사질환에서 볼 수 있는 효소적 결함일 것이다(8장). 제대로 작용하지 않는 효소를 만드는 돌연변이는 효소의 정상적 활성이 부족하여 문제를 일으킬 수 있다. 이밖에 코딩 서열의 변화는 낫적혈구빈혈 및 많은 결합조직 장애와 같은 다른 단백질을 방해하는 구조적으로 비정상적인 결과물을 생성할 수 있다.

코딩 서열에서도 모든 DNA 변화가 문제를 일으키는 것은 아니라는 점에 유의해야 한다. DNA 코드의 "퇴행성" 특성으로 인해 단백질 번역에 약간의 "흔들림"이 있으며, 여기서 코돈의 세 번째 위치는 리보솜에 결합하는 tRNA를 결정하는 데 처음 두 위치보다는 덜 중요하다. 따라서 이 위치의 뉴클레오타이드 변화는 예상되는 아미노산의 변화를 일으키지 않는다. 또한 변이로 인해 아미노산 변화가 일어나더라도 표현형 문제는 없을 수 있다. 단백질에서 아미노산 변화가 발생하는 위치와 그 위치에서 아미노산이 하는 일에 따라 아미노산 치환은 단백질 기능에 눈에 띄는 변화를 일으키지 않을 수 있다. 이러한 유형의 침묵 변경을 **양성 다형성**(benign polymorphism)이라고 한다. 임상적으로 양성 다형성은 DNA 검사에 어려움이 있다. 이전에 볼 수 없었던 특정 뉴클레오타이드 변화를 식별하는 것("알 수 없는 중요성을 가진"의 다형성)은 신중하게 해석되어야 한다. 특정 상태와 관련된 유전자의 돌연변이 식별이 항상 특정 환자에 해당하는 원인은 아니다. 이러한 개념은 돌연변이에 관한 7장의 논의에서 더 자세히 다룰 것이다.

코딩 서열 외부의 유전자 변화

Changes in the Gene Outside of the Coding Sequence

이미 설명했듯이 특정 유전자의 구성요소는 실제 코딩되는 서열을 훨씬 넘어서 확장된다. 따라서 코딩 서열을 보는 것만으로 유전질환의 원인을 식별하지 못할 수 있다. 때때로 돌연변이는 프로모터 또는 인핸서 영역에 있을 수 있다. 최근에는 비코딩 영역(인트론)의 돌연변이가 항상 양성인 것은 아님을 알았다. 인트론 서열의 변경은 스플라이싱 부위 또는 기타 인식 지점과 같은 부분을 변경할 수 있다. 베타 지중해빈혈(그림 4-22)은 헤모글로빈 분자의 장애이다. 헤모글로빈은 동일한 양의 두 단백질, 알파 및 베타 사슬로 구성된 다량체 단백질이다. 인간 게놈에는 이러한 단백질을 코딩하는 6개의 유전자(알파 사슬 4개와 베타 사슬

다양한 알파 지중해빈혈 유전자형의 임상 결과

Clinical condition	Genotype	Number of functional α genes	α-chain production
Normal	*HBZ HBA2 HBA1* *HBAHBA/HBAHBA*	4	100%
Silent carrier	*HBAHBA/HBA–*	3	75%
Heterozygous a-thalassemia—mild anemia	*HBA–/HBA–* or *HBAHBA/– –*	2	50%
HbH(β_4) disease—moderately severe anemia	*HBA–/– –*	1	25%
Homozygous α-thalassemia—lethal	*– –/– –*	0	0%

베타 지중해빈혈 환자는 오직 알파 글로빈만 만들고 베타 글로빈은 만들지 못한다.

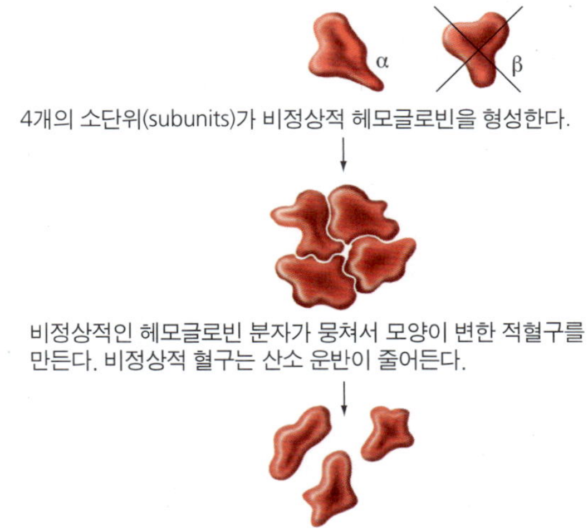

그림 4-22. 베타 지중해빈혈은 헤모글로빈 분자의 이상이다. (Reprinted with permission from Hartwell LH, et al. *Genetics: From genes to genomes*. 3rd ed. New York: McGraw-Hill, 2008.)

2개)가 있다. 베타 지중해빈혈은 헤모글로빈 사슬 중 하나의 생산이 감소하는 것과 관련된 질환군의 징후를 보인다. 지중해빈혈의 임상 양상은 사산아에서 가벼운 무증상 빈혈까지 다양할 수 있다. 베타 지중해빈혈은 구조적으로 정상적인 베타 글로빈의 생산을 감소시키는 돌연변이로 발생한다. 베타 지중해빈혈을 유발하는 많은 돌연변이가 프로모터 영역 또는 스플라이싱 부위에 있는 것으로 나타났다. 따라서 구조적으로 정상적인 단백질의 생성은 감소되어 있다.

분산된 유전자군 Disbursed Gene Family

액틴 단백질은 고도로 보존된 세포골격 단백질이다. 이 단백질들은 이동, 분열, 세포 내 섭취, 수축 및 구조적 보존과 같은 많은 세포의 기능적 역할을 한다. 다양한 종에 걸쳐 거의 30개의 다른 액틴 유전자가 발견되었다. 인간에게는 세 가지 주요 아형이 있다. 가로무늬근육과 민무늬근육같이 서로 다른 아형을 가진 근육에서 발견되는 알파형, 모든 세포에서 발견되는 베타형과 감마형이다. 이러한 동형은 구조적 및 기능적으로 관련된 단백질의 "군(family)"을 나타낸다. 다른 아형에 대한 유전자는 다른 유전자자리(loci)에 분산되어 있다.

이러한 관련된 형태의 존재에 대한 가장 좋은 설명은 단백질이 복제된 유전자의 돌연변이로 인해 약간 다른 기능을 수행할 수 있다는 것이다. 단백질군의 각각의 단백질은 다른 기능을 가지고 있기 때문에 각 특정 유전자의 돌연변이는 임상적으로 다른 단백질을 생성한다. 예를 들어, 액틴 유전자의 명명법은 ACT로 지정이다. 액틴 패밀리의 다른 구성원의 돌연변이는 변경된 특정 유전자에 따라 다른 표현형을 생성한다. 예를 들어 ACT A1의 돌연변이는 다양한 근육질환(근병증)을 유발한다. 또는 ACT G1의 변화는 비증후군성 난청을 유발하고, ACT C1의 변화는 심근병증을 유발하고, ACT B 청소년 근긴장이상을 유발한다. 따라서 유전자 진단에서 검사를 수행할 때 동형(isoform)이 인식되는 것이 중요하다.

유사 유전자 Pseudogenes

게놈 전체에 흩어져 있는 DNA 염기 서열들이 알려진 기능적 유전자의 염기 서열과 매우 유사하지만 자체적으로 기능이 없는 것들이 있다. 이러한 염기 서열들을 **"유사 유전자"**라고 한다. 유사 유전자는 코딩 능력을 상실했거나 더 이상 RNA를 발현하지 않는 기능적 유전자의 친족으로 여겨진다. 이것들은 본래의 코딩 유전자가 복제 또는 비활성화된 복사본으로 다음과 같은 특징이 있다.

1. 부모의 유전자와 상동성이 있는 서열
2. 비기능적임

현재 사람의 유사 유전자의 수는 약 24,000~25,000개이다. 의학에서 유사 유전자의 가장 중요한 역할은 이렇게 매우 유사한 서열이 유전자 검사 중에 혼란을 일으킬 수 있다는 것이다.

초기에 유사 유전자에 대하여 설명할 때 종종 이것을 "정크 DNA"의 일부로 언급했다. 유사 유전자는 거의 게놈의 "부록"처럼 인식되었다. 대부분의 흔적만 남은 기관과 마찬가지로 그 중요성은 부당하게 무시될 수 있다. 유사 유전자는 유전자 조절과 유전자 발현에 역할을 할 수 있다. 그들은 실제로 단백질 코딩 전사체의 조절에 역할을 할 수 있으며 또한 일부 침묵 RNA(sRNA)가 유사 유전자로부터 파생될 수도 있다.

연쇄반복 Tandem Repeats

개요에서 처음 소개된 것처럼 **연쇄반복**(tandem repeats)이라는 용어는 군집화(cluster)된 반복적인 뉴클레오타이드(서로 옆에 있고 같은 방향으로 향함)를 의미한다. 전체 크기와 반복 단위의 길이에 따라 위성, 미니위성 또는 미세위성으로 분류될 수 있다. "위성"이라는 이름은 스펙트럼 분석에서 볼 수 있는 광학밀도(optical density)의 패턴에서 비롯되었다. 여기서 연쇄반복이 있는 DNA는 주요 밴드(main band)("일반적인" DNA의 대부분으로 구성되어 있음)로 나타난다(그림 4-23).

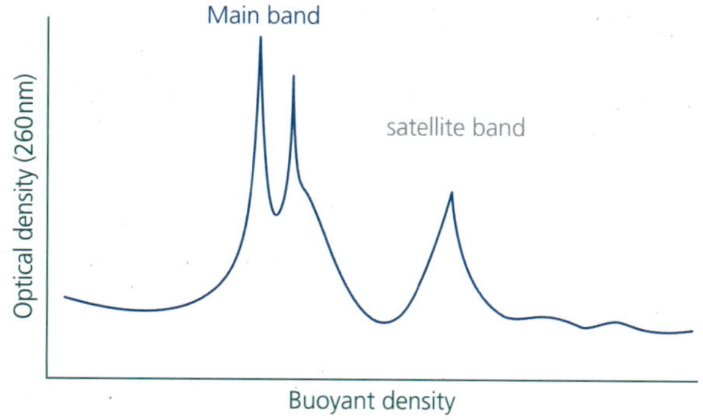

그림 4-23. 반복 서열에 해당하는 위성 밴드(satellite band)를 보여주는 핵 DNA의 광학 밀도 밴딩

위성 Satellites

위성 DNA(satellite DNA)의 크기는 100 kb에서 1 Mb 이상이다. 인간의 대부분의 위성은 중심절에 위치한다. 사람의 염색체의 **중심절**(centromere)에는 정확하게 정의된 DNA 서열이 없지만 실제로는 위성 DNA가 배열된 큰 집합체로 구성되어 있다. 1차 중심절의 반복 단위를 **알파 위성**(alpha satellite)이라고 한다. 알파 위성의 반복 단위는 171 bp이며 반복 영역은 전체 DNA의 3~5%를 차지한다. 중심절의 DNA는 일반적으로 **이질염색질**(heterochromatic) 상태로 발생하며 고유한 히스톤 단백질인 CENP-A와 관련이 있다.

염색체의 중심절 부분을 제거하면 해당 염색체는 추가 복제 및 이동을 할 수 없게 된다. 어떤 암은 중심절 기능의 문제와 관련이 있다. 또한, 전신경화증, 전신홍반루푸스, 류마티스관절염 및 쇠그렌증후군과 같은 항중심절 항체와 관련된 여러 자가면역질환과 관련이 있다.

미니위성 Minisatellites

미니위성(미소부수체)은 일반적으로 10~100 bp 범위의 구아닌(guanine)과 사이토신(cytosine)이 풍부하게 반복된 게놈의 변이 영역이다. 미니위성의 전체 크기는 1~20 kb이다. 미니위성의 대부분(90% 이상)은 염색체의 텔로미어 영역에서 발견된다. 일부 미니위성은 20%에 가까운 매우 높은 돌연변이율을 가지고 있다. 이 초가변 미니위성은 게놈에서 가장 불안정한 유전자 자리를 나타낸다.

한 가지 유형의 미니위성은 **가변연쇄반복**(VNTR)이라고 한다. 개별적인 반복은 재조합 또는 복제 오류를 통해 VNTR에서 복제되거나 삭제될 수 있다. 이것은 서로 다른 수의 반복된 DNA 서열을 특징으로 하는 유전성 대립 유전자로 작용하는 변이체를 유도한다. VNTR은 많은 DNA 진단에서 개인 간에 쉽게 식별할 수 있는 게놈 변이의 자연발생적인 정보로서 매우 유용하다. VNTR을 사용하여 개별 "**DNA 지문**(DNA fingerprint)"을 생성할 수 있다. 분자 진단에서 이러한 VNTR을 사용하는 일반적인 응용 프로그램에는 법의학 조사, 친자 확인 검사, 개인 식별 및 인구 이동 추적이 포함된다.

미니위성의 변화는 사람의 여러 의학적 상태와 관련이 있다. 미니위성은 염색체의 취약한 부위와 관련이 있으며 반복적으로 염색체의 전좌가 일어나는 절단점에 근접해 있다. 특정 유전자의 VNTR 영역의 다형성은 신경행동장애와 관련이 있다. 5-하이드록시트립타민/세로토닌 수송체(5-HTT) 유전자의 VNTR은 불안장애와, 도파민수송체 1(DAT1) 유전자의 변화는 주의력결핍과잉행동장애와 관련이 있다. 글리코실 트랜스퍼라제 6(GT6) 유전자의 프로모터 영역에서 불안정한 15~18 미니위성의 확장은 상염색체 열성 근간대뇌전증을 유발하는 것으로 나타났다.

또 다른 유형의 미니위성은 사람 염색체의 **텔로미어(말단소립**, telomere)이다. 모든 진핵 염색체는 손상이나 재배열로부터 끝을 보호하는 반복적인 텔로미어 서열로 끝부분이 덮여 있다(capped). 생식세포의 텔로미어의 크기는 약 15 kb이다. 체세포에서는 다소 작다. 사람 텔로미어는 연속으로 반복되는 서열 GGGTTA를 포함하고 있다. 텔로미어는 노화과정에서 텔로미어의 서열을 제거하며 세포주기의 생물학적 "시간 측정기" 역할을 하는 특별한 기능이 있다.

선천성 이상각화증(dyskeratosis congenital, DC)은 손발톱이상증, 피부의 과다색소침착과 점막 백색각화증을 포함하는 전형적인 3가지 특징을 가진 다계통 장애이다(그림 4-24). 환자는 또한 일반적으로 골수부전, 조기 노화, 운동실조, 소뇌 저형성 및 학습장애가

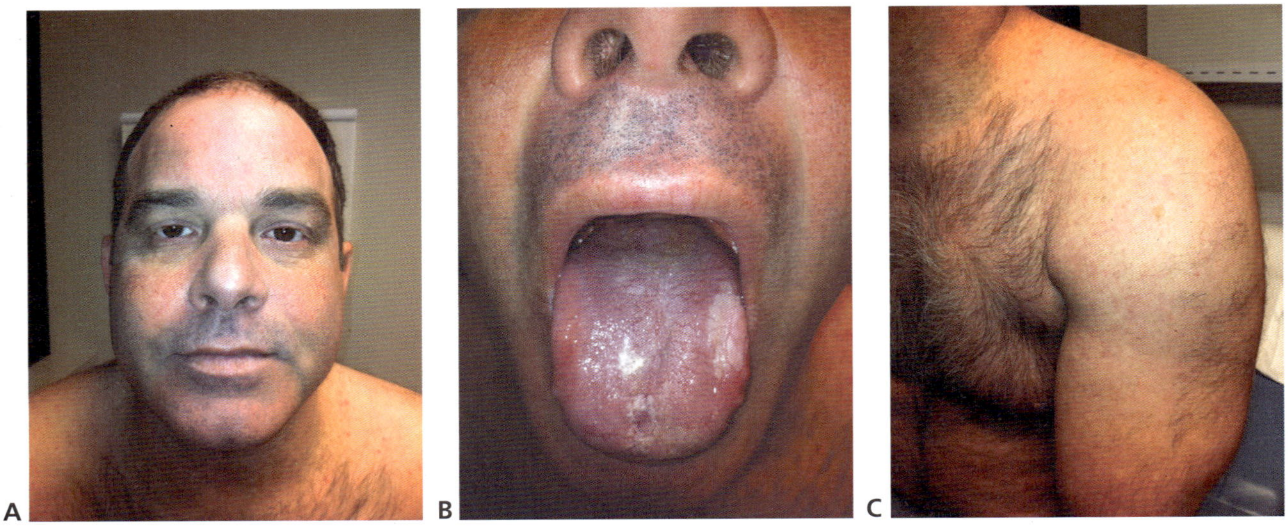

그림 4-24. 선천성 이상각화증이 있는 성인 남성
텔로미어를 유지하지 못하는 결함으로 인해 발생하는 드문 다계통 장애이다. 임상적 특징으로는 피부의 비정상적인 '망상' 색소의 침착, 외배엽 변화(손톱이 부서지기 쉽고, 모발 부족, 치열 불량), 골다공증, 구강점막의 전악성 병변, 지문 결여, 눈물샘 누락, 손바닥의 각화증, 빈혈 및 면역 결핍 등이 있다. 염색체 연구에서 '내재복제(endoreduplication)'가 발견되었다.

있다. DC 환자를 대상으로 한 세포유전학 연구는 텔로미어의 단축을 보이고 있다. DC의 한 형태는 X-연관 유전자인 DKC1과 관련이 있다. 이 단백질과 관련된 단백질은 dyskerin이다. 이것은 소형인 리보핵 단백질(small nucleolar ribonucleoprotein, snoRNP)의 구성요소이다. Dyskerin은 텔로미어 복합체의 처리과정에 중요한 역할을 한다. DC의 상염색체 우성형 DC는 유전자 텔로머라제 RNA성분(TERC)의 돌연변이와 관련이 있다. TERC는 실제로 본틀(template)로 기능하는 텔로미어의 구성요소인 RNA이다. 따라서 DC의 주요 병리는 텔로미어 처리과정의 이상과 관련이 있는 것으로 보인다.

미세위성 Microsatellites

미세위성은 연쇄반복의 서열 중 가장 작다. 짧은연쇄반복(short tandem repeats, SRT)이라고도 한다. 사람에서 반복 단위의 크기는 2~6bp이며, 가장 일반적으로 2(di-), 3(tri-) 또는 4-뉴클레오타이드(tetranucleotide)의 반복이다. 일반적으로 10~100회 반복 군집으로 묶여 전체 크기는 약 100~150bp이다.

미세위성은 사람의 질병에서 중요한 역할을 한다. 3-뉴클레오타이드 반복 장애는 일반적인 병태생리학을 공유하는 신경유전성 질환이다. 정상적으로 발생하는 미세위성(3-뉴클레오타이드 반복)의 비정상적인 확장은 정신지체, 운동실조 및 운동장애와 같은 신경학적 문제를 유발한다(표 4-4). 이러한 조건은 유전질환에 기초한 일련의 새로운 기전을 보여준다. 대부분은 유전적 **예상(anticipation)**, 즉 세대를 거치면서 상태가 악화되는 것을 보여준다. 3-뉴클레오타이드 반복 장애에 대한 자세한 내용은 12장과 뒤에 이어지는 임상 적용을 참조하시오.

유전성 비폴립증대장암(hereditary nonpolyposis colorectal cancer, HNPCC)으로도 알려진 린치증후군(Lynch symdrome)은 결장암 및 기타 복부/골반 장기의 암과 관련된 유전성 암 증후군이다(그림 4-25). HNPCC는 유전적으로 이질적인 5개의 유전자들이 원인인 것으로 알려져 있다. 이들 5개 유전자는 모두 **불일치 복구 유전자**[mismatch repair(MMR) genes] 즉, DNA 복제의 오류를 식별하고 수정하는 데 관여하는 유전자이다. 이러한 DNA MMR 유전자의 돌연변이에 대한 유전자 검사는 힘들고 비용이 많이 든다. 사전 스크리닝으로 실제로 실험실에서서는 결장 종양 표본의 **미**

표 4-4 선택된 3-뉴클레오타이드 반복 장애의 임상 및 분자 특성

무질서	임상 발표	트리뉴클레오타이드 반복	반복 길이		반복 위치
			정상	질병	
취약X증후군	X-연관 정신지체	CGG	29~30	>200	5′ 비번역 영역
근긴장디스트로피	근긴장증, 백내장	CTG	5~30	200~1,000	3′ 비번역 영역
헌팅턴병	비자발적 움직임 진행성 신경변성	CAG	11~34	39~120	엑손
케네디병	안드로겐 무감각 척추/숨뇌 근위축	CAG	11~34	40~62	엑손
제1형 척수소뇌실조	소뇌의 진행성 위축 운동실조	CAG	19~36	63~81	엑손
프리드라이히운동실조	운동실조, 당뇨병	GAA	5~33	66~1,700	이내에(within)

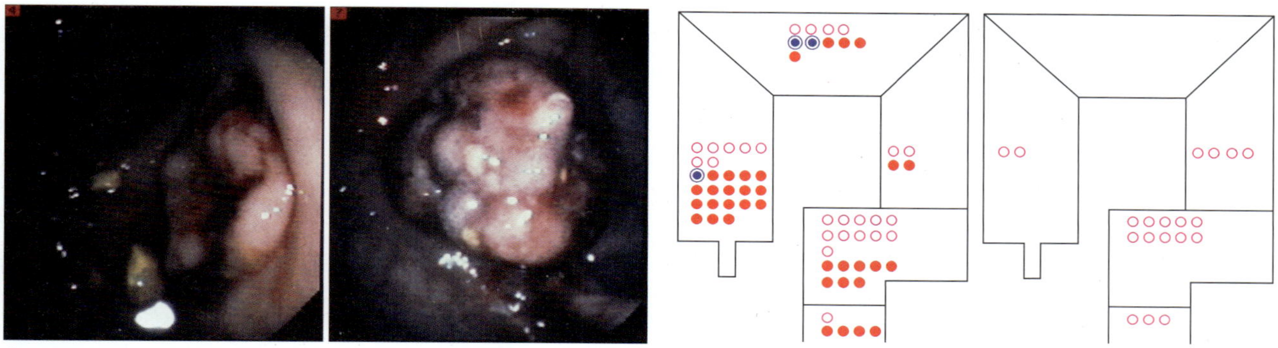

A B

그림 4-25. 린치증후군 또는 유전성 비폴립증대장암(HNPCC)

A. 린치증후군의 대장암의 내시경 이미지. **B.** 린치증후군에서 오른쪽 결장 종양의 우세를 보여주는 다이어그램(산발적 발생이 우세한 왼쪽 종양과 비교)

세위성 불안정성(microsatellite instability, MSI)의 정도를 정량화할 수 있다. 종양에서 미세위성 불안정성이 증가된 것이 확인되면 환자가 자신의 암과 관련된 불일치 복구이상을 가질 위험이 상당히 증가한다. 따라서 이 선택된 환자 그룹은 MMR 유전자의 염기서열 분석과 같은 추가 연구를 위해 표시를 한다. 면역조직화학 염색(immunohistochemical staining)과 미세위성 불안정성 스크리닝은 현재 가족 내 발생 가능한 린치증후군을 평가하기 위해 권장되는 첫 번째 검사 방법이다.

전이인자 Transposable Elements

전이인자는 모든 진핵세포에서 이동할 수 있는 DNA의 조각이다. 이것들은 게놈 전체에 무작위로 분포하지 않는다. 잠재적으로 전체 게놈의 1/3에서 1/2은 전이인자가 퇴행된 사본이 반복적인 서열로 존재하는 것으로 보인다. 이동을 하는 특성상 이러한 DNA 조각은 "삽입 돌연변이 유발"에 영향을 미칠 수 있다. 즉, 유전자를 파괴하거나 프로모터나 인핸서에 영향을 주어 돌연변이를 일으킬 수 있다. 집단유전학의 범위에서 이것은 유전적 변이를 생성하는 주요 원천일 가능성이 높다.

혈우병 A는 혈액응고 연쇄반응에서 제8응고인자(factor VIII) 단백질의 결핍으로 인한 응고 장애이다. 제8응고인자 결핍은 효과적인 지혈작용에 문제를 일으킨다. 제8응고인자 유전자는 X 염색체에 있으므로 일반적으로 남성에게 영향을 미친다. 이 변이를 가진 남성은 과도한 출혈과 멍과 함께 종종 심각한 문제를 경험한다. 혈우병 A의 발생률을 살펴보면 다른 코딩 서열에 비해 예상보다 3배 더 높은 자연적 돌연변이가 생기는 것이 발견되었다. 혈우병을 유발하는 이 증가된 돌연변이율은 절단된 L1(LINE)이 유전자에 삽입되는 것과 관련이 있는 것으로 보인다. 전이인자와 관련된 것으로 보이는 높은 돌연변이율과 관련된 다른 질환으로는 BRCA2 유전자의 돌연변이에 의한 신경섬유종증과 유방암/난소암이 있다. 이에 대해서는 12장(비정형 유전)에서 자세히 설명하기로 한다.

RNA의 다른 변화들 Other Changes in RNA

전달 RNA Transfer RNA, tRNA

tRNA의 주요 기능은 아미노산을 번역 복합체(RNA에서 단백질로)로 전달하는 역할이다. tRNA의 "돌연변이"는 tRNA 합성과 결합에 문제를 일으킨다. tRNA의 이상으로 보고된 임상적 질환에는 샤르코-마리-투스병(Charcot-Marie-Tooth disease)과 기타 말초신경병증, 알츠하이머병, 파킨슨병 및 죽상동맥경화증이 포함된다.

리보솜 RNA Ribosomal RNA, rRNA

rRNA의 변화는 리보솜 생성에 결함을 일으킨다. 일반적으로 비정상적인 rRNA와 관련된 임상적 질환은 적혈구 생성에 문제가 있다. 블랙팬다이아몬드증후군(Blackfan Diamond syndrome)은 비정상적인 엄지손가락, 짧은 키, 선천성 빈혈과 관련된 다발성 이상 증후군이다. 블랙팬다이아몬드증후군 환자의 25% 이상이 리보솜 단백질 S19에 돌연변이가 있다. rRNA의 이상은 또한 큰적혈구빈혈(macrocytic anemia)과 백혈병의 소인인 것으로 알려졌다.

마이크로 RNA MicroRNA, miRNA

포유류에는 500개 이상의 miRNA가 있다. miRNA의 주요 특징은 스템 루프(stem loop) 현상이다. 이것들은 유전자 발현의 "미세한 조절" 기능이 있다. miRNA의 이상은 암, 특히 백혈병과 관련이 있다. miRNA의 다른 이상으로는 심장의 문제(심장 발생, 비대성 성장 반응 및 비정상 심장전도)가 있다. 정신분열증과 알츠하이머병의 병인 역할을 포함하여 miRNA의 변화와 함께 신경학적 변화도 관찰되었다.

3. 임상 적용 Clinical Correlation

미국 인구의 3~4%에서 상당한 인지장애(정신지체, mental retardation, MR)가 발생한다. 대부분의 정신지체는 유전적 요인에 기인할 수 있다. MR은 여성에서보다 남성에서 약 4배 더 자주 발생한다. 이 남성 우세의 대부분은 X-연관 유전자의 돌연변이에 기인할 수 있다는 것이 오랫동안 알려져 왔다. 친족의 X-연관 MR에 대한 첫 번째 보고는 1943년에 발표되었다. 분자생물학적 검사가 쉽게 이용 가능하기 전에 임상의가 확인할 수 있었던 것은 MR이 가족에서 X-연관 패턴으로 나타나는 것뿐이었다(6장 참조). 1969년에 Dr. Herb Lubs가 X-연관 정신지체를 연구하면서 X 염색체에서 "취약한 부위"로 지정된 분자 표지자를 발견했다(그림 4-26). 이 표지자는 엽산이 결핍된 배지와 같은 특정

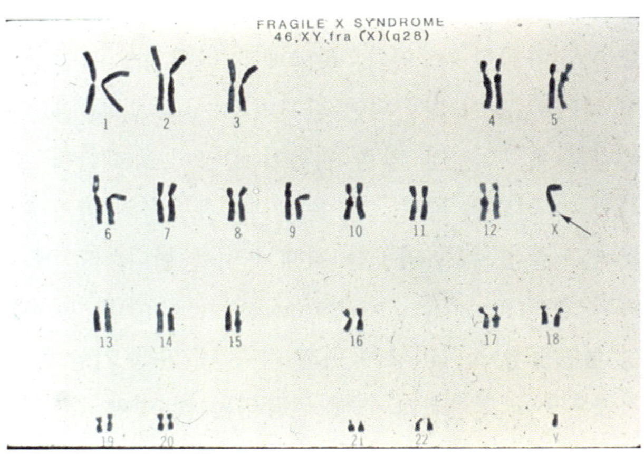

그림 4-26. 취약X증후군의 핵형

화살표로 표시된 "깨지기 쉬운" 위치에 주목하시오.

A
B

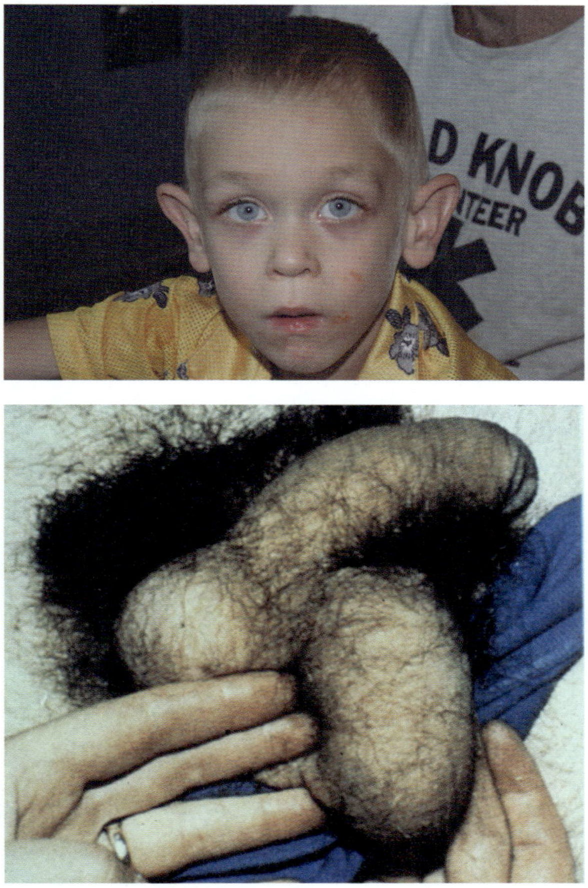

그림 4-27. 취약X증후군을 가진 많은 남성은 **A.** 일반적으로 특징적인 얼굴 특징 및 **B.** 거대고환과 같은 특성을 보여준다.

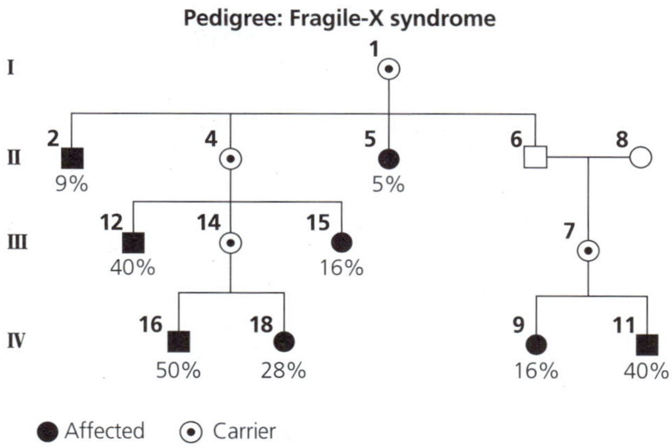

그림 4-28. 유전 예측성(genetic anticipation)과 반우성 유전을 보여주는 표본 혈통

이 패턴은 취약 X 표현형의 Sherman Paradox를 보여준다. 백분율은 영향을 받은 사람의 비율을 나타낸다.

세포 배양 조건에서만 관찰되었다. 이 표지자를 사용하여 X-연관 정신지체가 있는 가족을 식별할 수 있다. 따라서 취약X증후군(fragile X syndrome)의 임상적 표현형이 정의되었다. 취약X증후군이 있는 남성은 인지장애와 경미한 두개 안면의 변화(유아기의 대두증, 튀어나온 턱, 넓은 콧대, 크고 돌출된 귀, 하늘색 홍채 및 외안면 주름)가 있는 것으로 나타났다. 다른 특징으로는 사춘기 이후의 거대고환(macroorchidism), 이완된 관절, 기타 골격 변화, 신경행동적/신경정신적 문제 등이 있다(그림 4-27).

취약X증후군을 가진 친족에 대한 추가 조사를 통해 더 복잡한 유전 패턴을 확인하기 시작했다. 이환된 여성이 종종 부분적인 표현형을 갖는 것으로 밝혀졌다. 많은 경우 인지장애의 정도가 덜하고 신경행동 변화 패턴도 있는 것으로 나타났다. 일부는 초기 난소부전을 보였다. 또한 가족력 분석에서 세대를 거치면서 상태가 악화되는 것(유전 예측성, genetic anticipation)이 나타났다. 이렇게 세대를 거쳐 상태가 악화되는 상태를 동반하는 X-연관 반우성 패턴(semi-dominant pattern)은 스테파니 셔먼(Stephanie Sherman) 박사에 의해 이후 "Sherman paradox"로 알려지게 되었다(그림 4-28). 궁극적으로 이 흥미로운 발견은 특이한 유전 패턴의 기전을 밝혀내었다. 취약X증후군은 Xq28 위치의 X 염색체에서 궁극적으로 FMR1로 지정된 유전자의 **트리뉴클레오타이드 반복 확장**(미세위성 영역의 확장)에 의해 발생하는 것으로 밝혀졌다. 취약X증후군의 경우, 3개의 뉴클레오타이드, CGG가 반복되어 있다. 반복된 영역은 FMR1 유전자의 5′ 비번역 영역에 있다. 일반 사람들에서 반복되는 일반적인 크기는 29개 또는 30개의 연쇄 복사본이다. 돌연변이가 개시된 후, 반복의 크기는 세대를 거쳐 확장된다. 취약X증후군에서는 비정상 대립유전자가 모계 전달되는 경우에만 확장이 발생한다. 반복 확장은 여러 세대가 걸릴 수 있다. 궁극적으로 확장의 크기가 200회를 초과하면 FMR1 유전자의 전사가 일어나지 않아 이 유전자의 단백질이 생성되지 않고 영향을 받은 개체는 임상적으로 취약X증후군을 나타낸다(그림 4-29). 그러나 취약한 X의 유전은 훨씬 더 복잡한 것으로 밝혀졌다. 지난 몇 년 동안 이 질환의 병인에 대한 추가적인 정보들이 보고되었다.

자세한 내용은 12장, 비정형 유전을 참조하기 바란다.

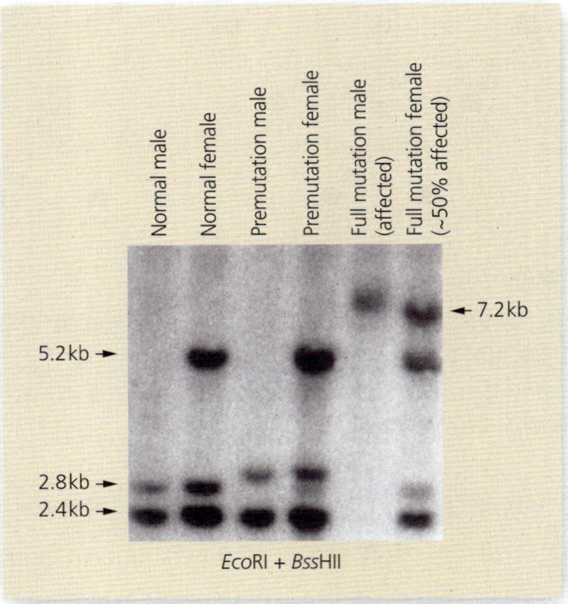

그림 4-29. 취약X증후군에서 다양한 크기의 트리뉴클레오타이드 반복을 보여주는 서던 블롯

Chapter

5 임상 세포유전학
Clinical Cytogenetics

1. 개요 Background and Systems Integration

핵분열 개요 Overview of Nuclear Division

인간의 체세포의 핵에는 두 쌍의 유전자가 **상동염색체**(homologous chromosome)에 존재하며, 두배수체(diploid, 2n)로 이루어져 있다. 염색체는 동일한 DNA를 따라 길게 배열된 수백 또는 수천 개의 각각 다른 유전자들을 포함하고 있다. 각각의 상동염색체는 쌍을 이루며 동일한 유전정보를 가지고 있다. 같은 염색체 상에 위치한 유전자는 함께 유전되는 경향이 있는데, 이렇게 여러 유전자들이 함께 연관되어 있는 것을 **연관군**(linkage group)이라고 한다. 이 장에서는 세포분열 중에 유전정보가 어떻게 복제되고 분배되는지 설명할 것이다(그림 5-1).

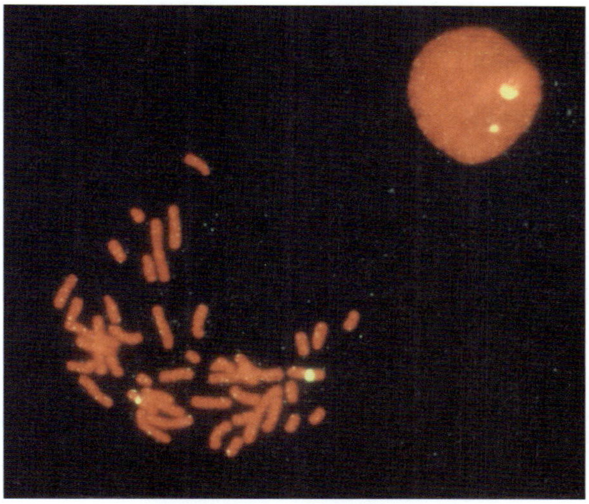

그림 5-1. 14번 염색체에 형광 탐침자가 부착된 사진
분열하지 않는 세포에서도 14번 염색체에 형광 탐침자가 부착된 모습을 관찰할 수 있다. (Reprinted with permission from Brooker RJ: *Genetics: Analysis & Principles*, 3rd ed. New York: McGraw-Hill, 2008.)

세포는 세포분열을 통해 성장, 복제, 분열되는데, 유사분열과 감수분열 과정이 있다. 유사분열 과정에서 염색체가 복제되어 각 염색체의 복사본이 두배수체 딸세포로 전달된다. 감수분열 과정에서 상동염색체가 분리되고 홑배수체(haploid, 1n)인 생식세포(난자 또는 정자)를 형성하게 된다. 홑배수체(1n)인 난자와 정자가 수정되어 두배수체(2n)를 구성하며 세대가 반복되어도 염색체 수가 일정하게 유지된다.

유사분열의 오류는 암, 체세포 모자이크 현상 및 염색체 변화와 관련하여 영향을 미칠 수 있지만, 일반적으로 거의 영향을 미치지 않는다. 그러나 감수분열의 오류는 수정 시 생성되는 접합체의 초기 게놈에 영향을 미치기 때문에 훨씬 더 심각하다. 인간의 수정(fertilization)시 8~25%에서 감수분열 또는 수정 과정의 오류로 염색체 수가 변하고, 이로 인해 자연유산, 주산기 사망, 그리고 심각한 발달지연을 초래하게 된다.

진핵생물의 세포주기 The Cell Cycle in Eukaryotes

세포분열은 감수분열과 유사분열로 구분되며, 세포

주기는 **간기**(interphase)와 핵분열기로 나뉜다(그림 5–2A). 간기는 "휴지기(resting phase)"라고 불리지만, 매우 활발한 대사가 일어나는 시기이다. 간기는 G_1기(G_1 phase), S기(S phase), G_2기(G_2 phase)로 나뉘며, 세포주기의 대부분의 시간을 차지한다.

G_1기는 DNA 합성을 준비하는 단계로, 세포의 성장에 필요한 효소와 단백질을 합성하여 세포내 소기관을 합성하고 성장하는 시기이다. 간기에는 현미경하에서 하나 이상의 **핵소체**(nucleoli) 외에는 내부 소기관이 거의 없는 어두운 세포기관으로 관찰된다. 염색체는 유전자의 발현이 가능하도록 느슨하게 풀어진 형태로 존재하고, 뉴클레오솜 단백질과 복합체를 이루는 하나의 이중나선 DNA 분자 구조이다. G_1기 후기에 **제한점**(restriction point)이라고 하는 세포주기 조절시스템이 작동하여 세포주기를 멈추게 하거나 S기를 시작하게 한다. 세포주기의 각 단계마다 확인점(check point)이라는 조절시스템에 의해 다음 단계로의 진행을 점검하고 조절하게 된다(그림 5–2B).

G_1기(또는 G_1기-S기) 및 G_2기(또는 G_2기-M기)의 확인점을 거쳐 다음 단계로 진행을 결정하는 것은 사이클린(cyclins)과 사이클린 의존성 인산화효소(cyclin-dependent kinases, CDKs)의 복합체가 조절한다. CDK는 다른 단백질을 인산화하며, 표적 단백질의 기능에 따라 활성화하거나 비활성화된다. CDK는 세포주기의 각 단계마다 특이적으로 발현되는 사이클린이라는 단백질과 결합하여 활성화되는데, 이것에 의해 세포주기의 각 단계마다 활성화되는 특이적 cyclin-CDK 복합체가 만들어지게 된다. G_1기-S기 확인점에서 cyclin-CDK 복합체는 DNA 복제에 필요한 단백질을 활성화한다. G_2기-M기 확인점에서 다른 cyclin-CDK 복합체는 염색체 응축 및 기타 염색체 변화를 담당하는 단백질을 활성화한다. DNA가 손상되면 p53이라고 하는 단백질의 활성도가 증가하게 되어 cyclin-CDK 복합체 형성을 억제하여 G_1기에 머물게 한다.

만약 분열 제한점이 지연되거나 중단되는 경우 세포는 주기에서 벗어나 G_0기(G_0 phase)라고 불리는 분열하지 않는 상태로 전환된다(그림 5–3). 인체의 대부분의 세포는 G_0기에 있으며, 생장인자 신호와 같은 외부의 세포분열 신호가 있는 경우 S기로 진행하게 된다.

S기에는 DNA 복제가 이루어진다. 염색체는 응축되지 않은 상태이며, 각각의 부모로부터 복제되어 유래된 두 개의 단일 나선의 주형이 새롭게 상보적으로 쌍을 이루게 된다. 두 개의 가닥은 중심이 연결되어, 핵분열 중에 응축되면 두 개의 **자매염색분체**(sister chromatids)를 볼 수 있다(그림 5–4). 핵분열 중기까지 각 세포의 DNA의 양은 두 배가 된다.

"염색체(chromosome)"는 문자 그대로 "색이 있는 몸"을 의미하는데, 조직을 염색할 때 유독 강하게 염색되는 현상에서 유래하였다. 완(arm)의 수와 관계없이 동일한 중심절(centromere)에 연결된 것은 하나의 염색체이다. 간기에 염색체 수는 변하지 않지만, 핵에 있는 DNA의 양은 변하게 된다. **C값**(C value)은 홑배수체(1n) 핵에 있는 DNA의 양이다. 따라서, G_1기의 두배수체 세포는 2C의 DNA 양을 가지며, S기에서 4C로 두 배가 된다. 유사분열이 끝나갈 때 핵분열이 일어나 두 개의 딸세포에서 각각 2C만큼의 DNA 양을 갖거나, 또는 감수분열의 결과로 4개의 핵에서 각각 1C의 DNA 양을 갖게 되어 홑배수체인 난자 또는 정자를 생성한다.

G_2기는 DNA 복제가 끝나고 세포가 핵과 세포질의 분열을 위한 점검과 준비를 하는 기간이다. S기에서 G_2기는 모든 DNA가 복제되었는지, 손상이 없는지를 점검한다. G_2기 확인점을 통해 세포가 유사분열을 할 것인지를 결정하고, DNA 복제를 성공했는지를 확인하게 된다.

간기의 시간은 종에 따라 다르고, 조직이 얼마나 활발하게 분열하는지에 따라 달라진다. 마우스의 섬유아세포에서 G_1기 9.1시간, S기 9.9시간, G_2기 2.2시간, 그리고 유사분열은 0.7시간으로 추정된다.

유사분열: 체세포분열 Mitosis: Somatic Cell Division

유사분열 과정은 그림 5–5와 같이 연속적으로 일어나며, 유전물질이나 염색체 수에 변화가 없는 동일한 두 개의 딸세포를 형성하는 과정이다. 간기에 DNA와 염색체 단백질이 복제되고, 복제된 염색체의 두 자매염

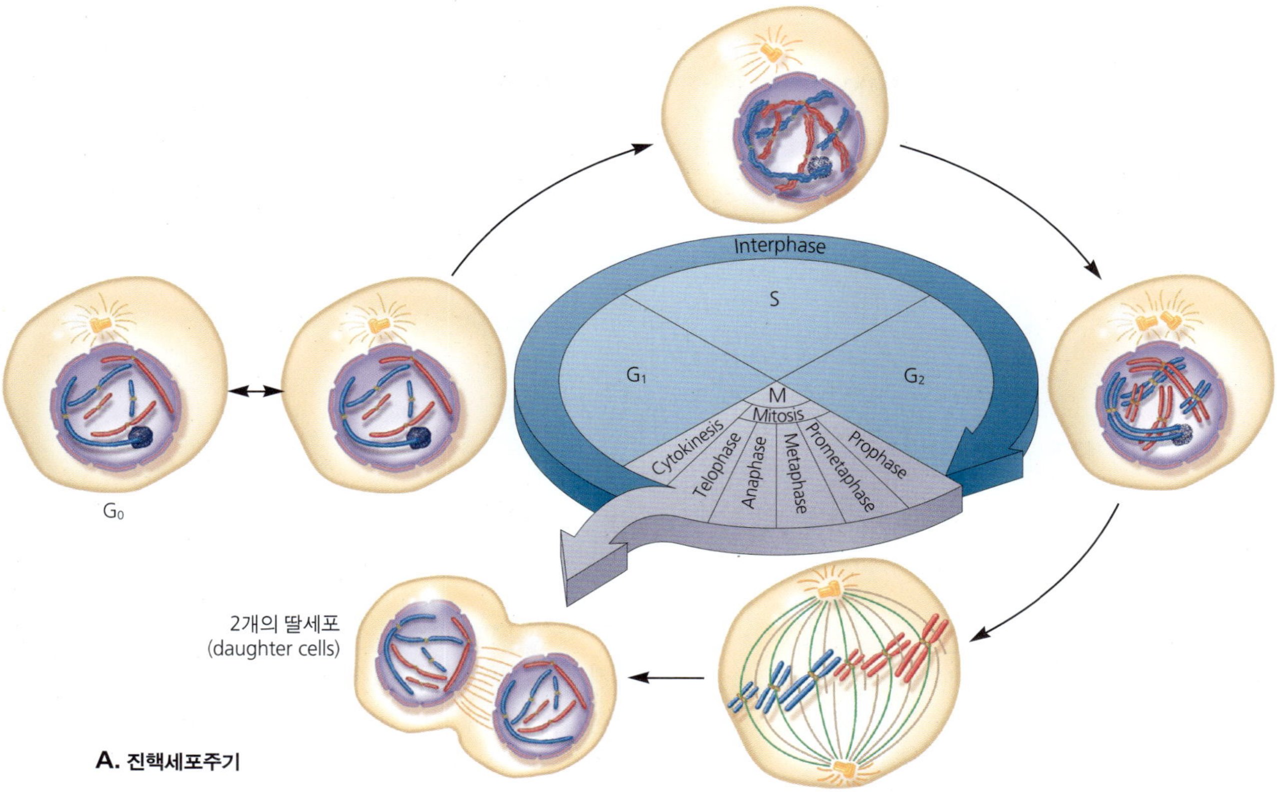

A. 진핵세포주기

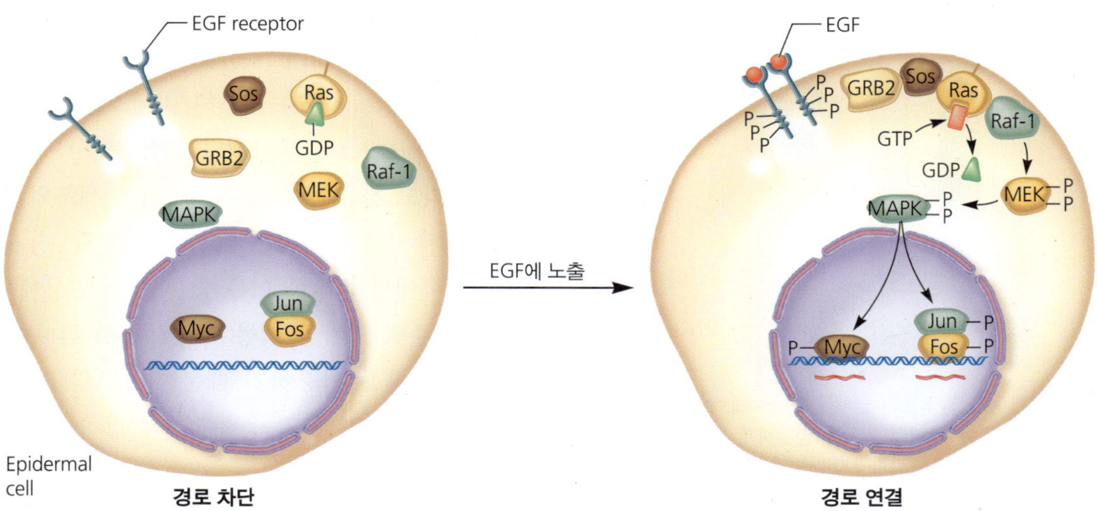

B. EGF 신호전달경로

그림 5-2. A. 체세포분열의 성장과 복제. **B.** 상피세포성장인자(epidermal growth factor, EGF)에 의한 세포분열 활성화. EGF가 한 쌍의 EGF 수용체에 결합하여 이합체의 EGF 수용체가 활성 형태가 되고 인산화가 되도록 한다. 이로 인해 세포질 내의 GRB2 및 다른 단백질들이 세포 안쪽에서 모이게 되고, 궁극적으로 Ras/GTP(즉, 구아노신 삼인산) 복합체를 형성하여 Ras 단백질을 활성화한다. 이 복합체는 MEK를 인산화하는 Raf-1 단백질 키네이즈(protein kinase)를 활성화시키며, 이로 인해 활성화 된 MEK는 MAPK를 인산화시킨다. MAPK는 전사인자(transcription factor)를 활성화시키며 이렇게 활성화 된 전사인자로 인해 세포분열이 개시된다. (Reprinted with permission from Brooker RJ: *Genetics: Analysis & Principles*, 3rd ed. New York: McGraw-Hill, 2008.)

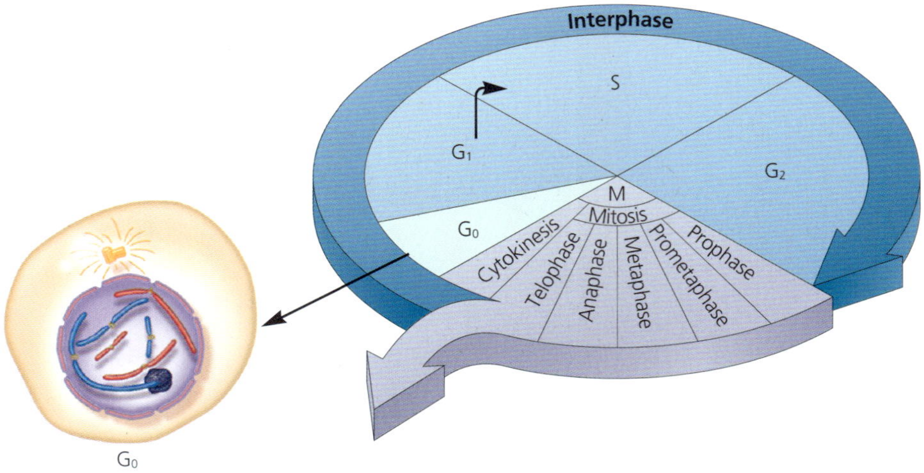

그림 5–3. G_0기는 더 이상 분열하지 않는 휴지기 상태의 세포이다. (Reprinted with permission from Brooker RJ: *Genetics: Analysis & Principles*, 3rd ed. New York: McGraw-Hill, 2008.)

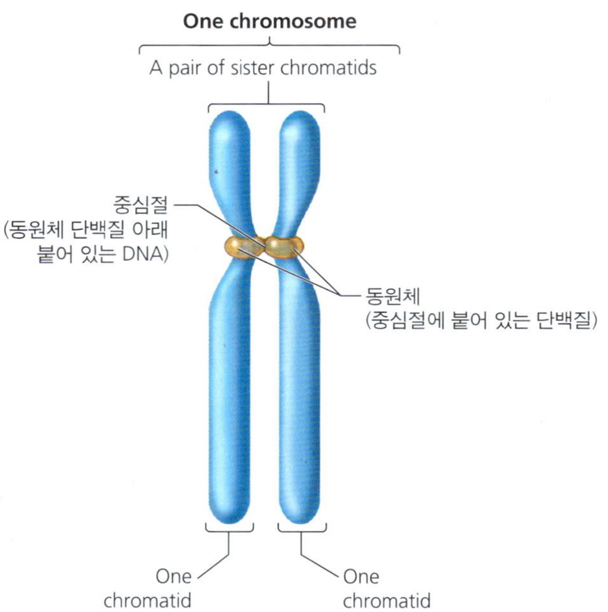

그림 5–4. 염색체 핵분열의 초기 단계(중기, metaphase) 동안 꼬이고 압축되어 중심절(centromere)의 위치를 명확하게 보여준다. 중심절은 자매염색분체끼리의 부착과 분리가 일어나는 부분이다. (Reprinted with permission from Brooker RJ: *Genetics: Analysis & Principles*, 3rd ed. New York: McGraw-Hill, 2008.)

색체는 여전히 중심절에 서로 부착되어 유사분열이 시작된다(그림 5–4 참조). 세포소기관인 **중심체**(**centrosome**)는 **중심소체**(**centrioles**)를 포함하는데, 핵 근처의 세포질에 존재하다가 핵분열 과정에서 염색체를 움직이는 미세소관 배열을 생성한다.

전기(prophase)는 유사분열의 준비 단계로 핵 속에 가는 실 모양으로 퍼져 있던 염색체가 응축하기 시작한다. 핵막이 소실되고, 중심체가 분열하여 세포의 양극으로 이동한다. 튜불린(tubulin)으로 구성된 미세소관(microtubules)이 형성되어 염색체의 이동에 필요한 **방추체**(**spindle**)를 형성한다.

전중기(prometaphase)에 자매염색분체의 중심절이 **동원체**(**kinetochore**)를 통해 미세소관 방추체(microtubule spindle)에 부착된다(그림 5–6). 극지방 미세소관이라고 하는 방추체 미세소관은 세포의 적도 근처에서 방추극을 분리하는 데 도움이 된다. 이 단계가 의학유전학에서 중요한 이유 중 하나는 임상에서 세포유전학 수준의 평가인 **핵형**(**karyotype**) 검사를 위해 전중기 염색체를 사용하기 때문이다(그림 5–23 참조). 염색체가 후기보다 덜 응축되어 특정 염색처리로 확인할 수 있다.

중기(metaphase)에는 염색체가 중기판(metaphase plate)에 정렬한다. 각 염색체에는 여전히 두 개의 자매염색분체가 부착되어 있으며, 각각은 반대쪽 극에 부착되어 있다.

후기(anaphase)에는 자매염색분체의 중심절이 분리되고 방추사에 의해 세포의 양극으로 이동하여 독립된 염색체가 된다. 이때 일시적으로 염색체 수가 두 배가

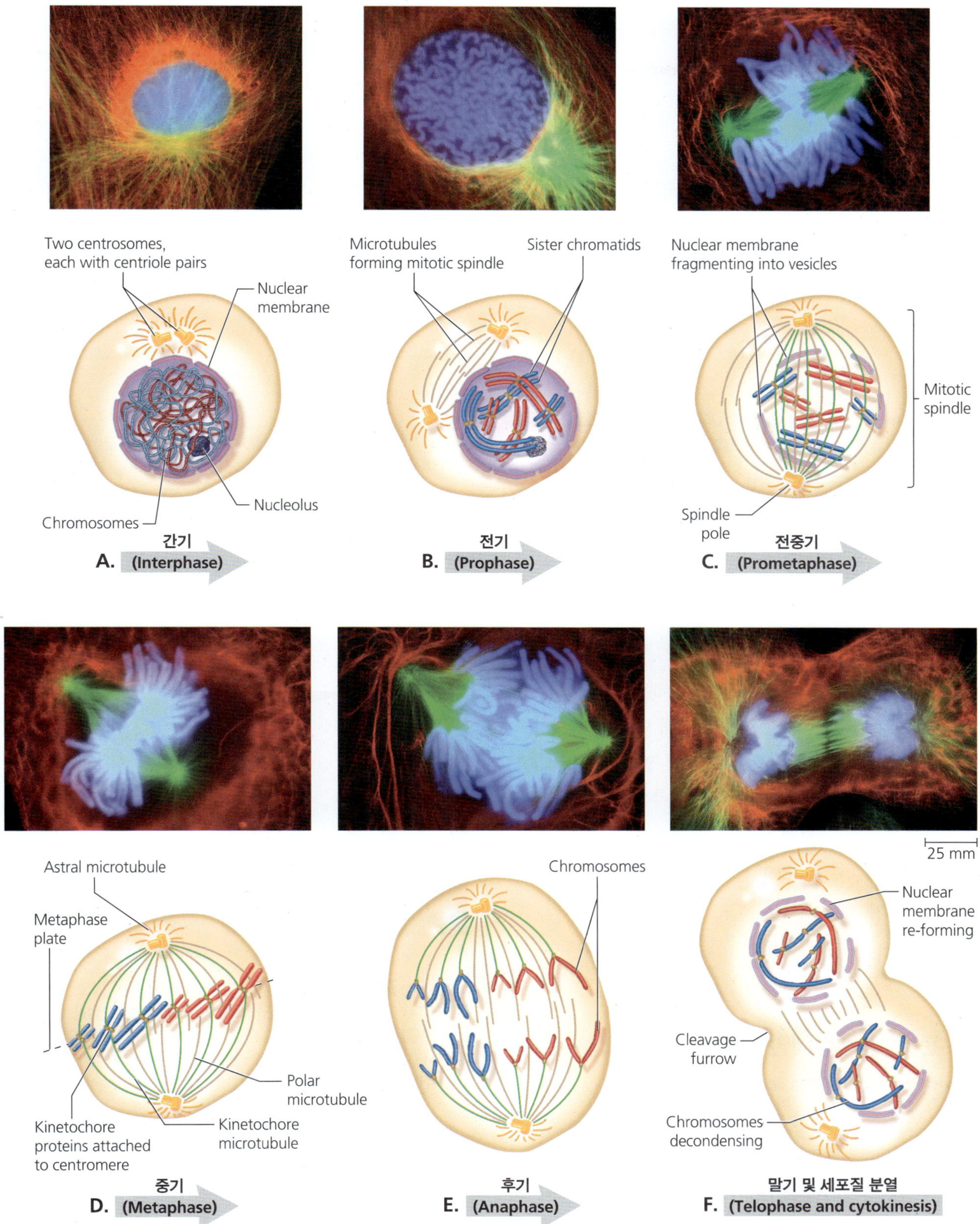

그림 5–5. 유사분열 과정

(Photomicrographs © Dr. Conly L. Rieder, Wadsworth Center, Albany, New York 12201-0509. Reprinted with permission from Brooker RJ: *Genetics: Analysis & Principles*, 3rd ed. New York: McGraw-Hill, 2008.)

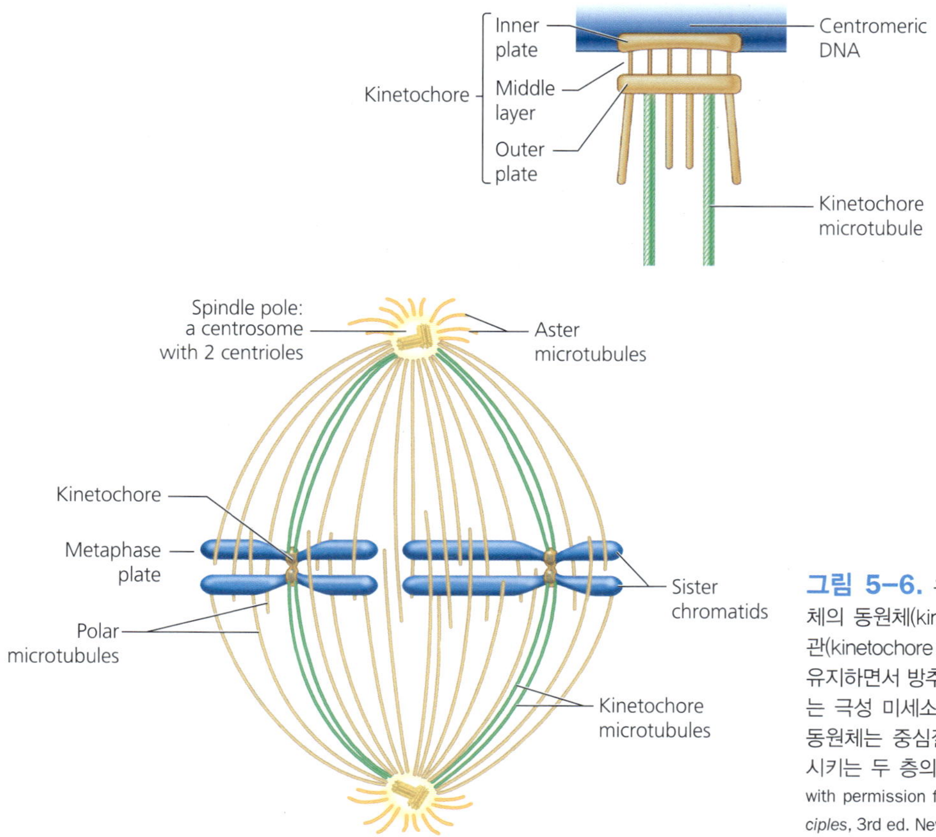

그림 5-6. 유사분열 방추(mitotic spindle)는 염색체의 동원체(kinetochore)에 결합하는 동원체 미세소관(kinetochore microtubules)과 양 극을 분리된 채로 유지하면서 방추사를 제자리에 유지하는 데 도움이 되는 극성 미세소관(polar microtubules)으로 구성된다. 동원체는 중심절의 DNA와 동원체 미세소관을 결합시키는 두 층의 동원체 단백질로 구성된다. (Reprinted with permission from Brooker RJ: *Genetics: Analysis & Principles*, 3rd ed. New York: McGraw-Hill, 2008.)

된다. 예를 들어 인간은 46개의 염색체를 가지는데, 자매염색분체의 분리로 일시적으로 92개 염색체가 된다.

유사분열과정 중 가장 짧은 단계인 **말기(telophase)**에는 염색체가 풀리기 시작하고, 방추체는 분해되고, 각 자매염색분체 주위에 새로운 핵막이 형성된다. 동시에 **세포질분열(cytokinesis)**이 일어나는데, 액틴(actin)과 미오신(myosin)이 결합하여 세포질을 수축시켜 세포질과 세포기관이 분열되어 2개의 딸세포로 분리된다(그림 5-7).

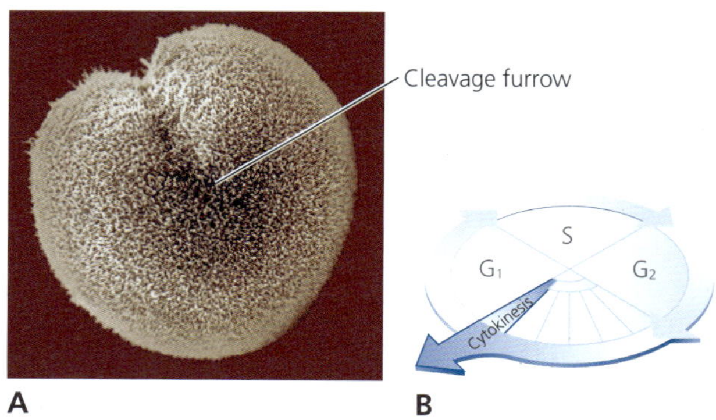

그림 5-7. 세포질분열 단계에서 액틴 필라멘트와 미오신 운동 단백질 고리에 의해 생성되는 분열구(cleavage furrow)의 형성을 통해 세포질의 분열을 볼 수 있다. 세포질분열 단계에서 세포질과 내부의 세포소기관들이 나뉘어 두 개의 딸세포가 된다. (B: Reprinted with permission from Brooker RJ: *Genetics: Analysis & Principles*, 3rd ed. New York: McGraw-Hill, 2008.)

감수분열: 홑배수체인 난자와 정자 형성

Meiosis: Producing Haploid Egg and Sperm Nuclei

감수분열은 두 개의 딸세포를 만드는 체세포분열과 달리 네 개의 딸세포를 형성하고, 각 세포는 부모세포에 비해 염색체 수가 홑배수체(1n)로 감소하게 된다. 체세포분열과 마찬가지로 한 번의 염색체 복제 후에 두 번의 연속적인 세포분열이 일어나는데, 이를 제1감수분열(meiosis I)과 제2감수분열(meiosis II)이라고 한다(그림 5-8).

제1감수분열의 **전기 I**은 중요한 유전적 결과를 초래하는 복잡한 과정으로, 그림 5-9와 같이 하위단계로 설명할 수 있다. 가는섬유기(leptotene)에는 염색체가 실처럼 응축하기 시작한다. 접합기(zygotene)에 상

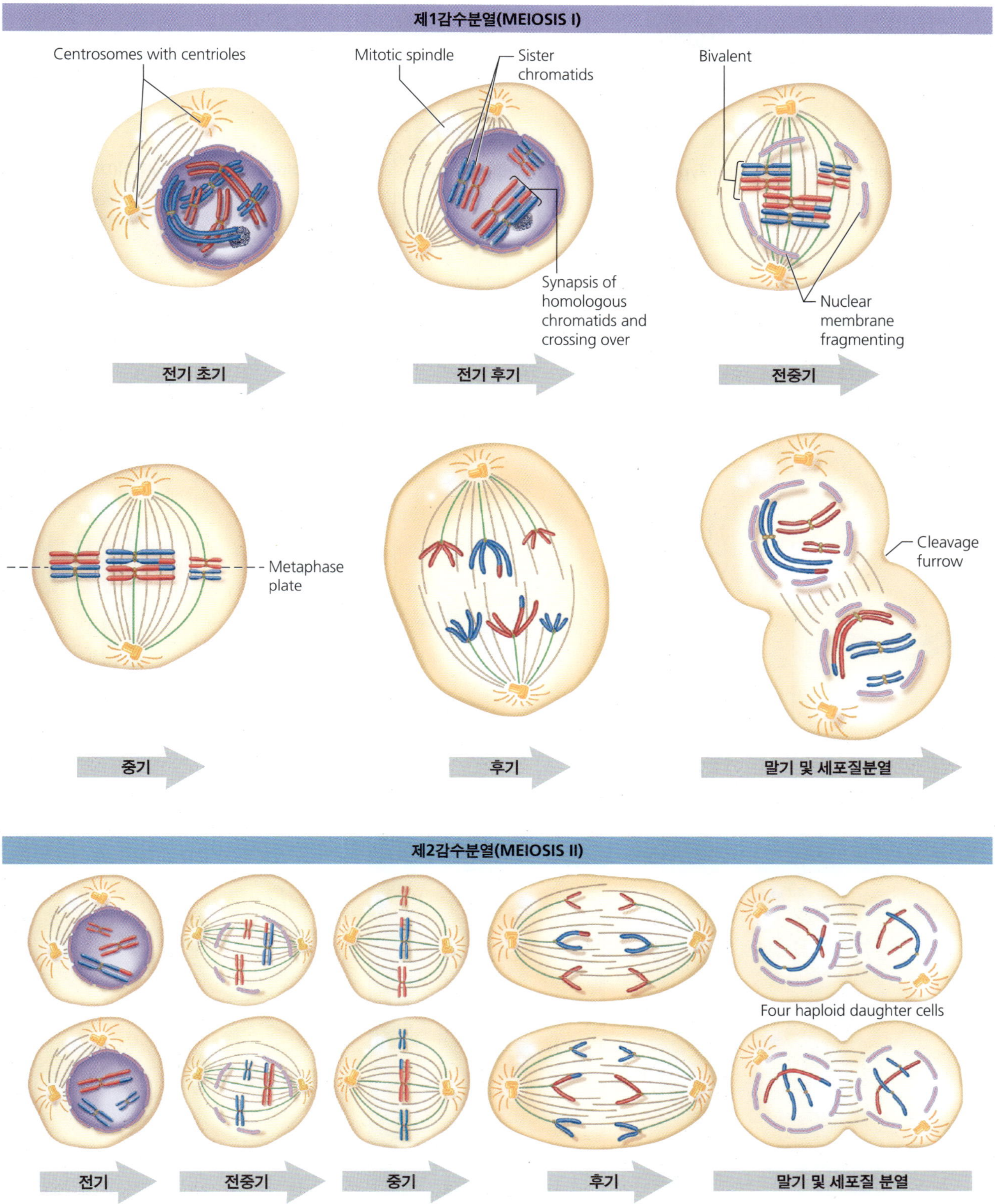

그림 5-8. 감수분열(meiosis)은 두 번의 연속적인 분열과정을 통해 상동염색체 쌍의 두 염색체가 복제되고, 그 복사본들이 4개의 홑배수체 핵(haploid nuclei)을 형성한다. 제1감수분열 전기 I(prophage I)에 상동염색체 복사본이 짝지워지고 접합(synapsis), 재조합(recombination)이 일어난다. (Reprinted with permission from Brooker RJ: *Genetics: Analysis & Principles*, 3rd ed. New York: McGraw-Hill, 2008.)

동염색체(homologous chromosomes)가 서로 쌍을 이루고 서로 가깝게 붙는 **접합**(synapsis)을 이룬다. 이렇게 서로 다른 상동염색체가 연결되는 것은 **접합복합체**(synaptonemal complex)에 의해서이다(그림 5-10). 접합의 과정으로 전체 염색체 길이를 따라 일치하는 DNA 염기서열을 배열시킨다. 굵은섬유기(pachytene)

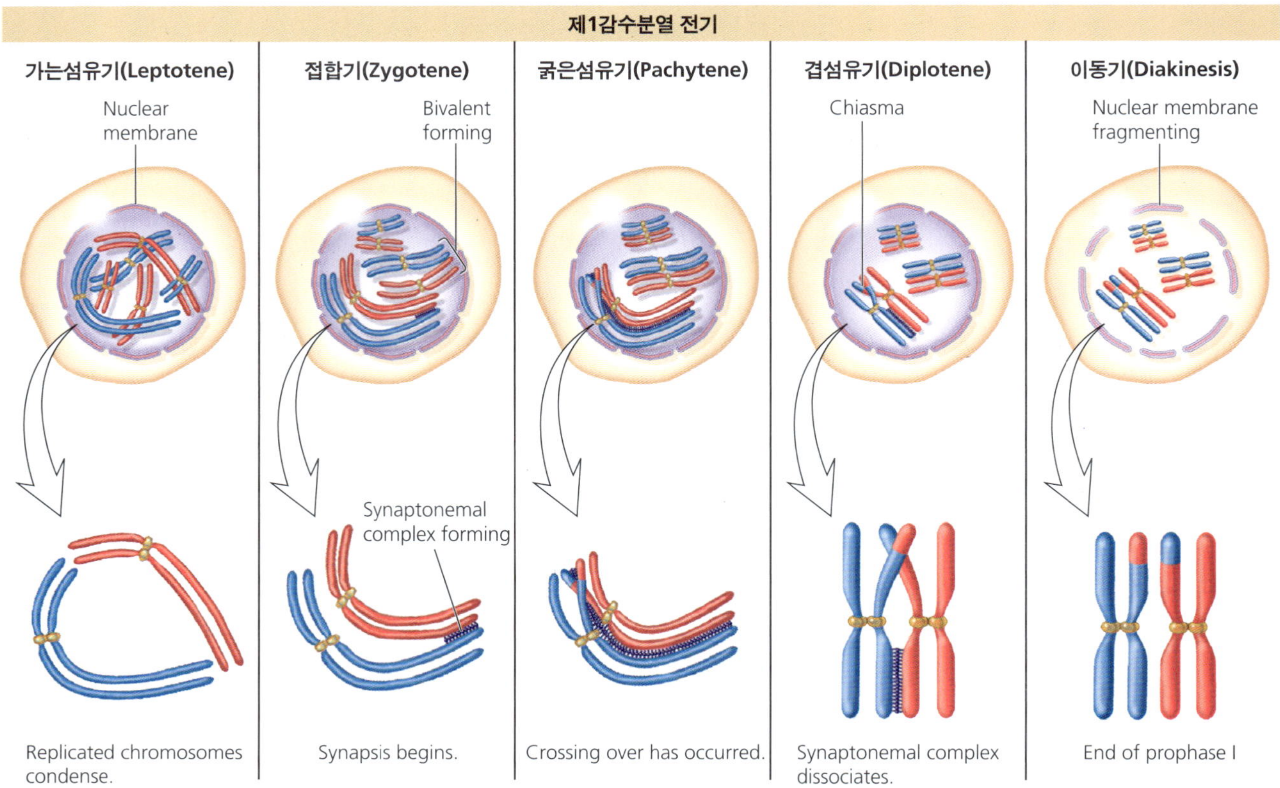

그림 5-9. 제1감수분열의 전기 I(prophase I)에서 접합(synapsis)과 재조합(recombination)이 발생한다. (Reprinted with permission from Brooker RJ: *Genetics: Analysis & Principles*, 3rd ed. New York: McGraw-Hill, 2008.)

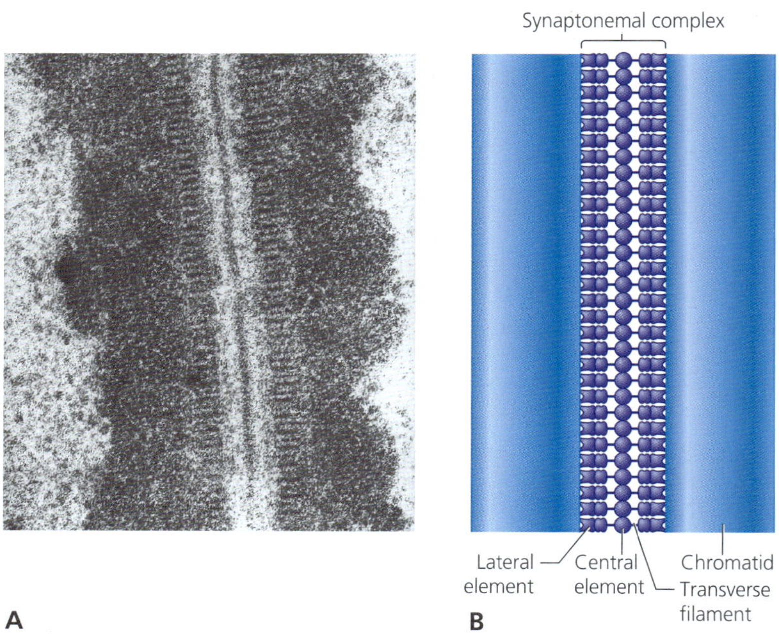

그림 5-10. 전기 I(prophase I)에서 상동염색체 간 접합복합체(synaptonemal complex)가 형성된다. **A.** 접합복합체의 전자현미경 사진. **B.** 염색분체 간 존재하는 접합복합체의 구성요소 (Reprinted with permission from Brooker RJ: *Genetics: Analysis & Principles*, 3rd ed. New York: McGraw-Hill, 2008.)

에 염색체가 꼬이면서 접합이 끝나고, 각각의 상동염색체는 **이가염색체**(bivalent)로 4개의 염색분체를 갖고 있어 사분염색체(tetrad)라고도 한다. 상동염색체의 일부끼리 서로 교환되는 **교차**(crossing over) 또는 **재조합**(recombination)으로 부모와 다른 형질의 자손이 태어나게 된다. **겹섬유기**(diplotene)에 재조합 이후 접합복합체가 사라지고 상동염색체가 분리되기 시작한다. 상동염색체가 분리되지만 자매염색분체는 일부가 붙어있는데, 이 위치를 교차점(chismata, chiasma)이라고 한다. 한 번의 **교차**(chisma)가 일어나기도 하지만 여러 번 교차(chismata)되는 경우도 있다. 이동기(diakinesis)에는 염색체가 응축하면서 상동염색체가 분리된다. 인은 없어지기 시작하고 핵막도 소실된다.

중기 I에 사분염색체의 상동염색체가 중기판에 정렬하고(그림 5-11), 후기 I에서 상동염색체는 서로 떨어져서 세포의 양극으로 이동하여 **분리**(segregation)되지만, 자매염색분체는 여전히 붙어있다. 말기 I과 세포질분열 이후, 제2감수분열은 염색체 수가 홑배수체라는 점을 제외하면 유사분열 과정과 유사하다.

제1감수분열의 결과로 염색체 수는 두배수체에서 홑배수체로 줄어들게 되어 감소분열(reduction division)이라고 한다. 인간의 경우 제1감수분열의 결과 **정자발생**(spermatogenesis) 과정에서 홑배수체인 4개의 정자핵, 그리고 **난자발생**(oogenesis) 과정에서 홑배수체인 1개 난자핵과 3개 **극체**(polar body)를 만든다(그림 5-12).

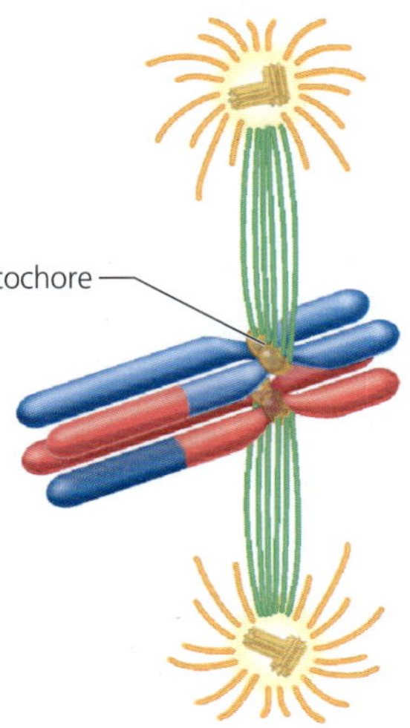

그림 5-11. 한쪽 극에서 나온 동원체 미세소관은 이가염색체들 중 하나에만 부착되어 있다. 상동염색체 쌍의 다른 이가염색체는 반대쪽 극에서 나온 동원체 미세소관에 부착된다. (Reprinted with permission from Brooker RJ: *Genetics: Analysis & Principles*, 3rd ed. New York: McGraw-Hill, 2008.)

핵형 The Karyotype

염색체를 크기와 모양에 따라 배열한 것을 핵형이라고 한다(그림 5-13). 세포분열 전중기와 중기에 콜히친(colchicine)과 그 합성물질인 콜세미드(colcemid)와 같은 화학물질은 방추사 형성을 억제하여 염색체가 응축된다. 응축된 모양은 염색체 크기와 중심절의 위치를 명확하게 보여주며, 이 특성들은 핵형이라고 불리는 표준화된 패턴으로 배열하는 데 사용될 수 있다.

염색기술의 발달로 분열하는 세포에서 염색체를 확인하는 것뿐 아니라 미세한 구조에 관한 연구가 가능해졌다. 한 가지 예는 4장에서 설명한 G-분염법(Gimsa-banding, G-banding)이다(그림 4-19 참조). 단백질 분해효소 트립신(trypsin)으로 전처리한 후 김자(Giemsa)로 염색을 하면 이질염색질(heterochromatin)은 검게, 진정염색질(euchromatin)은 밝게 염색된다. 염색체 특유의 어둡고, 밝은 특정한 띠 모양을 만드는데, 이 결과로 염색체 미세변이는 확인할 수 없지만, 임상에서 중요한 염색체 수와 구조적 변화를 확인할 수 있다.

염색체 수와 구조 변화의 개요

Overview of Changes in Chromosome Number and Structure

염색체는 유사분열과 감수분열 과정에서 복제되어 유전정보와 함께 하나의 세포를 다음 세대로 전달하는 단순한 결합구조이다. 인간의 정상 염색체는 두배수체(2n)로 46개이다. 염색체가 정배수인 경우 **정배수성**(euploid), 정상보다 많거나 적어 정확한 배수가 아닌 것을 **이수성**(aneuploid)이라고 한다. 염색체가 정배수로 증가하는 경우 **배수성**(polyploid)이라고 한다. 염색체 수의 변화는 다른 유전자와 생화학적 과정들이 연관되어 있어 단일 유전자, 또는 점 돌연변이(point mutation)로 인한 질환보다 심각한 이상을 초래한다.

염색체 이상(chromosome aberrations), 또는 구

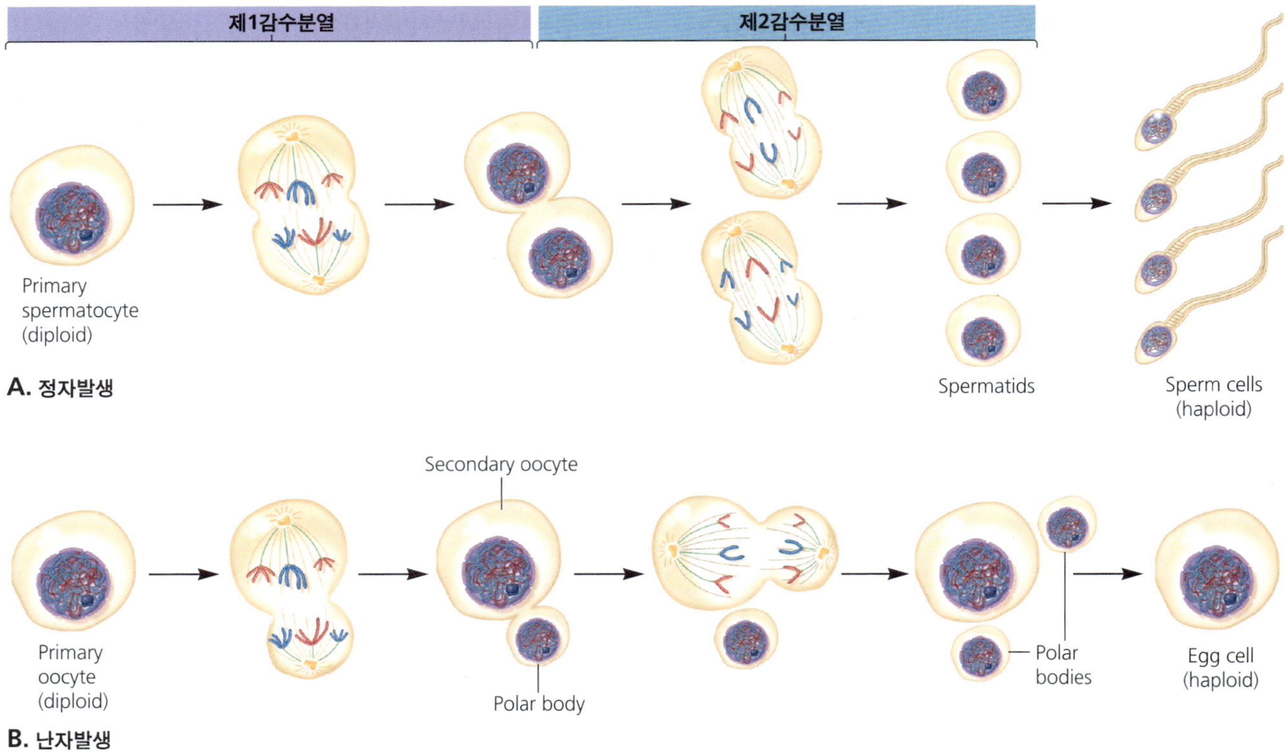

그림 5-12. **A.** 정자발생(spermatogenesis) 과정에서 4개의 홑배수체 정자 형성. **B.** 난자발생(oogenesis) 과정에서 홑배수체인 1개의 난자세포와 3개의 홑배수체 극체 형성 (Reprinted with permission from Brooker RJ: *Genetics: Analysis & Principles*, 3rd ed. New York: McGraw-Hill, 2008.)

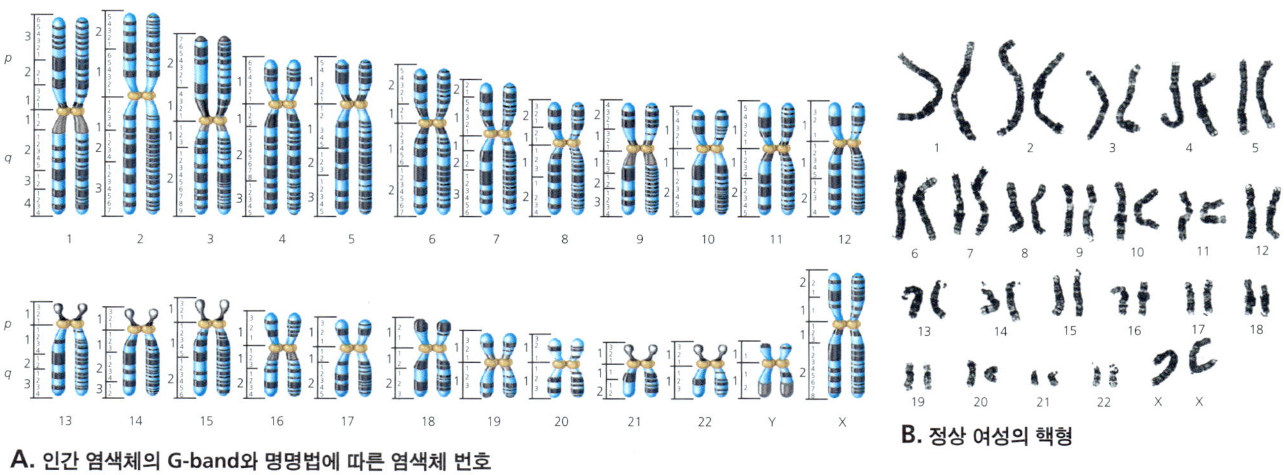

그림 5-13. 핵형은 염색체를 체계적으로 배열해 놓은 것이다. (**A:** Reprinted with permission from Brooker RJ: *Genetics: Analysis & Principles*, 4th ed. New York: McGraw-Hill, 2012. **B:** Reprinted with permission, Dr. Warren G. Sanger, University of Nebraska Medical Center.)

조적 변화는 염색체 내부 또는 염색체 간의 유전자 연결이 변경될 때 발생한다(그림 5-14). 염색체 구조의 변화는 복제 과정 중 절단(breaks) 부위가 잘못 연결되어 나타난다. 염색체 절단은 흔하게 발생하는데, 매일 각 핵에서 평균 55,000개의 단일 가닥 절단(single-strand breaks)과 9개의 이중 가닥 절단(double-strand breaks)이 발생한다고 추정된다. 대부분의 절단은 복구되지만, 절단된 여러 가닥들이 인접하여 존재할 경우 서로 영향을 받아 절단 부위가 잘못 연결될 수 있다.

구조적 이상 중 결실, 중복, 역위는 염색체의 유전적

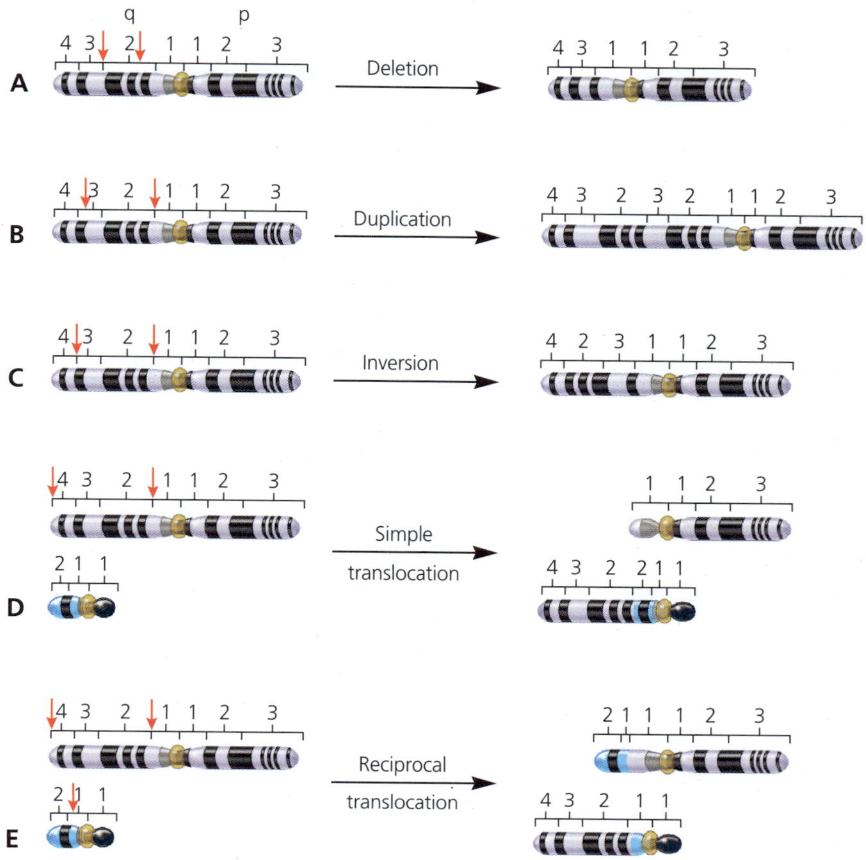

그림 5-14. 염색체 구조의 이상

A. 결실(deletion)은 염색체의 한 부분이 소실되는 것이다. **B.** 중복(duplication)은 염색체의 일부분이 다른 염색체에 삽입되는 것으로, 영향을 받는 유전자가 두 개의 복사본으로 존재하게 된다. **C.** 역위(inversion)는 두 절단면이 서로 다른 끝에 연결될 때 발생할 수 있다. **D.** 단순전좌(simple translocation)는 한 염색체의 일부분이 다른 연결그룹으로 이동하는 것이다. **E.** 상호전좌(reciprocal translocation)는 비상동염색체 간 염색체 일부분이 교환되는 것이다.(Reprinted with permission from Brooker RJ: *Genetics: Analysis & Principles*, 3rd ed. New York: McGraw-Hill, 2008.)

구성(genetic content)에 영향을 미칠 수 있다. 한 염색체 내의 두 곳이 절단된 후 연결되면, 절단 부위 사이의 조각은 중심절에 부착되지 못해 다음 체세포분열 과정에서 제거되는데, 이로 인해 **결실**(deletion 또는 deficiency)이 발생한다. 다양한 기전으로 염색체의 일부가 **중복**(duplication)되거나, 유전자의 순서가 변경되는 **역위**(inversion)가 발생할 수 있다. 염색체의 구조적 이상, 특히, 중복과 결실로 발생하는 유전물질의 변화(obvious changes) 외에도, 유전자 암호화 부위에서 DNA의 절단이 일어날 경우 점 돌연변이가 발생한다. 또한, 제1감수분열 간기에서 생성되는 이가염색체 간의 위상학적(topological) 관계를 통해 수정란의 유전 구성에 추가적인 변화가 일어날 수 있다.

마지막으로 구조적 이상은 하나 이상의 염색체에 영향을 미칠 수 있다. **전좌**(translocation)는 염색체의 일부가 다른 염색체에 연결되는 것으로, 상호전좌(reciprocal translocation)는 두 개의 비상동염색체 사이의 일부분이 교환되는 것이다. 만약, 전좌된 두 염색체가 모두 자녀에게 전달된다면, 전체 유전체 구성의 변화는 없다. 하지만, 하나만 자녀에게 전달된다면 불균형한 유전물질을 갖게 될 것이다. 따라서, 전좌는 유전자가 연관 그룹에서 배열되는 방식과 감수분열에서 염색체가 분리되는 방법에 따라 2차적인 결과를 가져올 수 있다.

이수성: 분리의 오류 Aneuploidy: Errors in Segregation

이수성은 염색체 이상에서 가장 흔하며 염색체가 하나 더 있거나 소실되어 수적 이상을 초래하는 것이다.

세포가 분열하는 과정에서 방추사의 미세소관 오류는 자매염색분체를 연결하는 중심절의 분리를 지연시키고, 그 외 여러 원인으로 염색체가 분리되지 못해 이수성이 발생한다. 유사분열과 감수분열 과정에서 **비분리**(nondisjunction)가 발생할 수 있지만, 여기서는 감수분열 오류에 초점을 맞출 것이다.

제1감수분열 과정에서 상동염색체의 비분리 또는 제2감수분열 과정에서 자매염색분체의 비분리로 발생할 수 있다(그림 5-15). 염색체 비분리로 염색체가 하나 더 많거나 적은 배우자(gamete)를 만들게 된다. 비정상적인 배우자가 정상 배우자와 수정 시 염색체 수적 이상을 가지는데, 이것을 이수성이라고 한다. 염색체가 하나 더 많으면 **삼염색체**(trisomic), 염색체가 하나 적으면 **홑염색체**(monosomic)라고 한다. 삼염색체와 홑염색체인 경우 독립적인 발달 과정과 생리적 과정에 영향을 미치며, 영향을 받은 배아들은 대부분 조기 사망하게 된다. 이수성은 성염색체인 X 또는 Y에서도 나타날 수 있다.

포유류의 X 염색체 불활성화

X-chromosome Inactivation in Mammals

사람을 포함한 포유류의 암컷은 두 개의 X 염색체를, 수컷은 한 개의 X 염색체를 물려받는다. 암컷에서 두 개의 X-연관 유전자에 의해 암호화되는 단백질의 양이 수컷에 비해 두 배로 만들어지지 않고 균형을 맞추기 위해 '유전자 용량 보상(gene dosage compensation)'이 유도되는데, 이것을 X 염색체 불활성화라고 한다. 배아 발생 초기에 두 개의 X 염색체 중 하나가 무작위로 불활성화되며, 체세포분열 시 각각의 딸세포로 계승된다. 이 현상은 영국의 유전학자 메리 라이온(Mary Lyon)이 처음 설명하여 **라이온화**(lyonization)라고도 한다.

간기 핵에서 불활성화된 X 염색체는 **바소체**(barr body)라고 불린다. 머레이 바(Murray Barr)의 이름을 따서 붙인 이 불활성화 된 염색체는 암컷 고양이의 세포에서 처음 확인되었다. 성염색체 비분리 현상 등으로 정상 핵형에 비해 추가적인 X 염색체가 존재할 경우 2개 이상의 바소체가 존재할 수 있다. 예를 들면, 그림

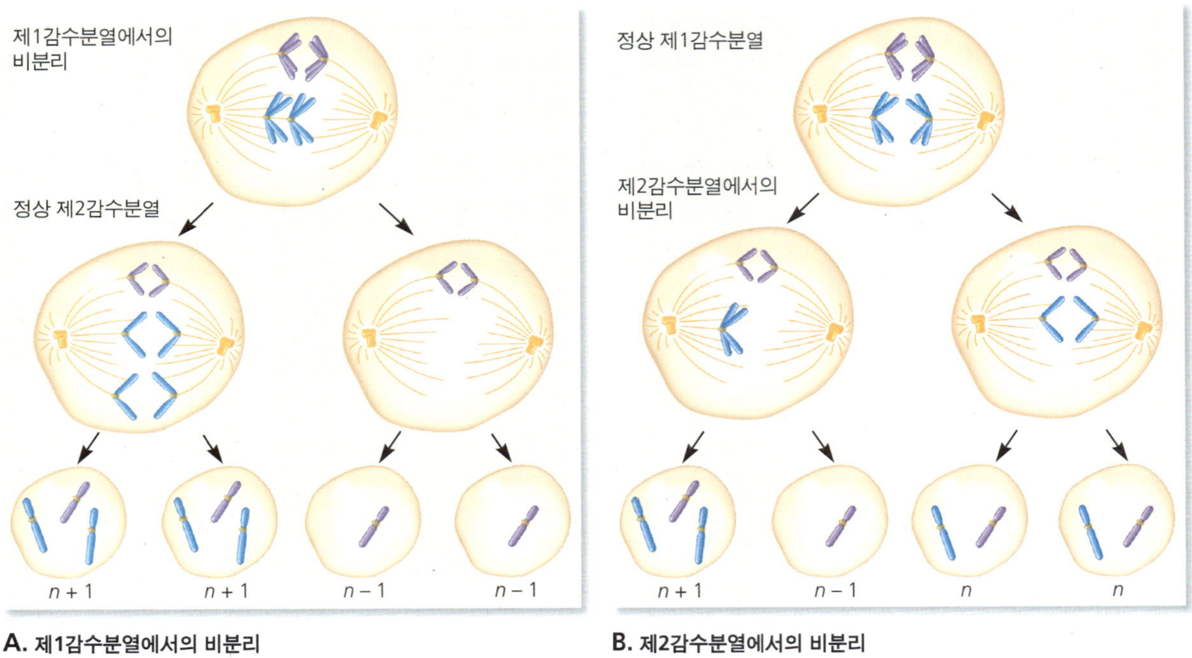

그림 5-15. 감수분열에서의 비분리
제1감수분열에서 상동염색체의 비분리 또는 제2감수분열에서 자매염색분체의 비분리로 염색체가 추가되거나 감소된다. (Reprinted with permission from Brooker RJ: *Genetics: Analysis & Principles*, 3rd ed. New York: McGraw-Hill, 2008.)

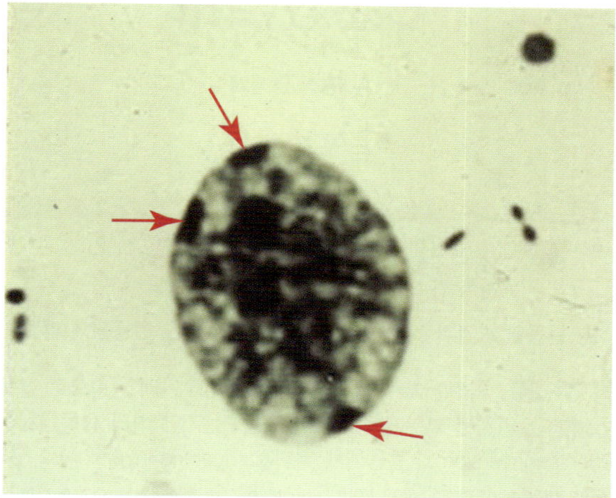

그림 5-16. 비정상적으로 4개의 X 염색체를 포함하는 세포에서 3개의 바소체가 관찰된다. 바소체는 X 염색체 하나만 제외하고 나머지 모두를 단단한 나선형성(tight coiling) 또는 라이온화(Lyonization)시켜 형성되므로 정상적인 여성의 핵에는 하나의 바소체만 존재한다.

5-16에서와 같이 정상 22쌍의 상염색체(2n = 48)와 4개의 X 염색체를 가진 경우 3개의 바소체를 관찰할 수 있다.

X 염색체 불활성화는 **후성유전학 변형**(epigenetic modification)의 예이다. 수정된 세포에서 모계 유래 X 염색체, 부계 유래 X 염색체 중 어느 것이 불활성화될지 결정되면, 이는 딸세포로 전달되어 일생 동안 불활성화를 유지한다. X 염색체 불활성화는 암컷 삼색고양이로 설명할 수 있다(그림 5-17). 털색을 결정하는 유전자가 X 염색체에 있고, 각 세포들은 무작위로 부계 또는 모계의 X 염색체가 발현하게 된다. 암컷 고양이의 X 염색체 두 개는 "기능적 모자이크 현상(mosaicism)"인 것이다.

X 염색체 불활성화는 여성의 세포에서 X 염색체 유전자에 의해 단백질이 많이 생기는 것을 막기 위해 발생한다. 이 현상으로 X 염색체 중 하나에 전좌, 결실, 중복 등의 구조적 이상이 있는 여성에서 비정상 X 염색체가 무작위로 불활성화 될 수 있고, 절반 이상의 세포에서 유전자 이상이 있는 X 염색체가 활성화 되어야 질병이 나타나게 된다.

배수성 Polyploidy

배수성은 홑배수체의 배수를 포함하는 염색체 수적

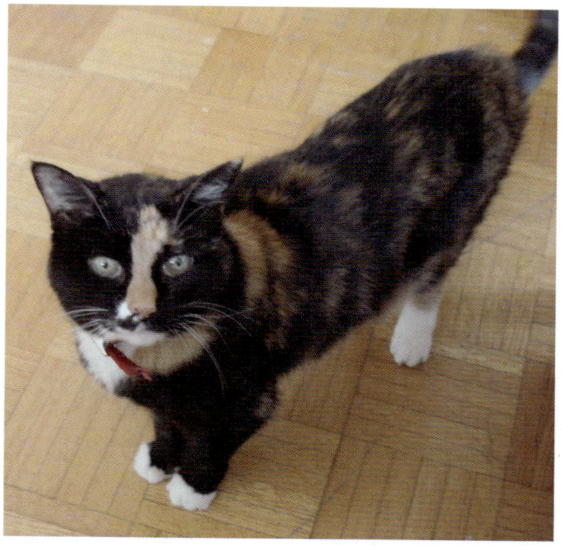

그림 5-17. 삼색고양이는 검정색 털 또는 주황색 털 대립유전자를 가진 X 염색체 이형접합 암컷으로 X 염색체가 무작위로 비활성화되어 주황색과 검정색 털 무늬를 형성한다. (Courtesy of Sarah M. Granlund.)

이상이다. 식물에서 흔히 볼 수 있지만, 인간에서는 발생 초기 단계에 자연유산되거나 출생하더라도 오랜기간 생존하지 못한다. 배수성은 1개의 난자에 2개 이상의 정자가 수정되거나 난세포의 감수분열 과정의 비분리에 의해 발생한다.

결실과 중복 Deletions and Duplications

결실은 하나의 유전자가 있는 영역에 영향을 미치는 경우부터 수십 개 또는 수백 개의 연관 유전자를 포함하는 것까지 다양하게 나타난다. 단일 유전자의 결실인 경우에는 염기치환(nucleotide substitution)이나 점 돌연변이를 구별하기 어렵다. 이를 확인하기 위해 DNA 염기서열분석(sequencing) 또는 **중합효소 연쇄반응**(polymerase chain reaction, PCR)을 이용하여 증폭된 단편의 크기를 측정한다(2장 참조).

그림 5-18과 5-19와 같이 염색체 양에 변화가 발생할 수 있다. 일반적으로, 상동염색체의 같은 부위인 동형접합성(homozygosity) 결실은 치명적이고, 상동염색체의 한쪽 부분만 결실되는 이형접합성(heterozygosity) 결실은 출생은 하지만, 발달에 심각한 영향을 미치게 된다. 결실은 열성 돌연변이 대립유전자에 대해 이형접합인 성인의 표현형에도 영향을 미친다. 만약 결실

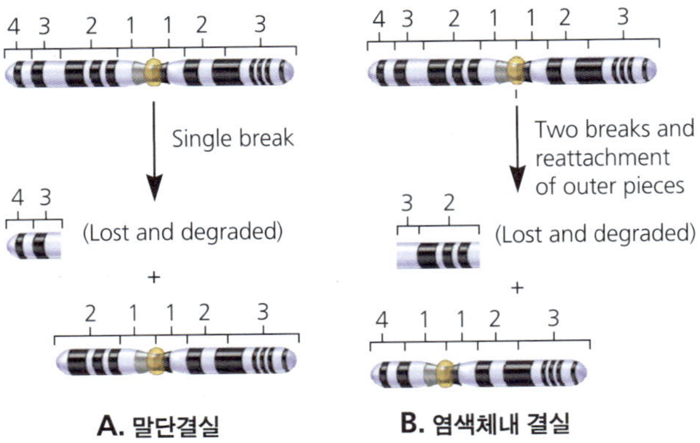

그림 5-18. 결실(deletion)

A. 한 개의 염색체 말단부위에서 한 개의 절단부위가 결실되어 소실되는 말단결실(terminal deletion). **B.** 염색체 두 곳의 절단점에서 절단되어 사이의 가운데 부분이 소실되는 염색체 내 결실(interstitial deletion) (Reprinted with permission from Brooker RJ: *Genetics: Analysis & Principles*, 3rd ed. New York: McGraw-Hill, 2008.)

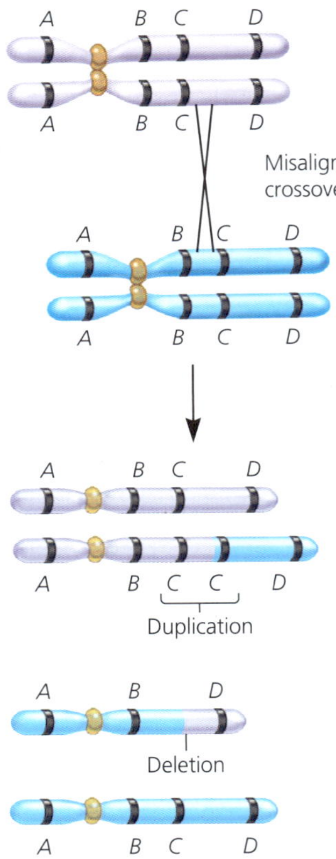

그림 5-19. 두 상동염색체 간 교차가 일어날 경우 재조합에 의해 결실과 중복이 발생할 수 있다. (Reprinted with permission from Brooker RJ: *Genetics: Analysis & Principles*, 3rd ed. New York: McGraw-Hill, 2008.)

된 정상 대립유전자가 결실되면, 열성 형질이 표현형으로 나타난다. 이렇게 열성 대립유전자가 우성처럼 표현되는 것을 **거짓우성**(pseudodominance)이라고 한다.

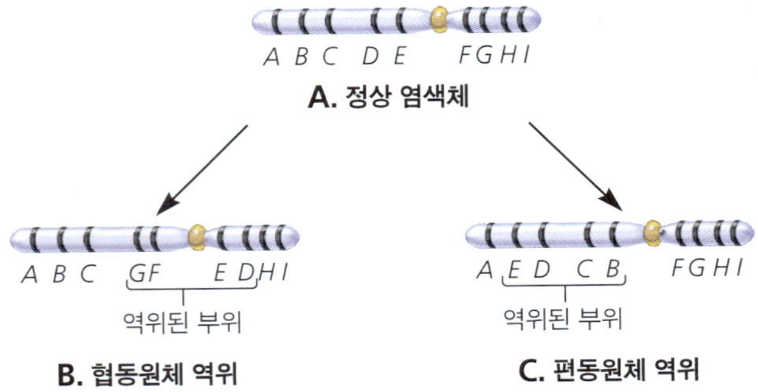

그림 5-20. 역위(inversion)는 염색체 조각이 반대 방향으로 잘못 붙어 발생한다. 역위된 부분에 중심절이 포함되는지에 따라 협동원체 역위(pericentric inversion)와 편동원체 역위(paracentric inversion)로 분류한다. (Reprinted with permission from Brooker RJ: *Genetics: Analysis & Principles*, 3rd ed. New York: McGraw-Hill, 2008.)

중복은 염색체의 일부가 반복되는 것으로, 두배수체는 중복된 유전자의 3개의 염기서열을 갖게 된다. 복제된 복사본은 바로 인접하여 똑같은 염기서열로 반복되는 **일렬 중복**(tandem duplications) 또는 **분산된 중복**(dispersed duplications)으로 서로 멀리 위치할 수 있다. 일반적으로 중복은 동일한 크기의 결실보다 심하지 않지만, 발달에 영향을 미칠 수 있다. 결실과 중복은 모두 **유전자 용량**(gene dosage)을 변화시켜 유전자가 생성하는 단백질의 양을 변화시키고, 이로 인해 신체의 생화학적 과정에 불균형을 일으키게 된다.

역위 Inversions

역위는 하나의 염색체에서 두 개의 절단점이 생겨 간기에 서로 꼬이면서 절단된 끝부분이 잘못 연결되어 순서가 변경되는 것이다(그림 5-20). 다른 완(arm)에 두 개의 절단점이 있어 중심절을 포함하면 **협동원체 역위**(pericentric inversion), 동일한 완(arm)에서 절단되어 중심절을 포함하지 않은 경우 **편동원체 역위**(paracentric inversion)라고 한다. 협동원체 역위는 중심절이 포함되는 것으로 염색체 완의 길이에 변화가 생긴다. 보인자의 경우, 중심절의 점 돌연변이를 제외하고 염색체 양의 변화가 없어 표현형이 정상이다. 하지만 보인자가 임신할 경우 정상 생식세포가 감소되어, 태아가 중복 또는 결실의 염색체를 가진 불균형 접합체(unbalanced zygote)가 될 수 있다. 그림 5-21A와 같

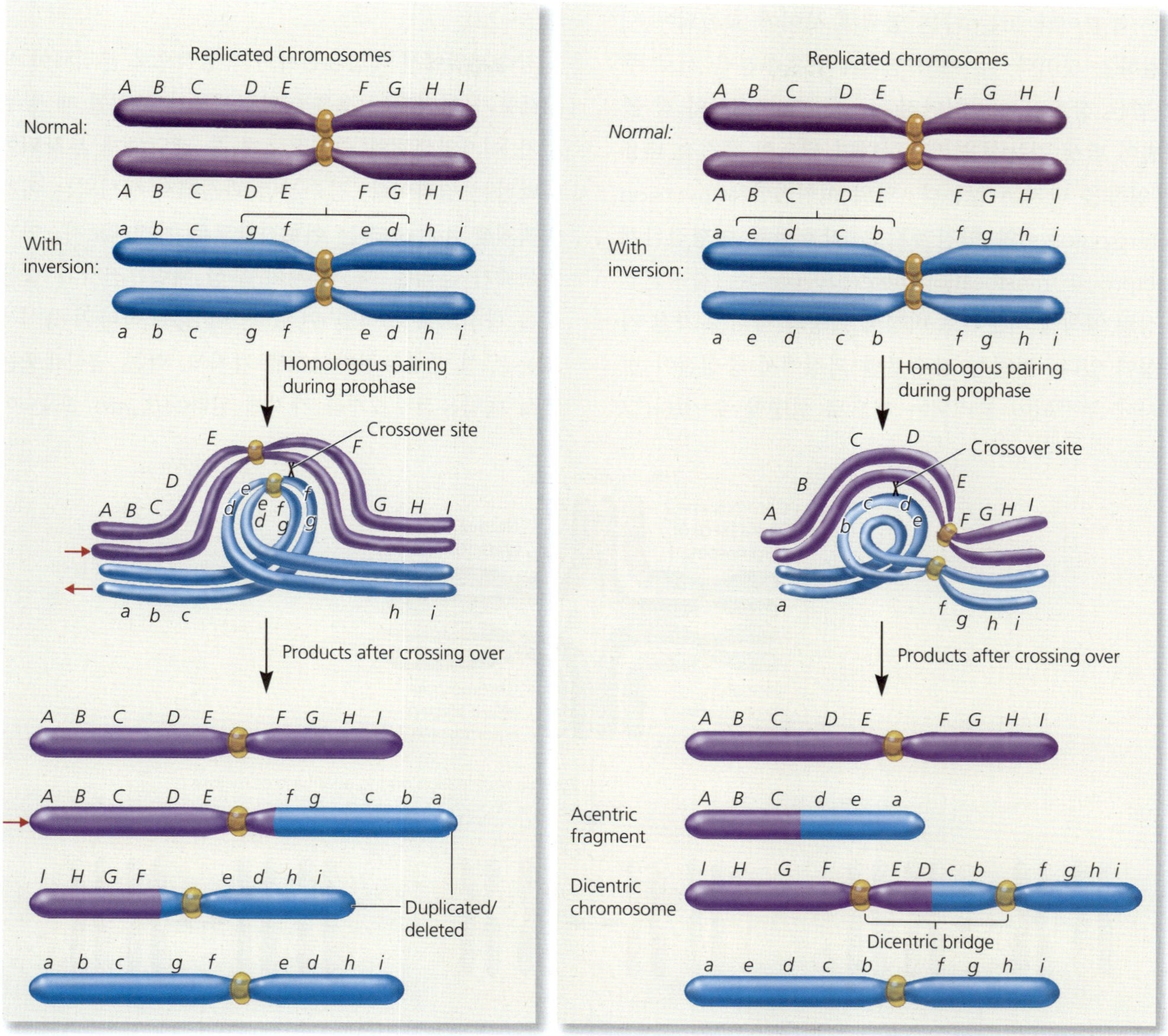

A. 협동원체 역위 **B. 편동원체 역위**

그림 5-21. 역위(inversion) 이형접합체의 경우 감수분열 과정에서 역위된 고리 내에 교차가 발생하여 홑배수체 절반에서 중복과 결실이 발생한다. 편동원체 역위(paracentric inversion) 이형접합체의 경우, 중심절이 중복 또는 결실된 조각에 포함된다. 이로 인해 쌍중심절 가교(dicentric bridges) 또는 무중심절 조각(acentric fragments)이 발생한다. (Reprinted with permission from Brooker RJ: *Genetics: Analysis & Principles*, 3rd ed. New York: McGraw-Hill, 2008.)

이 역위를 가진 염색체가 이것과 쌍을 이루는 정상 염색체와 함께 감수분열하기 위해 역위되어 있는 부분에 고리(loop)를 형성하면서 순서를 바꾸게 된다. 역위된 고리 내에서 교차가 발생하면 정상과 역위의 염색분체 한 개씩과 두 개의 재조합된 염색분체를 형성하게 되는데, 두 개 모두 염색체 일부분에 대하여 중복과 결실이 함께 나타나게 된다.

편동원체 역위의 경우(그림 5-21B), 두 개의 절단이 장완 또는 단완에서 각각 발생하므로 중심절을 포함하지 않아 제2감수분열 후에 생긴 생식세포는 정상과 역위의 염색분체 한 개씩과 재조합된 염색체들, 즉 **쌍중심절**(dicentric)과 **무중심절조각**(acentric fragment)의 염색분체가 된다. 쌍중심절과 무중심절의 염색분체는 불안정하여 소멸되기 때문에 역위형 이형접합체의 생식력(fertility)이 감소하게 된다.

전좌 Translocations

전좌는 염색체 일부분이 절단된 후 같은 염색체의 다른 부분이나 또는 다른 염색체 사이에 교환되어 재배열하는 것이다. 두 개의 염색체가 일부분을 서로 주고 받는 상호전좌는 절단점(breakpoints)에서의 점 돌연변이 발생 가능성을 제외한다면 세포의 유전적 내용이 영향을 받지는 않는다. 역위 이형접합체(inversion heterozygotes)와 마찬가지로, 상호전좌 이형접합체(reciprocal translocation heterozygotes)는 감수분열 과정의 염색체 비분리로 비정상 핵형의 자녀를 가질 가능성이 있다. 전좌는 감수분열 과정에서 중심절이 방추사에 부착되어 분리되는 것으로 설명할 수 있다(그림 5-22).

감수분열에서 대립유전자가 독립적으로 분리되어 생식세포가 형성되는 것은 이가염색체가 분리될 때 방추사가 이가염색체의 중심절 4개 중 랜덤하게 부착되어 나타나는 결과이다. 감수분열 과정에서 생성되는 이가염색체를 *Aa*, *Bb*라는 이형접합으로 가정해보자. 이가염색체가 분리될 때 두 개의 우성 대립유전자가 같은 극을 향하도록 분리될 수 있다. 이 경우 하나의 생식세포는 우성 대립유전자 2개를 가지고, 다른 생식세포는 열성 대립유전자 2개를 가지게 된다(*AB*, *ab*). 또는 이

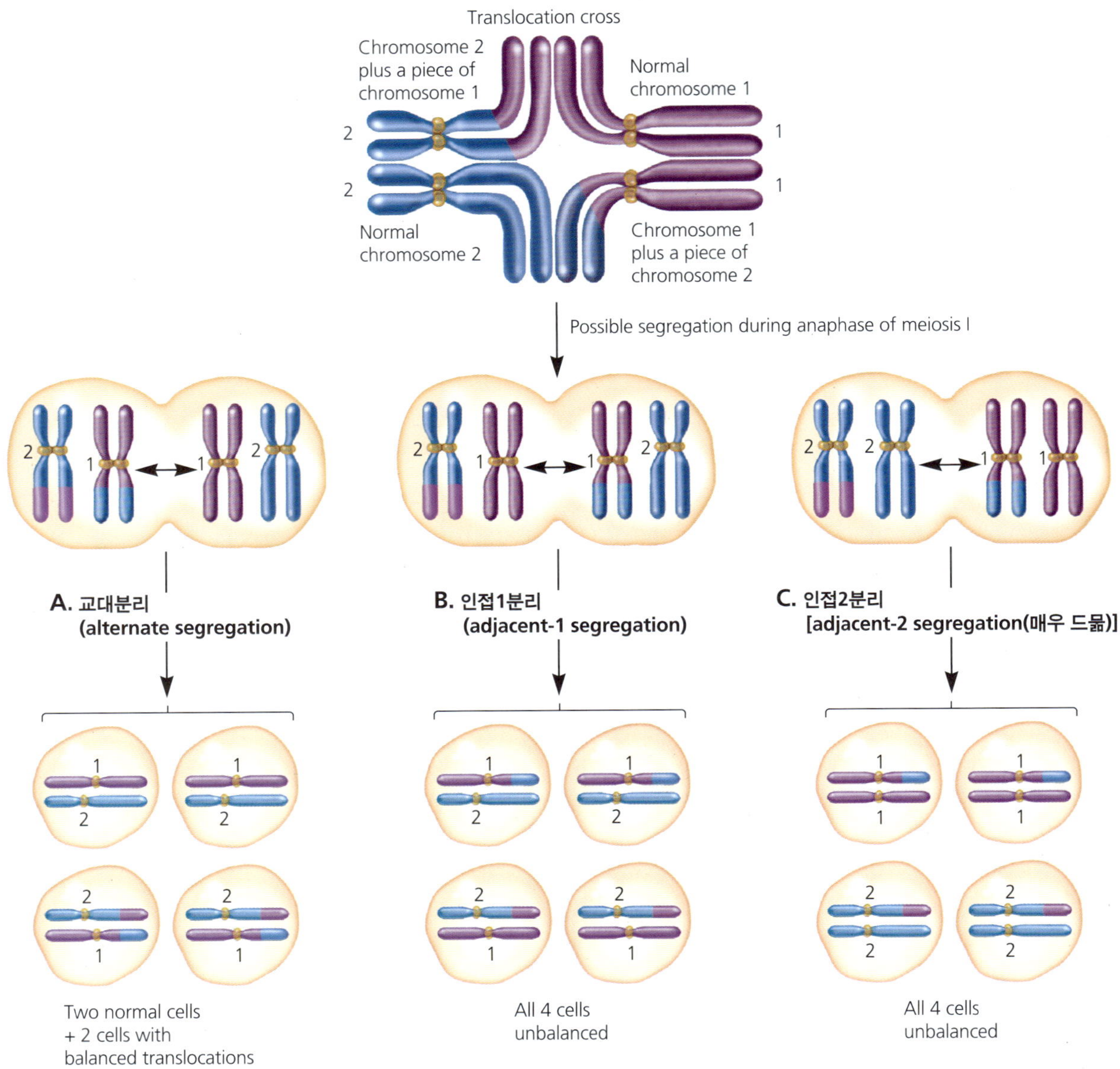

그림 5-22. 감수분열 동안 상동 중심절이 어떻게 방추사에 부착되는지에 따라 전좌가 결정된다. (Reprinted with permission from Brooker RJ: *Genetics: Analysis & Principles*, 3rd ed. New York: McGraw-Hill, 2008.)

가염색체의 우성 유전자들이 서로 다른 극으로 분리될 수 있는데, 이 경우 *Ab* 혹은 *aB*의 유전적 구성을 지닌 생식세포가 만들어질 것이다.

상호전좌 이형접합체의 감수분열 과정에서 분리도 동일한 방식으로 생각해 볼 수 있다.

분열 후기에 일반적으로 3가지 방법 중 하나의 형태로 분리된다(그림 5-22 참조). 먼저, **인접 분리(adjacent segregation)**는 이가염색체의 윗부분 중심절이 상단의 극으로 분리되고, 아랫부분의 중심절이 하단의 극으로 분리되어 생식세포가 생성된다. 제1감수분열이 끝날 때 각각의 홀배수체 핵은 정상 염색체 한 개와 전좌 염색체(translocated chromosome) 한 개를 가지게 된다. 불균형 전좌의 생식세포가 정상 생식세포와 수정할 경우 유전물질이 추가되거나 부족하게 되어 생존 가능한 수정란이 만들어지지 않는다. 이가염색체 중 하나의 중심절이 대각선으로 분리되는 것을 **교대 분리(alternate segregation)**라고 한다. 정상 염색체를 갖는 홀배수체 생식세포 2개와 전좌가 일어난 염색체를 갖는 홀배수체 생식세포 2개가 만들어진다. 이 생식세포들의 정상 생식세포와 수정이 될 경우 전체 유전물질은 균형을 이루며, 수정란은 두배수체인 유전체(genome)를 가지게 된다.

또 다른 유형인 **로버트슨 전좌(Robertsonian translocation)**는 두 개의 **끝겯매듭(acrocentric)** 또는 **끝매듭(telocentric)** 염색체가 중심에서 융합하여 하나의 염색체를 만드는 것이다. 염색체 수가 감소하게 되지만, 핵융합에서 코딩 DNA가 소실되었는지에 따라 표현형이 나타날 수도 있고, 나타나지 않을 수도 있다.

체세포 모자이크 현상 Somatic Mosaics

염색체의 수적, 구조적 이상은 유사분열 과정에서도 발생할 수 있다. 전체 세포가 아닌 처음 오류가 나타난 세포와 그 세포로부터 발생한 딸세포에만 국한되는데, 이로 인해 한 개체 내에서의 서로 다른 유전형을 지닌 세포들이 모자이크처럼 존재하게 된다. 모든 사람의 발달 단계에서 이러한 현상이 존재하므로 어느 정도는 유전적으로 다른 세포들이 모자이크처럼 섞여 있게 된다. 대부분은 크게 영향을 미치지 않으나, 간혹 염색체 수나 구조의 변화로 특정 암과 같은 심각한 의학적 상태를 야기할 수 있다.

이와 관련하여 또 다른 현상은 자율적 유전자 표현(autonomous gene expression)이다. 유전자의 발현은 그 유전자가 존재하는 세포에서만 생화학적 활성에 영향을 줄 수 있다는 것을 의미한다. 따라서 유전자의 발현 산물은 주변 세포로 확산되지 않으므로, 돌연변이 세포와 정상 세포가 섞여 있더라도 정상 세포의 정상 유전자 발현 산물을 돌연변이 세포가 이용할 수는 없다. 그러므로 표현형 역시 모자이크 형태로 나타나게 된다.

Y 염색체의 특성 The Unique Nature of the Y Chromosome

인간의 Y 염색체에는 유전자가 거의 없으나, 특별히 Y 염색체에 존재하는 유전자가 있다. **남성한정 유전자(holandric gene)**로 고환의 발생과 남성호르몬의 합성을 촉진하여 남성을 결정하는 데 중요한 *Sry* 유전자(sex-determining region Y gene)를 포함한다. 염색체 X와 Y는 크기와 모양이 다르지만 각각의 단완과 말단 부분에 상동적인 유전자가 일부 존재하는데 이를 **거짓상동염색체 영역(pseudoautosomal regions)**이라고 한다. 이 영역을 이용하여 서로 다른 X와 Y 염색체가 감수분열 과정에서 짝을 이루고 재조합을 하게 된다. X 염색체와 마찬가지로, Y 염색체의 거짓상동염색체 영역에서 재조합이 발생한다. 하지만 Y 염색체는 라이온화 또는 X 염색체 불활성화를 거치지 않으므로, X와 Y 염색체 말단의 거짓상동염색체 영역에 해당되는 상동적인 부위는 마치 상염색체와 유사한 유전방식을 보인다.

2. 의학유전학 Medical Genetics

서론 Introduction

세포유전학은 유사분열 또는 감수분열의 과정의 오류로 발생하는 염색체 이상에 대해 연구하는 학문이다. 1956년에 인간 염색체가 46개라는 것이 확인되었다. 그 이후 1959년에 다운증후군이 trisomy 21과 관련이 있다는 것이 밝혀졌는데 염색체 검사로 밝혀진 최초의 유전질환이다. 세포유전학은 빠른 속도로 발전하였고, 임상진단에 매우 중요하다(표 5-3, 4 참조).

염색체 이상 Chromosome Abnormalities

염색체 이상은 비교적 흔하다(표 5-1). 임신 전 정모세포의 5%, 난모세포의 50%에서 비정상적인 염색체 보체(complements)를 가지고 있다. 50%에서 비정상적인 염색체를 가질 것으로 예상되지만, 대부분 임신 초에 유산되며, 95%는 출생하지 못한다(표 5-1, 2). 임신 제1삼분기의 65%, 임신 중기(약 20주)에는 1.5%, 그리고 출생아의 0.8%에서 염색체 이상을 확인하였다.

임신한 것을 인식하지 못하는 극초기에 소실되는 경우 불임이라고 생각할 수 있기 때문에, 불임 또는 3회 이상의 자연유산을 경험한 부부에서 염색체 검사를 고려해야 한다. 이 경우 10%에서는 부부 중 한 명이 염색체 균형전좌의 보인자일 것이다. 염색체 불균형은 산모의 나이와 밀접한 관련이 있다(표 5-3). 산모의 나이가 증가하면서 염색체 비분리 발생이 증가하는데, 난자의 형성과 관련이 있다. 난자형성은 태아기에 시작되며, 원시생식세포에서 유래한 **난조세포**(oogonia)는 임신 3개월 경에 제1난모세포로 분화한다. 출생 시에는 수백만 개의 난모세포가 있으나 대부분 퇴화하고, 약 400개 정도만 성숙하게 된다. 출생 시 모든 제1난모세포는 제1감수분열 전기에 정지된 상태인 연장기(dictyotene)에 있게 된다. 사춘기가 되면서 제1난모세포는 제1감수분열을 마치고 분열하여 2차 난모세포와 하나의 제1극체를 형성하고, 제2난모세포인 난자는 연이어 제2감수분열을 시작하여 생리주기에 따라 배란되는데, 정자와 수정되면 제2감수분열이 종료된다. 연장기가 길어질수록 방추사의 기능이나 형성에 이상을 초

표 5-1 염색체 이상의 추정 빈도(주산기)

임신 전	
정모세포	4~7%
난모세포	50%
3회 이상 유산한 부부	10~15%
수정 시	50%
제1삼분기 유산	65%
임신 중기	1~3%
사산아/주산기 사망	5~6%
출생 시	0.8%

표 5-2 염색체 이상의 추정 빈도

질환	제1삼분기 유산	생존 출생
45,X	10%	1/5,000(0.02%)
기타 성염색체		1%
XXX		1/700 여성(0.14%)
클라인펠터(Klinefelter)		1/500(0.2%)
XYY		1/800 남성(0.14%)
Trisomy 16	15%	0
기타 삼염색체증	32%	(0.5%)
다운증후군		1/600(0.17%)
Trisomy 13		1/5,000(0.02%)
Trisomy 18		1/3,500(0.03%)
세배수성/네배수성	11%	1/10,000(0.01%)
구조적 이상	12%	미확인(0.5% 추정) 재배열(rearrangements)

표 5-3 산모 연령과 다운증후군 발생 빈도

산모 연령	다운증후군 발생 빈도(생존 출생)
<25	1/1,600
25~29	1/1,100
30~34	1/700
35~39	1/250
40~42	1/80
>42	1/40

래하여 염색체의 비분리 현상이 증가하는 것이다. 염색체의 비분리는 산모의 나이 30대 중반부터 증가하며, 40대가 지나면 위험도가 급속히 증가한다.

염색체 이상의 진단검사

Laboratory Diagnosis of Chromosome Abnormalities

앞에서 설명한 것처럼 **핵형**(karyotype)은 염색체의 수와 구조의 특징에 따라 배열한 것이다(그림 5-23). 임상에서 진단을 위해 사용되는 것은 G-분염법 핵형분석이다. 고해상도 또는 전중기 분염법은 700~800개의 염색대를 확인할 수 있어 염색체의 미세한 구조적 이상이 의심될 때 유용하게 사용된다.

세포유전학의 발전은 **FISH**(fluorescent *in situ* hybridization)로 알려진 기술의 발전에서 비롯되었다. FISH는 알려진 DNA segment에 대한 상보적 염기서열로 구성된 합성 탐침자(probe)를 사용하는 검사 기법이다. 형광마커를 단 탐침자 가닥이 환자의 DNA 가닥에 부착된다. 상보적 가닥이 존재하면 두 가닥이 부합화되고, 현미경하에서 형광물질이 감지된다(그림 5-24).

임상에서 단일 locus FISH의 적용으로 고해상도 염색체 검사로 확인이 어려운 미세한 중복이나 결실로 인한 특정 질환을 진단할 수 있게 되었다(그림 5-25). 이러한 질환을 **인접유전자증후군**(contiguous gene syndrome)이라고 하는데, 특정 염색체 유전자자리에 함께 위치한 여러 유전자의 복제 또는 결실로 여러 기형과 이상 패턴을 특징으로 한다. 뒤에서 자세히 설명하였다.

FISH 기술은 임상에서 다양한 응용분야를 가지고 있다. 전체 염색체를 커버할 수 있는 FISH 탐침자의 조합은 염색체 페인팅에 사용될 수 있는데, 복잡한 재배열을 분류하고 표지자(marker) 염색체의 기원을 식별할 수 있다. FISH 기술은 세포배양이나 핵산추출 과정을 거치지 않아 간편하고, 신속한 진단을 제공할 수 있는 장점이 있다(그림 5-26).

염색체의 텔로미어 주변(sub-telomeric) 부위는 재배열 및 불균형이 발생하기 쉬운 영역으로, 1998~1999년에 sub-telomeric FISH 패널이 개발되었다(그림

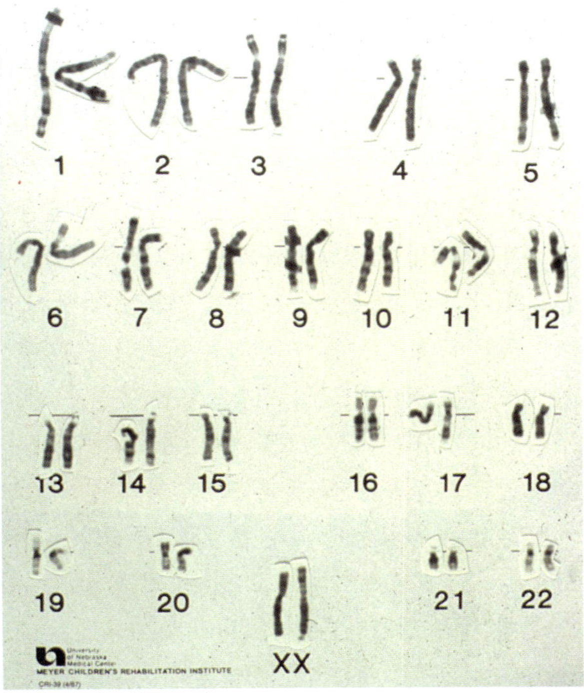

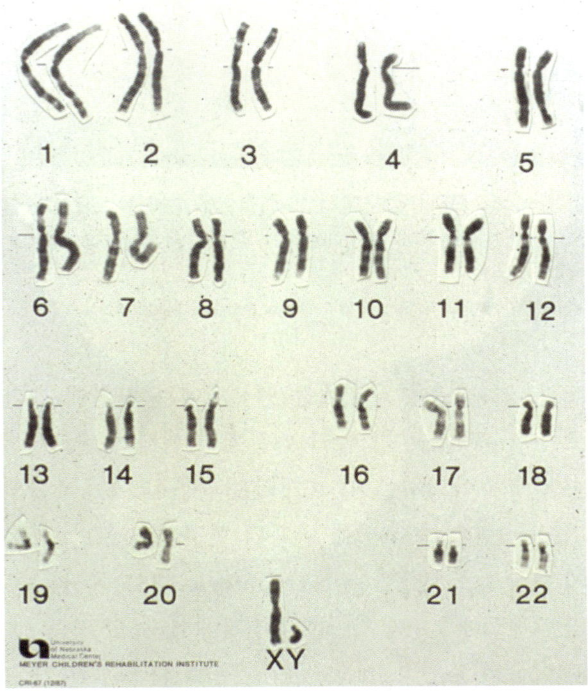

그림 5-23. 고해상 G-분염법 핵형분석(전중기)

A. 여성. **B.** 남성 (Courtesy of Dr. Warren G. Sanger, University of Nebraska Medical Center.)

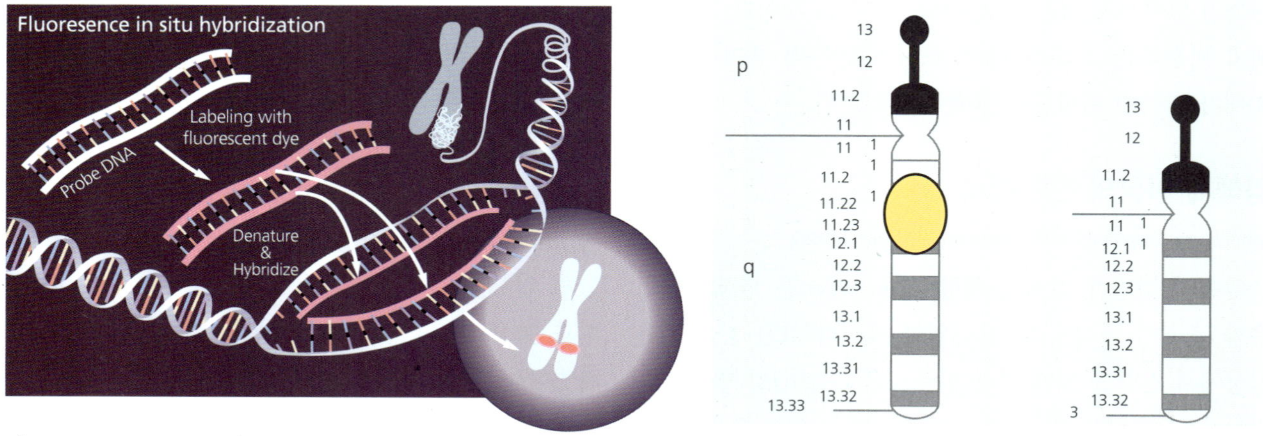

A. FISH 도해

B. FISH 핵형도

그림 5-24. FISH(fluorescent *in situ* hybridization)

A. 검사의 개요. **B.** 22번 염색체의 결실을 보여주는 핵형도

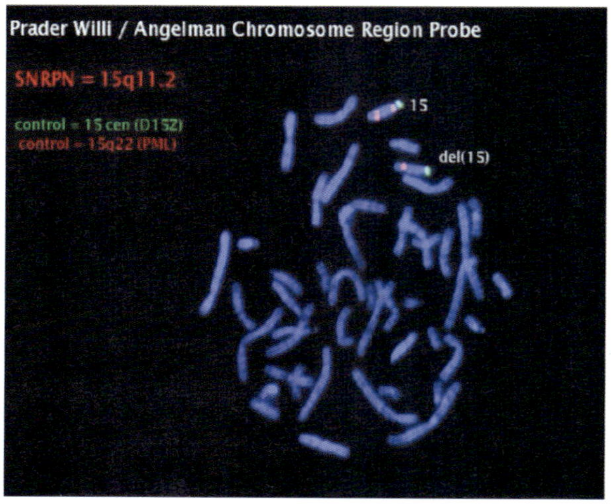

그림 5-25. FISH 검사에서 15q 결실을 보이는 프라더-윌리증후군(Prader-Willi syndrome)/엔젤만증후군(Angelman syndrome).

(Courtesy of Dr. Warren G. Sanger, University of Nebraska Medical Center.)

5-27). 이 패널은 끝결매듭 염색체에는 단완에 대한 텔로미어(telomere)가 없기 때문에 염색체의 텔로미어 주변 영역에 해당하는 약 40개의 탐침(probe)이 포함되어 있다. 1999~2000년에 발표된 연구에 따르면, 지적장애 대상으로 시행한 **sub-telomeric FISH**에서 중등도의 지적장애 7.4%, 경미한 지적장애 0.5%로 평균 3%의 진단율을 보였다. Sub-telomeric FISH 패널은 세포유전학 진단에 발전을 가져왔고, 지적장애의 일반적인 원인이 텔로미어 주변 부위 재배열이라는 것을 확인하게 되었다[800명당 1명인 trisomy 21의 발병률(0.13%)과 비교하여 일반 인구의 0.22%로 계산된 발병률].

최근 FISH 기술이 확대되어 **어레이 비교 게놈 하이브리드화**(array comparative genomic hybridization, aCGH)로 미세한 중복 또는 결실 등 구조적 변이의 검출이 가능하게 되었다. DNA 조각들이 일정하게 정렬된 슬라이드에 aCGH 기술을 적용하는 것을 마이크로어레이(microarray)라고 한다(그림 5-28). 따라서 aCGH는 마이크로어레이 플랫폼상에서 aCGH를 사용하는 것을 의미한다. 초기에는 약 400개의 탐침자였으나, 기술의 발달로 2,000, 40,000, 105,000을 포함하는 플랫폼으로 빠르게 대체되었다. 최근 몇몇 실험실에서는 180,000개의 탐침자로 구성된 aCGH 패널을 제공하고 있다. 이러한 플랫폼은 전체 게놈에 걸쳐 대개는 아주 작은 크기의 복제 수 변화를 확인할 수 있다. 약 1.8Mb 작은 크기의 단일 디스트로핀 유전자(*dystrophin* gene) 복제 수도 측정할 수 있다. 유전학 검사 기술의 발달로 분자유전학과 세포유전학의 경계가 모호해졌고, 많은 사람들에 의해 **분자세포유전학**(molecular cytogenetics)으로 불리고 있다. 최근 aCGH 기술은 **전체 엑솜 염기서열분석**(whole exome sequencing, WES), **전체 게놈 염기서열분석**(whole genome sequencing, WGS)으로 대체되고 있고, 11장에서 자세하게 설명하겠다.

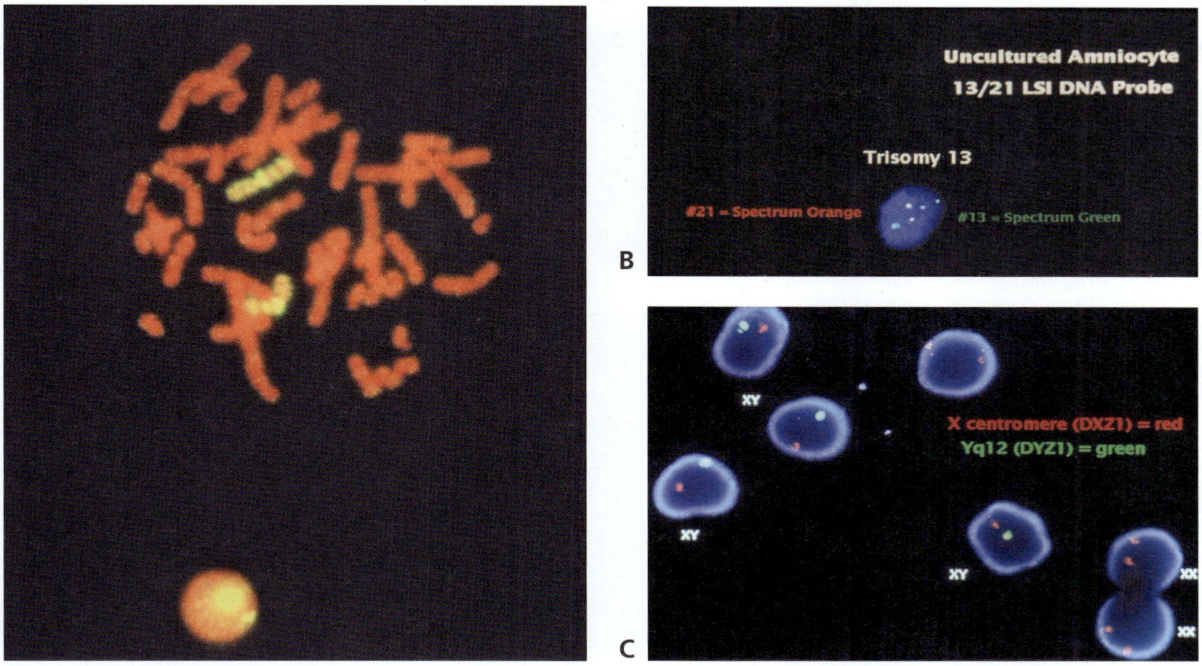

A B C

그림 5-26. FISH 기술의 적용

A. 전체 염색체. **B.** 간기(양수천자) FISH에서 보이는 trisomy 13. **C.** 간기(양수천자) FISH에서 보이는 XX/XY 모자이크 (Courtesy of Dr. Warren G. Sanger, University of Nebraska Medical Center.)

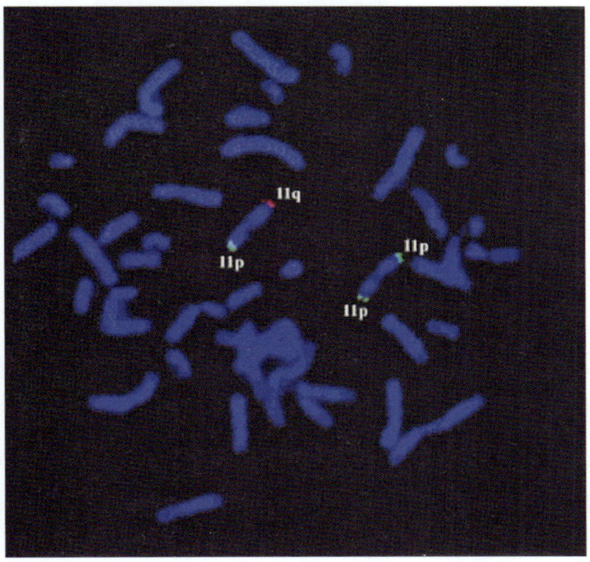

그림 5-27. 3번 염색체의 sub-telomeric FISH 연구

(Reprinted with permission from Clarkson B, Pavenski K, Dupuis L, et al. Detecting Rearrangements in Children Using Subtelomeric FISH and SKY. *American Journal of Medical Genetics* 107:267-274, 2002.)

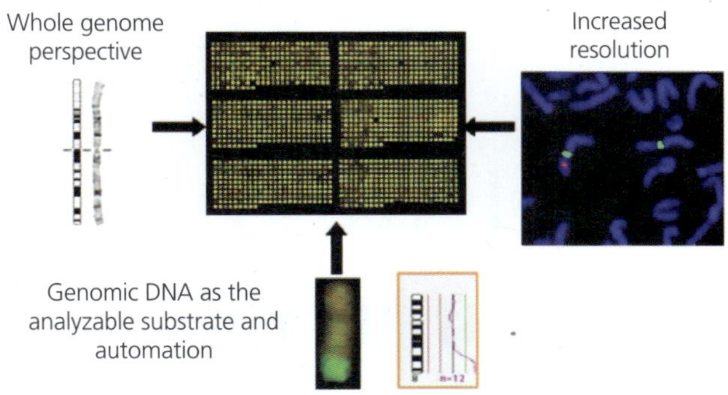

그림 5-28. 마이크로어레이 기반 비교 게놈 하이브리드화

(Reproduced with permission of Warren G. Sanger, PhD, University of Nebraska Medical Center, Omaha, Nebraska.)

염색체의 이수성 Chromosome Aneuploidy

염색체의 **이수성**은 비정상적인 염색체 수를 갖는 것으로 표 5-4에 비정상 핵형의 염색체 이상 증후군의 일부를 소개하였다. 염색체 수적 이상 중 하나는 **배수성**이다. **세배수성**(triploidy)은 모든 염색체가 3개로 69개의 염색체를 가지고 있으며(그림 5-29), 대부분은 자연유산이 된다(표 5-2 참조). 실제 자연유산의 약 11%가 세배수체의 핵형을 가지고 있는 것으로 추정된다. 간혹 세배수성의 염색체를 가지고 출생하기도 하는데, 모자이크 현상일 가능성이 높다(그림 5-30). 10,000명당 약 1명의 발생빈도로, 세배수체 핵형은 69,XXX, 69,XXY 또는 69,XYY이다. 세배수성은

표 5-4 일반적인 염색체 증후군

질환	기원	염색체 변화
배수성		
	세배수체	69,XXX 또는 XXY 또는 XYY
삼염색체		
	Trisomy 13 파타우증후군	47,+13
	Trisomy 18 에드워즈증후군	47,+18
	Trisomy 21 다운증후군	47,+21
성염색체		
	Monosomy X 터너증후군	45,X
	XXY 클라인펠터증후군	47,XXY
	XXX	47,XXX
	XYY	47,XYY
결손		
	4p deletion 울프-허쉬호른증후군	4p-
	5p deletion 고양이울음증후군	5p-

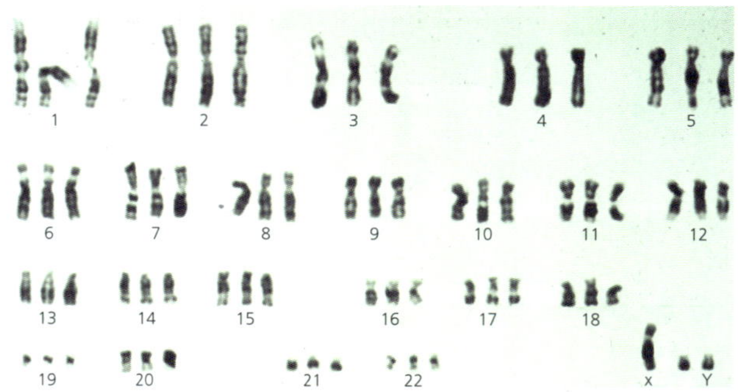

그림 5-29. 세배수체의 핵형(69,XYY)
하나의 난자에 두 개의 정자가 수정되어 발생할 수 있다. (Reproduced with permission of Warren G. Sanger, PhD, University of Nebraska Medical Center, Omaha, Nebraska.)

대부분 하나의 난자에 두 개의 정자(dispermy)가 수정되는 반일란성 쌍둥이(diandry)로 발생하거나, 하나의 정자와 두 개의 난자가 수정되는 디지나이(digyny)로 발생한다.

디지나이인 태아의 경우 비교적 태반이 작고 태아가 발달하는 경향이 있다. 반대로, 반일란성 쌍둥이 태아는 발달이 잘 되지 않고, 비정상적으로 큰 태반을 가진다. 이러한 표현형의 차이는 각인(imprinting)으로 설명할 수 있다(12장 참조).

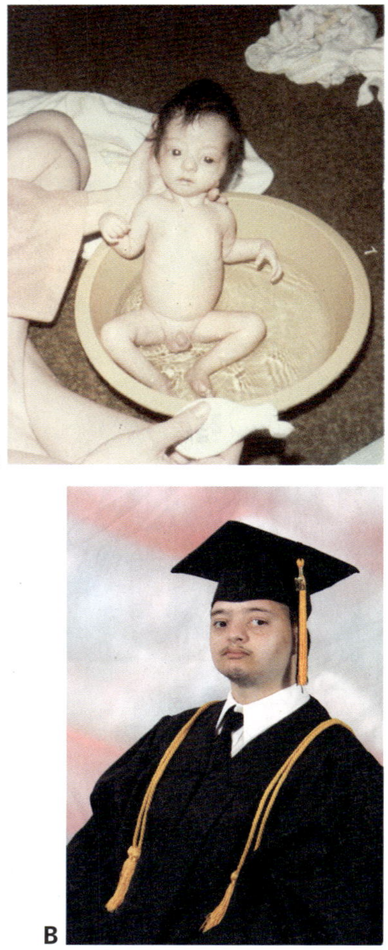

그림 5-30. 두배수체/세배수체의 모자이크 현상(mosaicism)이 있는 환자
A. 영아. **B.** 청소년

네배수성(tetraploidy)은 염색체가 92개로 92,XXXX 혹은 92,XXYY이다. 대부분 자연유산되고, 출생한 신생아에서 확인되지 않는다.

성염색체의 이수성 Sex chromosome aneuploidy

성염색체의 이수성은 상염색체 이수성보다 출생아에서 더 흔하고, 자연유산의 가능성이 높다.

1. **터너증후군**(Turner syndrome). 터너증후군은 X 염색체가 하나 소실된 **홑염색체**(monosomy)로 핵형은 45,X이다. 1938년 헨리 터너(Dr. Henry Turn-

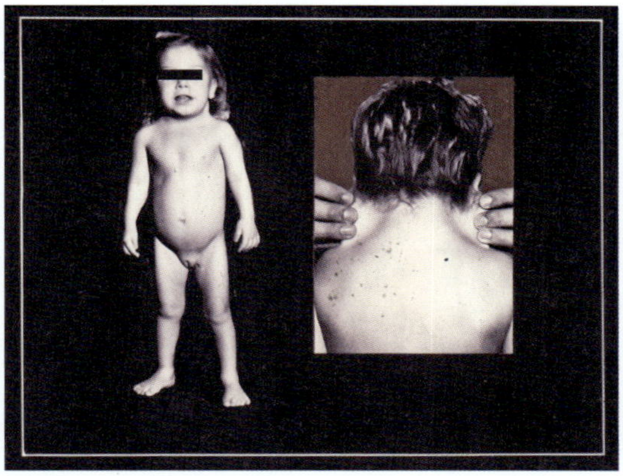
A

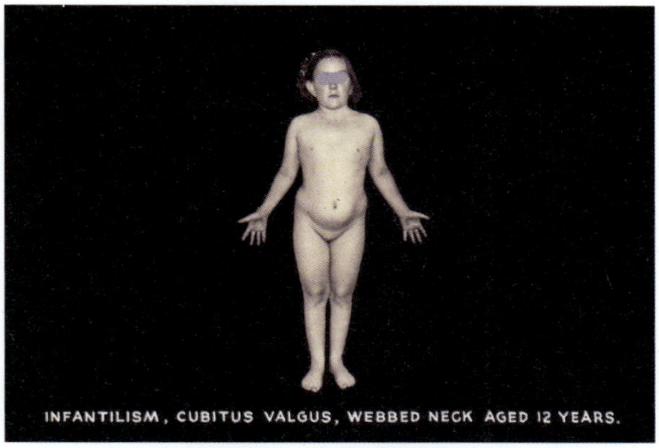

B

그림 5-31. 터너증후군(Turner syndrome)
이 사진은 헨리 터너가 사용한 원본 사진들이다. 1938년 직접 사진을 찍고 오려서 검은색 종이에 붙인 후 흰색 펜으로 기록하였다. (Courtesy G.B. Schaefer; originals donated to the archives of the Endocrine Society of America.)

er)가 처음 저신장, 사춘기 지연, 외반주(cubitus valgus), 물갈퀴목(webbed neck)의 소녀로 설명하였다(그림 5-31). 그 외 각진 모양의 손톱, 유방발달이 없거나 방패 모양의 넓은 가슴, 선천성 림프부종으로 인해 목이 두껍고 짧으며, 낮은 머리카락 선 등을 동반한다(그림 5-32). 가장 중요한 임상증상은 대동맥 협착과 "말굽신장(horseshoe kidney)"이다. 터너증후군의 원인이 성염색체 이상이라는 것은 1959년 찰스 포드(Charles Ford)에 의해 밝혀졌다.

터너증후군은 출생 시 진단할 수 있는 특징이 없어 다양한 시기에 진단이 이루어진다. 태아기 림프부종이 지속되어 출생 후에 손과 발에 부종이 나타날 수 있다(그림 5-33). 손발 부종이나 맥박 이상은 대동맥 협착으로 나타날 수 있으므로 터너증후군을 의심해보아야 한다. 또한, 저신장과 원발성 난소 기능 상실이 있는 경우 터너증후군을 의심할 수 있다.

터너증후군 임상증상에 대한 사전지식은 환자의 치료에 도움이 될 수 있다. 성장호르몬을 주사하여 키를 키울 수 있기 때문에, 다른 임상증상이 없더라도 저신장인 여아에게 핵형검사를 고려해야 한다(그림 5-34).

터너증후군의 지능은 대부분 정상이다. 하지만, 시각-공간의 통합 능력의 문제와 수학의 어려움을 포함하여 신경심리적 장애를 가질 수 있다.

터너증후군의 표현형은 염색체의 불균형과 관련이

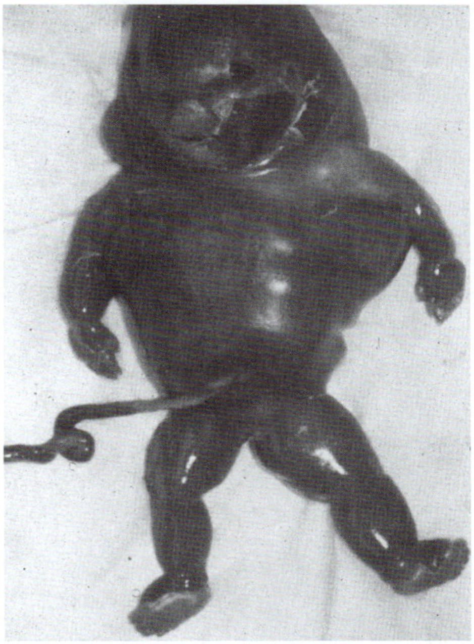

그림 5-32. 자연 유산된 터너증후군의 태아
터너증후군과 관련된 신체적 특징 중 전신 림프부종이 관찰된다.

있을 수 있다. 터너증후군의 약 50%에서 45,X 핵형을 가지고(그림 5-35), 25%는 모자이크 현상, 그리고 Xq, Xq 결실 또는 Xp 결실 등 다양한 형태의 구조적 이상이 있다. 터너증후군의 발생빈도는 2,500명당 1명에서 발생한다.

2. **클라인펠터증후군**(Klinefelter syndrome). 클라인펠터증후군(그림 5-36)은 47,XXY 핵형으로 남성에게 나타난다(그림 5-37A). 주요 임상특징은 생식

A
B
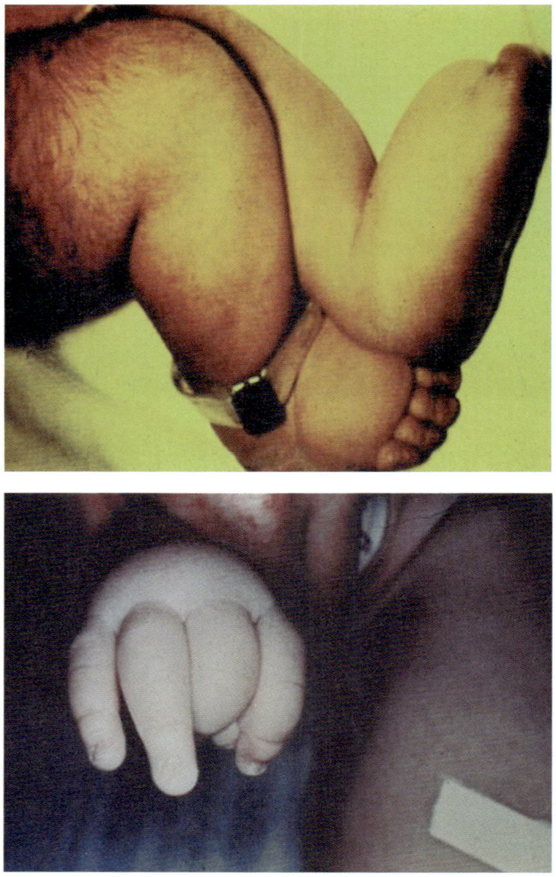

그림 5-33. 터너증후군의 영아
A. 발의 부종. **B.** 손의 부종

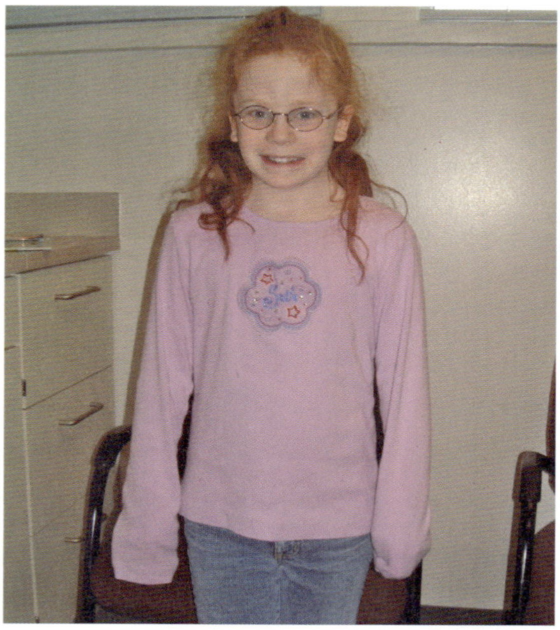

그림 5-34. 터너증후군의 소녀
비정상적인 특징이 관찰되지 않는다.

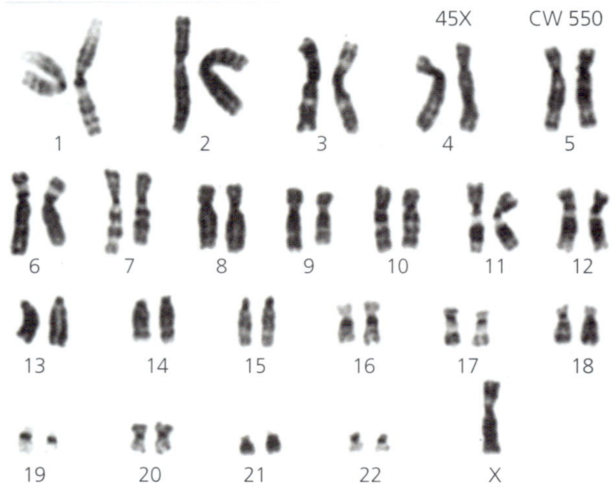

그림 5-35. 45,X 핵형
(Reproduced with permission of Warren G. Sanger, PhD, University of Nebraska Medical Center, Omaha, Nebraska.)

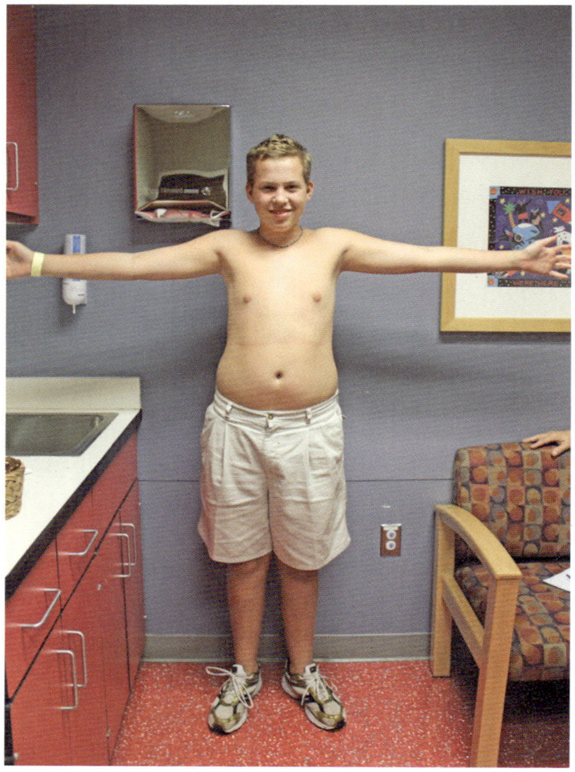

그림 5-36. 클라인펠터증후군(Klinefelter syndrom)의 남성

샘저하증(hypogonadism)이다. 원발성 정소부전으로 인해 여성형 유방, 불임, 고자모양체형(eunuchoid habitus)이 나타난다. 클라인펠터증후군은 대부분 정상 지능을 가지며, 환자의 평균 IQ는 약 90이

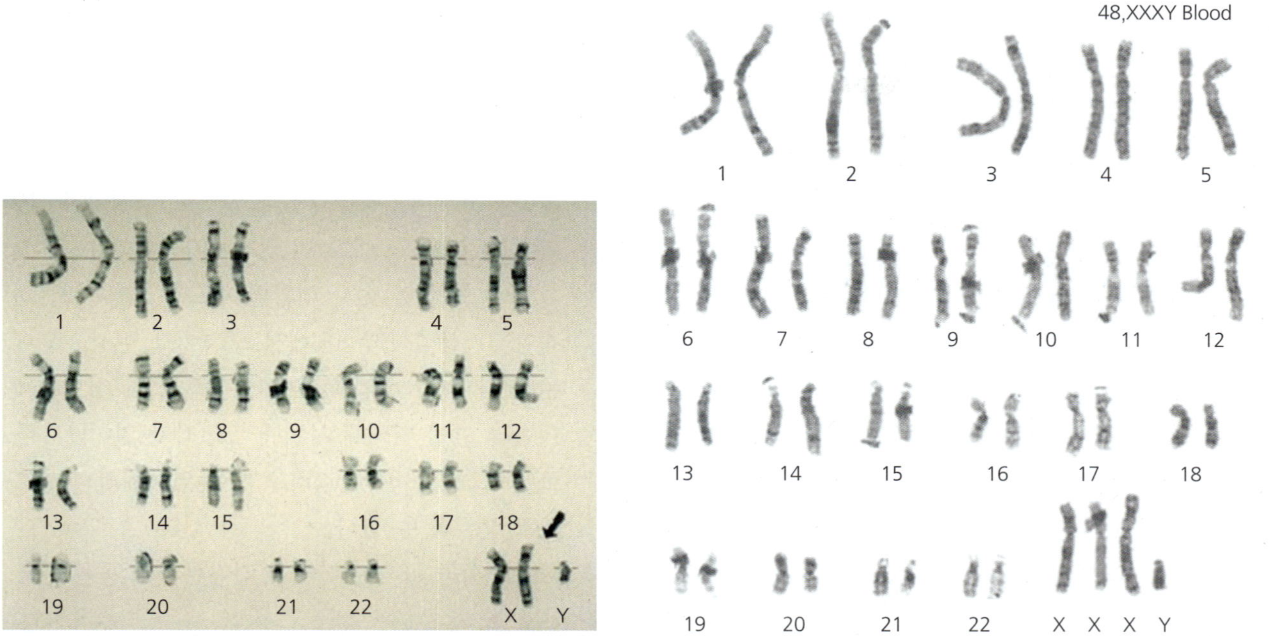

그림 5-37. **A.** 47,XXY 핵형. **B.** 48,XXXY 핵형 (Reproduced with permission of Warren G. Sanger, PhD, University of Nebraska Medical Center, Omaha, Nebraska.)

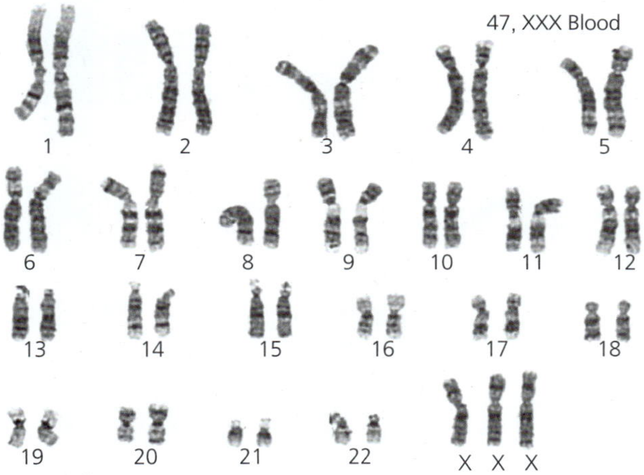

그림 5-38. 47,XXX 핵형

(Reproduced with permission of Warren G. Sanger, PhD, University of Nebraska Medical Center, Omaha, Nebraska.)

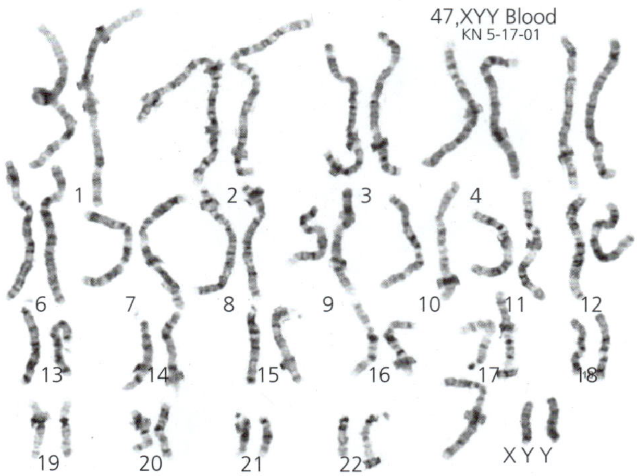

그림 5-39. 47,XYY 핵형

(Reproduced with permission of Warren G. Sanger, PhD, University of Nebraska Medical Center, Omaha, Nebraska.)

다. 발생빈도는 신생아 600명당 1명에서 발생한다. 클라인펠터증후군의 40~50%에서는 신체적 특징이 나타나지 않고, **무정자증**(azoospermia)으로 인한 남성 불임만 나타날 수 있다. 불임인 남성에서 핵형 검사를 함께 고려해야 한다.

3. **XXX Syndrome**. 47,XXX 핵형(그림 5-38)을 가진 여성은 대부분 정상적인 표현형을 보인다. 대부분 가임능력이 정상이고, 키가 평균 이상으로 크며, 평균 머리둘레는 약간 작다. 학습장애, 발달장애, 대인관계 어려움, 행동 문제가 나타날 수 있다. 핵형이 48,XXXX 그리고 49,XXXXX인 경우 IQ가 낮거나 발달장애가 나타난다.

4. **XYY**. 47,XYY 핵형(그림 5-39)의 남성은 약간 큰 키, 언어 발달지연, 행동 문제와 학습장애를 가지고

있는 것으로 보고된다. 대부분 가임능력은 정상이다. 간혹 큰 치아, 두드러진 앞 이마, 긴 팔과 다리, 여드름 조절이 어려운 경우가 있다. 발병빈도는 남성 700~1,000명당 1명으로 추정된다.

삼염색체증 Trisomies

삼염색체(trisomy)는 염색체 쌍에 하나의 염색체가 추가되어 3개의 상염색체를 갖는 것이다. 삼염색체증은 비교적 높은 빈도로 발생하지만 대부분 자연유산되며, 13, 18, 21번 삼염색체증은 생존하여 출생하기도 한다.

1. 21 삼염색체(Trisomy 21, Down syndrome). 다운증후군은 1866년 랭던 다운(Dr. Langdon Down)에 의해 보고되었다. 작은 코, 내안각주름(epicanthal fold), 브러쉬필드 반점(brushfield spots), 넓고 평평한 얼굴로 쉽게 진단할 수 있다. 다섯 번째 손가락이 짧고, 첫 번째 발가락과 두 번째 발가락 사이가 넓고, 일자 손금의 특징이 있다(그림 5-40). 다운증후군은 800명당 1명의 빈도로 발생한다. 1959년에 다운증후군이 21번 염색체가 3개라는 것이 밝혀졌다(그림 5-41). 핵형별 빈도는 95%에서 전형적인 21 삼염색체, 1%에서 모자이크 현상, 4%에서는 전좌형 21 삼염색체이다. 전좌형 21 삼염색체는 14번과 21번 염색체 사이에서 전좌가 일어난 14:21 로버트소니안 전좌, 그리고 다른 염색체와의 상호전좌로 분류할 수 있다.

다운증후군 환자는 다양한 건강문제가 동반된다.

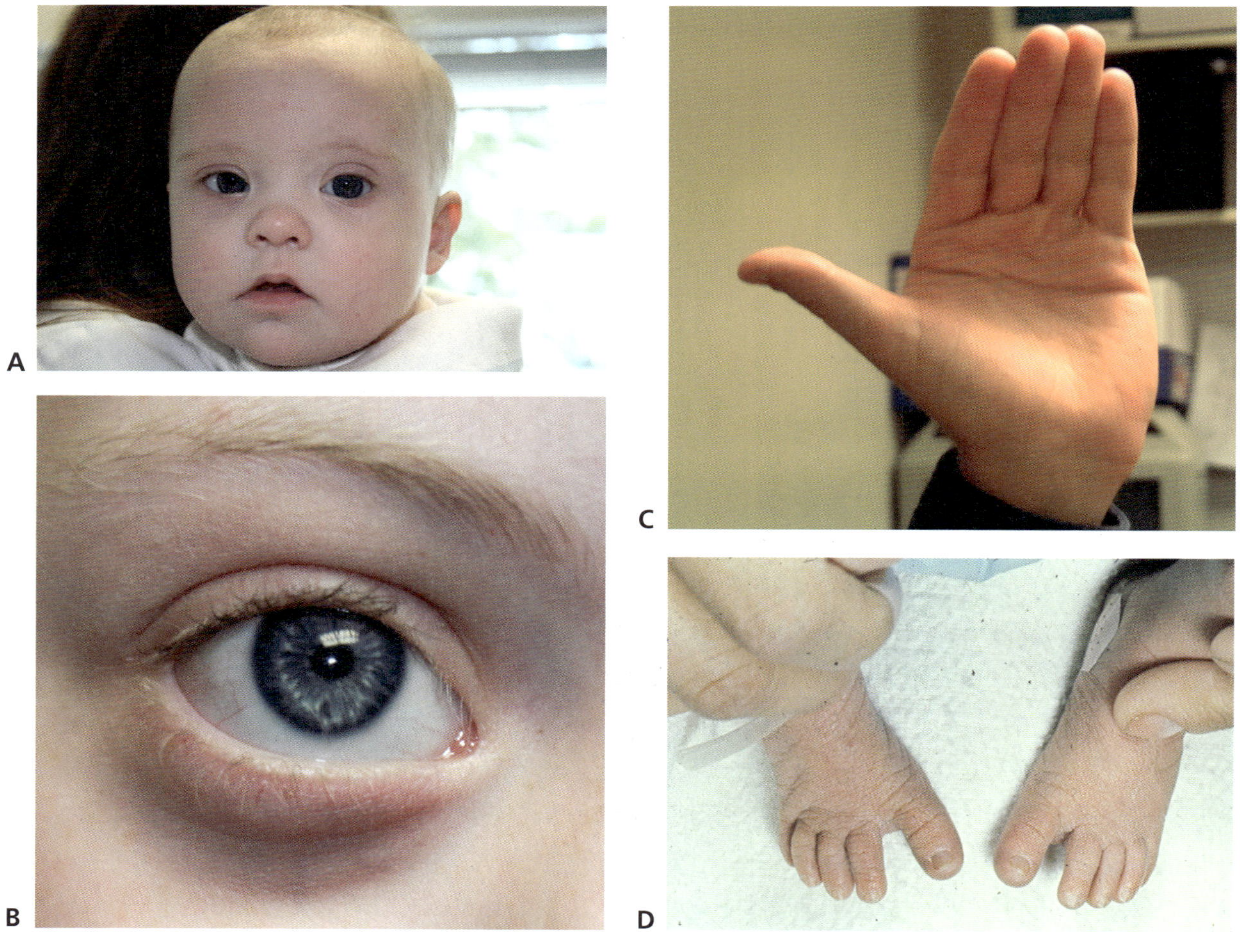

그림 5-40. 다운증후군(Down syndrome)

A. 전형적인 얼굴 특징. **B.** 눈의 브러쉬필드 반점(결합조직의 형성이상으로 인한 홍채 내의 밝은색 작은 반점). **C.** 단일 가로 손금. **D.** 첫 번째 발가락과 두 번째 발가락 사이의 간격이 넓음

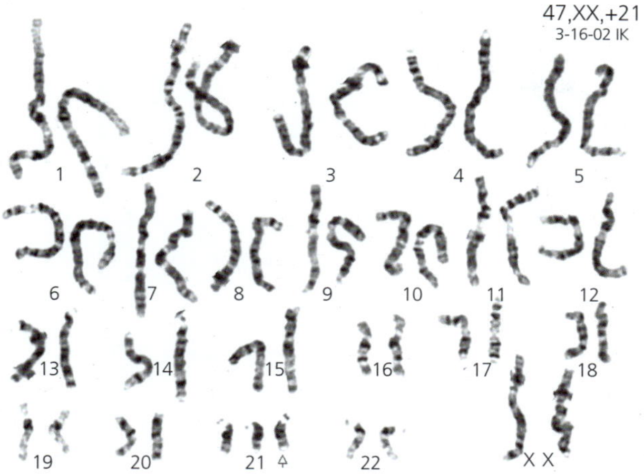

그림 5-41. 47,XX,+21 핵형

(Reproduced with permission of Warren G. Sanger, PhD, University of Nebraska Medical Center, Omaha, Nebraska.)

- 다양한 신경학적 문제를 가지고 있다. 평균보다 낮은 IQ, 알츠하이머병, 근긴장저하, 시력과 청력 문제가 포함될 수 있다.
- 다운증후군 환자의 50%에서 선천성 심장질환이 동반된다. 가장 흔한 심장이상은 심방, 심실의 중격결손으로 다운증후군이 진단되면 심장초음파 검사를 해야 한다.
- 척추의 환추-후두 불안정(atlanto-occipital instability)과 위장관폐쇄, 갑상샘저하증이 흔하게 나타난다.
- 일반인에 비해 백혈병 발생률이 약 11배 높다.

2. 13 삼염색체(Trisomy 13, Patau syndrome). 파타우증후군은 다양한 선천성 기형과 심각한 인지장애를 동반한다. 입술갈림증과 입천장갈림증, 작은안구증, 다지증, 소두증, 선천성 심장질환이 나타난다(그림 5-42). 파타우증후군의 원인은 모체 감수분열 비분리 현상에 의해 13번 염색체가 하나 더 많은 trisomy 13이다(그림 5-43). 발생빈도는 5,000명당 1명으로 알려져 있다.

3. 18 삼염색체(Trisomy 18, Edwards syndrome). 에드워드증후군은 심각한 성장장애, 지적장애, 선천성 심장질환, 손은 주먹을 쥔 상태에서 둘째와 다섯째 손가락이 셋째와 넷째 손가락을 감싸 겹치는 주먹을 쥐고 있고, 발뒤꿈치가 두드러진 흔들의자바닥모양 발(rocker-bottom feet)의 특징을 보인다(그림 5-44). 모체 감수분열 비분리 현상에 의해 발생하며, 18번 염색체가 하나 더 많은 trisomy 18이다(그림 5-45). 발생빈도는 3,000명당 1명이다.

파타우증후군과 에드워드증후군은 대부분 임신 중 유산 또는 사산되며 출생한 경우 표 5-5에서와 같이 90%에서는 1년 이내에 사망한다. 드물지만 출생 후 수년 또는 수십 년간 생존하는 경우도 있기 때문에 부모에게 질환에 대한 정확한 정보를 제공하는 것이 중요하다.

염색체 모자이크 현상 Chromosome Mosaicism

한 개인에서 서로 다른 염색체 조성을 갖는 것을 **모자이크 현상**(mosaicism)이라고 한다(12장 참조). 수정 후 유사분열의 오류로 염색체 모자이크 현상이 발생할 수 있다. 비분리가 일어난 시기와 염색체 이상의 특징, 다른 염색체를 가지는 세포의 비율, 영향을 받은 조직에 따라 표현형이 다르게 나타난다. 경한 발달지연을 보이는 여아의 세포유전학 검사에서 30개의 세포 중 7개 세포가 삼염색체인 모자이크형 다운증후군을 확인하였다(그림 5-46). 전형적인 다운증후군의 얼굴 특징을 보이지 않고, 눈에 띄는 증상은 첫 번째와 두 번째 발가락 사이가 넓은 것이 관찰되었다. 여아의 발달지연은 다운증후군 모자이크 현상으로 나타난 것이다.

또 다른 특징은 염색체 모자이크 현상과 피부 색소 변화의 연관성이다. 신경능선세포(neural crest cells)의 발생과 연관되어 발생하는데, 신경관에서 분리된 후 신경능선세포의 일부가 다양한 유형의 세포를 만들게 된다. 신경계의 신경세포, 부신의 수질세포, 표피의 멜라토닌 생성 세포, 두개안면의 골격과 결합조직 구성요소가 포함된다. 이러한 연관성은 환자 진단에 중요한 단서를 제공한다. 특히, **블라슈코 선**(Blaschko line)의 피부 색소 변화는 염색체 모자이크 현상으로 나타날 수 있다. 따라서 발작, 지적장애 등 신경학적 문제와 피부의 색소 변화가 있는 환자의 진단은 피부생검으로 얻은 조직을 사용하여 핵형을 분석해야 한다(그림 5-47).

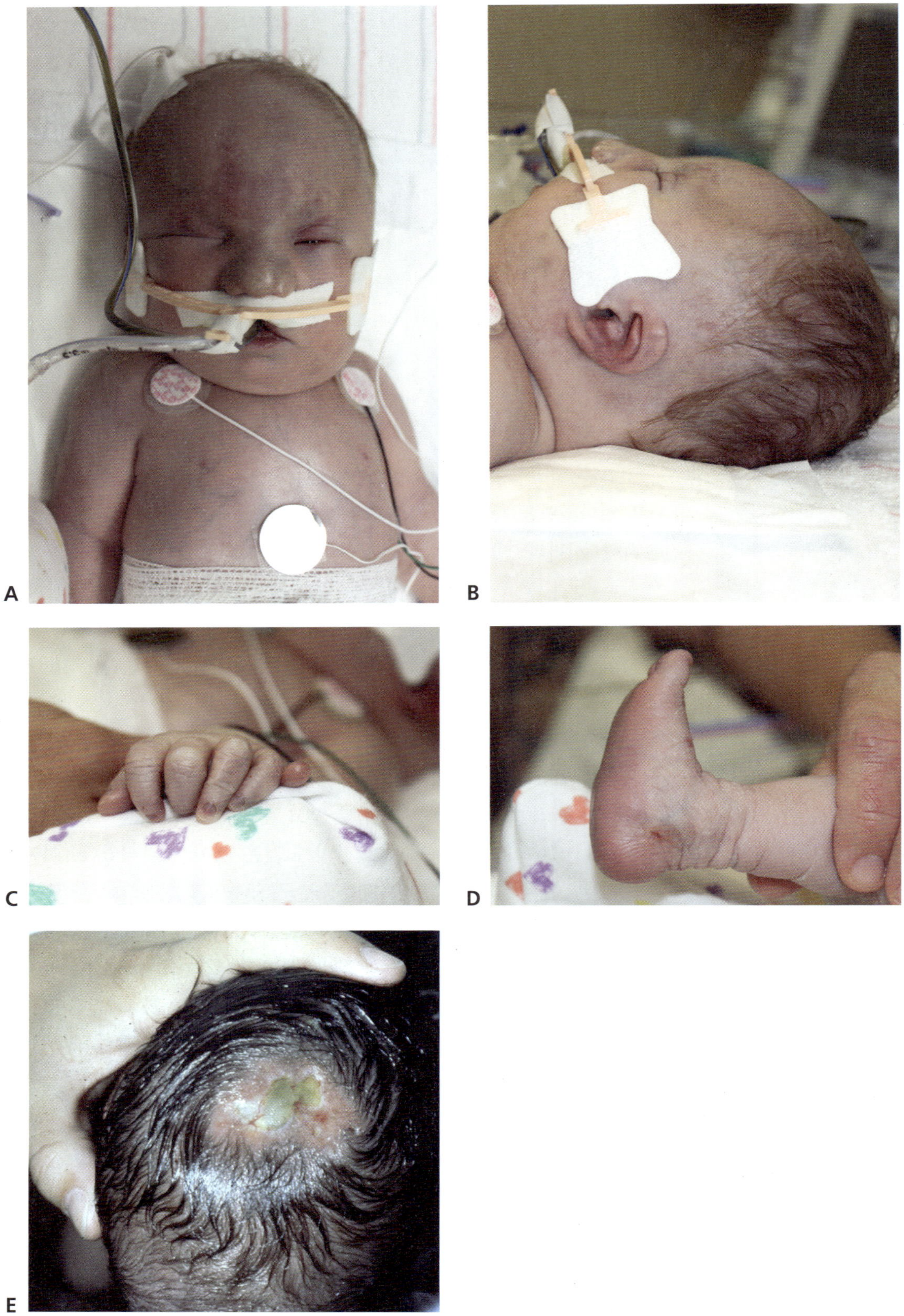

그림 5–42. 생후 2일 된 파타우증후군(Patau syndrome) 여아. **A.** 두개안면의 경사진 이마, 안와위 주름, 넓은 삼각형 코, 소두증의 특징을 보인다. **B.** 비정상적인 나선형의 납작한 귓바퀴. **C.** 축후다지증(postaxial polydactyly). **D.** "흔들의자 바닥모양 발(rocker bottom feet)"(돌출된 발꿈치). **E.** 두피의 피부 무형성증이 있는 또 다른 trisomy 13 신생아.

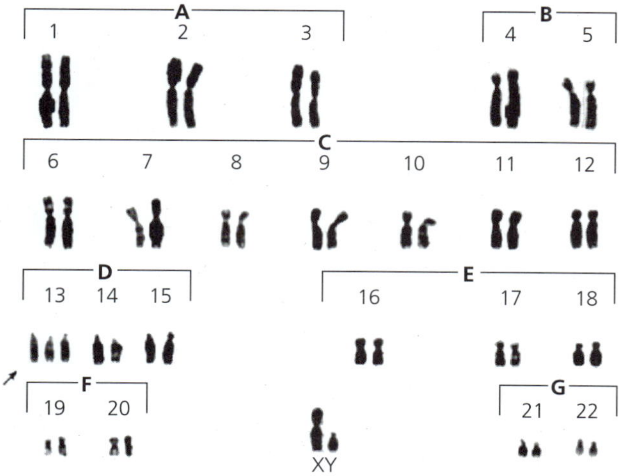

그림 5-43. 47,XY,+13 핵형

(Reproduced with permission of Warren G. Sanger, PhD, University of Nebraska Medical Center, Omaha, Nebraska.)

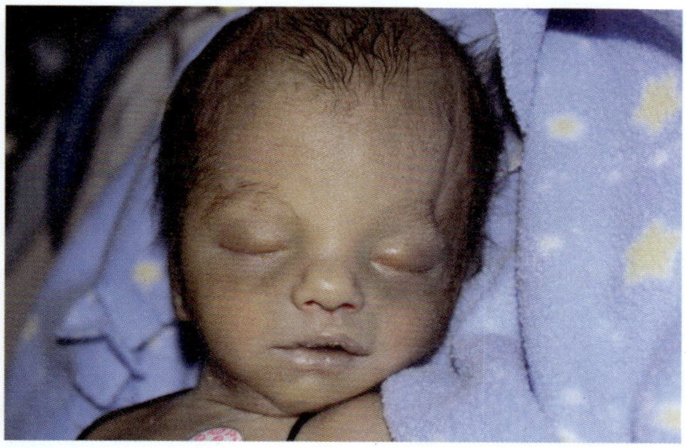

A

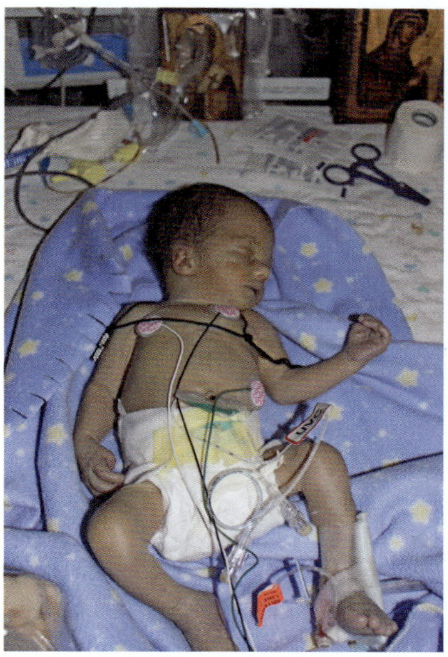

B

그림 5-44. 에드워드증후군(Edward syndrome) 환자

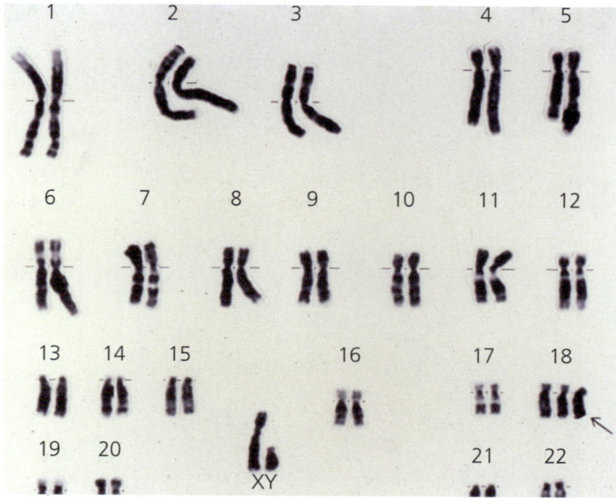

그림 5-45. 47,XY,+18 핵형

(Reproduced with permission of Warren G. Sanger, PhD, University of Nebraska Medical Center, Omaha, Nebraska.)

표 5-5 Trisomy 13과 trisomy 18의 수명

	Trisomy 13	Trisomy 18
평균 기대수명	130~180일	60일
중앙 기대수명	7~10일	4일
(주요 심장/위장관 기형이 없는 경우 40~48일)		
1개월 내 사망	45%	
6개월 내 사망	70%	
1년 내 사망	82~90%	90%

염색체 구조 변화 Changes in Chromosome Structure

염색체 구조적 변화는 중복, 결실, 전좌에 의해 발생한다. 결실과 중복과 같은 염색체 구조적 이상은 변화의 크기, 염색체가 관여하는 영역, 영향을 받는 영역에 존재하는 특정 유전자를 포함한 다양한 요인에 의해 표현형이 달라진다.

전좌는 균형전좌와 불균형전좌가 있다. 균형전좌는 염색체의 변화가 있지만 유전물질의 양은 변화가 없다. 불균형전좌는 양과 위치 모두에 변화가 있을 때 발생한다. 균형전좌의 경우 대부분은 표현형이 정상이고, 전체 염색체 수의 변화도 없다. 하지만 균형전좌의 보인자의 자녀에서 염색체 불균형으로 유전될 가능성이 있다. 앞에서 설명했듯이 균형전좌 보인자의 자녀는 정상 염색체 또는 불균형 염색체 또는 부모처럼 균형전

A
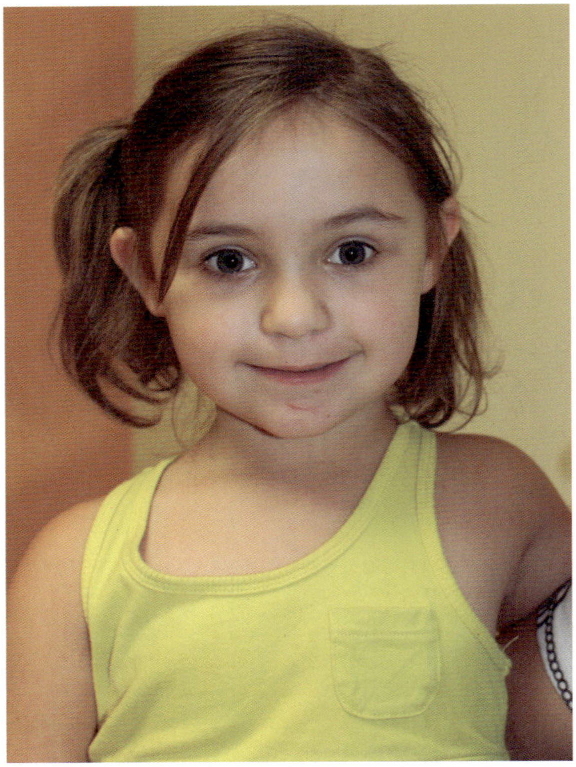

B
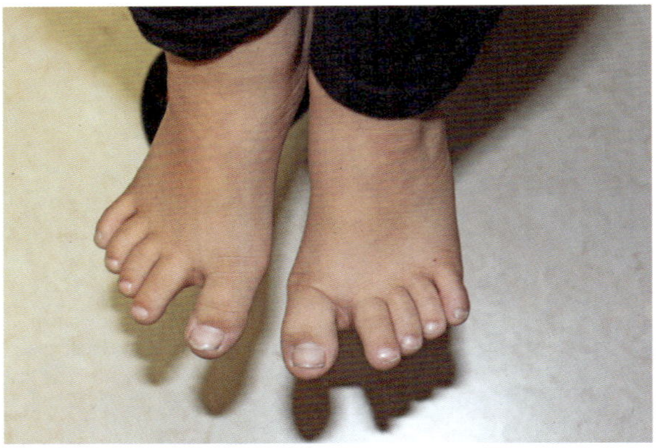

그림 5-46. **A.** Trisomy 21 모자이크형의 여아(말초혈액의 세포 30개 중 7개 trisomy). 경도의 발달지연이 있다. **B.** 다운증후군의 신체 특징 중 첫 번째 발가락과 두 번째 발가락 사이가 넓은 것이 유일하게 관찰된다.

A
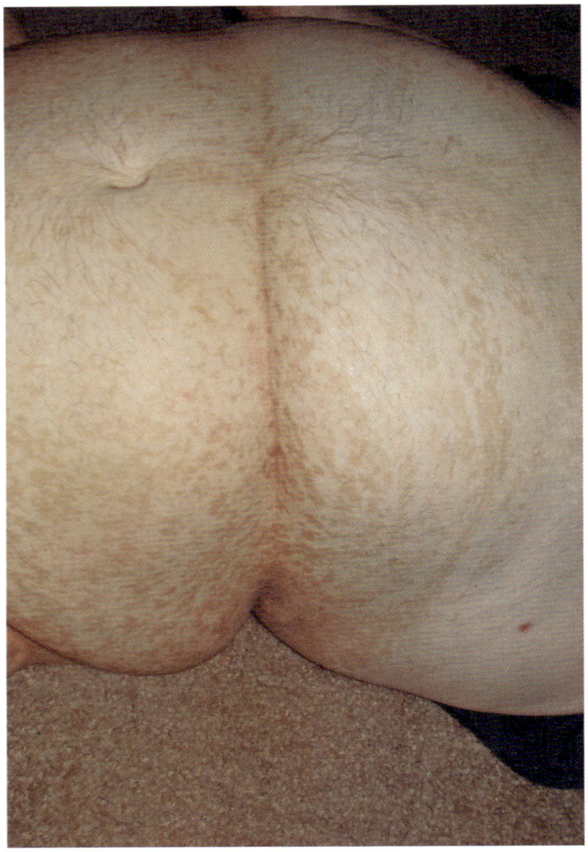

B
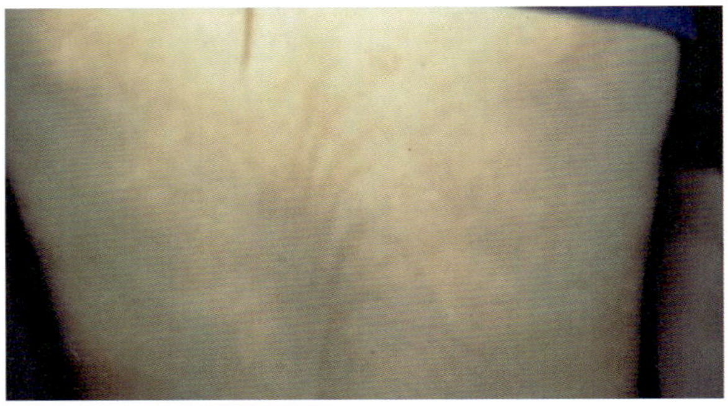

그림 5-47. 염색체 모자이크 현상과 관련된 과다색소침착(hyper-pigment) 피부 반점
A. 넓은 부위에 조각처럼 분포된 색소반점. 두배수체/세배수체 모자이크 현상이 있는 환자이다. **B.** 등에 나타난 과다색소침착으로 인한 소용돌이 무늬. 이 환자는 12번 염색체의 네염색체증의 모자이크 현상이 있다. 두 환자 모두 혈액 염색체 검사에서 정상이었다.

좌일 것이다. 불균형전좌는 다양한 임상증상을 보이게 된다.

균형 또는 불균형의 염색체 재배열이 확인된 경우 부모 중 한 명이 균형전좌의 보인자일 가능성이 있기 때문에 부모의 핵형 검사를 해야 한다. 불균형전좌인 아동의 부모 중 10%에서 균형전좌 보인자이다. Trisomy 13의 증상을 보이는 신생아에서 13:13 전좌를 확인하였다(그림 5-48A). 46개의 염색체를 가지고 있지만, trisomy 13의 임상증상이 나타난다. 부모의 핵형 분석으로 어머니가 13:13이 섞인 45개의 염색체 핵형이라는 것을 확인하였다. 이 경우 자녀가 monosomy 13(항상 유산) 또는 trisomy 13의 핵형을 가지게 된다(그림 5-48B).

선천성 기형, 이형 특징(dysmorphic features), 인지

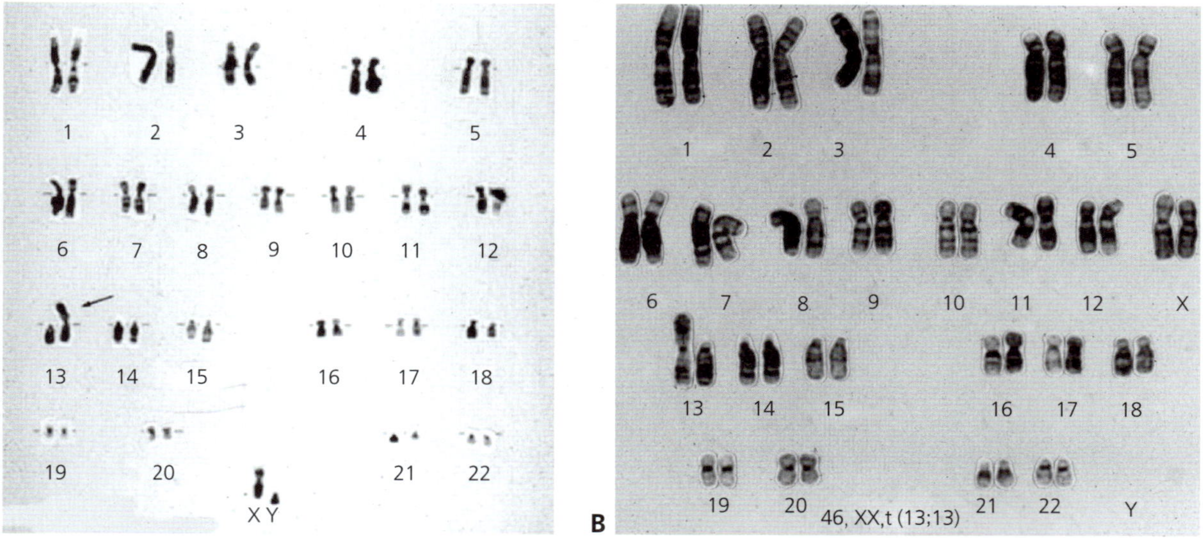

그림 5-48. 13번 염색체 전좌에 의한 trisomy 13 핵형(양수천자)
(Courtesy Dr. Warren G. Sanger, University of Nebraska Medical Center.)

장애가 있는 아동에게 세포유전학 검사에서 균형전좌를 확인하였다면, 부모 중 한 명이 동일한 균형 재배열을 가지고 있는지 확인해야 한다. 증상이 없는 부모의 경우, 아동의 문제와 관련없이 우연히 발견된 것이지만, 임상에서는 중요한 정보이다. 분자유전학의 발달로 부모에서 자녀에게 균형 재배열의 전달은 핵형검사로는 어려웠던 절단점 주위의 작은 중복과 결실 같은 변화를 확인할 수 있게 되었다.

X 염색체를 포함하는 구조적 재배열은 라이온화 과정에 영향을 미칠 수 있다. 결실이 있는 X 염색체의 경우, 비정상적인 X 염색체는 우선적으로 비활성화되어 정상 X 염색체가 활성화된다. 그러나 X 염색체와 상염색체의 균형전좌인 경우, 일반적으로 정상 X 염색체가 비활성화된다. 이것은 상염색체 홑염색체는 치명적이기 때문에 정상 상태를 유지하기 위해서 정상 X염색체를 불활성화하는 것으로 생각된다.

염색체 구조적 이상과 관련 증후군 Chromosome Structural Changes Associated with Well-Described Syndromes

염색체의 큰 구조적 이상은 핵형검사로 확인이 가능하지만, 염색체 불균형과 관련한 증후군의 경우 특징적인 임상증상으로 진단할 수 있다. 대표적인 2개의 증후군은 다음과 같다.

1. **월프-허쉬호른증후군**(Wolf-Hirschhorn syndrome, 4p-). 월프-허쉬호른증후군은 4번 염색체 단완의 결실에 의해 발생한다(그림 5-49, 50). 특징적인 얼굴과 소두증, 입술갈림증, 지적장애가 동반된다. 대부분 가족력 없이 환자에서 새롭게 나타나거나(de novo), 4번 염색체 단완의 상호전좌를 가진 부모로 인해 발생할 수 있다.
2. **고양이울음증후군**(Cri-du-chat syndrome, 5p-). 고양이울음증후군은 5번 염색체 단완의 결실로 발생한다(그림 5-51, 52). "고양이 울음"을 의미하는 프랑스어 Cri-du-chat로 불리고 있듯이 특징적인 울음소리로 질환을 의심해볼 수 있다. 출생 시 저체중, 소두증, 두눈먼거리증(hypertelorism), 둥근 얼굴, 소악증 및 심각한 인지장애가 동반된다. 대부분 가족력 없이 환자에게만 나타나며, 5번 염색체 단완의 상호전좌를 가진 부모로 인해 발생할 수 있다.

인접유전자증후군 Contiguous Gene Syndromes

인접유전자증후군은 둘 이상의 근접한 유전자자리를 포함하는 염색체, DNA 미세결실에 의해서 발생한다. 월프-허쉬호른증후군, 고양이울음증후군 이외에

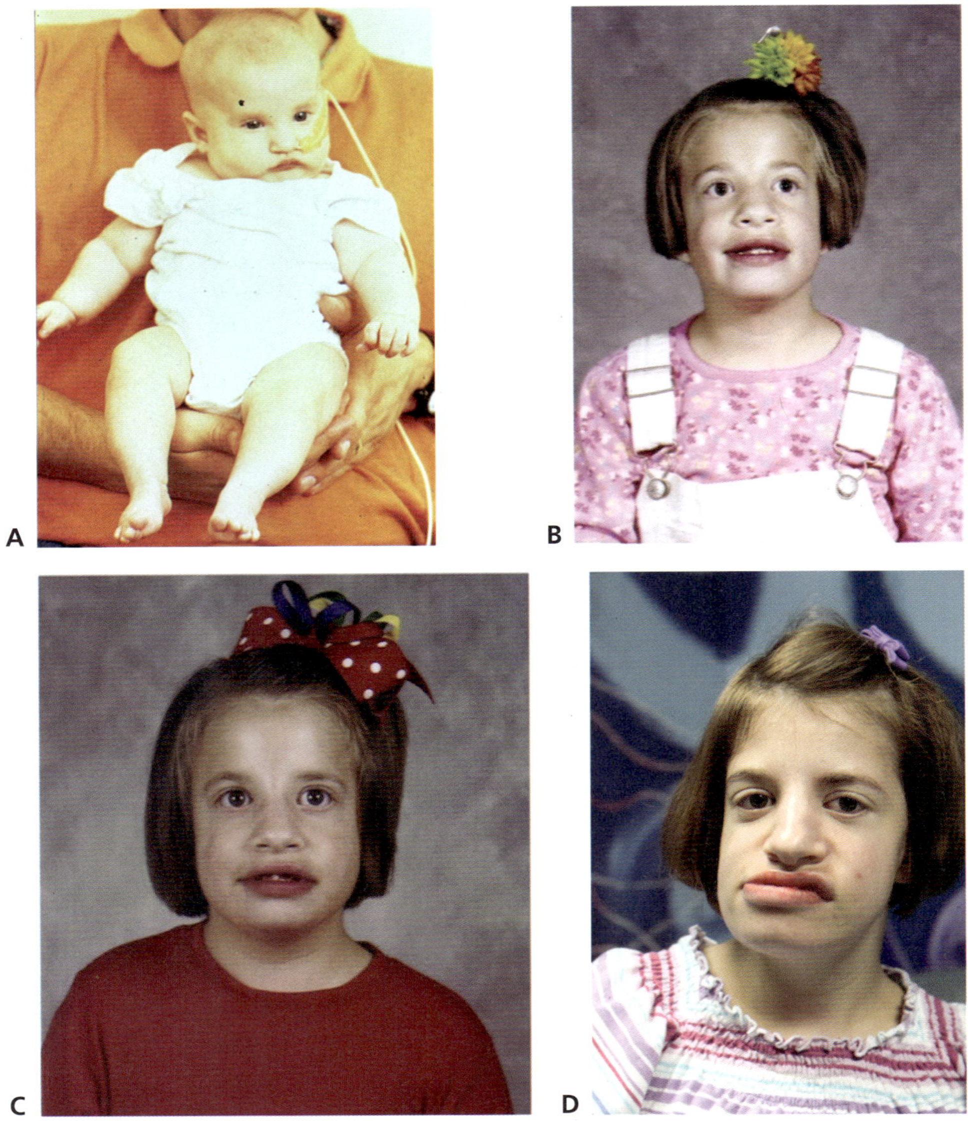

그림 5-49. 월프-허쉬호른증후군(4p-)의 소녀
A. 9개월. **B.** 6세. **C.** 9세. **D.** 18세.

도 다양한 인접유전자증후군이 있다(표 5-6). 이러한 변화는 고해상도 염색체분석 또는 FISH 검사로 확인이 가능한 미세한 결실일 수도 있다. 결실되거나 복제된 염색체에 나란히 위치한 여러 유전자로 표현형을 예측하는 데 도움이 되지만, 불가능한 경우가 대부분이다.

인접유전자증후군은 특징적인 표현형을 가지고, 멘델의 우성 유전처럼 다음 세대에 유전되며, 동일한 유전형을 가지고 있어도 증상이 다양한 표현형(variable expression)을 보인다.

인접유전자증후군의 대표적인 예는 윌리엄스증후군(Williams syndrome)이다. 윌리엄스증후군은 저신장, "요정" 같은 얼굴, 홍채의 별 모양 또는 주름 모양의 반점, 고칼슘혈증, 그리고 혈관의 변화와 관련한 다양한 임상증상이 나타날 수 있다(그림 5-53). 윌리엄스증후군은 환자의 얼굴이나 임상증상만으로 진단을 하기 어려운 경우가 있는데, FISH 검사로 7q11.23 결실과 관련이 있다는 것이 확인되었다(그림 5-54). 이 부위는 혈관의 탄력에 영향을 주는 엘라스틴 단백질의 생성과 관련이 있는 엘라스틴 유전자(elastin gene)와 인지능력과 관련이 있는 여러 유전자가 위치한다. 이 유전자의

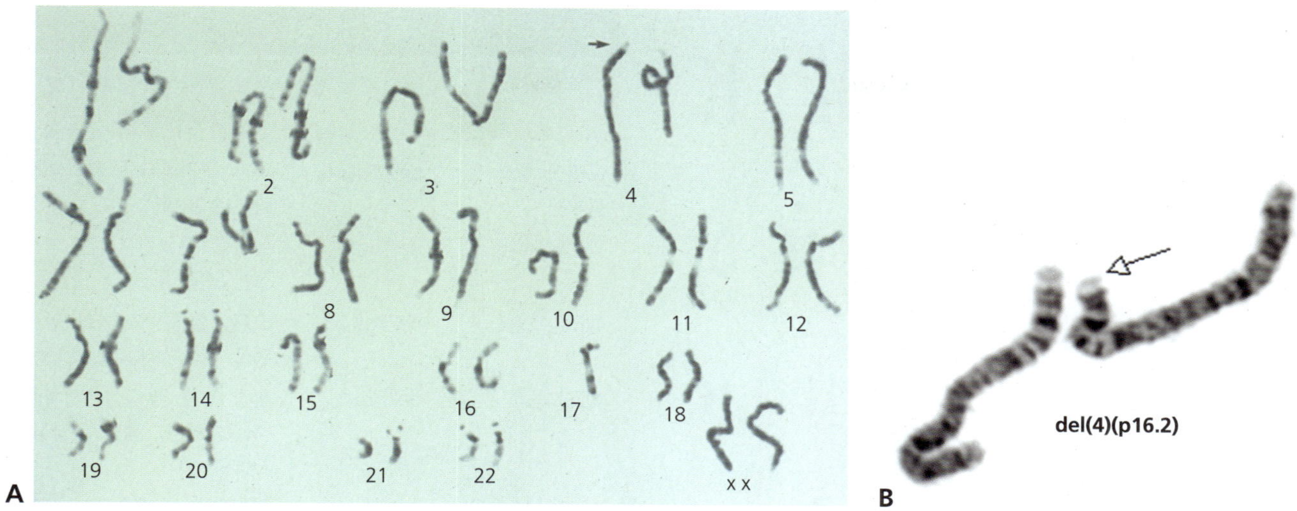

그림 5-50. **A.** 4p 결실의 핵형. **B.** 고해상도 염색체 분염법으로 확인된 4번 염색체 단완 결실(화살표). (Reproduced with permission of Warren G. Sanger, PhD, University of Nebraska Medical Center, Omaha, Nebraska.)

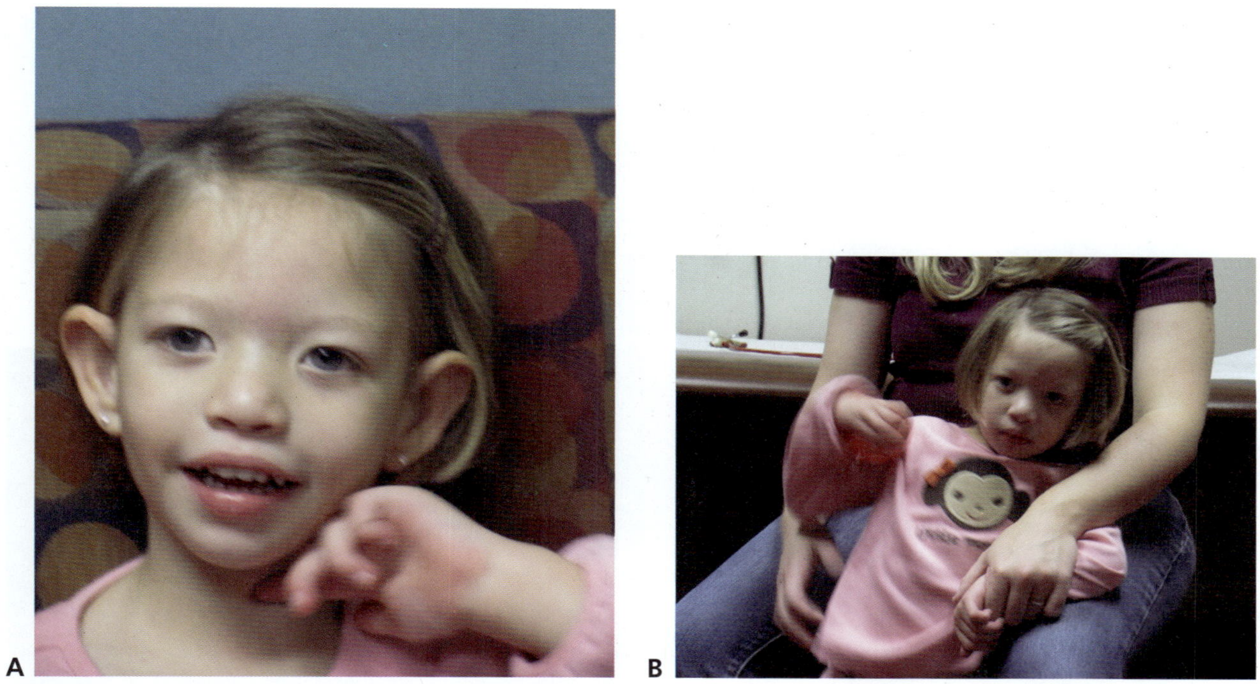

그림 5-51. 고양이울음증후군(5p-)의 소녀

(Reprinted with permission from Brooker RJ: *Genetics: Analysis & Principles*, 3rd ed. New York: McGraw-Hill, 2008.)

결실로 다양하고 특징적인 임상증상이 나타나게 된다.

마이크로어레이 CGH로 인접유전자증후군의 진단이 가능하게 되었다. 2008년 처음 마이크로어레이 CGH로 신경발달질환과 선천성 심장질환의 환자에서 1q21.1 결실이 확인되었다. 언어지연, 행동변화, 안면기형, 선천성 심장질환 등 다양한 임상증상이 나타났다(그림 5-55A). 인접한 부위에 저혈소판 요골 무형성의 원인인 TAR(thrombocytopenia-aplasia of the radius) 유전자가 위치하는데, 유전자가 결실된 환자에서 요골기형, 저혈소판증에 대한 다양한 표현형이 확인되었다(그림 5-55B). 이 경우 진단명은 “1q21.1 deletion”이다.

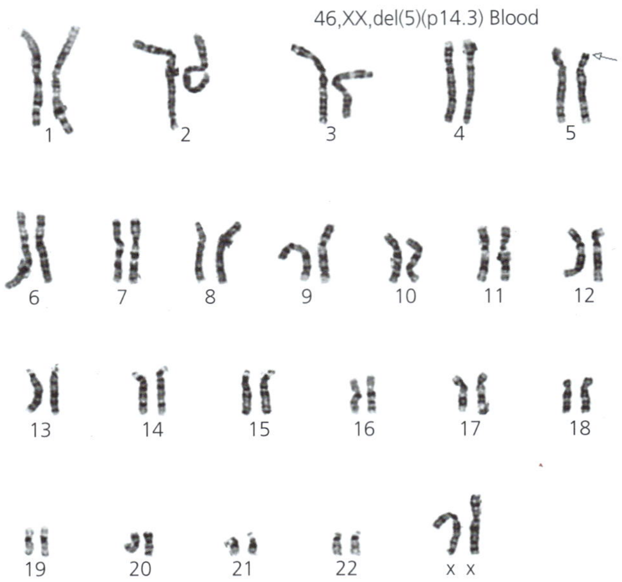

그림 5-52. 46,XX,del 5p 핵형

(Reproduced with permission of Warren G. Sanger, PhD, University of Nebraska Medical Center, Omaha, Nebraska)

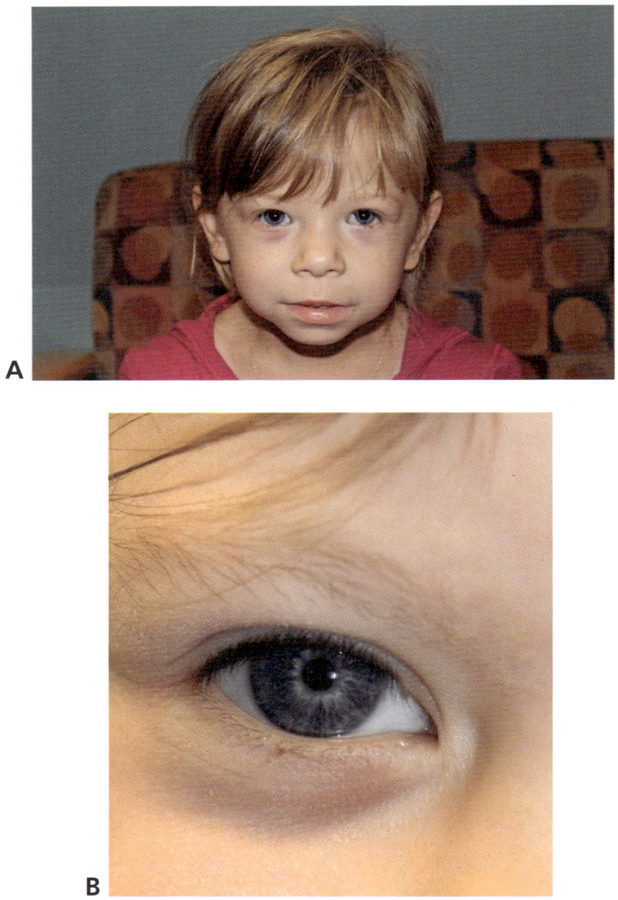

그림 5-53. 윌리엄스증후군(Williams syndrome)의 소녀

A. 전형적인 얼굴 특징. **B.** 홍채의 "별 모양" 반점.

표 5-6 주요 인접유전자증후군

기원	염색체 변화	주요 임상적 특징(발달지연은 포함하지 않음)
프라더-윌리 증후군	del 15q12	비만, 근긴장저하, 지적장애, 작은 손과 발
엔젤만증후군	del 15q12	실조증, 근육긴장항진, 부적절한 웃음
윌리엄스증후군	del 7q11.23	고칼슘혈증, '요정'과 같은 얼굴, 판상부 대동맥 협착증
디조지증후군	del 22q11	심장 기형, 부갑상샘저하증(저칼슘혈증), 흉선 무형성/저형성
쉬프린첸증후군	del 22q11	입천장 이상, 원추간부 심장 기형, 특징적인 얼굴
밀러-디커 증후군	del 17p13.3	편평뇌증 1형, 특징적인 얼굴
스미스-마제니스 증후군	del 17p11.2	납작 머리증, 짧은 손/발, 자해 행동
랑거-기드온 증후군	del 8q23.3	다발성 뼈 돌출증, 큰 코, 가늘고 성긴 머리숱
none	del 1q21	심장 이상, 팔다리 기형
none	del 또는 dup 16p11	자폐증

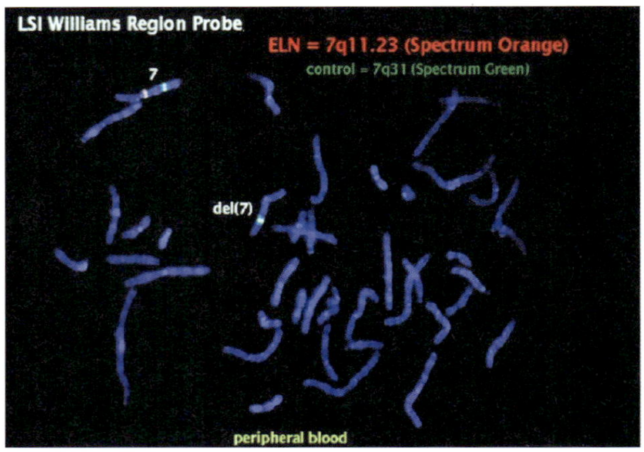

그림 5-54. 윌리엄스증후군(Williams syndrome) 환자의 7q 결실을 보여주는 FISH 검사

(Reproduced with permission of Warren G. Sanger, PhD, University of Nebraska Medical Center, Omaha, Nebraska.)

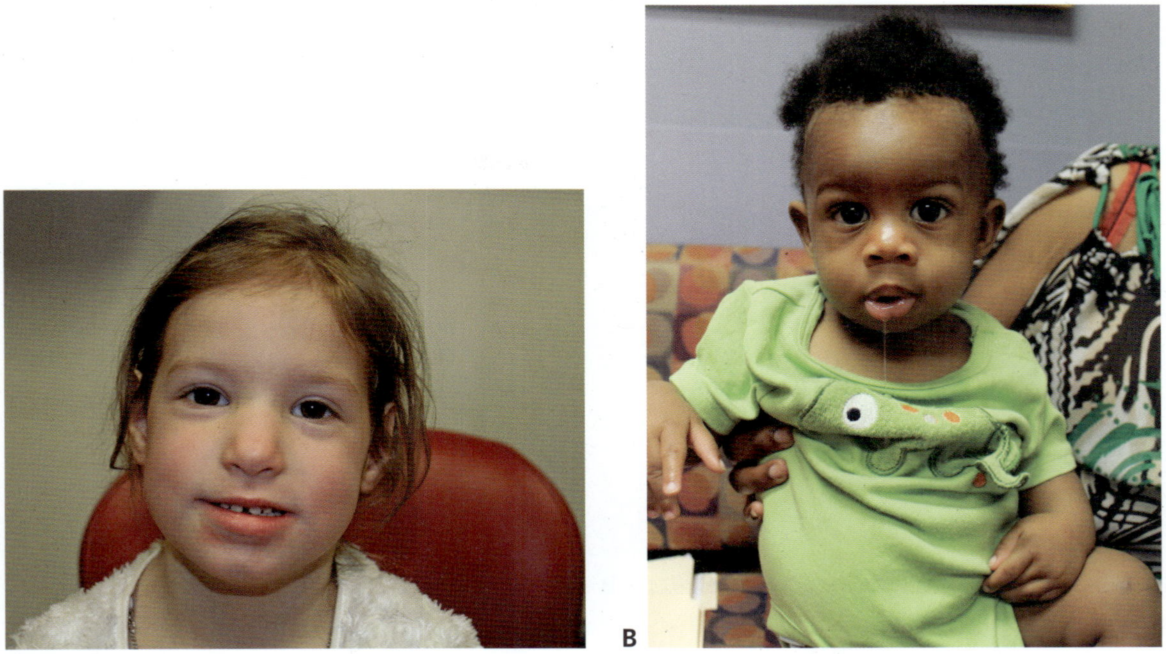

A B

그림 5-55. 마이크로어레이(microarray) 검사에서 1q21.1 결실이 확인된 환자

A. 경한 발달지연과 행동문제를 보이는 아동. **B.** 1q21.1 결실로 발달지연, 근긴장저하 및 요골 저형성증이 관찰된다.

3. 임상 적용 Clinical Correlation

디조지증후군(Digeorge syndrome, DGS)은 1968년 소아 내분비학자인 안젤로 디조지(Dr. Angelo DiGeorge)에 의해 보고되었다. 발병기전은 3번째, 4번째의 아가미활(branchial arches)의 결손으로 부갑상샘저하증, 저칼슘혈증, 면역 기능저하, 선천성 심장기형, 그리고 비정상적인 귀, 특징적인 얼굴을 보인다(그림 5-56A).

언어 병리학자인 로버트 쉬프린첸(Dr. Robert Shprintzen)과 동료들은 1978년에 **쉬프린첸증후군**(**Shprintzen syndrome**) 또는 입천장갈림증과 심장기형, 특징적인 얼굴로 **입천장심장얼굴증후군**(velo-cardio-facial syndrome)으로 설명하였다. 쉬프린첸증후군은 학습장애와 신경정신학적 증상이 동반된다(그림 5-56B).

1980년대 초 세포유전학 기술의 발전으로 디조지 또는 쉬프린첸 증후군에 대한 보고가 증가하였고, FISH 검사로 환자의 90%에서 22q11.2 결실이 확인되었다. Opitz BBB 증후군, CHARGE 증후군, 카일러 심장얼굴증후군[Cayler cardiofacial syndrome(비대칭 우는 얼굴, asymmetric crying facies)]에서도 22q11.2 결실이 보고되었다. 뿔줄기 기형(conotruncal malformations) 환자의 30%에서 22q11.2 결실이 있는 것으로 확인되었다.

22번 염색체 이상과 관련된 인접유전자증후군과 관련하여 180개 이상의 기형이 보고되었다. 출생아 4,000명당 1명의 빈도로 나타나며, 대부분은 자연발생적으로 발생하지만 부모 중 한 명이 22번 염색체의 결실이 있는 경우도 있다. 가족 내에서도 다양한 표현형이 나타나는 특징이 있다. 상염색체 우성으로 유전되지만, **불완전 침투도**(incomplete penetrance)와 다양한 표현형(variable expression)을 가지고 있는 것으로 설명할 수 있다.

A 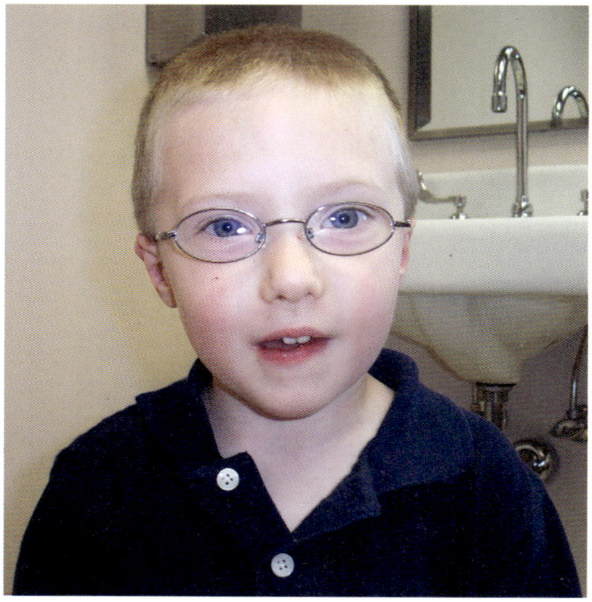

B 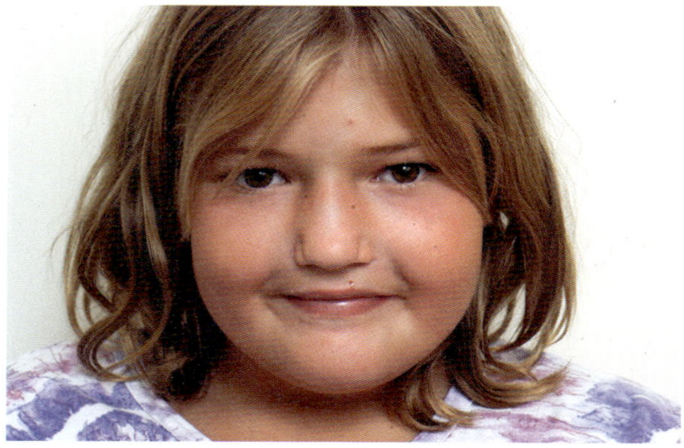

그림 5-56. 22q11.2 결실 환자

A. 디조지증후군(Digeorge syndrome)의 표현형이 일부 나타난다. **B.** 입천장심장얼굴증후군(쉬프린첸증후군)으로 전형적인 얼굴의 특징, 입천장갈림증 및 심장기형이 관찰된다. (**A:** Courtesy of Dr. Nancy Mendelsohn, Children's Hospitals and Clinics of Minnesota)

참고 자료

Cassidy, S., and J. Allanson. *Management of Genetic Syndromes*, 2nd ed. Hoboken, NJ: Wiley-Liss Publishing; 2004.

Gardener, R. and G. Sullivan. *Chromosome Abnormalities and Genetic Counseling*, 3rd ed. Oxford: Oxford University Press; 2004.

Hennekam, R., J. Allanson, and I. Krantz. *Gorlin's Syndromes of the Head and Neck*. Oxford: Oxford University Press, 2010.

Jones, K. *Smith's Recognizable Patterns of Human Malformations*, 6th ed. Philadelphia: Elsevier, Saunders Publishing, 2005.

Shprintzen, R. *Genetics, Syndromes and Communication Disorders*. San Diego: Singular Publishing Group, 1997.

Chapter 6

멘델유전학: 유전자 전달 패턴

Mendelian Genetics: Patterns of Gene Transmission

1. 개요 Background and Systems Integration

멘델의 유전법칙 Mendelian Rules of Transmission

멘델의 식물 잡종화에 관한 실험은 1866년에 발표되었지만, 생물학적 현미경의 수준과 핵 염색 기술이 발달하지 못해 염색체 관찰이 어려웠다. 멘델은 실험 결과를 바탕으로 유전자 전달을 추론하였다. 멘델의 **분리의 법칙**(segregation assortment)과 **독립의 법칙**(independent assortment)은 염색체 감수분열 과정으로 이해할 수 있다.

5장에서 세포주기와 감수분열 과정을 설명하였는데, 염색체는 **간기**(interphase)의 S기(S phase)에 복제된다. 복제된 염색체는 제1감수분열 **전기 I**(prophase I)에 응축되며, 상동적으로 쌍을 이루게 된다(그림 6-1). 각각의 상동염색체(homologous chromosomes)는 동원체(kinetochore)를 통해 미세소관 방추체(microtubules spindle)에 부착하고, **후기 I**(ananphase I)에 서로 분리하여 두배수체(diploid)에서 홑배수체(haploid)로 감소하게 된다. 제1감수분열 과정에서 상동염색체가 분리되는 것을 멘델의 분리의 법칙으로 설명할 수 있다.

그림 6-2와 같이 유전자 *Y*와 *R*이 이형접합으로 존재하는 두 쌍의 상동염색체는 제1감수분열 **중기 I**(metaphase I)에 서로 독립적인 방식으로 배열되고 무작위로 분리된다. *YR*, *Yr*, *yR*, *yr*의 생식세포가 동일한 빈도로 만들어지는데, 이와 같이 각각의 형질이 독립적으로 발현하는 것이 독립의 법칙이다.

우열의 원리는 특정 형질의 **우성**(dominance)과 **열성**(recessiveness)의 대립유전자 중 우성 대립유전자가 표현형으로 나타나고, 열성 대립유전자는 잘 드러나지 않는 것이다.

멘델의 법칙은 유전학에서 중요한 개념이지만, 유전 양상은 멘델이 제시한 유전법칙보다 더 복잡하다.

전달 확률 및 재발률

Transmission Probabilities and Recurrence Rates

부모의 유전자형과 유전자 발현의 패턴으로 자녀에게 유전될 확률을 예측할 수 있다. 예를 들어, 이형접합 *Rr* 유전자를 가진 부모로부터 동형접합 *RR* 유전자를 가진 자녀가 태어날 확률은 $^1/_2 \times {}^1/_2 = {}^1/_4$이다(그림 6-3). 유전학자 퍼네트(R. C. Punnett)가 만든 퍼네트 사각형(punnett square)으로 부모의 특정 대립유전자가 자녀에게 유전될 확률을 알 수 있다. 그림 6-3과 같이 부모가 모두 이형접합의 특정 유전형을 가진다고 가정하면, 자녀에게 나타날 수 있는 유전형의 비율은 $^1/_4$:$^2/_4$:$^1/_4$, 또는 1:2:1이다. 만약, 유전자가 완전 우성이라면 표현형 비율은 $^3/_4$:$^1/_4$ = 3:1로 나타날 것이다. 유전자가 추가되는 *AaBb*×*AaBb*의 양성 잡종

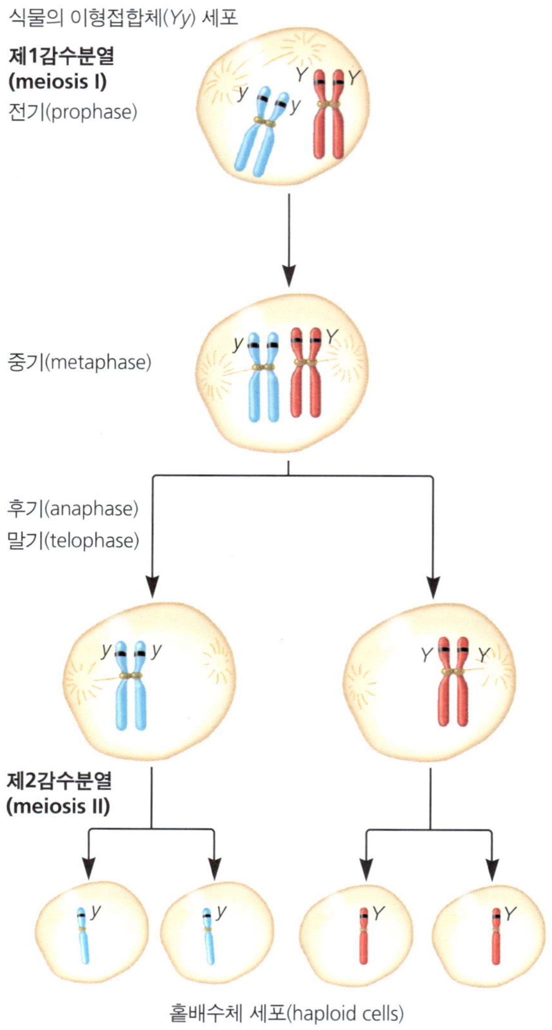

그림 6–1. 감수분열 과정
상동염색체는 서로 다른 Y 대립유전자(*Y*, *y*)를 가지고 있다. 세포분열 중기 I에서는 방추사에 부착되어 세포 중앙에 일렬로 나열되고, 후기 I에서는 대립유전자 *y*를 가진 상동염색체가 왼쪽으로 이동하며, 다른 대립유전자 *Y*를 가진 상동염색체는 오른쪽으로 이동하여 분열한다. 이 분리는 멘델의 분리 법칙의 기초이다. (Reprinted with permission from Brooker RJ: *Genetics: Analysis & Principles*, 3rd ed. New York: McGraw-Hill, 2008.)

교배(dihybrid cross)는 각 유전자 조합의 확률을 곱하여 자손들의 유전형 또는 표현형 비율을 구할 수 있다.

$$\begin{array}{rr} \tfrac{3}{4}\,A- & \tfrac{1}{4}\,aa \\ \times\,\tfrac{3}{4}\,B- & \tfrac{1}{4}\,bb \\ \hline \end{array}$$

$$\tfrac{9}{16}\,A\!-\,B- \quad \tfrac{3}{16}\,aa\,B- \quad \tfrac{3}{16}\,A\!-\,bb \quad \tfrac{1}{16}\,aa\,bb,$$

또는 간단히 9:3:3:1의 표현형 비율을 보여준다.

독립적으로 분리되는 3종류의 대립유전자는 3:1의 비율로 각각을 곱하여 27:9:9:9:3:3:3:1의 8종류의 표현형이 나타난다. 그러나 유전자의 발현에 영향을 미치는 요인에 대해 고려해야 한다. 예를 들어, 한 대립유전자가 다른 대립유전자의 발현에 영향을 주지 않으면 표현형과 유전형의 비율은 같을 것이다.

$$\begin{array}{rrr} \tfrac{1}{4}\,AA & \tfrac{2}{4}\,Aa & \tfrac{1}{4}\,aa \\ \times\,\tfrac{1}{4}\,BB & \tfrac{2}{4}\,Bb & \tfrac{1}{4}\,bb \end{array}$$

1:2:1:2:4:2:1:2:1의 비율로 계산되며, 양성잡종($\tfrac{2}{4}\,Aa \times \tfrac{2}{4}\,Bb = \tfrac{4}{16}\,Aa\,Bb$)의 표현형이 가장 많은 비율로 나타난다. 하지만, 같은 염색체에 가깝게 위치하고 있는 유전자는 함께 유전되는 경향이 있어 전달 패턴이 달라진다.

유전자의 전달은 규칙을 따르지만, 특정 유전자들은 환경과 상호작용하는 산물을 만들어 표현형이 복잡한 방식으로 나타난다. 꽃의 색소 유전자의 발현에서 보이는 **불완전 우성**(incomplete dominance)이 그 예이다(그림 6–4). 이형접합체(heterozygote) 꽃은 색소 대립유전자를 하나 가지고 있어 동형접합체(homozygote) 붉은색 꽃처럼 충분한 양의 효소를 만들지 못한다. 불완전 우성은 유전형이 표현형으로 발현되는 것에 영향을 미치는 것으로, 멘델의 우열의 원리에 대한 예외 현상이다. 임상에서 멘델의 유전법칙을 기초로 유전될 확률을 예측하지만, 표현형에 대한 평가가 우선되어야 할 것이다.

예외적 상황: 개요 Special Cases: An Overview

멘델의 법칙과 대립유전자가 표현되는 방식을 기초로 재발률(recurrence rates)을 예측하지만, 유전자는 복잡한 방식으로 서로 상호작용하여 표현형에 영향을 미칠 수 있다.

우열의 원리에 대한 예외

Exceptions to the Rule of Dominance and Recessiveness

우성의 개념은 형질 발현에 관련된 생화학적 생성물에 대한 정확한 기전을 알지 못할 때 등장했다. 페추니아(petunias) 꽃의 색처럼 대립유전자가 유전자량 효과(dosage effect)로 표현형에 영향을 주기도 한다. 한 대립유전자가 다른 대립유전자에 대한 불완전 우성이 되는 것이다. 각 대립유전자의 독립적인 발현은 형질

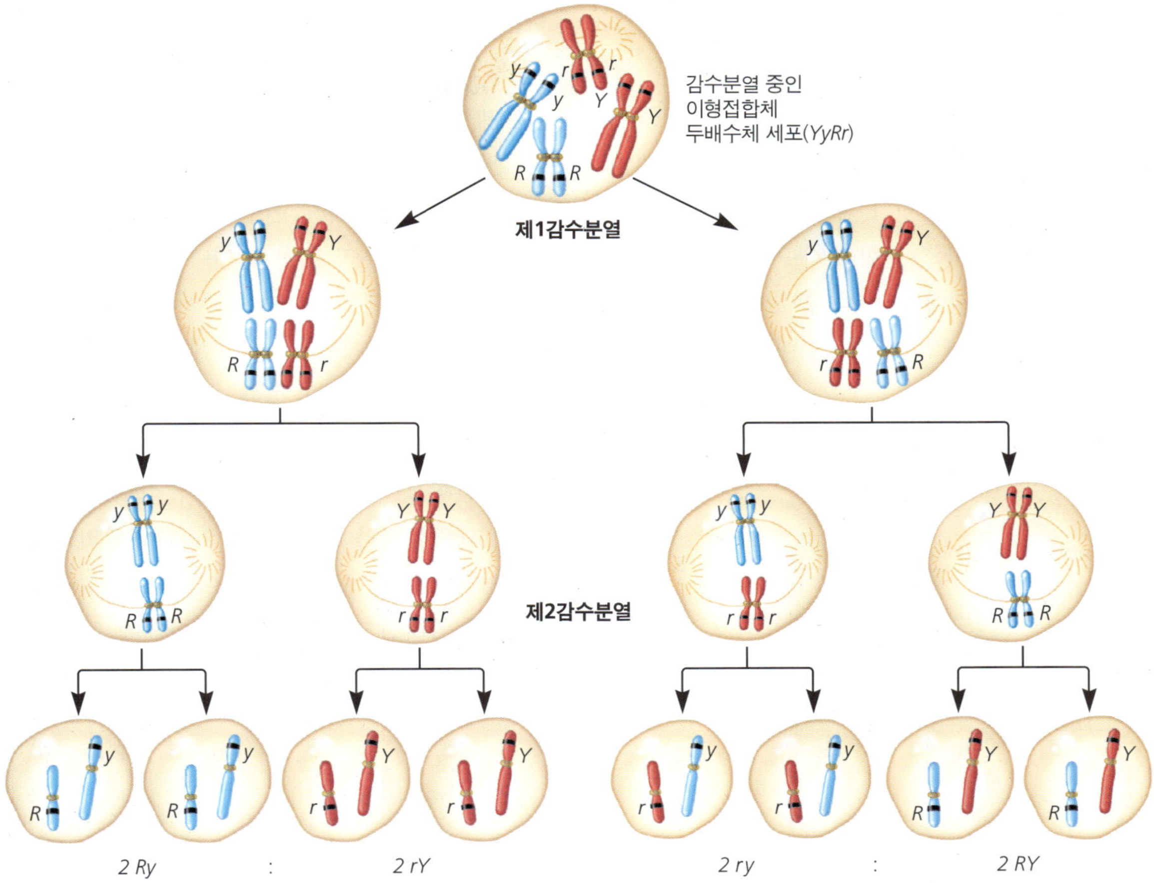

그림 6-2. 서로 다른 상동염색체 쌍의 감수분열
(Reprinted with permission from Brooker RJ: *Genetics: Analysis & Principles*, 3rd ed. New York: McGraw-Hill, 2008.)

Male gametes

Female gametes	*R*	*r*
R	¼ *R R*	¼ *R r*
r	¼ *R r*	¼ *r r*

그림 6-3. 1:2:1의 유전자형 분리를 보이는 단성 잡종교배(monohybrid cross)에 대한 퍼네트 사각형(¼ *RR*, ½ *Rr*, ¼ *rr*)
대립유전자 *R*이 완전히 우성인 경우 이 단성 잡종교배의 표현형 비율은 3:1, 즉 ¾ *R*, ¼ *rr*이다.

의 양적 발현 정도를 증가시키고, 따라서 이형접합체는 동형접합체와 표현형에 있어서도 구별될 수 있다. 실제로, 많은 유전자들은 이와 같은 예외를 보인다. 어떤 방식으로 표현형을 측정하는가에 따라 우성이 결정될

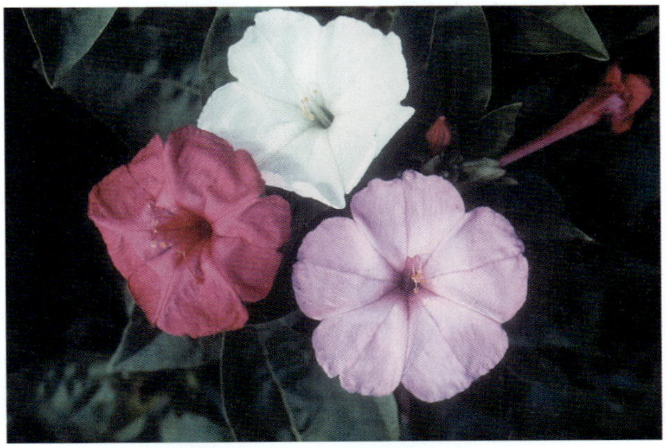

그림 6-4. 꽃의 색상은 불완전 우성의 전형적인 예를 보여준다. 붉은 꽃의 유전자형을 *RR*, 흰 꽃의 유전자형을 *rr*이라고 할 때, 이형접합체 *Rr*은 붉은 색소를 적게 생성하므로 꽃은 중간색인 분홍색이 된다. 꽃 색소의 진한 정도와 기능하는 대립유전자(*R*)의 양의 관계는 유전자량 효과(dosage effect)를 보여준다. (© Robert Calentine/Visuals Unlimited.)

수 있다. 예를 들어, 완두콩의 녹말 생산에 대해 살펴보자(그림 6-5). 완두콩의 겉모양을 표현형으로 생각한다면, 우성 동형접합과 이형접합은 동일한 둥근 모양으로 구별이 어렵다. 하지만 생화학적인 측면에서 이형접합은 녹말의 양이 더 적다. 완두콩의 녹말 양이라는 형질은 이형접합과 동형접합에서 구별이 가능한 차이가 있고, 불완전 우성이라고 볼 수 있다. 사실, 생화학적인 수준에서 대부분의 형질들은 어느 정도 불완전 우성일 것이다.

우성 이형접합체: *R*(둥근 완두콩)
열성 이형접합체: *r*(주름진 완두콩)

유전자형(genotype)	*RR*	*Rr*	*rr*
전분을 생성하는 단백질의 양	100%	50%	0%
표현형(phenotype)	Round	Round	Wrinkled
육안으로 관찰된 우성/열성			
현미경으로 관찰된 불완전 우성			

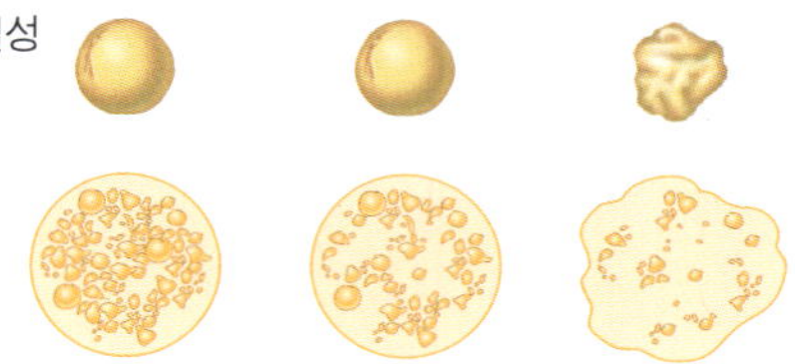

그림 6-5. 표현형에 대해 얼마나 정확한 정보를 가지는지에 따라 완전 우성과 불완전 우성이 구분된다. 예와 같이 대립유전자 *r*에 대해 이형접합체인 완두콩을 현미경으로 관찰한 결과, 동형접합체인 *RR*보다 녹말의 양이 현저히 적다는 것을 확인할 수 있다. (Reprinted with permission from Brooker RJ: *Genetics: Analysis & Principles*, 3rd ed. New York: McGraw-Hill, 2008.)

유전자 상호작용 Gene Interactions

유전자 간 상호작용은 예외적이기보다 규칙적이고 예측이 가능하다. 양성 잡종 표현형의 패턴에 기초한 몇 가지 예로 설명할 수 있다. 두 개의 유전자가 동일하거나 밀접하게 관련된 형질에 영향을 미칠 때, 9:3:3:1의 분리 패턴은 예측이 가능하게 수정될 것이다. 유전자가 동일한 형질에서 어떻게 상호작용하는지에 따라 일반적인 분리의 법칙으로 설명할 수 있다(그림 6-6). 일반적인 예를 그림 6-7에 정리하였다.

양성 잡종 표현형의 비율은 유전자들의 상호작용에 따라 변형될 수 있다. 예를 들어, **상위**(epistasis)는 두 쌍의 대립유전자 중 한쪽이 다른 한쪽의 형질이 나타나지 않도록 영향을 주는 것이다. 표현형이 나타난 유전자가 가려진 유전자에 대해 상위에 있다는 것을 의미한다. 예를 들어, 털이 없는 스핑크스 고양이는 털의

	A-B-	*A-bb*	*aaB-*	*aabb*
Typical dihybrid	9/16	3/16	3/16	1/16
Dominant epistasis	12/16		3/16	1/16
Recessive epistasis	9/16	3/16	4/16	
Either dominant is sufficient for the trait	15/16			1/16
Both dominants are required for the trait	9/16	7/16		

그림 6-7. 유전자 상호작용으로 수정된 양성 잡종 비율

A

	A B	*A b*	*a B*	*a b*
A B	*AABB*	*AABb*	*AaBB*	*AaBb*
A b	*AABb*	*AAbb*	*AaBb*	*Aabb*
a B	*AaBB*	*AaBb*	*aaBB*	*aaBb*
a b	*AaBb*	*Aabb*	*aaBb*	*aabb*

B

	A B	*A b*	*a B*	*a b*
A B	*AABB*	*AABb*	*AaBB*	*AaBb*
A b	*AABb*	*AAbb*	*AaBb*	*Aabb*
a B	*AaBB*	*AaBb*	*aaBB*	*aaBb*
a b	*AaBb*	*Aabb*	*aaBb*	*aabb*

그림 6-6. 양성 잡종의 퍼네트 사각형

A. 9:3:3:1 양성 잡종 비율. **B.** 12:3:1 양성 잡종 비율. 우성 *A* 대립유전자가 *B* 유전자자리를 완전히 가려, 우성 상위가 나타난다. 예를 들어, *A* 돌연변이가 흑색증(melanism)으로 표현되는 경우, 노란색 반점이 있는 갈색의 동물에서 *A* 돌연변이는 흑색증을 띠므로 노란색 반점에 영향을 줄 수 있는 유전자의 발현을 가리게 된다. 12:3:1의 표현형 비율을 보인다.

색을 결정하는 유전자의 표현형이 가려지기 때문에, 털이 없는 형질이 털의 색 형질에 대해 상위에 있다고 할 수 있다(그림 6-8). 마찬가지로, 멕시칸 헤어리스 도그(mexican hairless dog)는 털의 질감이나 곱슬과 관련된 유전자가 발현되지 않는다. 예상할 수 있는 표현형 비율은 상위 유전자(epistatic gene)가 표현형에 우성으로 또는 열성으로 작용하는지에 따라 달라진다.

만약, *A* 또는 *B* 유전자의 우성 돌연변이가 형질로 나타난다면, 1/16의 빈도로 나타나는 동형 열성 접합 *aabb*에서만 형질이 다르게 표현될 것이다. 이 상위(epistatic) 상호작용에서는 하나의 유전자가 다른 유전자의 발현을 억제하는 것이 아니고, 우성 대립유전자가 표현을 결정하는 것으로 결과적으로 표현형 비율은 15:1이다. 반면, 형질의 발현이 한 유전자자리(locus)의 동형 열성 유전형에 의해 차단되어 *A* 또는 *B* 유전자가 없으면 발현되지 않는 경우에는 표현형 비율이 9:7이다. 유전학에서는 분리의 법칙과 대립유전자 사이의 상호작용을 함께 고려하는 것이 중요하다.

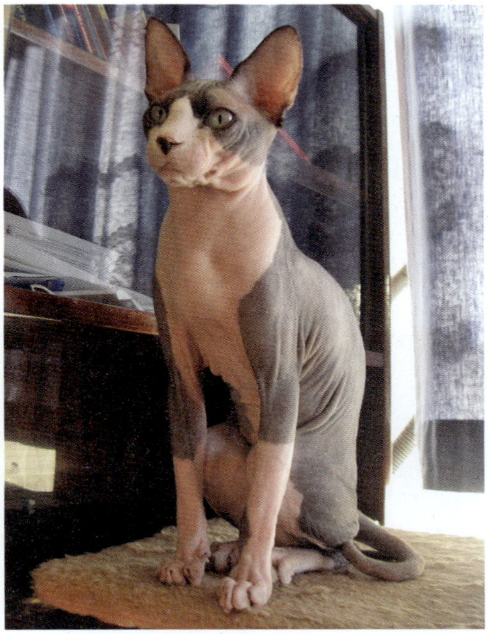

그림 6-8. 스핑크스 고양이는 털이 없는 것이 털의 색과 곱슬거림을 암호화하는 유전자들보다 상위에 있다. (Photograph by M. Minderhoud. Licensed under GFDL, http://www.gnu.org/copyleft/fdl.html or CC-BY-SA-3.0, http://creativecommons.org/licenses/by-sa/3.0/, via Wikimedia Commons).

유전자형-환경 상호작용

Genotype × Environment Interactions

일부 유전자가 다른 유전자의 표현형에 영향을 미치는 것처럼, 환경적인 영향도 표현형에 중요한 역할을 한다. **유전자형-환경 상호작용**(genotype × environment interactions)은 몇몇 예외가 있지만 규칙적인 경우가 많은데, 특히 분자적 안정성이나 생화학 반응에 영향을 주는 온도와 같은 환경 변수가 더욱 그렇다. 히말라야의 토끼와 고양이에서 볼 수 있는 색소 발현의 패턴이 전형적인 예이다(그림 6-9). 멜라닌을 합성하는 효소는 체온이 높으면 활성화되지 않아 색소가 덜 발색되고, 체온이 낮은 귀, 코끝, 발은 효소가 활성화되어 정상적인 색상이 나타난다. 환경과 상호작용하는 유전자가 특정 시기에만 전사되는 것이라면, 유전자형-환경의 상호작용 역시 특정 시기나 특정 발달 단계에서만 나타날 것이다.

앞장에서, 멘델의 유전방식의 예로 낫적혈구빈혈(sickle cell anemia)을 설명하였는데, 이 질환은 환경의 영향을 받는 질환이기도 하다. 낫적혈구빈혈은 혈액 내 산소(O_2) 농도가 낮을 때 헤모글로빈이 서로 붙어 긴 막대 모양으로 적혈구에 축적되어 낫 모양으로 변형되어 인체 내 중요 기관을 막거나 손상을 주게 된다. 일반적으로 기압의 변화, 과도한 신체활동으로 근육의 O_2가 감소할 경우 발생할 수 있으므로 주의해야 한다. 마찬가지로 페닐케톤뇨증(phenylketonuria, PKU)도 환경적 요인에 영향을 받을 수 있다. PKU 환자는 페닐알라닌 수산화효소(phenylalanine hydroxy-

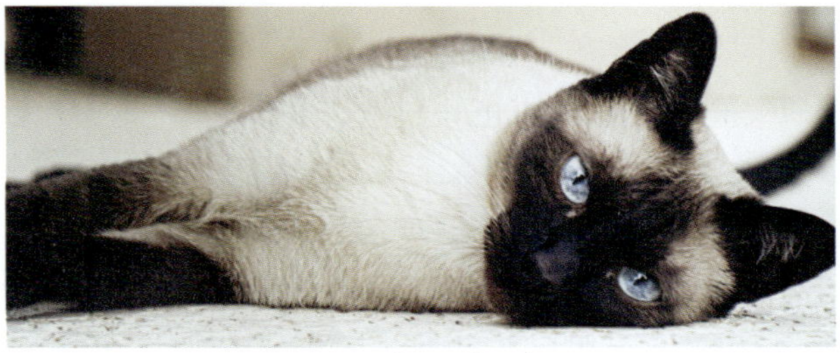

그림 6-9. 샴고양이의 털 색상 패턴은 온도가 낮을수록 활성화 되는 효소를 암호화하는 유전자에 의해 발생한다. (Photograph by Telekokopelli. Licensed under CC-BY-SA-3.0(http://creativecommons.org/licenses/by-sa/3.0), via Wikimedia Commons.).

lase)의 활성이 결핍되어 있다. 만약 페닐알라닌(phenylalanine)을 제한하지 않는다면, 지적장애 등 다양한 임상증상이 나타날 것이다. PKU 환자의 정상 발달을 위해 페닐알라닌을 제한하는 식이가 중요하다. 유전자형이 환경과 어떻게 상호작용하는지를 이해하는 것은 환자의 치료와 관련하여 매우 중요하다.

침투도와 표현도 Penetrance and Expressivity

앞에서 대부분의 형질이 각각의 유전자형의 생화학적 측면에서는 불완전 우성이라는 것을 설명하였다. 이것은 세포와 생화학적 유전자의 단계적 변화에 기초하는데, 때로는 이 작용이 숨겨져 있기도 하다. 우성 유전에서 이형접합체가 정상 표현형을 보일 수 있는데, **불완전 침투도**(incomplete penetrance)와 **다양한 표현도**(variable expressivity)로 설명할 수 있다(그림 6-10).

형질이 완전 침투한다는 것은 해당 유전자형의 개체가 모두 특정 형질을 동일하게 발현한다는 것을 의미한다. 그러나 특정 유전자형은 그 형질이 발현되지 않을 수도 있는데, 이것을 불완전 침투라고 한다. 특정 유전자 발현에 대한 침투율로 질병에 걸릴 확률을 예측할 수 있다. 예를 들어, 특정 유전자형에서 열성 유전형의 발현이 70%의 침투도를 보인다고 가정해보자. 부모가 이형접합의 유전형을 가지고 있는 경우 첫 번째 자녀에서 그 열성 형질이 나타날 수 있는 확률을 계산할 수 있을 것이다. 이형접합 부모로부터 열성 동형접합의 아이가 태어날 수 있는데, 70%에서만 그 형질이 발현될 것이다. 따라서 자녀가 영향을 받을 확률은 $\frac{1}{4}(0.7) = 17.5\%$이다.

표현형의 다양성(variability)은 더 복잡할 수 있다. 형질이 모든 사람에게 동일한 중증도(severity)로 나타나지 않고, 다양한 형태의 표현형을 보이는 것이다. 침투도와 표현형은 동일한 현상의 다른 측면일 수 있다. 예를 들어, 다지증(polydactyly)은 불완전 침투의 특성과 다양한 표현형을 보인다(그림 6-11). 다지증의 우성 대립유전자를 물려받아도 정상적인 손과 발을 가질 수 있다. 증상이 있는 경우에도 한쪽 손과 발에만 나타날 수도 있고, 두 손과 두 발에 모두 나타나기도 하는 등 다양한 표현형을 보인다.

치사 대립유전자 Lethal Alleles

동형접합체(homozygotes)에서 우성 치사 돌연변이(dominant lethal mutations)는 발생할 수 있지만, 모두 사망하기 때문에 유전되지 않는다. 따라서, 열성 치사 돌연변이(recessive lethal mutations)를 이해하는 것이 중요할 것이다.

열성 치사 돌연변이는 이형접합체(heterozygotes)에서 표현형이 나타나는 것으로, 멘델의 유전법칙으로 표현형 비율을 계산할 수 있다. 예를 들어, 맹크스(manx) 고양이의 짧은 꼬리를 생각해 보자(그림 6-12). 이 돌연변이 유전자를 동형접합체로 갖는 경우

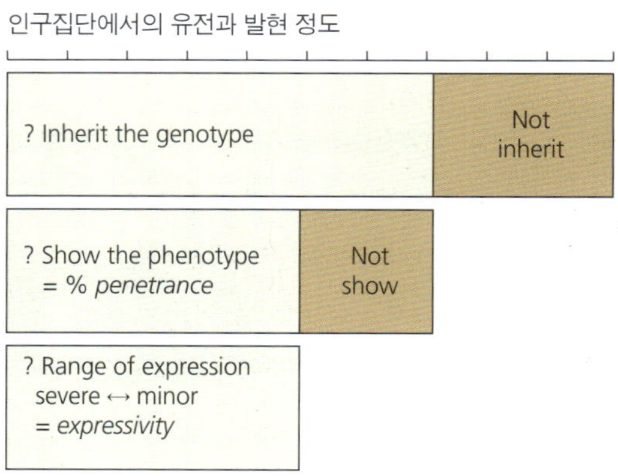

그림 6-10. 이 표는 형질에 대한 유전자형을 물려받음(위), 불완전 침투에서 형질 발현(가운데), 발현될 때의 중증도(아래) 사이의 관계를 보여준다.

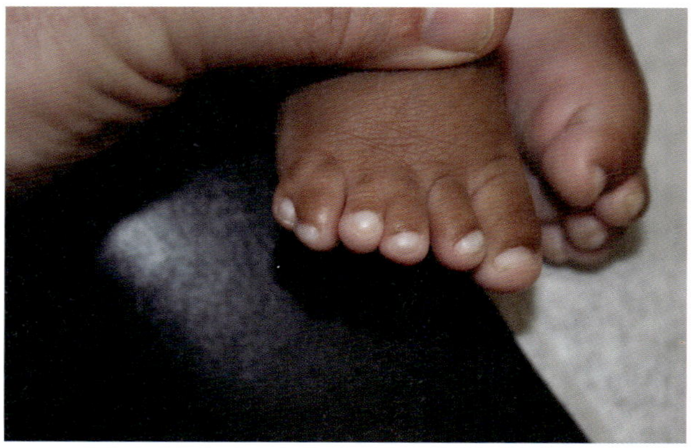

그림 6-11. 다지증은 우성 형질로 다양한 형태로 나타난다. 사진의 발은 5번째 발가락이 중복되는 축후다지증(postaxial polydactyly)이다.

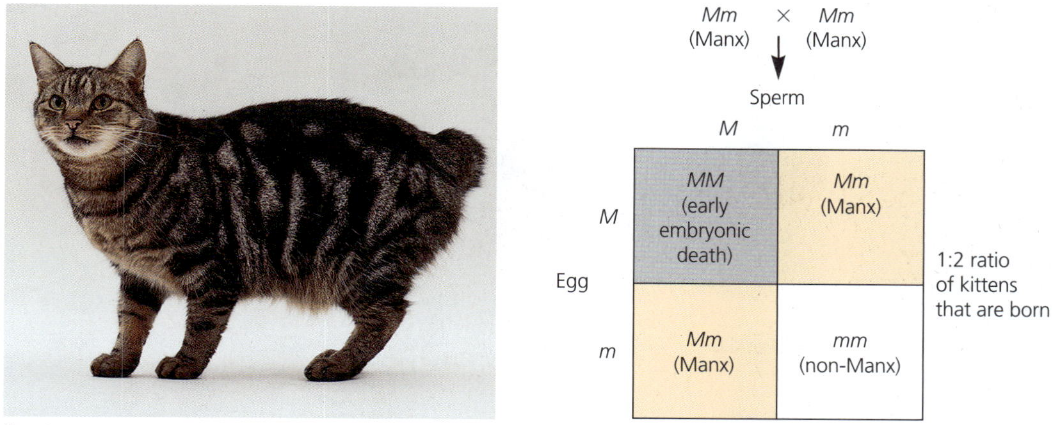

A. 맹크스 고양이 **B. 맹크스 고양이 유전방식의 예**

그림 6–12. 1902년에 촬영된 꼬리가 없는 맹크스 고양이 실버윙(Silverwing)
맹크스 고양이의 짧은 꼬리는 치사 동형접합체 돌연변이로 인해 발생한다. 따라서 양성 잡종교배 시 멘델 분리의 비율 1:2:1에서 짧은 꼬리 대 정상 꼬리의 비율이 2:1로 수정된다. (**A**: Originally appeared in *Cats and All About Them* by Frances Simpson, published by Frederick A. Stokes Company Publishers, September 1902. **B**: Reprinted with permission from Brooker RJ: *Genetics: Analysis & Principles*, 3rd ed. New York: McGraw-Hill, 2008.)

에는 태어나지 못하고 죽게 되고, 이형접합체 유전자형을 가지면 꼬리가 짧을 것이다. 만약, 두 마리의 맹크스 고양이가 새끼를 낳는다면, 생존하여 태어난 새끼의 표현형 비율은 2:1이다. 즉, 2/3에서 꼬리가 짧고, 1/3은 정상 길이의 꼬리를 갖게 된다.

복대립유전자 Multiple Alleles

지금까지 유전자형과 표현형 사이의 직접적인 연관성에 초점을 맞추어 설명하였지만, 대립유전자(allele)가 여러 개 존재하는 경우가 있다. 동일한 유전자자리에 있는 여러 개의 유전자가 각각의 형질로 발현되지만, 유전자 간의 열성과 우성의 차이만 존재하는 것으로 대표적인 예가 인간의 ABO 혈액형이다(그림 6–13A).

예를 들어, 혈액형이 A형인 여성이 B형인 남성에게 친자 확인 소송을 하였다고 가정해보자. 자녀의 혈액형은 O형이다. 이 경우 B형 남성이 아버지가 아니라고 확신할 수 있을까? A와 B 혈액형은 각각 특정 항체로 검출되며, 둘 중 어느 항체로도 검출되지 않는 경우는 열성인 O형을 의미한다. A형은 I^{A} 대립유전자, B형은 I^{B} 대립유전자에 의해 발현되며, I^{A}나 I^{B} 중 아무것도 갖지 않는 경우인 O형은 열성 동형접합의 ii로 표현할 수 있다. 퍼네트 사각형을 이용해서 확인할 수 있다(그림 6–13B). 혈액형이 B형인 남성은 $I^{B}I^{B}$ 또는 $I^{B}i$의 유전형 중 하나일 것이다. 자녀의 혈액형이 O형(ii)이려면, 부모 모두 이형접합체일 것이다. A형 여성은 최소 한 개의 I^{A} 대립유전자를, B형 남성은 최소 한 개의 I^{B} 대립유전자를 가져야 한다. 남성의 유전자형이 $I^{B}i$일 수도 있기 때문에 친부일 가능성이 존재한다. 하지만, 이 남성의 부모가 모두 $I^{A}I^{B}$라는 추가 정보가 있다면, 그는 자녀의 친부에서 제외될 것이다. 왜냐하면 부모의 정보에 따라 남성은 동형접합인 $I^{B}I^{B}$로 자녀에게 i라는 대립유전자를 물려줄 수 없기 때문이다.

반성유전, 한성유전, 종성유전 비교 Contrasting Sex-linked, Sex-limited, and Sex-influenced Expression

반성(sex-linkage), **한성**(sex-limited), **종성**(sex-influenced) 유전은 성염색체에 존재하는 유전자 또는 발달 과정에서 성 발현 연관 유전자와 관련이 있다. 성 관련 유전의 표현형을 해석하기 위해서는 유전자 기능의 기전과 유전방식에 대해 주의 깊게 살펴야 한다.

전문가들에 따라 반성이라는 용어를 서로 다르게 사용한다. 일부에서는 X-연관과 동의어로 Y 염색체 관련 유전을 따로 분류하기도 하고, 또 다른 전문가들은 X, Y 염색체에 상관없이 성염색체의 유전자에 의한 현상으로 생각하여 X-연관(X-linked)과 Y-연관(Y-linked)

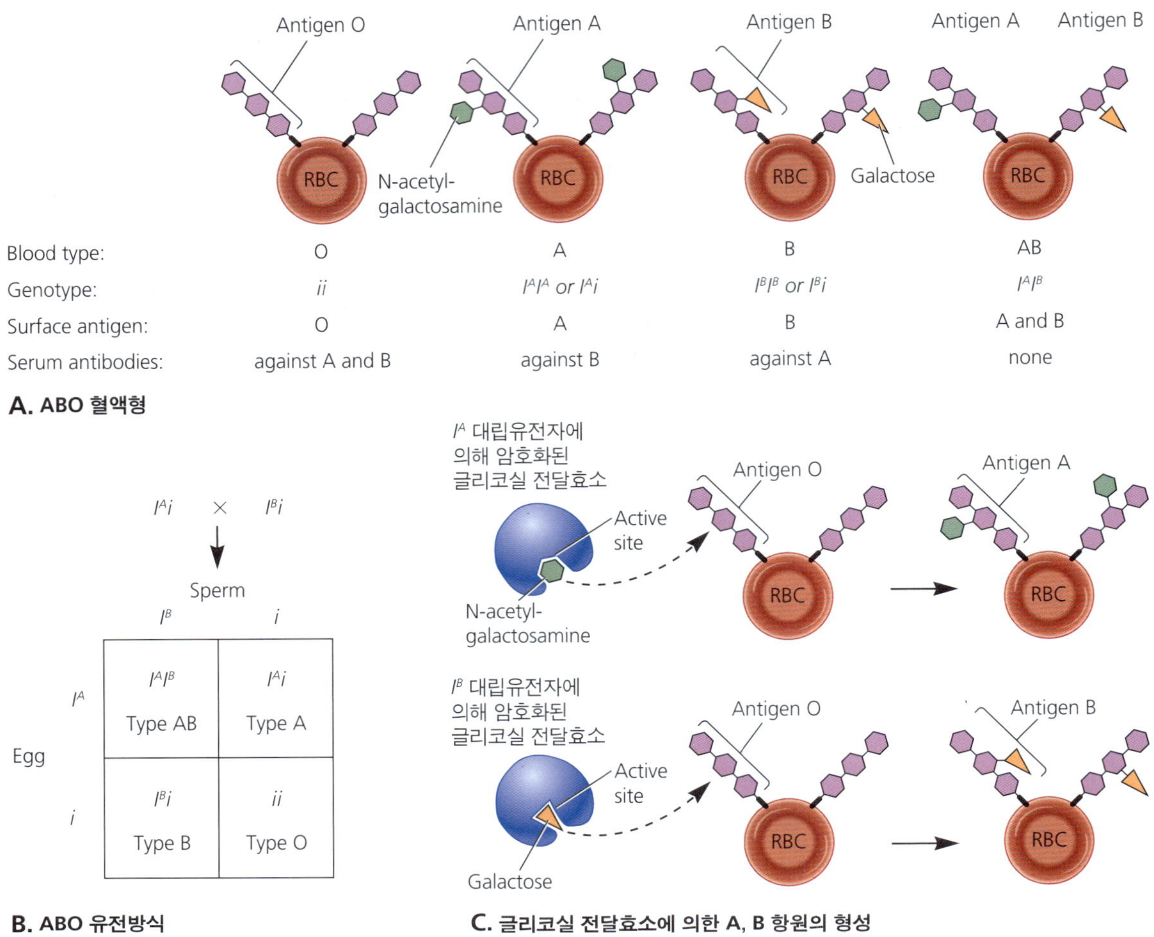

그림 6–13. ABO 혈액형의 종류는 표면의 항원과 상보적인 혈청 항체에 기인한다. **A.** 적혈구 표면의 항원과 상보적인 혈청 내 항체. **B.** 자손의 유전형과 표현형을 예측하려면 교배 시 분리되는 대립유전자가 두 종류만 존재한다는 가정을 완화해야 한다. **C.** I 유전자에 의해 암호화되는 글리코실 전달효소(glycosyl transferase) 대립유전자는 각각 다른 당을 인식하여 탄수화물 사슬에 결합시킨다. (Reprinted with permission from Brooker RJ: *Genetics: Analysis & Principles*, 3rd ed. New York: McGraw-Hill, 2008.)

으로 구분하기도 한다. 중요한 것은 성별에 상관없이 X 염색체에 많은 유전자가 있다는 것이고, 또한 성별에 따라 발현 정도가 다를 수 있다는 것이다.

이와 반대로, 한성유전, 종성유전은 성별과 관련이 있다. 한성유전은 상염색체에 존재하지만 하나의 성별에만 발현하는 것이다. 남성의 정자 형성이나 여성에서의 자궁탈출증(prolapsed uterus)을 유발하는 유전자가 그 예이다. 닭과 같이 성에 따라 이형화된 동물들은 성별에 따라 신체 비율이나 깃털 장식과 같은 특성의 차이를 보이게 된다. 종성유전은 성별에 따라 다르게 발현되는 것이다. 남성에서 입술갈림증(cleft lip)과 통풍(gout)의 빈도가 높고, 여성의 경우 입천장갈림증(cleft palate), 이분척추(spina bifida), 유방암의 발생빈도가 높은 것이 그 예이다. 또 다른 예로 유문협착증(pyloric stenosis)은 여성보다 남성에서 발생빈도가 높고, 특히 첫째인 남성에서 더 흔하다.

유전형질이 성별에 따라 다르게 발현되는 원인이 명확하지 않고, 그 형질이 특정 성별에서만 나타나는 것은 아니다. 임상에서는 가능한 확률을 고려하여 유전방식과 재발률을 분석해야 한다. 가계도에서 특정 형질을 보이는 여러 명의 남성이 있다는 것으로 유전방식과 발현을 알 수 있는 것은 아니지만, 가계도에서 관찰되는 패턴들은 그 실마리를 제공할 수 있을 것이다. 환자의 진단과정에서 임상증상뿐 아니라 확률적인 모든 정보를 종합하여 분석하는 것이 중요하다.

2. 의학유전학 Medical Genetics

서론 Introduction

1800년대 후반 그레고어 멘델(Gregor Mendel)의 연구를 통해 현대 유전학으로 발전할 수 있게 되었다. 멘델은 단일 인자 유전(uni-factorial inheritance)이라는 기본 원칙을 밝혔고, 유전방식에 대한 기초를 제공했다. 단일 유전질환의 유전방식은 종종 **멘델의 법칙(Mendelian traits)**으로 설명된다.

유전방식을 이해하기 위해서 유전학에서 중요한 정의와 개념을 이해하고 있어야 한다. 유전자자리(locus, 복수로는 loci)는 유전자가 DNA의 어느 부분에 위치하는지, 즉 해당 유전자가 몇 번 염색체에 있는지, 그 염색체의 어디에 존재하는지를 의미한다. 예를 들어, 낭성섬유증(cystic fibrosis, CF)과 관련된 CFTR 유전자는 7번 염색체의 장완에 위치한다. 따라서 낭성섬유증 유전자의 유전자자리는 7q31.2이다(그림 6-14).

각 유전자는 정상(normal) 또는 **야생형(wild type)**의 염기서열을 가지고 있다. 인간의 표현형은 다양할 수 있다는 특징이 있지만, 인간의 유전자 서열(genetic code)은 99.9% 동일하다. 특정 유전자에 야생형과 다른 염기서열이 있는 것을 **다형성(polymorphism)**이라

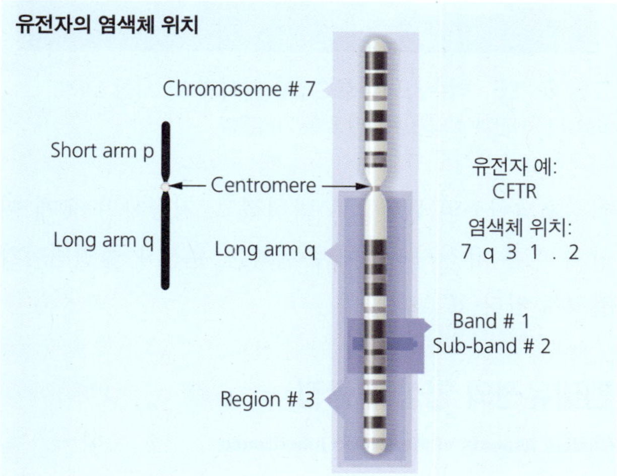

그림 6-14. CFTR 유전자의 유전자자리는 염색체 7q31.2에 위치한다. 이 유전자의 돌연변이로 낭성섬유증(cystic fibrosis)이 발생한다. (From Genetics Home Reference. US National Library of Medicine. Handbook: Help Me Understand Genetics. Available at: http://ghr.nlm.nih.gov/handbook. Accessed August 21, 2012.)

고 하며, 야생형과 다른 염기서열의 **대립유전자**가 나타나는 변이를 **단일 뉴클레오타이드 다형성(single nucleotide polymorphism, SNP)**이라고 한다. 인간 유전체(genome)에는 1,000개의 염기 쌍 중 1개의 빈도로 이러한 유전적 변이가 나타나며, 개인마다 약 300만 개의 SNP이 존재한다고 추정된다. 대부분 SNP은 임상 표현형과는 상관이 없다. 건강에 영향을 미치지 않는 의미 없는 변이인 "양성(benign)"의 SNP은 개인의 변이(variation) 표지자로 이용되어 연관 분석(linkage assessment) 등에 사용될 수 있다. SNP은 임상적 의미와 인간의 유전적 다양성을 이해하는 데 도움이 될 수 있다.

유전자가 동일한 염기서열 쌍을 가질 경우, 즉 같은 대립유전자를 가지는 경우를 **동형접합(homozygous)**이라고 한다. 유전자 염기서열 쌍이 서로 다른 경우, 즉 다른 대립유전자를 가질 경우 **이형접합(heterozygous)**이라고 한다. 유전자형과 임상증상의 연관성은 보고된 문헌을 참조해야 한다. 특정 질병에 대한 유전적 동질성(genetic homogeneity)은 단일 다형성(single polymorphism), 즉, 한 종류의 돌연변이만 그 질환을 나타낸다는 것을 의미한다. 대표적인 예가 11번 염색체에 위치하는 베타 헤모글로빈(beta hemoglobin) 유전자에 특정 SNP이 나타날 경우 낫적혈구빈혈(sickle cell anemia, SCA)이 발생하는 것이다. 낫적혈구빈혈을 유발하는 SNP은 해당 유전자에서 334번째 염기서열에 위치하는 아데노신(A)이 티미딘(T)으로 치환된 결과이다. 이 SNP은 rs334라는 고유 번호를 가진다. 이렇게 핵산이 변화된 베타 헤모글로빈 유전자를 토대로 단백질 사슬이 번역되면 발린(valine)이 들어가야 할 6번째 아미노산 위치에 글루탐산염(glutamate)이 들어간다. 이 작은 변화로 적혈구는 낫 모양으로 변형된다(그림 6-15).

질병을 일으키는 돌연변이는 대부분 유전적 이질성(genetic heterogeneity)을 보인다. 유전적 이질성은 서로 다른 돌연변이를 갖고 있어도 표현형이 동일하거나

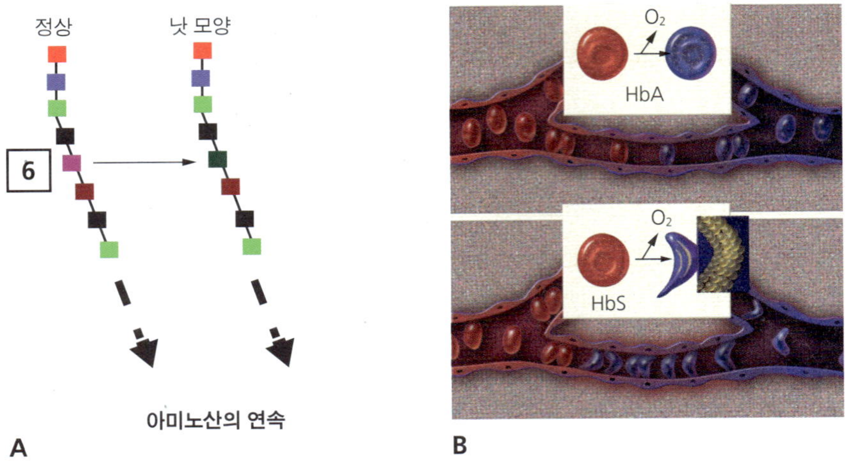

그림 6-15. 11번 염색체에 위치하는 베타 헤모글로빈 유전자의 단일 뉴클레오타이드 다형성(SNP)으로 낫적혈구빈혈이 발생한다.

유사한 경우를 말한다. 유전적 이질성은 **대립유전자 이질성**(allelic heterogeneity)과 유전자자리 이질성으로 설명할 수 있다. 대립유전자 이질성은 같은 유전자 자리에서 서로 다른 돌연변이가 동일한 결과를 나타내는 것이다. 예를 들어, 낭성섬유증의 원인은 CFTR 유전자로, 이 유전자 내에서 서로 다른 염기 변이들은 모두 낭성섬유증으로 나타난다. 낭성섬유증 유전자 돌연변이의 75%는 508번째 아미노산인 페닐알라닌의 결실(deltaF508)로 인해 나타나지만, 25%는 동일 유전자의 다른 돌연변이가 원인인 것으로 추정된다. 낭성섬유증의 진단을 위해 환자에서 흔하게 나타나는 유전자 돌연변이를 한 번에 검사할 수 있는 유전자 패널이 개발되었다. 유전자 패널 검사는 유전자 전체의 염기서열을 분석하는 것보다는 빠르게 결과를 확인할 수 있고, 저렴한 비용으로 환자를 진단하기 위한 1차 유전자 검사로 추천되고 있다.

유전자자리 이질성(locus heterogeneity)은 다른 유전자자리에 존재하는 유전자의 돌연변이가 동일한 표현형을 나타내는 것을 말한다. 대표적인 예로 척수소뇌위축(spinocerebellar atrophy, SCA)은 뇌간과 소뇌의 퇴행성 변화를 보이는 상염색체 우성 유전질환이다(그림 6-16). 1980년대 중반, 연관분석을 통해 6번 염색체의 단완에 존재하는 주조직 적합성(major histocompatibility) 유전자와 연관이 있다는 것이 밝혀졌다. 그 이후 다른 유전자자리에 위치하는 유전자들도 척수소뇌위축의 원인으로 밝혀졌고, 지금까지 30개 이상의 다른 유전자자리에 존재하는 유전자 돌연변이가 알려져 있다(표 6-1).

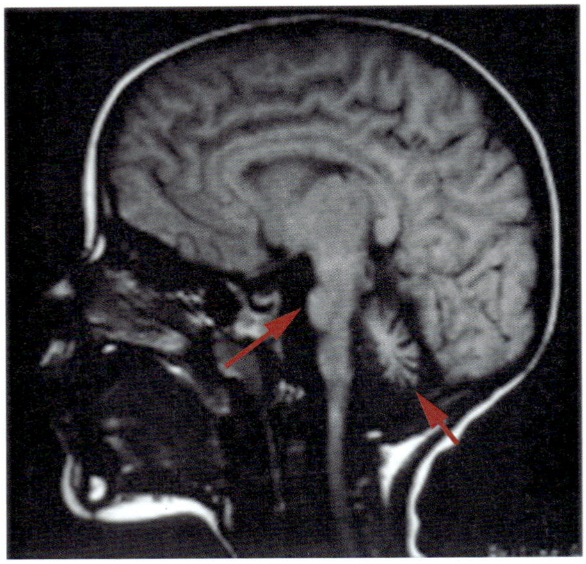

그림 6-16. 척수소뇌위축(SCA) 환자의 뇌 시상 MRI
화살표는 뇌간과 소뇌가 위축된 것을 가리킨다.

멘델유전의 임상적 관점

Clinical Aspects of Mendelian Inheritance

앞에서 멘델 법칙의 기본 개념을 설명하였다. 단일 유전자 유전방식에 대한 이해를 통해 멘델의 법칙의 예외도 이해할 수 있어야 한다. 먼저, 단일 유전자 유전방식을 설명하고, 다음의 세 가지 측면에서 살펴볼 것

표 6-1 척수소뇌위축(SCA)의 유전자자리 이질성

척수소뇌위축 유형	유전자자리
1	6p23
2	12q23
3	14q24.3
4	16q22.1
5	11p11
6	19p13
7	3p21.1
8	13q21
9	알려지지 않음
10	22q13
11	15q14
12	5q31
13	19q13.3
14	19q13.4
15	3p26.1-25.3
16	8q22.1
17	6q27
18	7q22-32
19	1p21-q21
20	11p13-q11
21	7p21.3-p15.1
22	19형과 동일
23	20p13-p12.3
24	Now SCAR4
25	2p21-p13
26	19p13.3
27	13q34
28	18p11
29	3p26
30	4q34.3-q35.1
31	16q21

이다.

1. 일반적인 특징

2. 재발률

3. 유전방식의 예외

상염색체 유전 Autosomal Inheritance

상염색체 유전은 성염색체가 아닌 22쌍의 상염색체에 있는 비정상 유전자가 임상적 표현에 영향을 미치는 것이다. 성별에 관계없이 동일한 방식으로 독립적으로 분리되는 두 대립유전자의 전달을 특징으로 한다. 상염색체에 존재하는 유전자는 남성과 여성에서 동일한 방식으로 전달되지만, 성별에 따라 다르게 발현될 수도 있다(개요 참조). 발병 기전에 따라 **상염색체 우성**(autosomal dominant) 또는 **상염색체 열성**(autosomal recessive) 유전이 될 수 있다(16장 참조).

상염색체 우성 유전 Autosomal Dominant(AD) Inheritance

1. 일반적인 특징. 동형접합체와 이형접합체 모두에서 발현되는 것으로 비정상 유전자가 하나만 있어도 영향을 받는다(affected). 성별에 상관없이 유전되며, 가계도에서 한 세대에서 다음 세대로 전달되는 "수직 전달(vertical transmission)"의 특징을 보인다.

정상 부모의 자녀에게 새로운 돌연변이가 나타날 수 있다. 가족 중 처음으로 우성 유전질환의 돌연변이가 나타나는 것을 산발성(sporadic)이라고 하며, 아버지의 나이와 관련이 있다. 예를 들어, 연골무형성증(achondroplasia)은 골격 이형성증을 보이는 상염색체 우성 유전질환이다(그림 6-17). 팔다리 근위부가 짧고, 저신장, 큰머리증(macrocephaly)의 특징을 보인다. 연골무형성증은 섬유모세포 성장인자 수용체 3(fibroblast growth factor receptor 3, FGFR3) 유전자의 돌연변이로 인해 발생하는데, 환자의 80%는 가족력 없이 새롭게 발생한 FGFR3 유전자 돌연변이가 원인이다. 이 경우 아버지의 나이와 관련이 있다(표 6-2).

부모의 나이가 많을수록 자녀에서 유전질환의 가능성이 증가하게 된다. 5장 세포유전학에서 설명한 것처럼 어머니의 나이가 많을수록 염색체 비분리현상이 증가하게 되고(그림 6-18), 아버지의 나이가 많을수록 단일 유전자 돌연변이의 발생 빈도가 증가하게 된다(그림 6-19). 부모의 나이와 자녀의 출

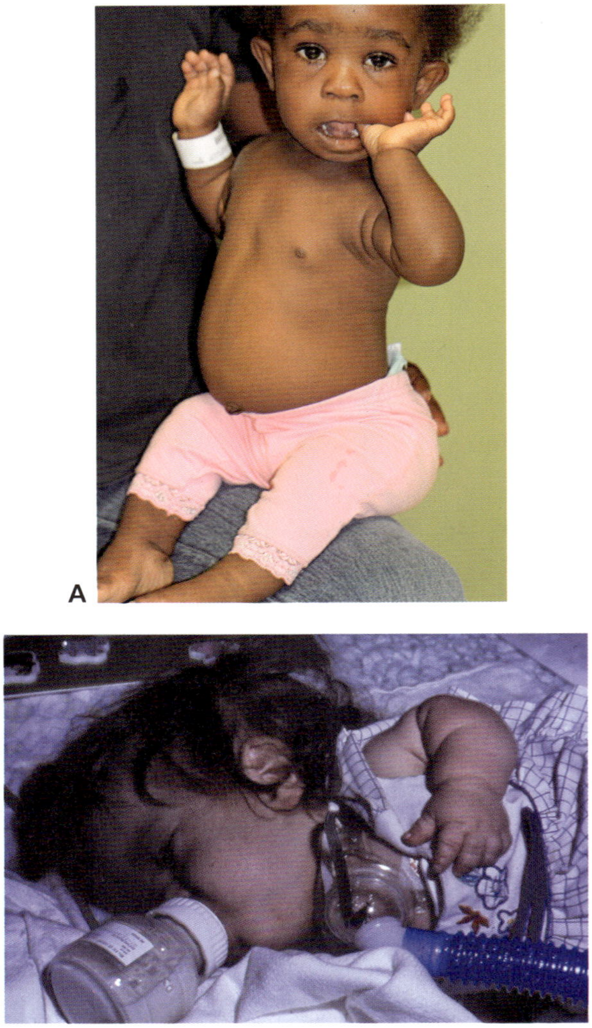

그림 6–17. A. 연골무형성증(achondroplasia)의 여아. B. 동형접합체 연골무형성증의 여아

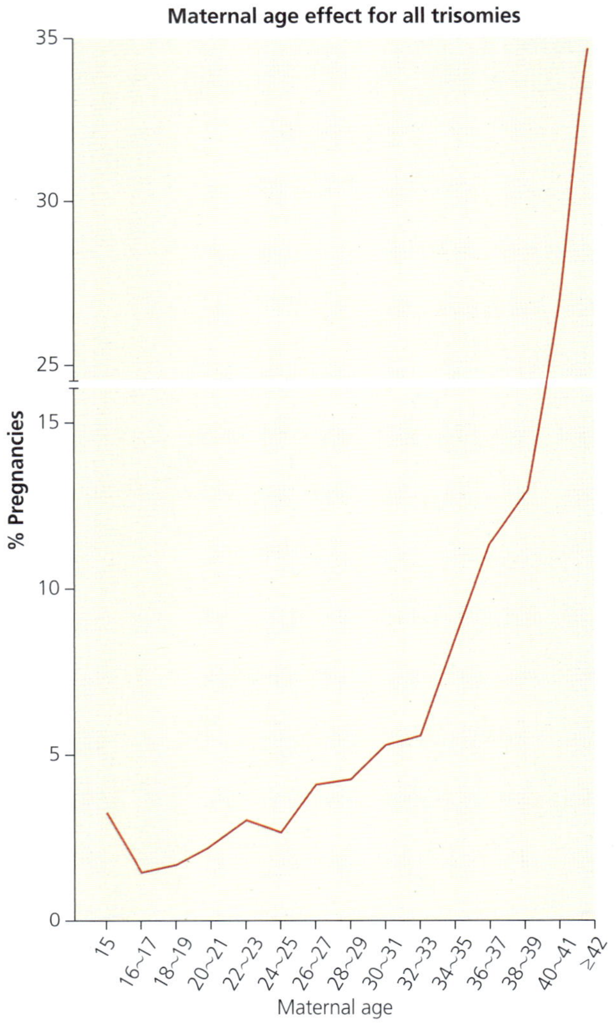

그림 6–18. 분만 시 산모의 나이와 삼염색체성 질환을 가진 영아 출생률의 상관관계

(Reprinted with permission from Crow JF, *Nat Rev Genet* 2000;1:40.)

표 6–2	부계 연령의 영향을 받는 우성 유전질환*
연골무형성증	
에이퍼트증후군	
마르팡증후군	
신경섬유종증	
트리처–콜린스증후군	
크루종증후군	
유전조로증	

* 아버지의 나이는 모든 유전자자리에 영향을 줄 수 있지만, 우성 유전 증후군에서 가장 쉽게 관찰된다.

[Thompson, J.N., G.B. Schaefer, M.C. Conley, and C.G.N. Mascie-Taylor: Parental Age Can Affect the Severity of an Inherited Human Trait. (Letter) New Engl. J. Med., 314(8):521, 1986.]

생결함(birth defects)에 대한 빈도는 “J” 모양의 곡선으로 나타난다(그림 6–20). 젊은 부부의 자녀에서도 출생 결함 발생률이 증가하고 있는데, 이것은 다른 기전 때문일 것이다. 선천성 기형(congenital anomalies)의 발생률과 부모의 나이를 살펴보면, 부모의 나이가 30세가 넘으면서 증가하기 시작하여, 40세 이상에서는 급격하게 증가한다.

앞에서 설명하였듯이 남성과 여성에서 나타나는 유전적 변화의 차이는 생식세포 형성과 관련이 있다(그림 6–21, 22). 여성은 출생 시 난소에 수십만 개의 생식세포를 가진다. 이 난모세포(oocytes)는 제1

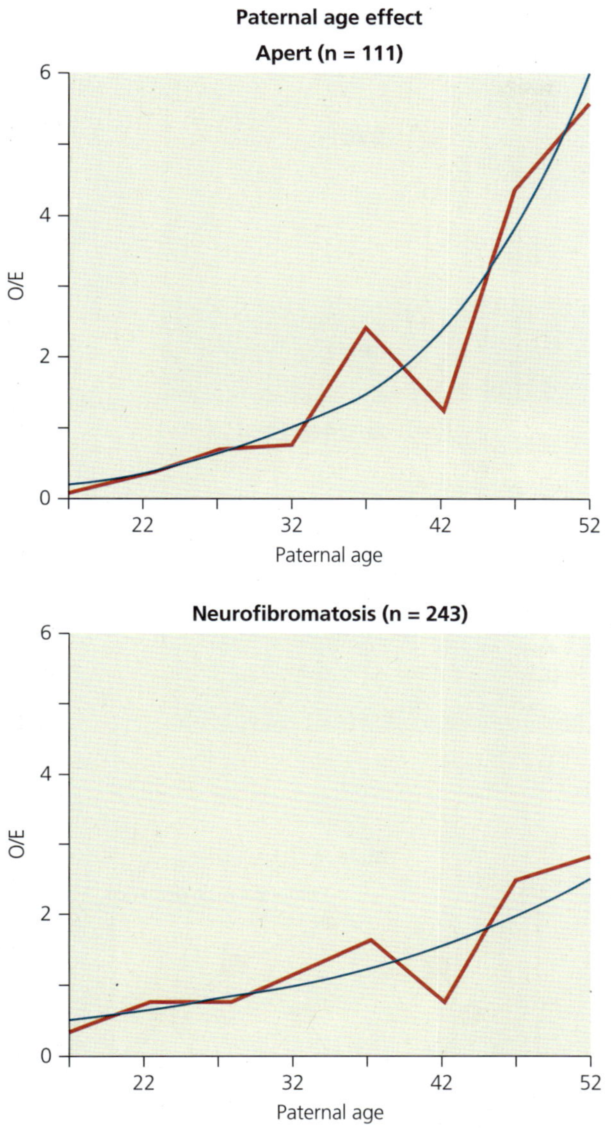

* O/E = observed/expected

그림 6-19. 아버지의 연령이 증가됨에 따라 에이퍼트증후군(Apert syndrome)과 신경섬유종증(neurofibromatosis)의 발생률이 증가한다. (Reprinted with permission from Crow JF, *Nat Rev Genet* 2000;1:40.)

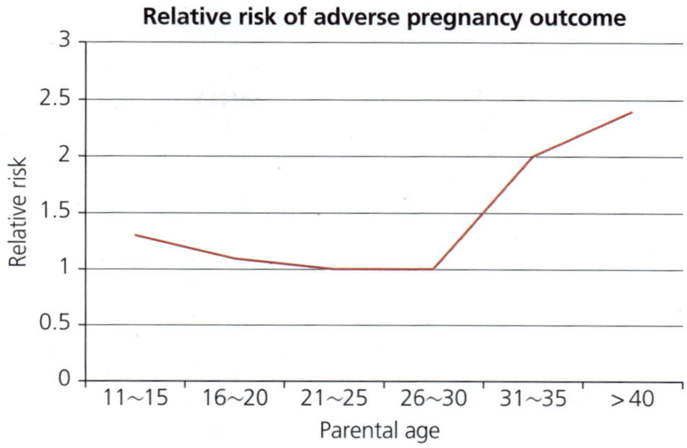

그림 6-20. 부모 연령에 따른 선천성 기형의 발생률

감수분열을 시작하였으나, 감수분열을 완료하지 않은 상태이다. 제1감수분열은 배란이 될 때까지 완료되지 않으며, 제2감수분열은 난모세포가 수정될 때까지 완료되지 않는다. 따라서 산모의 나이가 많아질수록 오랫동안 염색체분열이 멈춘 상태의 난모세포가 사용되고, 이 결과로 감수분열 시 유전물질의 복제와 분리 과정에서 오류 발생 가능성이 증가하게 된다. 반면, 남성은 사춘기까지 성숙한 정자를 만들지 않는다. 정자는 약 60일마다 수백만 개가 만들어지는데, 많은 정자가 만들어질수록 전사 과정에서 복제시기에 오류가 발생할 가능성이 증가하게 된다.

자연발생 돌연변이(spontaneous mutations) 이외에도, 상염색체 우성 유전질환 환자의 부모가 무증상인 또 다른 이유가 있다. 부모가 돌연변이 유전자를 가지고 있지만 발현하지 않는 것으로, 불완전 침투 또는 부모의 생식샘 모자이크 현상[gonadal(germ line) mosaicism]의 가능성을 고려해야 한다(12장 참조).

2. **재발률**. 상염색체 우성 질환의 이형접합자와 정상 동형접합자인 부부의 경우 자녀에게 유전될 확률은 50%, 정상일 확률은 50%이다. 성별에 상관없이 동일한 확률을 가진다.

부모가 모두 상염색체 우성의 이형접합체인 경우에서 자녀의 재발률은 다음과 같다.

- 25% 확률로 동형접합체의 환자
- 50% 확률로 이형접합체의 환자
- 25% 확률로 정상인 동형접합체
- 자녀에게 질환이 발현될 확률: 75%

3. **유전방식의 예외**. 대부분 상염색체 우성 유전질환의 환자는 이형접합자로, 동형접합의 유전형을 가지는 경우는 거의 볼 수 없다. 그러나 대립유전자가 흔하게 존재하는 경우, 이형접합자인 부부에서 증상이 있는 동형접합의 자녀가 태어날 수 있다. **완전**

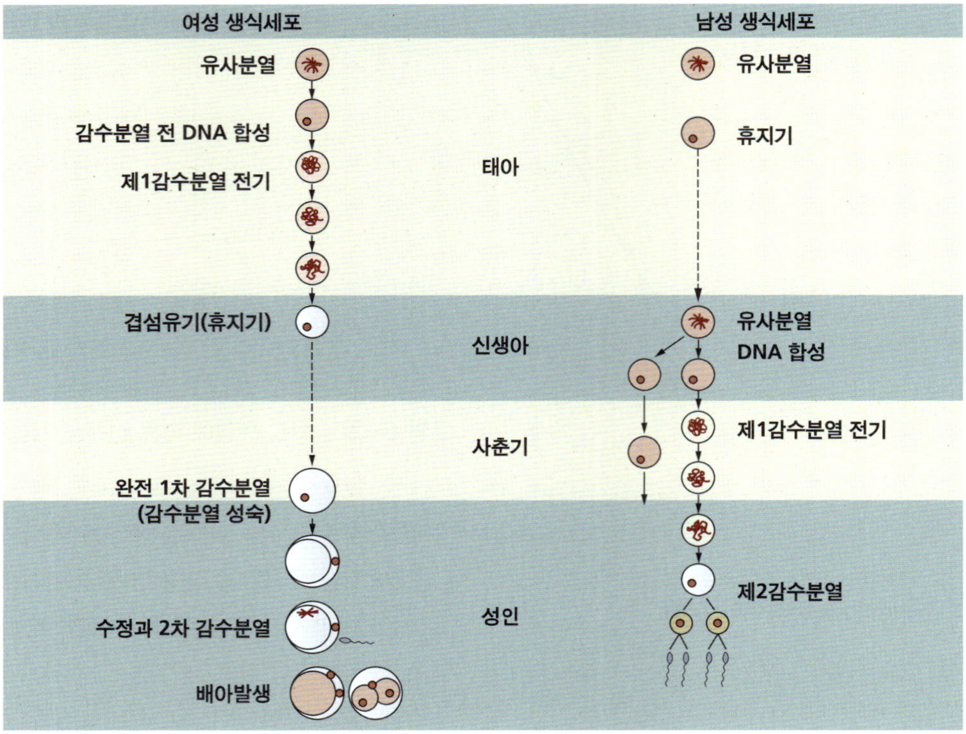

그림 6-21. 남성과 여성의 생식세포 발생

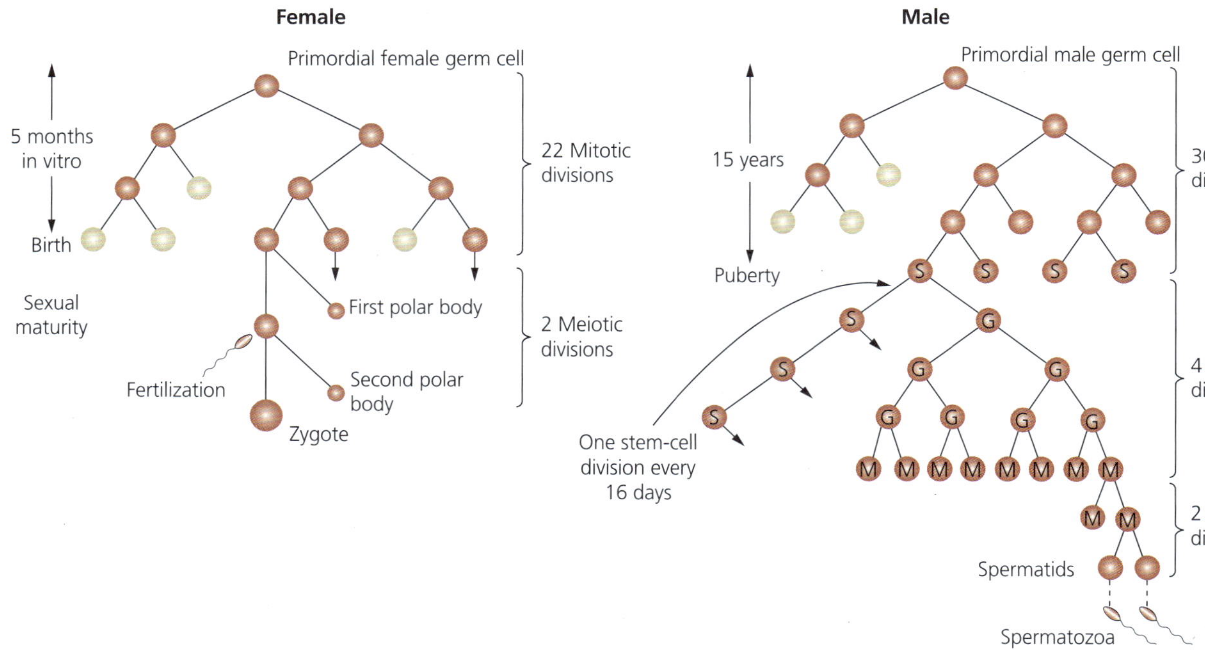

그림 6-22. 세포분열과 배우자 발생(gametogenesis)

(Reprinted with permission from Crow JF, *Nat Rev Genet* 2000;1:40.)

우성(complete dominance)은 이형접합과 동형접합에서 동일한 영향을 받는 것으로, 비정상 대립유전자가 하나만 있어도 표현형이 나타난다. 그러나 사람에서 완전 우성은 매우 드물다. 헌팅턴병(Huntington disease, HD)은 신경퇴행성 질환으로 상염색체 우성 유전질환이다. 성인기에 발병하는 기저핵의 변성이 특징이다(그림 6-23A). 무도병으로 알려진 비정상적이고 비자발적인 운동장애를 보이며, 시간이 지나면서 증상이 심해지고 조기 사망한다. 헌팅턴병이 높은 빈도로 발생하는 특정 집단에 대한 연구에서 완전 우성 유전을 확인하였다. 완전 우성 유전방식을 보이는 또 다른 질환은 노른자 모양 황반이영양증(vitelliform macular dystrophy)이라고도 불리는 베스트병(Best disease)이다. 베스트병은 망막 색소 상피에 지방갈색소(lipofuscin)가 축적되며 시력을 상실하게 된다(그림 6-23B). 베스트병의 가족력이 있는 스웨덴의 가계에서 17세기로 거슬러 올라가 연구한 결과 이형접합과 동형접합에서 표현형이 동일하게 나타나는 완전 우성 유전방식을 확인하였다.

그러나 이런 경우는 예외일 뿐이고, 돌연변이 대립유전자의 동형접합체인 경우 심각한 표현형을 갖는다. 예를 들어, 앞에서 설명한 연골무형성증 환자는 이형접합체로 골격의 변화가 있지만, 대부분 지능은 정상이고, 특별한 합병증이 없다면 기대수명도 정상이다. 만약, 이형접합의 연골무형성증 환자 두 명이 결혼을 하여 임신을 하게 되면 FGFR3 유전자 돌연변이의 동형접합의 자녀를 가질 확률은 1/4이다. 동형접합의 자녀는 골격의 변화가 훨씬 더 심하고, 영아기에 사망할 수 있다(그림 6-17B 참조). 연골무형성증은 엄격한 의미에서 우성 유전이 아니고 반우성(semi-dominant)으로 설명해야 하지만, 따로 구별하지 않고 상염색체 우성이라고 한다.

우성 유전의 예외에는 **상호우성**(co-dominance)이 있다. 상호우성은 **복합적인 이형접합체**(compound heterozygote)에서 두 대립유전자가 동시에 발현되는 것을 의미한다. 잘 알려진 상호우성의 예는 ABO 및 MN 혈액형이다.

우성 유전은 어느 정도의 **다양한 표현도**를 보인다. 환경적 요인, 변형된 유전자, 다양한 유전적 배경 등 발현 정도를 다양하게 만드는 요인들이 많다. 가변적 표현 또는 **변이성**(variability)은 조건에 따라 광범위하게 또는 훨씬 적게 나타날 수 있다. 서로 다른 **가족 간에 보이는 변이성**(intra-familial variability)과 같은 **가족 내에서 보이는 변이성**(inter-familial variability)은 다를 수 있다.

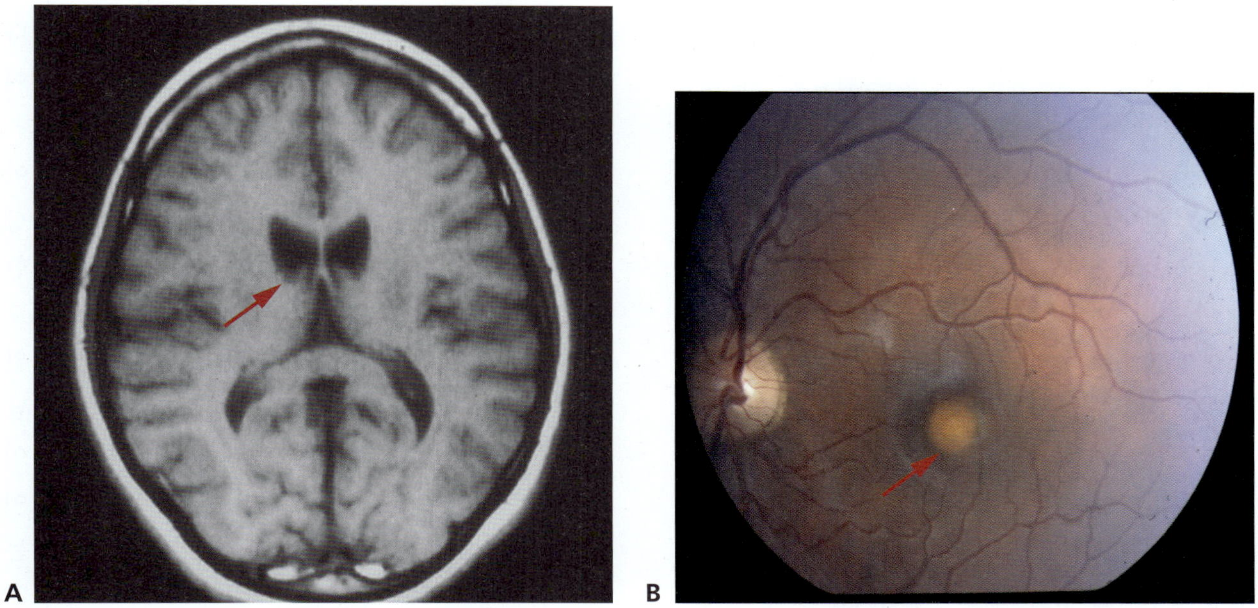

그림 6-23. 완전 우성 유전(true dominant inheritance)의 두 가지 예

A. 헌팅턴병 환자의 뇌 MRI. 화살표는 퇴화된 기저핵 영역을 가리킨다. **B.** 베스트병(난황황반변성) 환자의 망막 사진. 화살표는 특징적인 망막 이상을 가리킨다. 망막하 공간에 지방질이 침착되어 난황과 유사한 특징적인 병변을 만든다.

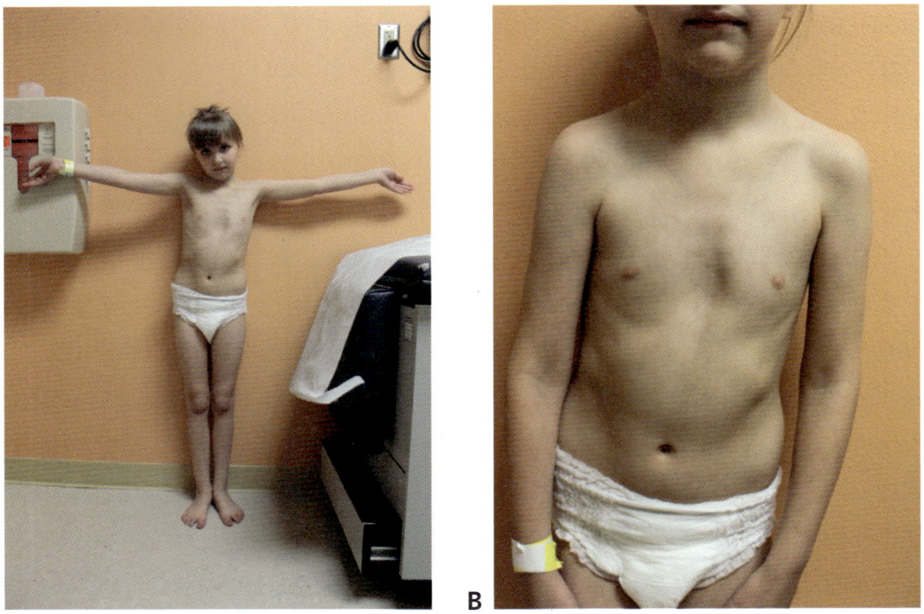

A B

그림 6-24. 마르팡증후군(Marfan syndrome)의 소녀

가변적 표현과 **다표현형 발현**(pleiotropism)을 구별하는 것은 중요하다. 다표현형 발현은 하나의 유전적 변화가 다양한 임상증상을 나타내는 것이다. 예를 들어, 마르팡증후군(Marfan syndrome)은 피브릴린(fibrillin) 단백질을 암호화하는 유전자의 돌연변이로 발생하는 상염색체 우성 유전질환이다(그림 6-24). 피브릴린은 뼈, 눈, 피부 및 큰 혈관과 같은 기관들의 결합조직의 주요 구성요소인 미세섬유 단백질로 마르팡증후군은 모든 결합조직에 증상이 나타날 수 있다. 마르팡증후군은 키가 크고, 몸통에 비해 팔다리가 길며, 근시, 망막박리, 렌즈 탈구와 같은 안구의 변화가 나타난다. 피부의 과신장성(hyperextensible), 쉽게 멍이 들고, 상처 치유가 잘 안되는 특징을 보인다. 가장 심각한 합병증은 대동맥 확장으로, 심한 경우 사망할 수 있다. 마르팡증후군 환자가 치료를 받지 않는 경우 평균수명은 30세 미만으로 알려져 있다. 이처럼 피브릴린 돌연변이로 다양한 임상증상이 나타나는 것이 다표현형 발현의 예이다.

질병 유전자를 다음 세대로 전달하는 것과 별개로 질병 유전자형을 가진 개인에게 증상이 전혀 나타나지 않을 수도 있다. 앞에서 설명했듯이 이것을 **불완전 침투**라고 한다. 완전 침투는 유전자형을 가지고 있으면 해당 조건이 발현되는 것을 의미한다. 그러나 불완전하게 침투하는 형질은 침투 정도를 예측하기 어렵다. 특정 가계 내에서 상염색체 우성 이형접합과 상염색체 열성 동형접합 중 무엇이 표현형으로 나타났는지 확인하여 침투율을 계산할 수 있다. 예를 들어, 60% 침투성이라는 것은 돌연변이 유전자형을 가진 사람의 60%에서 임상증상을 보인다는 것을 의미한다. 나머지 40%는 동일한 돌연변이 유전자를 가져도 임상증상이 나타나지 않는다.

반더우드증후군(Van der Woude syndrome)은 아랫입술의 오목을 동반한 입천장갈림증이 특징인 상염색체 우성 유전질환이다(그림 6-25A). 다양한 표현도를 보이는데, 80%의 침투성을 보이는 것으로 보고된다. 반더우드증후군 환자의 가계도에서 불완전 침투를 확인할 수 있다(그림 6-25B). II-2의 남성은 증상이 없는데, 자녀 2명이 모두 환자이다. 이 남성은 반더우드증후군 유전자 변이를 가지고 있어 자녀에게 전달하였지만, 본인에게는 발현되지 않는 불완전 침투라는 것을 알 수 있다.

이 가계도의 II-1 여성이 반더우드증후군 자녀를 가질 확률을 계산할 수 있다. 그녀의 아버지(I-1)가 증

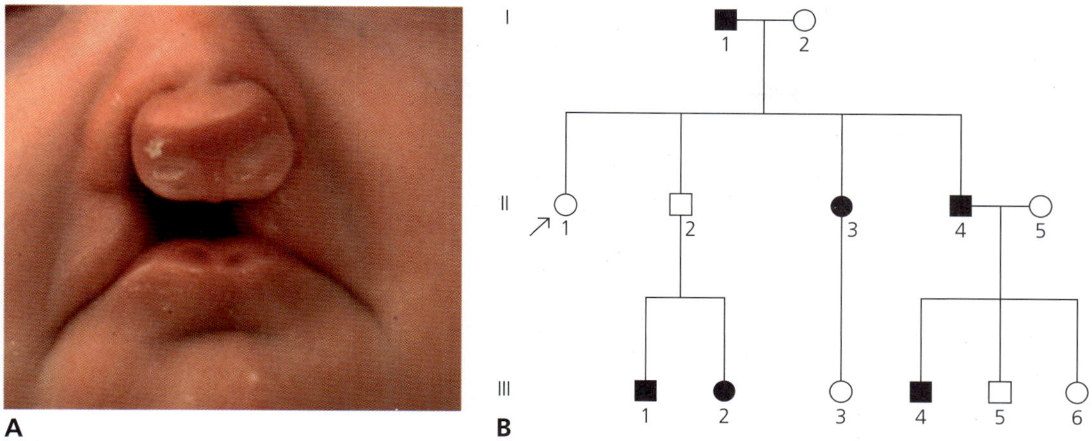

그림 6-25. A. 반더우드증후군(van der Woude syndrome)의 아동. 양측 입술 및 입천장갈림증과 오목하게 들어간 아랫입술을 확인할 수 있다. B. 반더우드증후군 환자의 가계도

상이 있기 때문에, II-1 여성이 돌연변이 유전자를 전달받을 확률은 50%이다. 여성은 증상이 없기 때문에 돌연변이를 가지고 있고 침투성이 없는 경우를 가정해야만 증상이 나타나는 자녀를 가질 수 있는 확률을 계산할 수 있다. 아버지에게 돌연변이 유전자를 물려 받았지만 무증상일 확률은 1/6(0.167)이다. 만약 그녀가 유전자를 가지고 있다면, 그녀의 자녀가 돌연변이 유전자를 물려받을 확률은 50%이며, 전체 확률은 0.167×0.5 = 0.0835이다. 마지막으로, 자녀가 돌연변이 유전자를 물려받더라도 반더우드증후군은 80%만 침투한다. 결론적으로 증상이 없는 II-1 여성의 자녀에게 유전될 확률은 0.0835×0.8 = 0.067이라는 것을 알 수 있다.

가족력이 있는 가족구성원에게 유전상담을 제공할 때는 질병의 발현과 침투에 대한 정보가 포함되어야 할 것이다. 표 6-3에서 몇 가지 예시를 소개하였다.

표 6-3 몇 가지 선택조건에 따른 유전적 특징

조건	침투도	가족 간 변이	가족 내 변이
신경섬유종증	완전	높음	높음
마르팡증후군	완전	높음	제한
갈린 손/발 (split-hand/foot)	불완전	높음	높음

상염색체 열성 유전 Autosomal Recessive(AR) Inheritance

1. **일반적인 특징.** 열성 유전은 우성 유전보다 다양한 표현도가 적고, "수평 전달(horizontal transmission)"의 특징을 보인다. 부모 모두 보인자인 경우 자녀 중 $1/4$에서 증상이 나타난다. 환자의 부모는 모두 무증상으로 이형접합자 또는 보인자이다. 형제 중 환자가 있는 경우 또는 근친결혼으로 환자가 발생한 경우를 제외하고는 가족력은 없다.
2. **재발률.** 이형접합인 부부가 환자인 자녀를 가질 확률은 임신 시마다 25%이다. 환자의 형제자매 중 2/3에서 열성 대립유전자를 가지게 된다. 이 확률은 임상에서 중요한 개념으로, 퍼네트 사각형이 도움이 될 수 있다. 환자의 무증상 형제자매에서 가능한 유전형은 3가지이다. 무증상 형제자매가 비정상 대립유전자를 전달받지 않았을 가능성이 1/3, 하나의 변이를 전달받아 보인자일 가능성은 2/3이다.

   만약, 이형접합자(보인자)가 환자인 동형접합자와 결혼한 경우 자녀가 환자일 확률은 50%, 무증상 보인자일 확률이 50%이다. 이 경우 상염색체 우성 유전과 유사한 확률을 보이는데, 이를 **준우성**(quasi-dominance)이라고 한다.

   동형접합자인 환자 두 명이 결혼하면 그들의 자녀는 100% 환자이다. 예를 들어, 동일한 열성 유전자 돌연변이를 가진 비증후군성 감각신경성 난청(non-syndromic neurosensory hearing loss) 환자 두 명이 결혼을 한다고 가정해보자. 그들의 자녀는 100% 부모와 동일하게 청력상실이 나타나게 될 것이다.

3. **유전방식의 예외.** 인간은 약 22,000개의 유전자를 가지고 있고, 평균 5~8개의 유전자에서 열성 돌연변이를 가진다고 추정하고 있다. 사람에서 동일한 유전자의 열성 돌연변이를 가질 가능성이 상대적으로 적기 때문에 열성 유전질환이 우성 유전질환보다 적어 보인다(표 6-4). 하지만, 열성 유전질환이 예상보다 자주 발생하는 것과 관련한 몇 가지 상황이 있다.

근친결혼(consanguinity)은 부모가 공통 조상의 혈연관계를 갖는 경우이다. 근친결혼은 지리적, 문화적 또는 종교적 조건에서 더 많이 나타나기도 한다. 예전부터 사촌 간 또는 혈연관계의 결혼은 금기해왔기 때문에 사회적 낙인이 있을 수 있다. 임상의는 근친결혼과 관련된 민감한 상황을 알게 되었을 때 비난하지 않도록 주의해야 한다.

부부의 혈연관계가 가까울수록 자녀에게 열성 유전질환이 발생할 가능성이 증가한다. 근친결혼의 부부에서 자녀에게 유전될 위험도를 평가하기 위해서는 부부의 혈연관계를 먼저 확인해야 한다. 혈연관계는 감수분열의 횟수(도, degrees)에 따라 설명되는데, 예를 들어 부모, 자식, 형제관계인 1등친(first degree relatives)은 그들 사이에 감수분열이 한 번 일어났다는 것이다. 그림 6-26의 가계도에서는 유전학에서 표현하는 가족구성원의 관계를 보여주고 있는데, 9장에서 자세히 설명할 것이다. 수학적으로 등친(degrees of relationship)은 여러 가지로 표현할 수 있다. **근친계수**(coefficient of inbreeding, F)는 공통 조상으로부터 같은 유전자를 받아 특정 유전자자리에서 동형접합의 유전형을 가질 확률이다. 한 쌍의 부부에서의 **혈연계수**(kinship coefficient, φ)는 그들의 자녀의 근친계수와 같다. **근연계수**(coefficient of relationship, R)는 하나 이상의 공통 조상을 가진 개인이 공유하는 유전자의 비율을 예측하여 계산한 값이다. 그림 6-27은 이러한 개념을 보여준다. 유전학자가 아닌 경우 이러한 계수들을 실제로 계산할 가능성은 낮지만, 의료진은 유전적 혈연관계와 관련된 계수들의 기본 개념을 이해하고 있어야 할 것이다.

표 6-4 유전방식과 질환의 빈도

우성질환	유병률
신경섬유종증	1:4,500
가족성 고콜레스테롤혈증	1:500
상염색체 우성 다낭콩팥병	1:200~1:1,000
마르팡증후군	1:5,000
열성질환	**유병률**
페닐케톤뇨증	1:17,000
스미스-렘리-오피츠증후군	1:30,000
상염색체 열성 다낭콩팥병	1:10,000~1:40,000
낭성섬유증	1:16,000

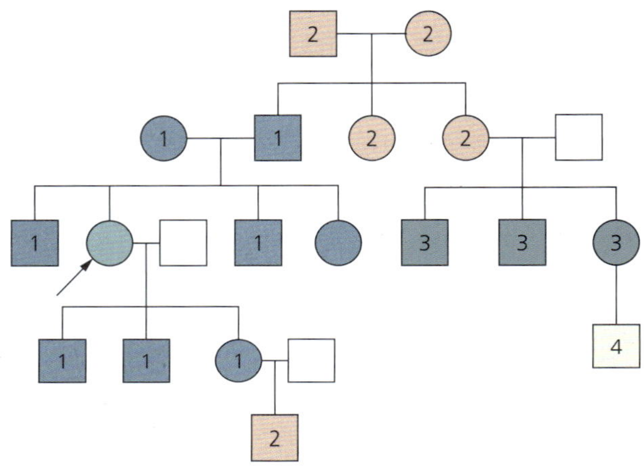

그림 6-26. 화살표로 표시된 발단자(proband)와의 혈연관계를 보여주는 가계도 예시

혈족결혼은 생물학적으로 자녀에게 유전될 위험을 증가시킬 수 있다. 위험 요인과 질병 발생 간에 연관성을 알아보고자 할 때 **상대위험도**(relative risk)를 사용한다. 특정 질환의 가족력이나 과거력이 없는 부부가 자녀를 갖는 경우 일반적으로 4%에서 선천성 기형 발생의 가능성이 있으며, 3%에서 지적장애의 가능성이 있는데, 이러한 수치를 **기준위험도**(baseline risk)라고 한다. 혈족결혼의 경우 기준위험도는 다음과 같다.

1. 3등친(third degree relative)(예: 사촌 간의 근친

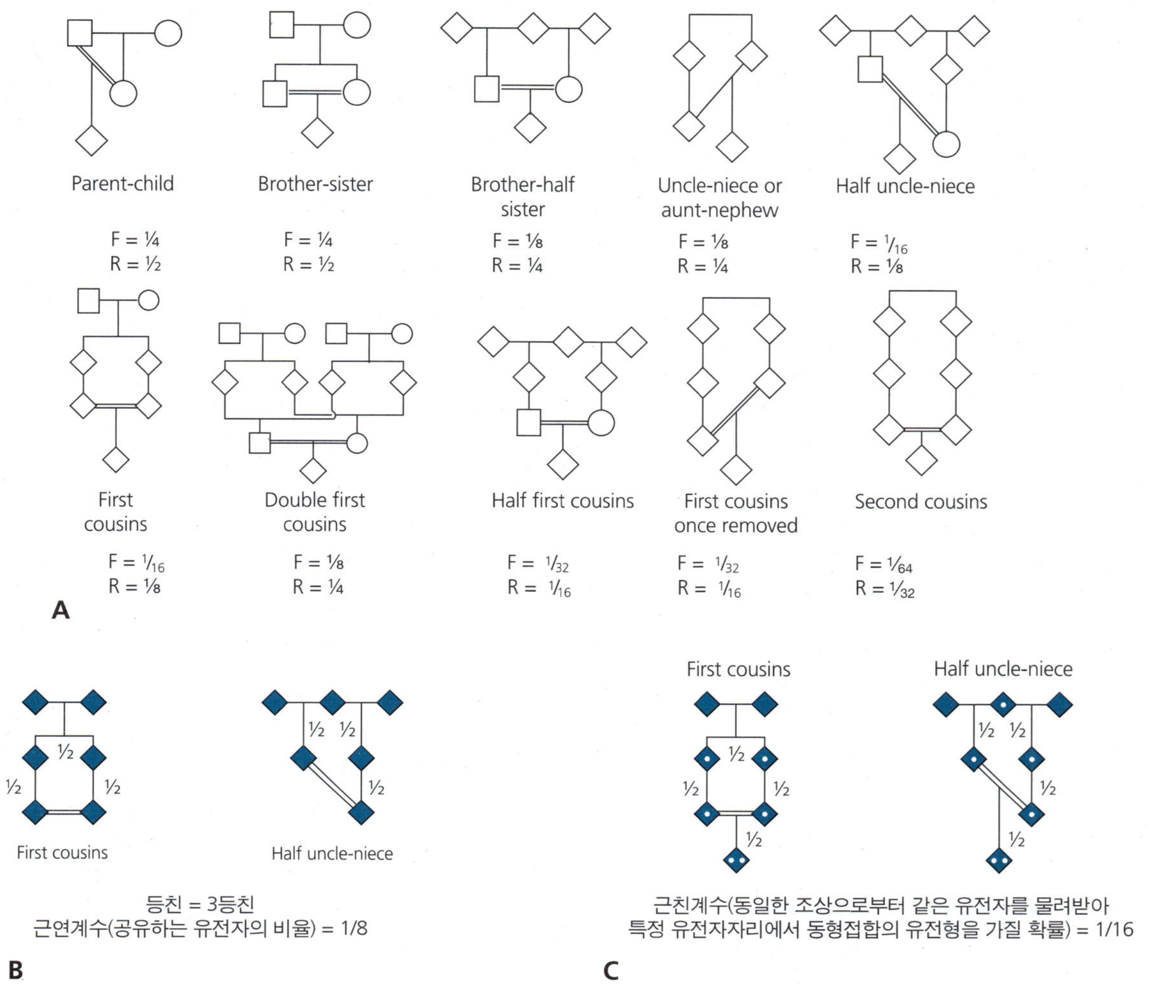

그림 6-27. **근친결혼의 예**

A. 혈연관계(등친), **B.** 근연계수(R), **C.** 근친계수(F)

결혼): 자녀에게 지적장애 또는 심각한 유전질환이 발생할 가능성은 2~3%이다. 이 위험도는 최근 데이터로, 이전에 보고된 10%보다 훨씬 낮다.

2. 2등친(second degree relative)(예: 이복형제 간, 삼촌-조카 간의 근친결혼): 5~15%에서 "유전적 이상"의 가능성이 있다.
3. 1등친(first degree relative)(예: 아버지-딸, 형제-자매 간의 근친결혼):
   - 자녀의 40%에서 "심각한 기형(significant abnormality)"
   - 자녀의 12%에서 상염색체 열성 유전질환의 가능성
   - 자녀의 16%에서 선천성 기형의 가능성
   - 자녀의 10~15%에서 심각한 인지장애의 가능성

몇몇 열성 유전질환은 **이형접합체 우세(heterozygote advantage)**로 예상보다 더 높은 빈도로 발생한다. 환경적인 영향이 특정 질병에서 이형접합체의 적응도를 높여주는 것을 이형접합체 우세라고 한다. 동형접합의 열성 유전질환이 심각하거나 사망을 초래하더라도, 전체 유전자 풀에서 감소하지 않고 비교적 높은 빈도로 유지하게 된다. 가장 잘 알려진 이형접합체 우세는 낫적혈구빈혈 이형접합체에서 관찰되는 말라리아 저항성이다. 낫적혈구빈혈은 아프리카, 지중해 지역에서 높은 빈도로 발생한다. 이 지역에서 낫적혈구빈혈의 이형접합체가 말라리아에 대한 비교적 높은 저항성으

표 6-5 이형접합체 우세(heterozygote advantage) 예시

Recessive Condition	Gene	Gene Function	Heterozygote Advantage	Affected Populations
낫적혈구빈혈	β-Hemoglobin	산소 운반	말라리아에 대한 내성	아프리카, 지중해
낭성섬유증	CFTR	염화물 수송체	분비성 설사에 대한 내성 결핵에 대한 내성	북유럽
스미스-렘리-오피츠증후군	Dehydrocholesterol reductase	콜레스테롤 대사	비타민 D 대사 개선	북유럽
치사 동형접합	Triosephosphate	당분해 이성질화효소	산화 스트레스에 대한 내성	동유럽
카니틴 팔미토일	CPT1A	지방산 운반(추측)	고지방 식이에 대한 내성	알래스카 원주민

로 정상 또는 돌연변이 동형접합체보다 더 높은 적응도를 보인다. 정상 동형접합체는 말라리아 감염이 있을 때 증상이 악화되고 사망하게 된다. 이형접합 보인자는 말라리아에 대한 내성이 증가하여 생존에 위협적일 정도로 심하게 나타나지 않는다. 따라서, 시간이 지남에 따라 말라리아가 풍토병인 지역은 낫적혈구빈혈의 발생빈도가 높아지게 된다. 이형접합체 우세의 또 다른 예는 표 6-5에 있다.

열성 유전질환은 **발단효과**(founder effect)로 예상보다 더 높은 빈도로 발생할 수 있다. 발단효과는 원래의 모집단에서 분리되어 새로운 지역에 정착하여 기존의 모집단에서 낮은 빈도로 존재하던 질환의 대립유전자가 높은 빈도를 보이는 현상이다. 발단효과는 우성 유전에도 적용될 수 있는데, 15장에 자세히 설명하였다.

반성유전 Sex-Linked Inheritance

반성유전(sex-linked inheritance)은 해당 유전자가 성염색체(X 또는 Y)의 유전자자리에 있어, 앞에서 설명한 상염색체 유전과 다른 유전방식을 보인다. 이러한 차이는 22개의 상염색체와 다른 두 염색체의 구조 및 기능에서 유래한다(5장 참조). Y 염색체에는 기능을 하는 유전자가 거의 없기 때문에 **남성한정**(holandric) 유전이라고도 하는 **Y-연관 유전**(Y-linked inheritance)은 임상적으로 중요성이 크지 않다. 대부분의 Y 염색체의 유전자들은 성 결정과 관련이 있으며, 지금까지는 인간에게 Y-연관 표현형 특징은 발견되지 않았다. Y-연관 유전일 경우 특징적인 유전방식은 남성 간, 즉 아버지에게서 아들(male-to-male)로만 유전된다는 것이다.

X-연관 유전(X-linked inheritance)은 돌연변이 유전자가 X 염색체의 유전자자리에 있을 때 나타난다. X 염색체는 크기가 크며, 수백 개의 유전자를 포함하고 있다(900~1,400개 정도로 추정). 여성은 두 개의 X 염색체를 가졌지만 남성은 하나만 가졌기 때문에 X-연관 유전에서 남녀 간에 발현의 차이가 나타난다. 남성은 X 염색체의 돌연변이 유전자에 대한 **반접합자**(hemizygous)로, 여성보다 심각한 표현형을 보이게 된다. 이것은 지적장애와 같은 특정 질환이 여성보다 남성에서 훨씬 더 자주 발생하는 이유 중 하나일 것이다(남성이 여성보다 지적장애 발생률이 4배 더 높다).

라이온화(lyonization: **X 염색체 비활성화**, 5장 참조)는 X-연관 유전의 돌연변이 표현형의 발현 정도를 결정하는 중요한 요인이다. 여성의 경우 X-연관 유전자가 각 세포마다 무작위로 활성화하여 모자이크 형태로 발현하게 된다. X 염색체 불활성화는 배아발생 단계에 무작위적으로 선택되며, 클론(clonal, patches) 형식으로 나타난다(그림 6-28). X-연관 유전질환인 땀감소외배엽형성이상(hypohidrotic ectodermal dysplasia)이 그 예이다. 이 질환은 X 염색체 장완(Xq12-13)에 위치한 EDA1 유전자의 돌연변이로 피부, 머리카락, 치아 및 손톱에 다양한 증상이 나타난다. 남성의 경우 땀샘이 부족하여 땀을 흘리지 못해 심부체온이 상승하고, 심한 경우 뇌 손상이나 사망을 초래할 수 있다. 조직 염색법으로 땀샘을 시각화하여 확인할 수 있다(그림 6-29). 유전자 변이가 있는 이형접합체 여성의 땀샘 밀도는 정상과 비정상의 클론 형식으로 관찰된다

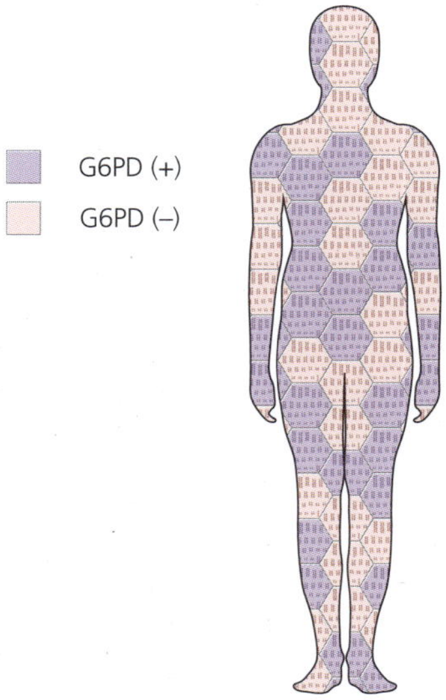

그림 6–28. X–연관 질환(X-linked disorder)의 보인자인 여성에서 포도당–6–탈수소효소 결핍의 발현을 보여주는 도식

(정상은 평방 센티미터당 약 250개의 땀샘을 가짐).

이론적으로 라이온화는 무작위로 일어나며, 여성이 가진 두 개의 X 염색체 발현은 1:1로 나타날 것이다. 하지만, 5장에서 설명하였듯이 특정 조건에서 **X 염색체 비활성화가 편향**되어 나타날 수 있다. 이형접합의 여성에서 정상 대립유전자의 X 염색체가 비활성화되는 비율이 높다면, 임상증상은 더 심하게 나타난다. 뒤센느 근디스트로피(Duchenne muscular dystrophy, DMD)는 X-연관 열성 유전질환이다. 남성 환자는 근육이 점진적으로 퇴화되어 약해진다(그림 6-30). 질환이 진행되면서 보행이 안되고, 심장이나 호흡근의 약화로 평균 약 20세에 사망하게 된다. 환자는 근육손상 정도를 알려주는 크레아틴 인산화효소(creatine phosphokinase, CPK 또는 CK)가 상승되어 있다. DMD는 X-연관 열성 유전질환이지만, 여성 보인자 중 일부에서 중년기에 심근병증의 증상이 나타나거나, 또는 CK 상승과 근육약화, 근위축의 증상을 보일 수도 있다. DMD의 여성 보인자 일부에서 나타나는 임상증상은 편향적인 X 염색체 불활성화로 설명할 수 있다.

반성유전에는 몇 가지 중요한 원칙이 있다. 가계도를 해석할 때 가장 먼저 확인해야 하는 것은 부모와 자녀의 성별과 관련된 유전방식이다. 아버지는 아들에게 Y 염색체를 전달하기 때문에, X-연관 유전에서 아버지에서 아들로의 유전은 없다. 그리고, Y-연관 유전은 임상적으로 중요한 특징을 보일 가능성이 거의 없다. 상염색체 형질과 마찬가지로 X-연관 유전은 열성이거나 우성일 수 있다.

만약, 가족력이 없는 X-연관 유전질환의 남성 환자의 경우, 수정 단계에서부터 난자에서 새롭게 돌연변이

A

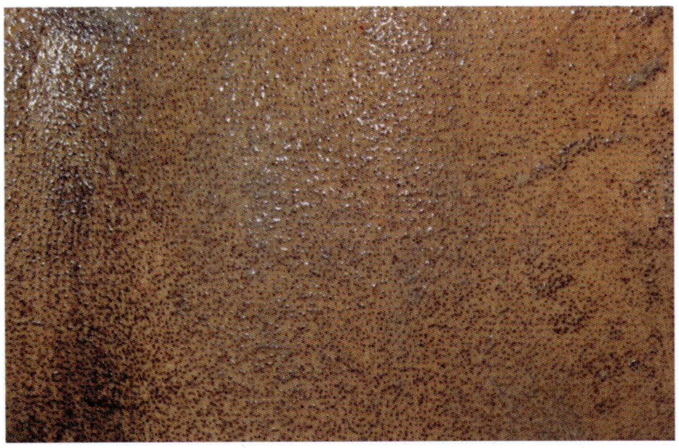

B

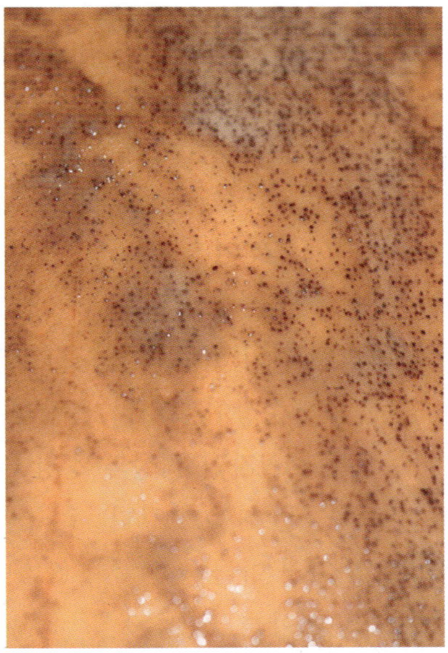

그림 6–29. **A.** 정상 여성 피부의 요오드 녹말 검사. 검은색 점은 각각의 땀샘으로 잘 발달되고 고르게 분포되어 있다. **B.** EDA1 유전자 돌연변이 이형접합인 여성 피부의 요오드 녹말 검사. 피부의 땀샘 수가 감소하여 부분적으로 반점이 나타난다.

A 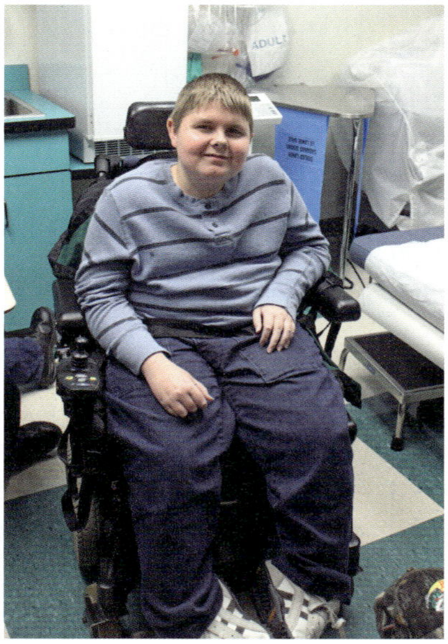

B 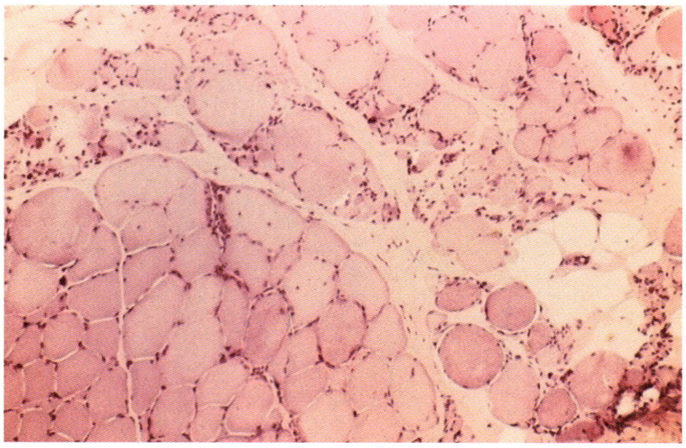

그림 6-30. **A.** 뒤센느 근디스트로피(Duchenne muscular dystrophy)의 소년. **B.** 뒤센느 근디스트로피 환자의 근육 생검. 근육 섬유 크기가 다양하며, 일정하지 않게 염색이 된 "dystrophic" 상태로, 핵이 세포의 중앙에 위치한 것이 관찰된다(정상 근육은 변연부에 핵이 존재함).

가 발생하여 질환이 발생했을 가능성이 있다. 또는 어머니가 돌연변이 유전자를 갖고 있지만 무증상일 가능성도 있다. 이 경우 돌연변이 발생은 어머니에서 시작했을 수도 있고, 이전 세대에서 시작되었을 수도 있다. 보고에 의하면 가족 내에서 새로운 X-연관 돌연변이가 발생한 남성 환자의 경우, 어머니가 보인자일 확률이 2/3, 남성에서 새로운 돌연변이가 나타났을 확률이 1/3로 확인되었다.

X-연관 열성 유전 X-linked Recessive(XLR) Inheritance

1. **일반적인 특징**. X-연관 유전은 일반적으로 여성보다 남성에서 심각하게 발현하는 특징을 가진다. 뒤에서 설명하겠지만, 몇 가지 예외도 있다. X-연관 열성 유전은 발현을 위한 역치(threshold)로 인해 이형접합인 여성은 거의 발현되지 않지만 남성에서는 완전히 발현되어 증상이 나타나게 된다.
2. **재발률**. 이형접합 보인자인 여성과 정상 남성의 자녀에게 유전될 확률은 다음과 같다.
   - 25% 확률로 환자인 아들
   - 25% 확률로 정상 아들
   - 25% 확률로 보인자 딸
   - 25% 확률로 정상 딸
   - 자녀에게 질환이 유전될 확률: 25%

   그리고, 환자인 남성과 동형접합 정상 여성의 자녀에게 유전될 확률은 같다.
   - 아들은 모두 정상
   - 딸은 모두 보인자
   - 자녀에게 질환이 유전될 확률: 50% 확률로 정상 아들, 50% 확률로 보인자 딸
3. **유전방식의 예외**. X-연관 열성 유전질환은 일반적으로 여성에서 증상이 나타나지 않지만, 증상이 나타나는 경우가 있다. 여성에서 증상이 나타나는 이유는 아래와 같다.
   - 비정상 대립유전자가 집단에서 흔하게 분포할 경우 X-연관 돌연변이에 대한 동형접합의 여성에게 증상이 나타날 수 있다.
   - 터너증후군은 반접합성(hemizygosity)으로 X-연관 돌연변이를 가지는 경우 증상이 나타날 수 있다.
   - X-염색체와 상염색체 간 전좌로 X 염색체 일부가 결실된 상황에서 정상 X 염색체가 비활성화되는 경우, 결실된 부위에 대해 반접합성으로 증상이 나타날 수 있다.
   - 정상 대립유전자를 갖는 X 염색체에서 편향적으

로 라이온화가 발생하는 경우, 이형접합 여성의 정상 X 염색체 발현 정도에 따라 다양한 증상이 나타날 수 있다.

- 원인 유전자가 상염색체에 존재하지만, X-연관 유전질환과 유사한 표현형을 보일 때 X-연관 유전질환처럼 보일 수 있다(유전자자리 이질성).

X-연관 우성 유전 X-linked Dominant(XLD) Inheritance

1. 일반적인 특징. X-연관 우성 유전은 남성과 여성이 모두 환자가 될 수 있다. 성별에 관계없이 동일한 빈도로 유전된다. 일반적으로 이형접합 여성에서 다양한 표현현을 보이고, 반접합체(hemizygous)인 남성에서 임상증상이 더욱 심각하게 나타나며 생존하여 태어나지 못하는 경우도 있다. 예를 들어, 아이카디증후군(Aicardi syndrome)은 X-연관 우성 유전질환이다(그림 6-31). 이 질환의 남성은 생존하여 태어나지 못하고, 여성은 외형적인 특징은 없지만, 심각한 신경 발달지연과 발작 등의 임상증상

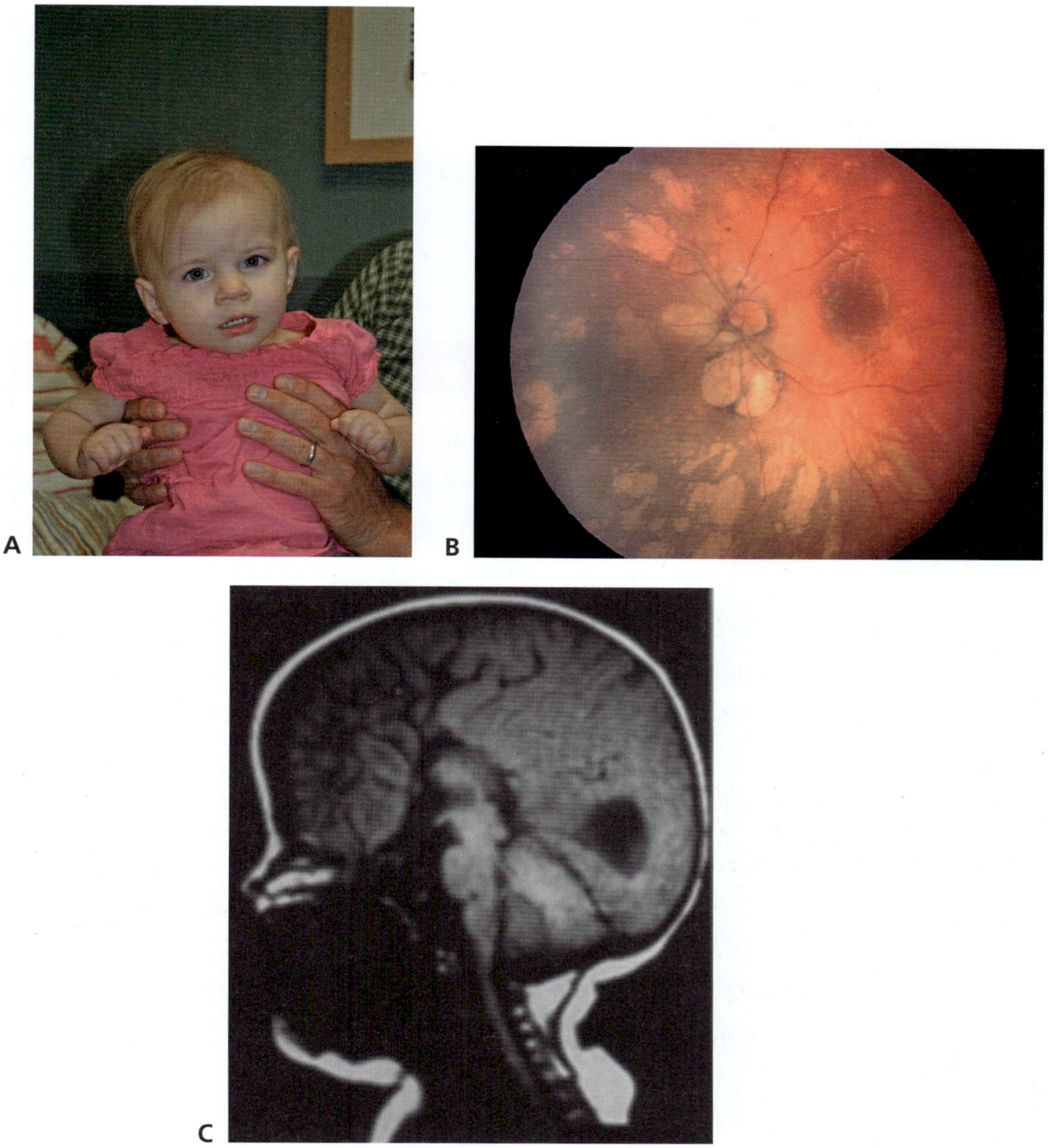

그림 6-31. 아이카디증후군(Aicardi syndrome)의 어린 소녀

발달 지연이 심하고 발작 조절이 어렵다. **A.** 정상적인 얼굴. **B.** 망막 이상 소견. **C.** 뇌량무형성증 환자의 뇌 MRI.

을 보인다. 또한 뇌량무형성증(agenesis of corpus callosum), 시신경위축(optic atrophy), 시신경결손(optic nerve coloboma), 맥락망막병증(chorioretinopathy), 맥락망막결손(chorioretinal lacunae), 망막박리(retinal detachment), 백내장(cataract) 및 눈떨림(nystagmus) 등의 비정상적인 소견을 보인다.

2. **재발률**. X- 연관 우성 유전질환은 비정상 대립유전자를 갖는 X 염색체를 전달받아 나타난다. 남성 치사율(lethality)이 없다고 가정하면, 환자인 남성과 정상인 여성의 자녀에게 유전될 확률은 다음과 같다.
   - 딸은 모두 환자
   - 아들은 모두 정상

만약, 환자인 여성과 정상인 남성의 자녀에게 유전될 확률은 다음과 같다.

- 자녀의 성별과 관계없이 환자일 확률 50%

3. **유전방식의 예외**. X-연관 유전은 우성과 열성의 유전방식의 차이가 명확하지 않을 수 있다. 일부 X-연관 유전에서 여성의 발현이 약하게 나타나는데, 이것을 "반우성"이라고도 한다. 땀감소외배엽형성이상은 피부, 모발, 손톱, 치아에 증상이 나타난다. 유전적 이질성으로 위치가 다른 유전자들에 의해 질환이 나타난다. 일반적으로 X 염색체에 있는 EDA1 유전자 돌연변이로 발생하여, X-연관 열성 유전질환으로 분류된다. 보인자인 여성에서 땀을 덜 흘리거나, 비정상적인 치아 등의 증상이 동반되어 X-연관 열성 유전질환으로 분류하는 데 논란이 될 수 있다. 이 질환이 X 연관 우성 유전질환으로 설명될 수도 있지만, 어떻게 분류해야 할지 아직 명확하지 않다.

3. 임상 적용 Clinical Correlation

두개골조기유합증(craniofrontonasal dysplasia, CFND)은 주로 여성에게 나타나는 질환이다. 심각한 임상증상이 동반되며, 다표현형 발현(pleiotropism)의 특징을 보인다(그림 6-32). 여성 환자는 단두증(brachycephaly), 골유합증(synostosis), 두눈먼거리증(hypertelorism), 전두부 돌출(frontal bossing), V자형의 앞머리 헤어라인(widow's peak), 아래로 기울어진 눈, 넓고 갈라진 코끝 등 다양한 특징을 보인다. 보고된 또 다른 증상으로 구강 및 안면파열(oro-facial clefting), 짧은 목, 경사진 어깨, 스프렝겔 기형(sprengel anomaly), 단지증(brachydactyly), 합지증(syndactyly) 등이 있다. CFND 환자는 정상 지능을 갖는다.

이 질환은 유전적 이질성이 있을 수 있지만, 대부분 X 염색체 장완(Xq21)에 위치한 Ephrin-B(EPHB1) 유전자의 돌연변이로 인해 나타난다. Ephrin-B 유전자 돌연변이를 반접합으로 가지는 남성은 여성보다 증상이 심하지 않거나 전혀 증상이 나타나지 않을 수 있다. 간혹, 여성에서 나타나지 않는 저신장, 대흉근, 쇄골 기형, 생식기 기형, 횡격막 탈장 등의 증상이 남성에게만 나타나기도 한다.

그림 6-33의 가계도에서 EPHB1 돌연변이를 가졌지만 표현형이 나타나지 않은 남성의 자녀 중 딸은 모두 환자, 아들은 모두 무증상으로 확인되었다. X-연관 유전의 특징이 보이지만, 유전방식이 아직까지 명확하지 않다. 지금까지 여성에서 우세한 표현(predominant expression)을 보이는 X-연관 우성 유전질환을 설명할 수 있는 이론적 근거는 없다.

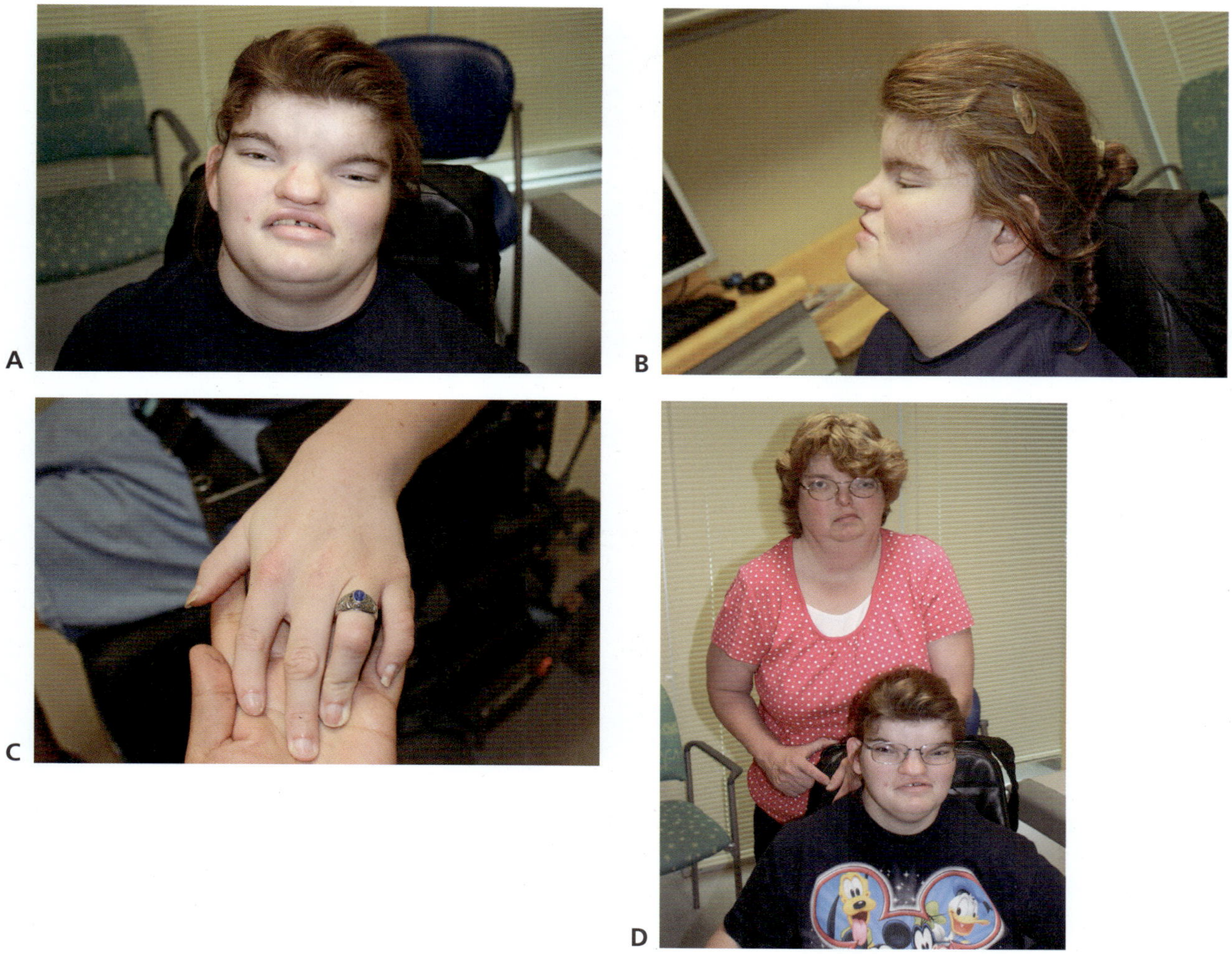

그림 6-32. A~C. 전형적인 외모와 손가락 변화를 보이는 두개골조기유합증(craniofrontonasal dysplasia)의 젊은 여성. EPHB1 유전자 이상이 있다. **D.** 환자인 여성과 그녀의 어머니.

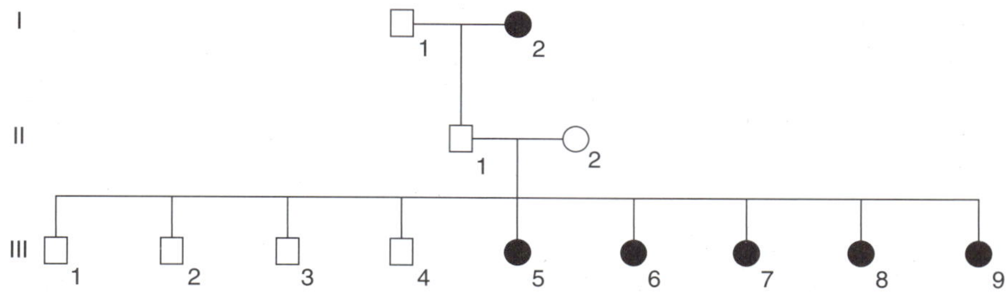

그림 6-33. 두개골조기유합증(craniofrontonasal dysplasia) 환자의 가계도

II-1 남성은 특징적인 임상증상이 나타나지 않지만, 반접합(hemizygous) 보인자이다. 남성의 자녀 중 딸은 모두 환자이고, 아들은 모두 무증상으로 X-연관 유전이라는 것을 알 수 있다.

Chapter 7

돌연변이

Mutation

1. 개요 Background and Systems Integration

돌연변이 유형 Types of Mutation

돌연변이는 유전되는 유전적 변화로 핵이나 미토콘드리아의 DNA에서 모두 발생한다. 염색체 구조의 돌연변이는 이미 5장에서 논의되었으므로 이 장에서는 **점 돌연변이**(point mutation), 즉 유전자 또는 조절 영역 내의 염기서열 변화에 초점을 맞추었다(표 7-1). 이러한 돌연변이는 뉴클레오타이드의 변화나 단백질 발현 변화나 그 영향을 결과에 대한 영향과 같은 관점에서 볼 수 있다.

한 염기가 다른 염기로 대체되는 방법에는 여러 가지가 있다(그림 7-1). **전이 돌연변이**(transition mu-

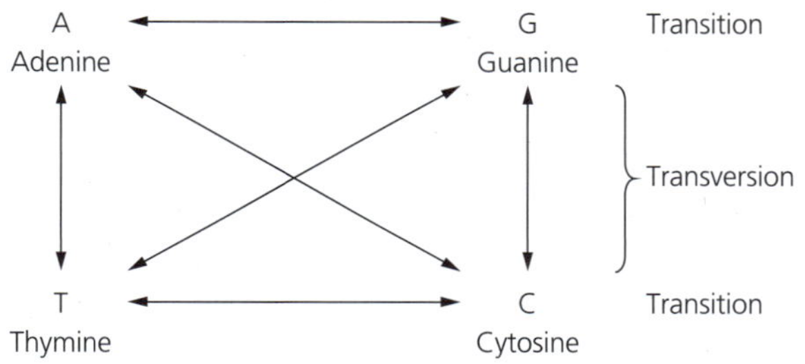

그림 7-1. 전이(transition) 돌연변이는 하나의 퓨린을 다른 것으로 대체하거나 하나의 피리미드를 다른 것으로 대체하는 것을 포함한다. 전환(transversion) 돌연변이는 퓨린이 피리미딘으로 대체되거나 그 반대일 때 발생한다.

표 7-1 점 돌연변이(point mutations)의 유형

유형	예
염기 대체	5′-C T T A **G** C T A G-3′→5′-C T T A **A** C T A G-3′ 3′-G A A T **C** G A T C-5′ 3′-G A A T **T** G A T C-5′
전이	하나의 퓨린이 다른 퓨린으로 변경되거나 하나의 피리미딘이 다른 피리미딘으로 변경됨; 위의 예는 전환 돌연변이(G에서 A로)이다.
전환	퓨린이 피리미딘으로 변경되거나 그 반대의 경우
염기 추가	↓ 5′-C T T A G C T A G-3′→5′-C T T A G **A** C T A G-3′ 3′-G A A T C G A T C-5′ 3′-G A A T C **T** G A T C-5′
염기 결실	↑ 5′-C T T **A** G C T A G-3′→5′-C T T G C T A G-3′ 3′-G A A **T** C G A T C-5′ 3′-G A A C G A T C-5′

tation)는 한 퓨린이 다른 퓨린(A ↔ G)으로 대체되거나 하나의 피리미딘이 다른 피리미딘(T ↔ C)으로 대체될 때 발생한다. 반면에 **전환 돌연변이**(transversion mutation)는 퓨린이 피리미딘으로 대체되거나 그 반대의 경우이다. 앞서 논의한 유전 암호의 퇴행으로 인해 세 번째 위치의 전이 돌연변이는 종종 단백질에 포함되는 아미노산에 영향을 미치지 않을 수 있다. 이러한 돌연변이를 **침묵 돌연변이**(silent mutation)라고 한다. 대조적으로, 전환 돌연변이는 일반적으로 아미노산의 변화를 유발한다. 어떤 변화라도 나쁠 가능성이 더 높기 때문에 전환 돌연변이는 인구에 많이 있지 않다. 아미노산의 변화를 가져오는 염기 변화를 **과오 돌연변이**(missense mutation)라고 한다. 이 중 종결코돈(UAA, UAG 또는 UGA)을 초래하는 염기 변화를 **무의미 돌연변이**(nonsense mutation)라고 한다.

염기 결실(deletion) 또는 염기 추가(addition)는 각각 하나 이상의 뉴클레오타이드의 손실 또는 획득을 포함한다. 영향을 받는 뉴클레오타이드의 수가 3으로 나눌 수 없는 경우(즉, 하나 이상의 완전한 코돈이 포함되지 않은 경우) 남은 유전자 번역 동안 3염기 암호(triplet) 판독 프레임이 이동된다. 이러한 **틀 이동 돌연변이**(frame shift mutation)는 단백질의 아미노산 구성을 크게 변경할 수 있다. 또한 종종 프레임 이동점 직후에 종결코돈(무의미 돌연변이)이 발생하며 번역이 조기 종료되기도 한다.

단백질의 아미노산을 변화시키는 돌연변이는 그 영향이 매우 다양할 수 있다. 아미노산 변화가 단백질의 기능을 변경하지 않는 경우, 단백질의 비활성 부분에서 하나의 친수성 아미노산이 다른 아미노산으로 변하는 것은 실제 변화이긴 하지만, 큰 영향을 미치지 않을 것이다. 그것은 **중립변이**(neutral mutation)라고 한다. 때때로 이러한 변화는 특정한 조건에서는 표현되지만 일반적 조건에서는 표현되지 않기도 한다. **조건적**(conditional)으로 변경되는 단백질의 경우, 다른 온도나 다른 화학적 환경에서 작동하는 방식이 변경될 수 있다. 그러나 의학적으로 의미있는 돌연변이는 대개 결정적인 방식으로 생물학적 기능을 변경하는데 이를 **해로운 돌연변이**(deleterious mutation)라고 한다. 이 중 가장 심한 돌연변이는 생물학적 기능에 중대한 작용을 하여 생명을 지속할 수 없게 하는데, 이를 **치사 돌연변이**(lethal mutation)라고 한다. 대부분 발달 초기에 발생하지만 일부는 상당히 늦게, 심지어 성인기에 발생한다.

발달 단계에는 종종 하나 이상의 단백질의 상호작용이 일어나는데, 때때로 두 번째 돌연변이가 조절하여, 본질적으로 첫 번째의 효과를 "복구"하기도 한다. 보상 또는 **억제자**(suppressor) 돌연변이는 동일한 유전자 내에서도 발생할 수 있고, 이러한 잠재적 변화의 조합은 거의 무한하다. 따라서 유전자와 표현형 사이의 관계는 복잡할 수밖에 없다.

빈도 대 비율 Frequency versus Rate

"돌연변이 빈도"와 "돌연변이율"이라는 용어는 종종 같은 의미로 사용되지만 그들은 뚜렷하게 다른 의미로써, **돌연변이 빈도**(mutation frequency)는 유전자 풀(gene pool)에서 주어진 유형의 대립유전자의 비율을 나타낸다. 예를 들어, 말레이시아 표범의 흑색증(검은색) 빈도가 약 50%라고 할 때, 이는 유전자 풀에서 해당 유형의 대립유전자의 비율 또는 집단 구성원에서 형질이 나타나는 빈도를 의미한다. 반면에 **돌연변이율**(mutation rate)은 새로운 돌연변이 대립유전자가 생기는 비율을 말하며 여러 다른 규모에서의 비율을 말할 수 있다. 즉, 뉴클레오타이드에서, 유전자에서, 생식세포에서, 세대에서, 또는 다른 분자 수준 또는 발달 규모에 따라 돌연변이율을 말할 수 있다. 따라서 돌연변이 빈도는 기존 유전적 다양성의 척도이며 일반적으로 돌연변이율보다 측정하기가 더 쉽다.

인간 돌연변이율의 첫 번째 직접적인 측정은 인간 Y 염색체의 DNA 서열 비교로 시작되었다: 3,000만 염기쌍당 1개의 돌연변이(3.3×10^{-8} 돌연변이/bp). 이것은 돌연변이 표현형에 대한 전통적인 조사의 추정치와 비슷하다. 유전자들은 유전자 크기(염기 쌍의 수)와 같은 요인으로 인해 약간 다른 돌연변이율을 가지고 있지만, 일반적인 평균 비율은 유전자당 약 $1 \times 10^{-5} \sim 1 \times 10^{-6}$이다. 돌연변이율 측정은 유전자 크기 외에도 돌연변이 활동이 증가하는 돌연변이 핫스팟의 영향을 받을 수 있다. 그러나 이러한 경우조차도 돌연변이 탐지에 어려움이 많다. 침묵, 중립 및 조건부 돌연변이는 임상적으로 명확하지 않다. 정상 또는 건강한 사람에게는 돌연변이 검사를 실시하지 않기 때문에 돌연변이 표현형의 검출은 일반적으로 실제 유전적 다양성의 일부에서만 밝혀진다.

인간의 돌연변이율에 대한 샘플 추정에는 연골무형성증(achondroplasia) $4.2 \sim 14.3 \times 10^{-5}$, 무홍채증(aniridia) 0.5×10^{-5}, 망막모세포종(retinoblastoma) $1.2 \sim 2.3 \times 10^{-5}$이 있다. 뒤셴느와 베커 근디스트로피(Duchenne and Becker muscular dystrophies)에서 돌연변이된 디스트로핀 유전자의 비율은 약 1×10^{-4} 정도로 높다. 이런 높은 비율은 디스트로핀이 알려진 유전자 중에서 가장 큰 유전자의 하나이기 때문이다.

돌연변이율 추정을 복잡하게 하는 몇 가지 요인이 있다. 예를 들어, 망막모세포종은 발현율(penetrance)이 80% 이하이기 때문에 확인이 어렵다. 돌연변이가 개인에서 발현되지 않으면 가계도에서 확인할 수 있다.

돌연변이에 영향을 미칠 수 있는 또 다른 흥미로운 요소로 남녀 차이가 있는데, 실제로 초파리 실험에서 사실로 알려져 있으나 인간의 경우 대부분의 게놈에서 돌연변이율을 정확하게 측정하기가 어렵다. 하지만, 면밀한 X, Y 염색체 연구에서 돌연변이율이 여성보다 남성에서 더 높을 수 있음을 보여준다.

돌연변이 비율과 빈도에 대한 일반적인 논의에서 유전적 불안정성에 대한 논의로 넘어가기 전에 돌연변이 비율의 개념을 다시 살펴봐야 한다. 돌연변이율의 개념을 표면적으로 살펴보면, 이것은 새로운 돌연변이의 발생에 대한 직접적인 측정이다. 하지만 이 단순해 보이는 개념은 실제로 훨씬 더 복잡하다. 난소에서의 배아줄기세포의 생성과 성숙한 성인의 생식세포 사이에 발생할 수 있는 유전적 과정들을 고려하면 이것을 이해할 수 있다(그림 7-2). 돌연변이를 유전적 오류로 생각하면 실제로 고려해야 할 세 가지 단계가 있다.

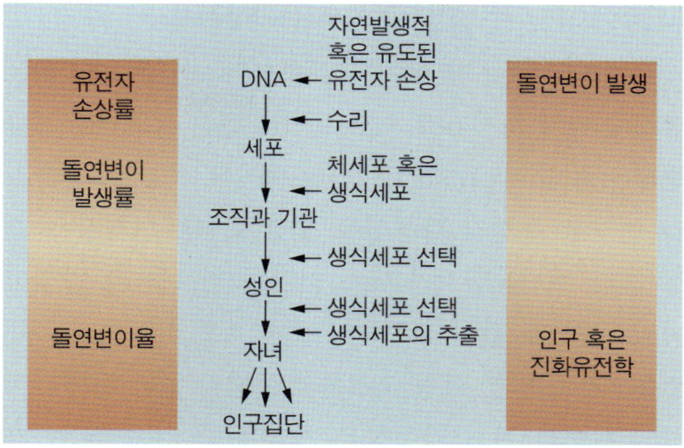

그림 7-2. 돌연변이를 평가할 수 있는 3단계 수준: DNA 복제 중 "유전적 손상률"에는 많은 오류가 있지만 대부분은 복구된다. 복구되지 않은 변이는 "돌연변이 발생률"로 측정된다. 실제 유전자 풀에 들어가는 변이는 고전적인 "돌연변이율"로 표현되며, 이는 생식세포주에서 유사분열 복제로 인해 이전의 유전적 변화로 여러 동일한 변이를 포함할 수 있다. (Reprinted from Thompson et al: *Environ. Molec. Mutagenesis* 1998;32:292-300).

첫째, **유전자 손상률**(genetic damage rate)은 DNA 복제 과정에서 오류가 발생하는 비율이다. 뉴클레오타이드의 잘못된 조합과 DNA 손상은 매우 흔하다. 그러나 효율적인 복구 기전은 대부분의 오류를 식별하고 수정한다. 둘째, **돌연변이 발생률**(mutational event rate)은 수리를 해도 남아있는 돌연변이를 측정한다. 많은 사람들은 이것이 인구 데이터와 혈통에서 추정된 새로운 돌연변이의 비율이라고 잘못 생각한다. 하지만 사실, 고환과 난소 조직의 성장기에 발생하는 새로운 돌연변이(즉, 감수분열이 시작되기 훨씬 전)가 세포분열 중에 복제될 수 있으므로 성장하는 생식샘의 많은 세포가 동일한 새로운 돌연변이를 전달한다. 이후 감수분열이 시작되면 많은 난자 또는 정자가 동일한 원래의 새로운 돌연변이(생식샘 모자이크 현상)의 복사본을 가지게 된다. 셋째, **돌연변이율**은 일반적으로 어떤 유전적 변화를 가진 인구에 새로운 구성원 수를 추가한 것으로 측정한다. 따라서 측정된 돌연변이율은 초기 감수분열 전 돌연변이 사건이 복제되어 동일한 새로운 돌연변이를 보유한 경우 더 높아질 것이다. 유전적 손상률, 돌연변이 발생률 및 돌연변이율은 매우 다를 수 있다. 그들은 돌연변이 생성인자와 수선 가능성에 따라 독립적으로 다르다.

다형성이란 무엇일까? What Is a Polymorphism?

유전학의 전문 분야에서 다형성의 개념은 해석되는 방식에 따라 차이가 있으므로 이 질문은 중요하다. "**다형성**(polymorphism)"이라는 용어는 인구유전학자가 연구한 유전적 다양성을 설명하는데, 다형성은 가장 흔한 대립유전자가 99% 미만의 빈도일 때 발생하며, 그 컷오프 값이 중요하다. 수학적으로 돌연변이 대립유전자가 일부 환경 조건에서 이점이 없는 한 1% 이상의 빈도를 가질 가능성은 거의 없다. 인구유전학자가 다형성을 발견하면 다음 질문은 "희귀한 형태를 그렇게 흔하게 유지하는 이점은 무엇일까?"이다.

반면에 임상 환경에서는 이 용어가 보다 일반적인 방식으로 사용된다. 여기서 "다형성"은 집단에서 하나 이상의 형태가 발견되는 모든 유전자 또는 뉴클레오타이드를 지칭할 수 있고, 빈도는 중요하지 않다. 승인된 표준 서열에서 식별 가능한 유전적 변화는 임상적 관련성이 없는 "양성 다형성", "돌연변이", "임상적 중요성을 알 수 없는 변화"로 정의되고, 개별 환자에 초첨을 맞춘다.

유전학 모델에서의 돌연변이율 측정

Measurement of Mutation Rate in Model Organisms

인간은 긴 수명과 유전적 다양성, 그리고 실험적 교배를 할 수 없는 특성이 있기 때문에, 인간에서 직접 돌연변이율을 측정하기는 어렵다. 그러므로 돌연변이 과정에 대한 우리의 이해는 대부분 유전학적 모델에 대한 연구에서 나온다. 돌연변이 유발에 대한 연구 분야에서 세 가지 고전적 방법이 있는데, 박테리아를 사용한 Ames 실험, 허먼 멀러(H. J. Muller)의 노벨상을 수상한 초파리의 X-연관 치사율 분석, 생쥐의 seven-locus 검사이다. 효과적인 분석 시스템의 핵심은 많은 데이터를 효율적이고 저렴하게 수집할 수 있다는 것이다.

Ames 실험(그림 7-3)은 박테리아의 역돌연변이를 사용하여 화학적 처치의 돌연변이 유발 효과를 평가하여 발암물질을 확인하는 실험이었다. 비정상에서 정상 유전자 기능으로의 역돌연변이를 측정하기 위해 히스티딘을 합성할 수 없는 박테리아에 화학물질(suspected mutagen)을 추가하면 돌연변이 박테리아 세포가 영양이 부족한 배지에서 잘 성장할 수 있을까? 이것은 잠재적인 돌연변이 유발 인자에 대한 매우 효과적인 분석이다.

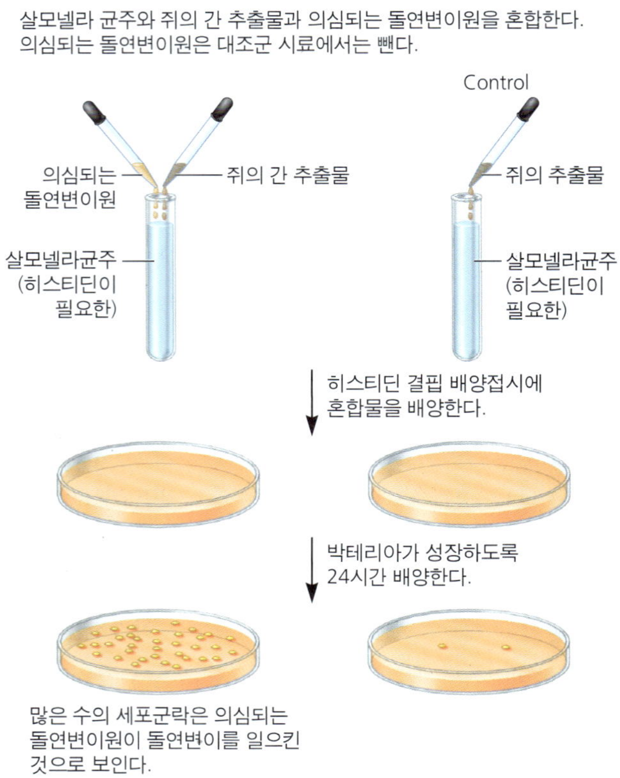

그림 7-3. Ames 실험은 *Salmonella typhimurium* 박테리아 균주를 사용하여 화학물질의 돌연변이 유발성을 테스트한다. (Reprinted with permission from Brooker RJ: *Genetics: Analysis & Principles*, 3rd ed. New York: McGraw-Hill, 2008.)

멀러는 1946년 초파리실험에서 X선이 돌연변이를 유발한다는 것을 입증하여 노벨상을 수상했다. 하나의 X 염색체를 가진 초파리 수컷을 *Basc*와 같은 돌연변이와 우성 유전인 눈 모양 돌연변이와 역위를 감소시키는 교차를 가진 암컷과 짝을 이룬다. 그런 다음, 1세대 암컷과 수컷을 교배하고 새끼의 생존 여부를 검사한다. 생식세포 형성 과정에서 남성의 X 염색체에 새로운 치명적인 돌연변이가 발생하면 2세대 남성 자손에게 전달되는데, 이 유전자의 부재가 크게 증가한 것은 X선 처리에 의해 새로운 치명적인 돌연변이가 생성되었다는 것이다. 이 분석은 산업 폐기물 및 기타 실험에서 유해한 돌연변이 유발성 화학물질을 선별하는 데 계속 사용된다.

생쥐의 seven-locus 검사는 쉽게 식별할 수 있는 7개의 열성 돌연변이를 가진 생쥐들의 근친 교배로 시작된다. 이들은 잠재적인 돌연변이 유발원 또는 대조군 조건으로 처리된 생쥐와 교배한다. 이러한 7개의 대표적인 유전자 중 하나에서 새로운 돌연변이가 발생하면 자손은 열성에 대해 동형접합성이 되어 돌연변이 형질을 보여준다. 이 포유류 분석의 결론은 인간 생물학과 가장 밀접한 관련이 있을 수 있지만 실험 비용은 박테리아 또는 초파리 작업보다 훨씬 높다. 이러한 모든 실험 시스템에서 도출된 결론은 의심이 가는 화학물질의 돌연변이 유발 효과를 이해하는 데 도움이 된다.

자연 돌연변이 기전

Mechanisms for Spontaneous Mutation

DNA에서 자연적으로 여러 유형의 화학적 변화가 발생할 수 있다. 가장 일반적인 방법은 **탈퓨린화**(depurination)(그림 7-4)로, 아데닌 또는 구아닌 염기가 뉴클레오타이드에서 제거되어 당-인산 뼈대는 그대로 유지되지만 파트너 뉴클레오타이드는 일시적으로 짝을 이루지 않는 것이다. 그런 다음 DNA가 그러한 변화 후에 복제되면 이 비워진 위치 반대편에 어떤 뉴클레오타이드가 삽입될 수 있다. 따라서 원래의 올바른 뉴클레오타이드가 통합되는 경우는 $^1/_4$에 불과하므로 탈퓨린화는 75%의 돌연변이 치환으로 이어질 수 있다.

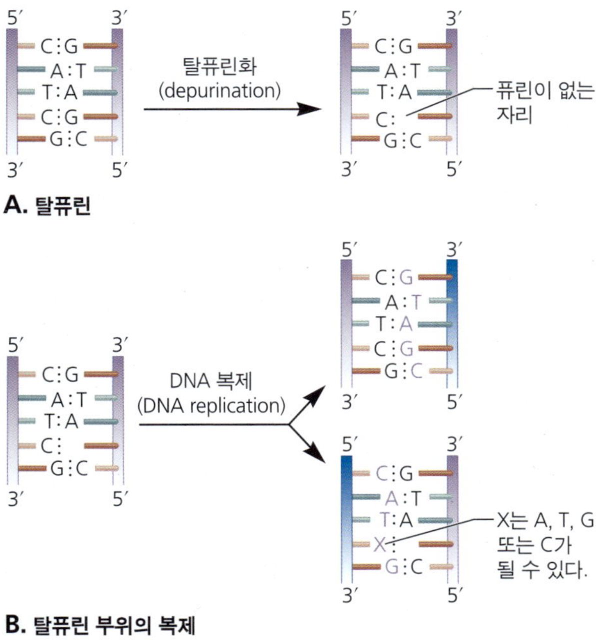

그림 7-4. 탈퓨린

A. 구아닌 염기가 당-인산 뼈대에서 방출되어 퓨린이 없는 부위, 즉 apurinic site가 생성. **B.** DNA 복제 중에 짝이 되는 파트너가 없으면 4개의 가능한 뉴클레오타이드 중 하나가 새로운 염기 쌍을 만들 수 있다. (Reprinted with permission from Brooker RJ: *Genetics: Analysis & Principles*, 3rd ed. New York: McGraw-Hill, 2008.)

또 다른 일반적인 화학적 변화는 아미노기가 시토신에서 제거될 때 발생한다. 이 탈아미노화(그림 7-5)는 우라실을 생성하여 DNA 복제 중에 아데닌과 쌍을 이루고, 세포주기 후에 C-G 쌍을 T-A 쌍으로 대체한다. 종종 DNA에 우라실의 존재는 오류로 인식되고 수리 효소에 의해 수정되는데, 만약 수리되지 않으면 염기쌍 치환 돌연변이가 발생한다. 유사한 과정으로 시토신의 메틸화가 일반적으로 발생한다. 5-메틸시토신이 탈아미노화되면 티민 뉴클레오타이드가 생성된다. 이것은 DNA의 정상적인 염기이기 때문에 수정이 더 잘 안될 수 있다.

호변이성질체 변화(tautomeric shifts)는 자연 돌연변이의 일반적인 원인으로 뉴클레오타이드 염기를 다른 이성질체(isomer)로 바꾸는 수소의 가역적 변화를

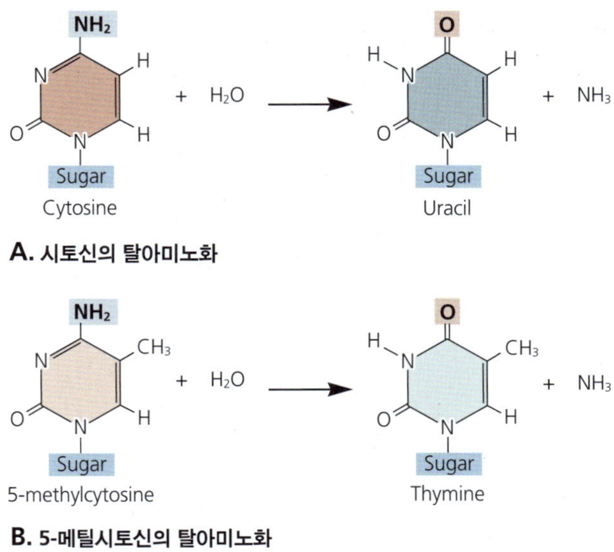

그림 7-5. 자발적 탈아민

A. NH_2-아미노기를 제거하면 우라실이 생성된다. **B.** 5-메틸시토신에서 아미노기를 제거하면 티민이 생성된다. (Reprinted with permission from Brooker RJ: *Genetics: Analysis & Principles*, 3rd ed. New York: McGraw-Hill, 2008.)

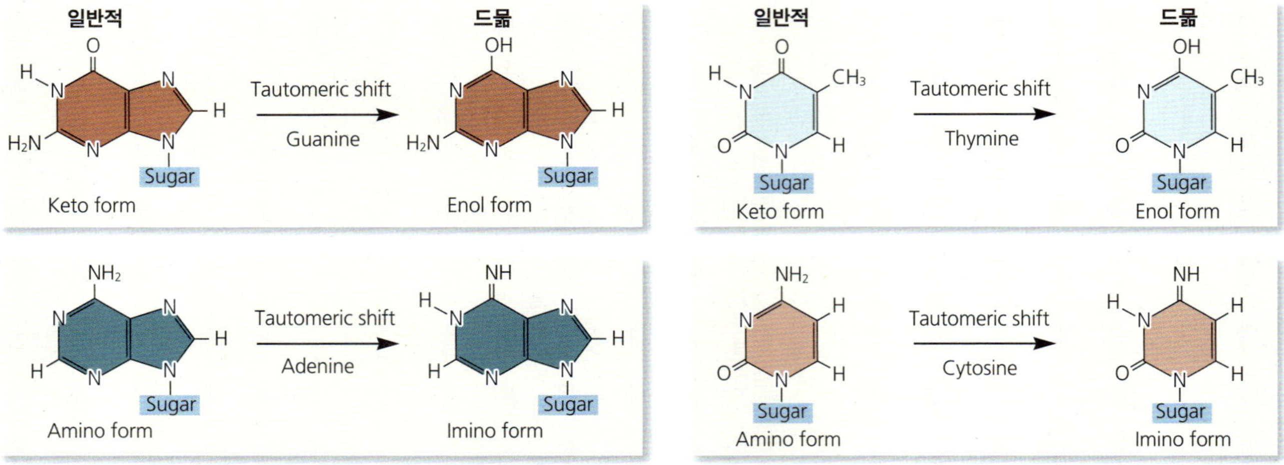

A. DNA에서 발견되는 4개의 염기에서 발생하는 호변이성질체 이동

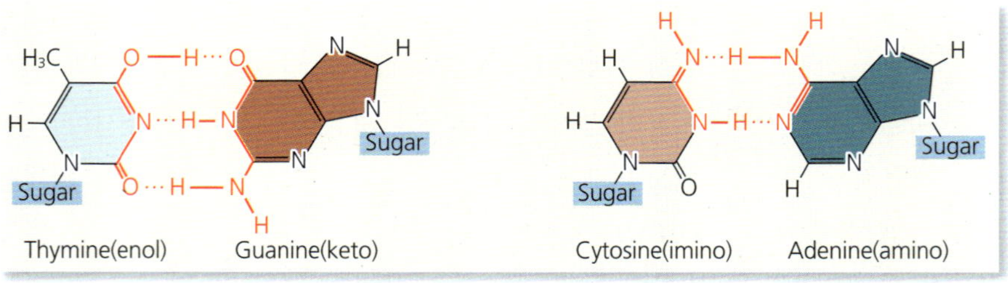

B. 호변이성질체 이동으로 인한 잘못된 염기 쌍

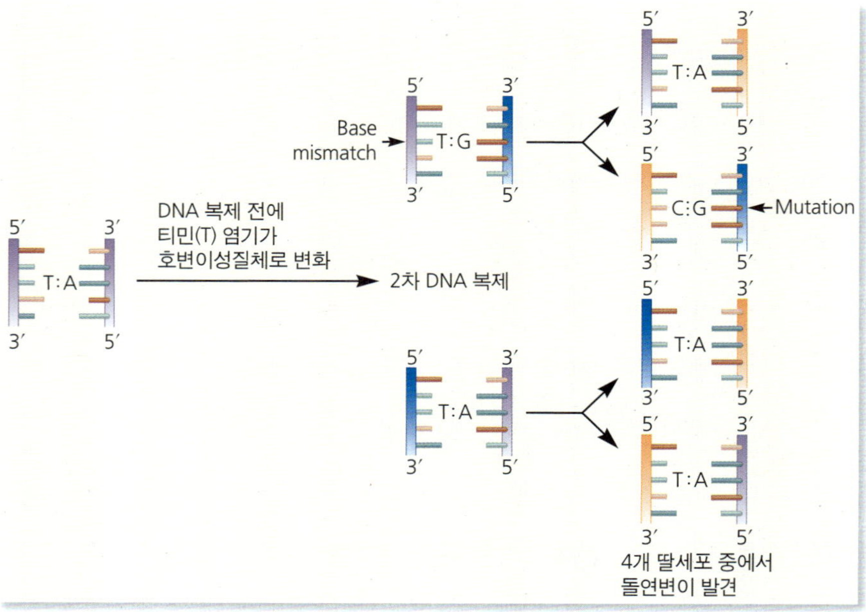

C. 호변이성질체 이동과 DNA 복제는 돌연변이를 일으킬 수 있다.

그림 7-6. 호변이성질체 이동은 뉴클레오타이드 염기의 일반적인 형태를 희귀한 형태로 변화시킨다. **A.** 각 뉴클레오타이드 염기에 대한 호변이성질체 이동. **B.** 호변이성질체 이동은 뉴클레오타이드의 잘못된 페어링으로 이어진다. **C.** 수리되지 않으면 이와 같은 호변이성질체 이동으로 인해 티민과 구아닌의 염기 쌍이 형성되어 C-G가 원래 T-A를 대체하는 새로운 돌연변이가 발생 (Reprinted with permission from Brooker RJ: *Genetics: Analysis & Principles*, 3rd ed. New York: McGraw-Hill, 2008.)

의미한다(그림 7-6). 염기가 희귀한 호변이성질체 형태가 되면 DNA 구조의 염기쌍이 변경된다. 따라서 호변이성질체 이동은 한 번의 추가 복제 후에 염기쌍 치환 돌연변이를 유발하는 비정형 뉴클레오타이드 쌍(예: T와 G 또는 C와 A)을 유발할 수 있다.

돌연변이원에 의한 손상 Damage by Mutagens

많은 화학물질이 DNA의 구조 또는 염기 쌍을 변경하여 돌연변이를 일으킬 수 있는데, 일반적인 돌연변이 유발인자의 사례를 살펴보면, 화학적, 물리적 인자 모두 돌연변이를 일으킬 수 있다. 그들은 정상적 기준 이상으로 돌연변이 속도를 높이고 또한 돌연변이를 일으키는 많은 화학물질이 강력한 발암물질이기도 하다. 돌연변이원(mutagen)이 작동하는 방법은 뉴클레오타이드 염기를 변화시켜 오류 쌍을 이루도록 하는 것이다. 앞서 살펴본 자연적인 오류 쌍이 호변이성질체 변화로 인해 발생할 수 있는 것과 유사하다. 예를 들어 아질산(nitrous acids)은 아데닌이나 시토신에서 아미노기를 제거하여(그림 7-7) 복제 시 오류 쌍을 이룬다. 5-bromouracil(5BU)과 같은 염기 유사체는 새로운 DNA 가닥에 통합될 수 있지만 호변이성질체 변화와 염기 쌍 오류를 일으킬 수 있는 화학물질이다. 예를 들어 5BU는 상당히 빠른 속도로 호변이성질체 변화를 겪으므로 아데닌 대신 구아닌과 잘못 짝을 이룬다(그림 7-8). 두 번째 복제 후 원래 A-T 기본 쌍은 G-C 기본 쌍으로 대체된다.

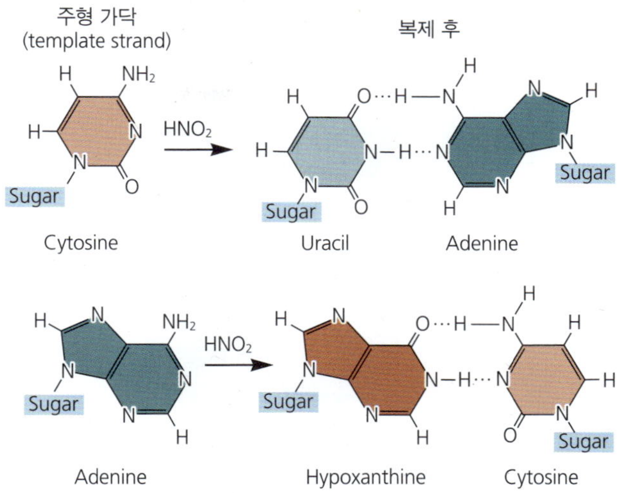

그림 7-7. 돌연변이 유발물질(mutagen)으로 아질산(nitrous acid)은 아미노 그룹을 케토 그룹으로 대체하여 시토신을 우라실로, 아데닌을 하이포잔틴(hypoxanthine)으로 전환한다. 이러한 변형된 염기 쌍은 복제될 때 돌연변이로 이어진다. (Reprinted with permission from Brooker RJ: *Genetics: Analysis & Principles,* 3rd ed. New York: McGraw-Hill, 2008.)

삽입(insertion) 또는 결실(deletion)은 정상적인 염기 쌍을 왜곡하는 화학물질로 인해 발생하는데, 이것은 번역의 산물에 영향을 미치는 틀 이동(frame shift)

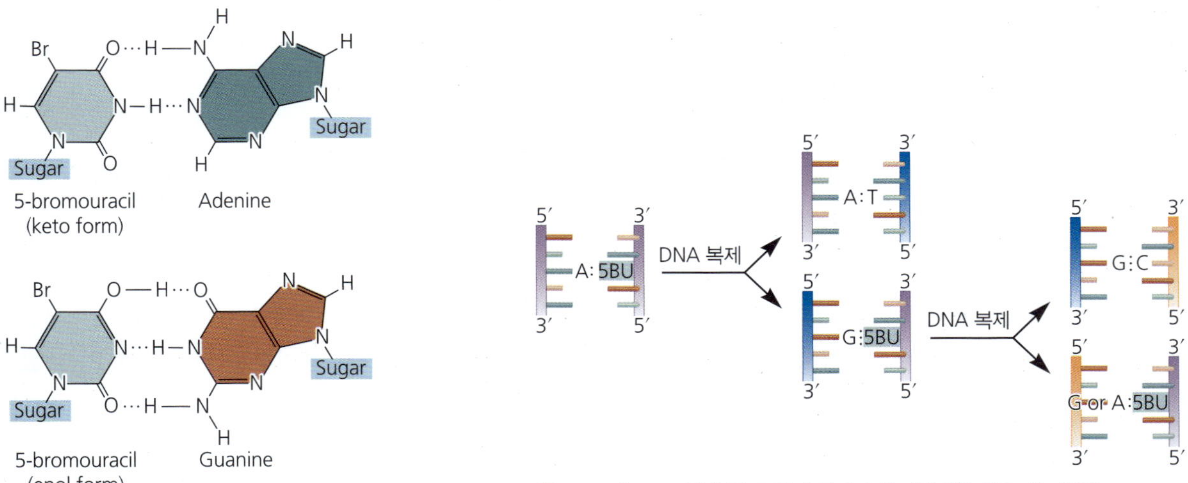

B. 5BU가 DNA 복제 동안 염기 쌍에서 돌연변이를 일으키는 방법

A. 5BU와 아데닌 또는 구아닌의 염기 쌍

그림 7-8. 돌연변이 유발 물질로서 티민의 유사체인 5-bromouracil(5BU)의 작용

A. 케토 형태에서 5BU는 아데닌과 쌍을 이루면 변화가 없으나 이것이 enol 형태이면 5BU가 구아닌과 쌍을 이룬다. **B.** 구아닌과 쌍을 이루면 다음 복제 후에 돌연변이가 발생할 수 있다. (Reprinted with permission from Brooker RJ: *Genetics: Analysis & Principles,* 3rd ed. New York: McGraw-Hill, 2008.)

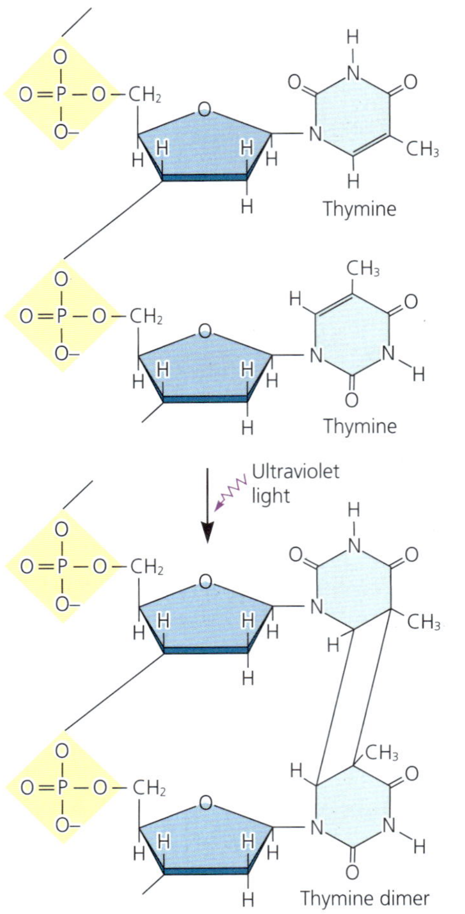

그림 7-9. 티민이량체에서 인접한 티민 뉴클레오타이드에 의해 흡수된 에너지는 상보적 염기인 아데닌 뉴클레오타이드가 아닌 티민끼리 서로 결합하도록 한다. (Reprinted with permission from Brooker RJ: *Genetics: Analysis & Principles,* 3rd ed. New York: McGraw-Hill, 2008.)

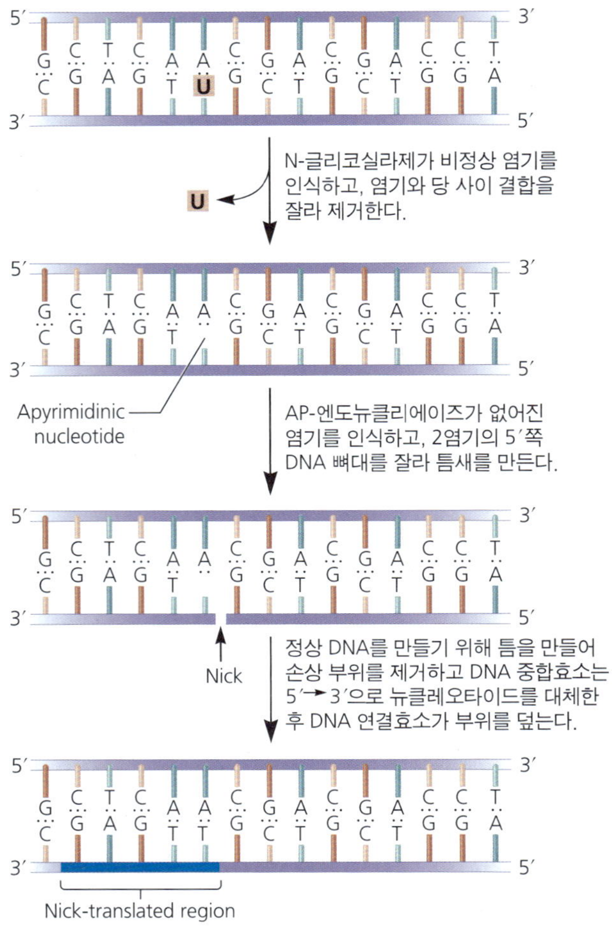

그림 7-10. 절단 복구(excision repair)는 N-글리코실라아제가 잘못된 염기를 인식하여 당에서 제거하면서 일어난다. 이 예에서, 우라실이 제거되어 퓨린이 없는 부위를 남기고, AP 엔도뉴클리에이즈가 이 부위에서 당-인산 뼈대의 5′ 연결을 끊는다. 엑소뉴클리에이즈가 해당 부위의 뉴클레오타이드를 제거하고 DNA 중합효소가 새로 염기를 대체하고 DNA 연결효소에 의해 최종적으로 결합을 완성한다. (Reprinted with permission from Brooker RJ: *Genetics: Analysis & Principles,* 3rd ed. New York: McGraw-Hill, 2008.)

돌연변이로 이어진다. 아크리딘 염료가 대표적이다.

티민이량체는 앞서 논의되었듯이, 두 개의 인접한 티민 염기가 자외선으로부터 증가된 에너지를 흡수하고 상보적 가닥에 일치하는 아데닌을 결합하는 대신 서로 결합할 때 형성된다(그림 7-9). 복제 시 이들은 새로운 뉴클레오타이드와 쌍을 이루지 않으며 새로운 가닥은 2개의 염기로 단축되어 판독 프레임을 이동시킨다.

DNA 복구 DNA Repair

100개 이상의 유전자가 DNA 복구에 관여하고 있으며, 이는 단순 대체하는 것뿐 아니라 기본적으로 작용하는 생물학적 분자 물질이다. 효율적인 수리 과정이 없으면 DNA의 정보 손상 시 복잡한 생물학적 시스템이 존재할 수 없을 것이다. DNA 복구 기전은 몇 가지 예가 있다.

어떤 경우에는 붙어있는 티민 염기 사이를 끊어 티민 이량체의 오류를 직접 수리할 수 있다. 보다 일반적인 기전은 잘못된 염기를 제거하고 새로운 염기로 교체하는 수리이다(그림 7-10). 예를 들어, 많은 종에서 N-글리코실라제(N-glycosylase)라고 불리는 효소는 잘못된 염기를 제거하여 탈퓨린 또는 탈피리미딘산 부위를 남긴다. 틈 번역(nick translation)이라는 과정에서 두 번째 효소인 AP 엔도뉴클리에이즈(AP endonuclease)는 비정상 부위를 인식하고 5′ 쪽에 틈을 만든다. 그런 다음 DNA 중합효소는 이를 제거하고 새로운 뉴클레오타이드로 대체하고, DNA 연결효소(ligase)가 결합을 완료한다.

뉴클레오타이드 절단 복구(nucleotide excision repair)는 DNA 분자의 짧은 부분을 제거, 혹은 교체함으로써 다양한 종류의 유전적 손상을 교정할 수 있다. 효소는 일치하지 않는 가닥에서 일련의 뉴클레오타이드를 인식하여 제거하고, 그 후 상보적 서열을 사용하여 올바른 뉴클레오타이드를 삽입한다. DNA 분자의 오류를 식별하고 수정하는 이러한 방법들은 다음 세대로 전달되는 유전적 변화를 최소화한다. 확실히 모든 오류가 수정되지는 않지만 한 세대에서 다음 세대로의 DNA 분자 안정성은 중요하다.

전이인자 및 3염기 반복

Transposable Elements and Trinucleotide Repeats

게놈의 일반적인 요소로 인식되었을 때 전이인자(transposable elements)는 "점프 유전자(jumping genes)"라는 별명이 붙었다. 그러나 이동성 유전인자는 게놈 조직에 영향을 미치는 불안정한 추가 요소였다. 이 특이한 유전적 활동을 가장 일찍 확인한 사람 중 하나는 바버라 매클린톡(Barbara McClintock)으로 1983년 옥수수에서 전이인자에 대한 연구로 노벨상을 수상했다. 전이인자는 게놈 안정성에 대한 우리의 이해를 바꾸었다. Alu 염기 서열과 같은 인간 요소는 4장에서 논의되었는데, 활성 전이인자는 많은 종에서 중요한 돌연변이 생성 요소이다.

전이인자와 관련이 없지만 3염기 반복은 게놈 구조의 어떤 요소가 유전적 안정성에 어떻게 영향을 미칠 수 있는지에 대한 또 다른 예를 제공한다. 헌팅턴병(CAG 반복, 약 27회 이상), 취약X증후군(CGG 또는 GCC 반복, 약 200회 이상), 디스트로피(CTG 반복, 약 200회 이상)과 같은 질환들은 염기들의 반복 횟수의 변화로 추적되었다. 많은 경우에, 반복된 서열은 번역된 단백질에서 글루타민 아미노산의 수를 증가시켜 단백질이 축적되게 한다. 이와 달리 취약X증후군에서는 생성된 **CpG 섬**(CpG is island)의 메틸화가 전사 과정을 줄인다.

생식세포 대 체세포 돌연변이

Germinal versus Somatic Mutation

이번 장은 자손에게 영향을 미치는 난자와 정자로 전달되는 유전적 변화, **생식**(또는 생식계) **돌연변이**(germinal mutation)에 관한 것이다. 그러나 이 돌연변이 기전은 출생 이후에도 체세포에 돌연변이를 일으킬 수 있다. **체세포 돌연변이**(somatic mutation)는 일부 세포 집단으로 제한될 수 있지만 전해졌을 때 생명에 영향을 미칠 수 있다. 예를 들어, 많은 종양은 신체의 다른 세포와 유전자 차이를 보인다.

체세포 돌연변이가 배아 발달 단계에서 일찍 발생하면 그것이 나타난 세포에 생식샘 조직이 포함될 수 있다. 이 경우 초기 체세포 계통에서 유래한 돌연변이는 자손에게 전달될 수 있으며 정상적으로 유전되는 생식샘 돌연변이와 구별할 수 없다.

아버지 나이의 영향 Paternal Age Effect

돌연변이가 체세포에 축적되기 때문에 핵 내의 유전적 내용은 개인의 나이에 따라 점차 변할 수 있다. 한 가지 특별한 예로 인간 남성의 고환과 같은 생식 조직은 감수분열 전 세포에서 돌연변이가 축적된다. 태아 발달 동안 세포는 세포분열 전에 있기 때문에 감수분열 전 돌연변이의 축적이 여성 생식계에는 일어나지 않는다. 그러나 남성의 경우, 최종 감수분열 전에 새로운 돌연변이가 발생할 수 있는 많은 유사분열의 세포주기가 있다.

또 다른 흥미로운 가능성은 아버지와 자손 사이의 표현형 유사성이 실제로 아버지의 나이에 따라 증가할 수 있다는 것인데, 이는 간접적으로 발달 항상성이 감소하기 때문일 수 있다. 본질적으로 새로운 돌연변이에 의해 항상성의 보상 기전이 저하됨에 따라 극단적인 유전자형을 보다 정확하게 표현하는 것으로 보인다. 따라서 더 극단적인 표현형은 나이든 남성의 자손에게 나타날 수 있다. 항상성에 대한 효과적인 보완이 없다면, 이 후손은 아버지와 공유되는 극단적 표현형을 나타낸다. 따라서 아버지와 자손의 유사성으로 측정되는 유전 가능성이 증가한다.

유전적 변이성: 유전적 자원을 보충하는 돌연변이의 역할 Genetic Variability: The Role of Mutation in Replenishing Genetic Resources

DNA 생화학은 복잡한 주제이다. DNA 복제 시 자연적 오류는 뉴클레오타이드 염기의 구조 또는 결합의 정상적인 변화로 인해 발생한다. 대부분의 이러한 오류는 세포분열 G_2 단계에서 복구효소에 의해 수정된다. 그러나 복구효소의 효율성은 다양하고, 일부 환경 조건은 훨씬 더 정교하고 민감한 복구효소의 대안을 가져올 수 있다. 주어진 상황에서 작동하는 기전이 무엇이든, 돌연변이는 모든 살아있는 시스템에서 정상적인 사건이며, 돌연변이 비율은 유전자마다 그리고 생물학적 시스템마다 다르다.

물론, 우리 환경에서 돌연변이를 일으키는 물질의 작용으로 인해 돌연변이 발생은 증가한다. 환경 돌연변이는 암과 같은 건강 문제의 강력한 원인이다. 돌연변이에 대한 노출을 인식하고 줄이기 위해 사회가 취하는 행동은 우리의 삶을 더 안전하게 하고, 수명을 연장하며, 건강하도록 한다. 그러나 그것은 결코 당연하지 않다. 우리 환경의 화학물질은 끊임없이 변화하고 있고, 게다가 우리는 100년 전보다 더 오래 살고 있기 때문에 일생 동안 돌연변이의 위험이 더 높아졌다.

변화하는 환경에서 삶의 성공은 좋은 것과 나쁜 것, 미묘한 것과 심한 것 사이의 균형에 달려 있다. 돌연변이는 해롭기도 하고, 유익하기도 한 결과를 가져온다.

2. 의학유전학 Medical Genetics

지금까지 의학 분야에서 유전학을 가장 일반적으로 적용하는 분야는 진단 분야이다. 환자는 특정한 징후와 증상, 중요한 가족력을 갖고 있다. 제기되는 질문은 "왜?" "원인이 무엇일까?" "가족에게 어떤 의미가 있을까?"이다. 유전학 진단은 신체적 특성에 따라 진단을 내릴 수 있는 **기형**(dysmorphologic) 검사를 포함하고 있다. 현재 쉽게 이용 가능한 분자생물학 기술의 발전으로 유전자 검사는 점점 진단의 주류가 되고 있다. 임상 유전자 검사의 핵심은 의학적 문제와 연관될 수 있는 특정 돌연변이를 확인하고 진단을 내리는 것이다. 따라서 의료진은 돌연변이가 무엇인지, 그 역할과 발생 원인뿐만 아니라 검사 결과와 해석을 이해하고 검사에서 제공되는 명명법을 해독할 수 있어야 한다.

돌연변이란 무엇일까?—의학적 관점 What Is a mutation?—The Medical Perspective

가장 순수한 의미의 **돌연변이**(mutation)는 단순히 "정상" 또는 "야생형(wildtype)" 서열과 다른 염기서열의 변화를 말한다. **다형성**은 여러 형태의 유전자를 갖는 것을 말한다. 인구유전학에서 다형성(일반 인구의 최소 1%에서)은 충분히 높은 빈도로 발생하는 돌연변이를 의미한다.

의학적으로 돌연변이와 관련된 핵심 질문은 "임상적인 결과는 무엇인가?"이다. 유전적 변화가 발생한다고 해서 반드시 이상이 발생하는 것은 아니다. 다시 한번 유전형과 표현형의 개념을 강조하면, 유전자형은 유전자 코드를 말한다. 앞서 언급한 바와 같이 돌연변이는 야생형(정상) 서열과 비교하여 단순한 유전자형의 변화이다. 표현형은 개인에서 관찰할 수 있는 특징으로 다양한 수준에서 볼 수 있고, 생화학적 측정, 생리적 상태, 항원 존재 또는 물리적 특징일 수 있다. 따라서 비정상 표현형은 일반적으로 일반 인구집단에서 보기 어려운 것들이다. 표현형 변화를 비정상으로 지정할 때 주의해야 하며, 정상적인 모집단의 변이도 고려해야 한다.

야생형(정상) 서열과 다른 DNA 서열의 모든 변화는 비정상이고 돌연변이라고 한다. 가장 중요한 후속 질문은 "변이가 개인에게 어떤 영향을 미치는가?"이다. 유전자 서열의 변화가 유전자의 기능과 표현형을 변화시키면 **병원성 돌연변이**(pathogenic mutation)라고 한다.

그러나 일부 유전적 변화는 확연한 임상 효과를 야기하지 않는다. 어떻게 이런 일이 발생할까? 모든 돌연변이가 임상 문제를 일으키지 않는 이유는 무엇일까? 이에 대한 몇 가지 가능한 설명이 있다.

1. 특정 뉴클레오타이드 변화는 번역된 단백질의 아미노산 서열을 변경하지 않고, 그 단백질의 구조나 기능에 어떤 영향을 미치지 않기도 한다.
2. DNA 서열의 변화가 유전자의 비암호화 영역, 즉 유전자의 인트론 부분에 있을 경우이다. 이론적으로 이러한 변화는 문제를 일으킬 것으로 예측된다(그러나 최근 연구에 따르면 항상 그런 것은 아니다. 특정 인트론의 변화가 코딩 서열을 변경하지 않지만 스플라이스 부위 변경과 같은 다른 2차 결과를 초래할 수도 있다).
3. 특정 돌연변이는 유전자 기능을 다소 변화시킬 수 있지만 임상적으로 나타나지 않을 수도 있다.
4. 동일선상에서, 문제가 한 시점에서 쉽게 드러나지 않을 수 있다. 아직 그 변화가 나타나지 않았지만, "후기발병(late-onset)" 질환과 같이 나중에 나타날 수 있다.

기전에 관계없이 일반적인 결과는 표현형 변화를 일으키지 않는 돌연변이이다. 이를 통칭하여 **양성 변이체**(benign variants)라고 한다.

유전자 검사 보고서를 검토할 때 이러한 개념을 이해하는 것이 중요하다. 확인된 변이는 일반적으로 다음과 같이 알려져 있다.

1. 정상적인 서열
2. 알려진 변이는 다음과 같이 분류된다.
   - 알려진 병인성 (질병 유발) 돌연변이
   - 알려진 양성 변이체
   - 알려지지 않은 혹은 불확실한 변이

"돌연변이"라는 용어는 부정적인 의미를 내포하나, 실제로는 게놈 서열에서 관찰 가능한 변화일 뿐이다. 어떤 변이는 실제로 유익할 수도 있다. 사실, 진화의 관점에서는 이런 변이가 일어나야 한다. 그러나 짧은 역사를 가진 의료에서 상대적으로 유익한 돌연변이가 보고된 적은 없다. 임상적으로 사람에게서 확인된 대부분의 다형성은 효과가 없거나 해롭다. 그럼에도 불구하고 주목할 만한 예외가 있다. 케모카인 수용체 5형(chemokine receptor type 5, CCR5)의 32개의 염기 결실은 동형접합체일 때는 HIV 감염에 대한 내성을 갖게 하고, 이형접합체일 때는 HIV 감염 후 AIDS 발병 진행을 지연시킨다. 마찬가지로 일부 돌연변이는 열성 유전질환에 걸린 동형접합체에서는 해로울 수 있지만 실제로는 이형접합체에서는 유리하다(멘델 유전에 관한 6장 참조).

이 책에서는 일반적으로 "돌연변이"라는 용어를 질병을 유발하는 변이로 제한한다.

돌연변이의 빈도 Frequency of Mutations

대부분의 사람들은 돌연변이를 드문 사건으로 생각한다. 이것은 주로 돌연변이의 극적이고 쉽게 관찰 가능한 결과인 선천성 기형, 유전적 증후군 및 신경발달 장애와 같은 질환의 유전적 기반으로 처음 정의되었기 때문이다. 이러한 현상으로 보면 돌연변이가 특이하고, 희귀한 사건처럼 생각되지만, 실제로는 그렇지 않다. 특정 돌연변이 사건이 드문 것은 사실이지만, 지난 40년 동안 누적된 증거에 따르면 돌연변이가 놀랍도록 높은 빈도로 발생한다는 것을 알 수 있다.

돌연변이율은 종에 따라 크게 다르다. 연구 환경에서 측정된 게놈당 자연 돌연변이의 비율은 광범위한 유기체 그룹 내에서 비교적 유사하지만 그룹 간에는 현저하게 다르다. 보호되지 않은 DNA는 돌연변이율이 높기 때문에, 복잡한 유기체는 염색체로 묶는 것과 같이 DNA의 구조적 변형을 통해 돌연변이에 대한 완충 작용을 하는 기타 요인에 의해 추가적으로 DNA를 보호한다. 인간의 경우 미토콘드리아 DNA는 염색체 DNA처럼 보호되지 않으므로 돌연변이율이 훨씬 더 높다.

임상적으로 적용되는 인간의 돌연변이 빈도에 대한 많은 정보들을 아래에 요약하였다.

1. 다음 세대로 전달되는 DNA의 변화

인간 게놈에 대한 현재 추정치는 세대당, 염기당 2.5×10^{-8}개 돌연변이가 있고 세대당, 유전자당 1×10^{-6}개 돌연변이가 있다는 것이다. Y 염색체의 DNA 염기서열분석에 따르면 인간의 DNA가 한 세대에서 다음 세대로 전달될 때마다 100~200개의 새로운 돌연변이가 축적된다. 현재 인간 게놈에 있는 22,000개의 유전자 추정치를 감안할 때, 이는 20명 중 최소 1명이 한 부모로부터 임상적으로 중요한 유전자 변화(배아 돌연변이)를 물려받을 것으로 예상된다.

2. 개인에서 확인 가능한 다형성의 비율

2천만 개의 코딩 염기 쌍에 대해 인간의 단일 뉴클레오타이드 다형성은 약 60,000개로 추정된다. 모든 사람은 약 22,000개의 유전자 구성에서 기능적으로 "비정상", 즉 열성 돌연변이를 가진 5~15개의 유전자를 가지고 있는 것으로 추정된다. DNA 구조로 유명한 제임스 왓슨(James Watson)은 자신의 게놈을 염기서열분석했다. 그는 12개의 확인된 열성 돌연변이를 가지고 있었는데, 이는 전형적인 개체의 돌연변이 추정치이다.

3. 체세포 돌연변이

사람은 살아가면서 자연적으로 돌연변이가 축적된다. 체세포 돌연변이는 모든 개인에게 확실하게 발생하고 이러한 돌연변이의 축적은 노화, 성인기에 발생한 질환 및 장수와 같은 모든 대부분의 인간이 겪는 경험의 원인이 된다.

간단히 말해 돌연변이는 일상적이다. 일반적인 돌연변이 특성에 대한 몇 가지 중요한 점은 새로운 돌연변이는 게놈 전체에 고르게 분포되지 않고, 뚜렷한 **돌연변이 "핫스팟(hot spot)"**이 존재한다는 것이다. 게놈의 어떤 특정 영역은 분명히 더 높은 돌연변이율을 보인다(표 7-2). 하나의 특정 유전자(위치)가 더 높은 돌연변이율을 보일 수 있는 몇 가지 이유가 있다. 일반적으로 큰 유전자가 작은 유전자보다 더 높은 돌연변이를 갖는데 더 많은 뉴클레오타이드가 있으면 변화가 발생할 가능성이 더 크기 때문이다.

돌연변이 핫스팟의 발생은 특정한 서열에서 나타난다고 알려져 있다. 예를 들어, 이러한 특정 서열은 전이인자에 가깝거나, 바이러스 삽입 시 인식되는 부위이거나, 재조합 루프를 형성하기 쉬운 부분이다. 면역유전학 영역에서 독특한 돌연변이 현상이 관찰된다. 면역반응에서 면역글로빈 관련 단백질을 암호화하는 유전자에는 체세포 과잉돌연변이(somatic hyper-mutation)가 나타난다. 항체 생산에서 가능한 한 많은 다양성을 생성하기 위해 면역반응 유전자는 유전자 변화를 유도하는 고유한 기전을 가지고 있다.

일부 유전자자리는 평균 돌연변이율보다 낮은 것으로 알려져 있다. 예를 들어, 본히펠린다우(von Hippel-Lindau, vHL)증후군은 특징적으로 눈, CNS 및 복부에 주로 발생하는 여러 악성 및 양성 종양을 일으키는 가

표 7-2 인간 게놈에서 '핫스팟(hot spot)'에 대한 돌연변이율*

유전자 기호	유전자 산물	관련 장애	돌연변이율
NF1	Neurofibromin	신경섬유종증	5×10^{-3}
PKD1	Polycystin1	다낭-신질환	6×10^{-3}
DMD	Dystrophin	뒤센느근디스트로피	1×10^{-4}
FGFR3	Fibroblast growth factor 3	연골 무형성증	1.8×10^{-4}
PAX6	Paired box 6	무홍채증	0.5×10^{-5}
RB1	p105-Rb	망막모세포종	1.5×10^{-5}
HemA	Factor VIII	혈우병 A†	2.5×10^{-5}

* 유전자자리당 1×10^{-6} 돌연변이의 평균 돌연변이율에 유의하시오.

† A형 혈우병은 남성에서 5배 더 높은 돌연변이율로 성별 차이를 보여준다.

족성 암증후군이다. vHL의 예상 돌연변이율은 약 1×10^{-7}이다. 마지막으로, 어떤 유전자자리는 돌연변이율에서 성별 차이를 보일 수 있다. 혈우병 A는 혈액응고 과정에서의 8번 응고인자의 X-연관 장애이고, 이 유전자자리의 경우 남성의 돌연변이율이 여성보다 훨씬 높다(9 : 1).

돌연변이 유형 Types of Mutations

유전자 변이 방식에는 여러 가지가 있다. 소규모의 변이는 다양한 방식으로 분류되고, 그 중 한 가지 방법은 유전자 구조 변화의 영향으로 분류하는 것이다.

유전 변화는 복잡하고, 다양한 방식으로 발생할 수 있다. 이러한 이유로 변이사항의 분명한 설명이 필요하고 특정 변이사항을 일관되게 나타내기 위해 표준 명명법이 개발되었다. 첫 번째 변수는 지칭하고자 하는 생화학적 정의이고, 화합물을 지정하기 위해 단일 문자가 사용된다.

- "c." coding DNA 서열(cDNA, mRNA 분자에 상보적인 DNA 서열)
- "g." 게놈 서열(genome sequence)
- "m." 또는"mt." 미토콘드리아 서열(mitochondria sequence)
- "r." RNA 서열(RNA sequence)
- "p." 단백질 서열(protein sequence)

DNA 변경의 경우 추가 설명에는 다음이 포함된다.

1. 변경된 뉴클레오타이드[아데닌(A), 구아닌(G), 티민(T) 및 시토신(C)]. 첫 번째 문자는 원래(wildtype)의 뉴클레오타이드를 나타내고 두 번째 문자는 변경된 뉴클레오타이드를 나타낸다(예: A > G).
2. 유전자 내에서의 위치는 5′ 말단에 있는 첫 번째 뉴클레오타이드를 1번으로 시작한다.
3. 변경 유형을 지정하는 특정 기호[예: 뉴클레오타이드 치환의 경우 '>' 또는 결실의 경우 'Δ'(델타)]

예를 들어, 'c.76A > T'는 cDNA에서 76번째 위치의 아데닌이 티민으로 대체되는 뉴클레오타이드 치환을 설명한다. 이것은 "칠십육 A to T"로 읽는다. 때때로 다른 명명법에 대해 혼동이 있을 수 있는데 예를 들어, 단백질 서열이 뉴클레오타이드 서열의 변화에 대한 기술보다 바람직한 경우가 있다. 이러한 상황에서는 비슷하지만 다른 규칙이 사용된다.

1. 20개의 아미노산은 알파벳 문자로 지정된다. 표 7-3은 각 아미노산을 지칭하는 문자를 나열하였다.
2. +1번인 메티오닌(번역 개시제)으로 위치 번호를 시작한다.
3. 다른 유형의 변경을 설명하는 데 기호가 사용된다.
   - > : 치환(substitution)
   - Del 또는 Δ : 결실(deletion)
   - Dup : 중복(duplication)
   - Ins : 삽입(insertion)

낭성섬유증에서 볼 수 있는 가장 흔한 돌연변이는 아미노산 위치 508에서 페닐알라닌이 누락되는 3-염기 결실이다. 이것은 p.ΔF508로 표시된다.

일반적으로 허용되는 서열변이 명명법에 대한 자세한 규칙은 Human Genome Variant Society 웹 사이트(http://www.hgvs.org/mutnomen/)에서 확인할 수 있다.

의료진이 돌연변이 유형과 그 효과를 발휘하는 메커니즘을 아는 것은 잠재적인 치료법과 중재방안을 개발하는 데 활용할 수 있다.

돌연변이의 원인 Causes of Mutations

전통적으로 돌연변이의 원인은 자연적이거나 유도된 것으로 알려져 있다. 자연 돌연변이는 돌연변이원에 노출된 결과가 아니라 "자연적으로" 발생하는 돌연변이이다. 이들은 일반적으로 외부 영향 없이 오작동하는 오류로 DNA 복제와 같은 세포의 정상적인 기전의 실수로 일어난다. 이는 정상적인 유사분열, 감수분열 또는 DNA 복제 및 복구 과정의 오류일 수 있다. 시간이 지남에 따라 명백한 이유 없이 실수가 발생한다고 본다.

유도된 돌연변이는 유도체가 있어서 직접 DNA 변화에 원인이 될 때 일어난다. 이러한 물질을 **돌연변이원**

표 7-3 단백질 서열 코드 목록

하나의 문자 코드	3개의 문자 코드	아미노산	관련 코돈
A	Ala	알라닌(Alanine)	GCA, GCC, GCG, GCT
B	Asx	아스파라긴 또는 아스파라긴산(Asparagine or Aspartic acid)	AAC, AAT, GAC, GAT
C	Cys	시스테인(Cysteine)	TGC, TGT
D	Asp	아스파르트산(Aspartic acid)	GAC, GAT
E	Glu	글루타민산(Glutamic acid)	GAA, GAG
F	Phe	페닐알라닌(Phenylalanine)	TTC, TTT
G	Gly	글리신(Glycine)	GGA, GGC, GGG, GGT
H	His	히스티딘(Histidine)	CAC, CAT
I	Ile	이소류신(Isoleucine)	ATA, ATC, ATT
K	Lys	라이신(Lysine)	AAA, AAG
L	Leu	류신(Leucine)	CTA, CTC, CTG, CTT, TTA, TTG
M	Met	메티오닌(Methionine)	ATG
N	Asn	아스파라긴(Asparagine)	AAC, AAT
P	Pro	프롤린(Proline)	CCA, CCC, CCG, CCT
Q	Gln	글루타민(Glutamine)	CAA, CAG
R	Arg	아르기닌(Arginine)	AGA, AGG, CGA, CGC, CGG, CGT
S	Ser	세린(Serine)	AGC, AGT, TCA, TCC, TCG, TCT
T	Thr	트레오닌(Threonine)	ACA, ACC, ACG, ACT
V	Val	발린(Valine)	GTA, GTC, GTG, GTT
W	Trp	트립토판(Tryptophan)	TGG
X	X	종결코돈(stop codon)	TAA, TAG, TGA
Y	Tyr	티로신(Tyrosine)	TAC, TAT
Z	Glx	글루타민 또는 글루타민산(Glutamine or Glutamic acid)	CAA, CAG, GAA, GAG

Reprinted with permission from the Human Genome Variation Society.

이라고 하고 돌연변이원은 새로운 돌연변이의 전체 비율을 유도하거나 증가시킬 수 있는 모든 인자이다. 여기에서 몇 가지 정의가 필요하다. **발암물질(carcinogen)**은 암의 위험을 유도하거나 증가시킬 수 있는 물질이다. 많은 돌연변이가 발암물질로 작용할 수 있지만 동일하지 않다. 일부 돌연변이는 암을 유발하지 않으며 일부 발암물질은 돌연변이가 아니다. 마찬가지로 **기형유발물질(teratogen)**은 발생중인 태아에게 선천성 기형을 초래할 수 있는 외부 인자이다. 임신 중 돌연변이 유발물질에 노출되면 선천적 결함을 쉽게 유발할 수 있지만 임상적으로 중요한 기형 유발인자 중 상당수는 돌연변이 생성 이외의 다른 기전에 의해 영향을 받는다.

가장 잘 알려진 돌연변이원은 다음과 같다.

1. 전자기 방사선(electromagnetic radiation)
- 짧은 파장의 방사선(X 또는 γ선)은 돌연변이율을 증가시키고, 더 긴 파동(빛, 라디오, 마이크로파)은 돌연변이 유발성이 적다. 햇빛 노출로 인한 자외선은 피부암과 연관성이 강하다.
- X-선과 γ-선은 돌연변이를 유발한다.
- 임상에서는 가능한 한 과도한 방사선으로부터 환자를 보호하는 것이 매우 중요하다.

2. 화학물질
- 처음으로 확인된 화학적 돌연변이원은 제2차 세

계대전에서 독성 무기로 사용된 질소 머스타드(nitrogen mustard)였다.

- 화학물질은 DNA 재조립에 영향을 미치거나, 다양한 단계에서 DNA 복제를 변경하거나, 파손 또는 비정상적인 교차 연결을 유발하여 DNA 구조를 변화시켜 돌연변이를 유발할 수 있다.
- 산화 스트레스(oxidative stress)

3. 바이러스

- 인간 숙주 DNA에 자신의 게놈을 삽입하는 DNA 바이러스가 돌연변이를 가장 잘 유발한다.

4. 전이인자(transposable elements)

DNA 복구 DNA Repair

인간 게놈은 DNA 복구를 위한 여러 복잡한 메커니즘을 가지고 있다. 돌연변이가 일반적인 사건이기에 유기체 생존을 위해 이러한 기전이 필요하다. 이러한 기전은 희귀 유전 증후군 그룹에서 처음 발견되었다(표 7-4). 이러한 상태는 암에 대한 소인, 피부 발진 또는 햇빛에 대한 민감성, 면역 결핍, 조기 노화, 취약 모발, 변형된 얼굴, 구조적 선천기형, 골수억제, 단신, 인지기능장애 및 신경 감각이상을 포함하는 일반적인 임상 특징과 관련이 있다(그림 7-11, 12). 이러한 조건의 일반적인 특징은 유전체 불안정성(genomic instability)이다. 암 위험 증가, 조기 노화, 골수억제 및 면역 결핍과 관련된 유전체 불안정성은 DNA 복구 이상을 의미한다. 궁극적으로 이러한 상태와 관련된 유전자의 발견은 정상적인 DNA 복구 기전을 밝히는 데 큰 역할을 하였다.

최근까지 알려진 DNA 복구 기전은 다양한 손상을 수정하기 위해 다양한 유형의 복구 방식을 사용한다. 가장 흔한 형태의 복구 기전의 손상은 특정 변화를 직접 복구하는 수선효소(repair enzyme)의 손상이다. O^6-메틸구아닌은 알킬화제에 의해 유도된 DNA의 주요 돌연변이 병변이다. 메틸구아닌-DNA 메틸트랜스퍼라제(methylguanine-DNA-methyltransferase, MGMT) 효소는 O^6-메틸구아닌에서 메틸기를 제거하여 비

표 7-4 DNA 복구에 관여하는 유전자의 돌연변이로 인한 희귀 유전 증후군

유전자	영향을 받는 DNA 복구 기전	증후군	주요 임상 특징
ERCC6 ERCC8	절단 복구(excision repair)	코케인증후군(Cockayne syndrome)	왜소증, 조기 노화, 색소성 망막변성, 시신경위축, 난청, 대리석 무늬 골단, 햇빛에 대한 민감성, 정신지체, 관절 구축
MLH1 MSH2 MSH6 PMS1 PMS2 TGFB3 MLH3	불일치 복구(mismatch repair)	유전성 비폴립성대장암(HNPCC)(=린치증후군)	결장직장 종양의 조기 발병; 주로 우측(근위) 종양
RecQ3	Unwinding DNA를 사용하여 복구 가능 DNA 연결효소 활성 손상(2^0)	블룸증후군(Bloom syndrome)	짧은 키, 눈에 띄는 코가 있는 좁은 얼굴, 고음의 목소리, '나비' 모양의 안면 발진, 감염에 대한 감수성 증가
ATM	DNA 복구와 관련된 주요 기질의 인산화	운동실조-모세혈관확장증(Ataxia-telangiectasia) [=루이스-바증후군(Louis-Bar syndrome)	염색체 파손, 운동실조, 모세혈관확장증, 면역기능장애
XPA-XPG ERCC 2,3,4,5	절단 복구	색소성 피부염(Xeroderma pigmentosa)	UV 손상에 대한 비정상적인 반응; 모발 및 피부 이상 포함
FAA-FAM	복제 포크	판코니빈혈(Fanconi anemia)	범혈구감소증, 심장, 신장, 사지 기형, 색소 변화

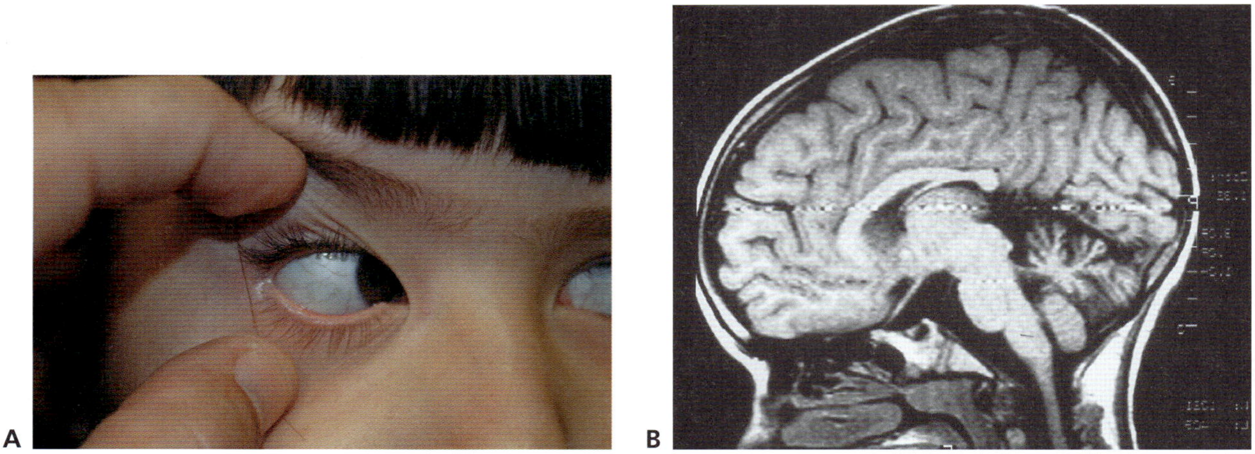

그림 7-11. 운동실조-모세혈관확장증(ataxia-telangiectasia)을 가진 어린 소녀

A. 공막의 모세혈관확장증(작고 확장된 혈관)이 확인된다. **B.** MRI에서 소뇌 위축에 주목하시오. 이것이 운동실조의 원인이고, 이 상태는 이중 가닥 DNA 복구 기전의 주요 구성요소인 ATM 유전자의 돌연변이로 인해 발생한다.

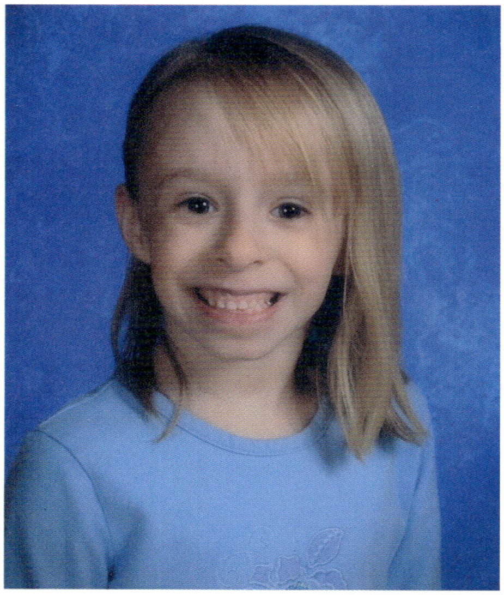

그림 7-12. 블룸증후군이 있는 어린 소녀

이 상태는 짧은 키, 광민감성, 피부색소 변화, 염색체 불안정성 및 악성 성향 증가가 특징이다. 이 아이는 핵형에 자연적인 염색체 파손이 있고, 후속 검사에서 DNA helicase RecQ protein-like 3 유전자의 돌연변이에 대한 이형접합성(heterozygosity)을 보인다.

정상적인 변형을 직접 역전시킬 수 있다. 더 복잡한 비정상을 위해 더 복잡한 복구 기전도 존재한다. 절단(excision) 복구 시스템은 하나의 가닥만 변경하여 누락되거나 변경된 염기를 수정한다. 불일치(mismatch) 복구 시스템은 두 염기가 "정상"이지만 둘의 조합은 그렇지 않은 상황을 수정한다. 마지막으로, 두 가닥이 모두 손상되었을 때 가닥 간 교차 연결(interstrand cross-link) 또는 이중 가닥 파손(double-stranded break) 복구 기전이 필요하다. 두 가닥이 모두 손상되면 수리할 주형(template)이 없기 때문에 이것은 특히 까다로운 "수정"이다. 특정 장애는 이러한 시스템의 오작동과 관련이 있다(표 7-4 참조).

3. 임상 적용 Clinical Correlation

앞서 언급했듯이 특정 장애를 일으키는 돌연변이의 근본적인 특성을 이해하면 치료에 직접적인 영향을 미칠 수 있다. 여러 유형의 돌연변이는 여러 방식으로 변화를 가져오고, 이는 치료에 대한 차별적인 접근으로 이어질 수 있다.

가장 잘 알려진 장애를 유발하는 유전자 질병으로 낭성섬유증(cyctic fibrosis, CF)과 뒤셴느근디스트로피(Duecienne muscular dystrophy, DMD)가 있다. 낭성섬유증(그림 4-21 참조)은 점액 배설에 의한 외분비샘 폐쇄에 이차적인 임상증상을 특징으로 하는 상염색체 열성 유전질환이다. 일차적 결함은 막관통수용체(cystic fibrosis transmembrane receptor, CFTR)의 염화물(CI) 수송 유전자의 문제로 외분비샘 분비물의 염화물 농도가 높아져서 일어난다. 과도한 점성을 가진 점액은 높은 염화물 농도로 인해 발생하고, 이로 인해 외분비샘이 막히면 주요 증상으로 췌장 기능부전과 만성 진행성 폐쇄성 폐질환이 발생한다. 현재 CF 환자의 평균수명은 30대이다. DMD(그림 6-30 참조)는 디스트로핀(dystrophin)이라는 유전자의 돌연변이로 인해 발생하는 X-연관 근육장애이다. 디스트로핀은 근육 수축 시 생물학적 "충격 흡수제" 역할을 한다. 디스트로핀이 없거나 제대로 작동하지 않으면 근섬유의 근본적인 기계적 파괴로 인해 진행성 근육 질환이 발생한다. 임상적으로 DMD 환자는 진행성 근육 약화, 심근이상으로 결국 10대 후반 또는 20대 초반에 사망한다.

무의미 돌연변이는 조기에 종결코돈을 만들어, 생성되는 단백질을 짧아지게 한다. 이 단축된 단백질은 부분적으로 또는 완전히 기능을 하지 못한다. CF와 DMD 유전자 검사는 실제로 현저한 유전적 이질성을 보인다. DMD 환자의 10~15%와 CF 환자의 10%는 무의미 돌연변이가 원인인 것으로 밝혀졌다. 이들 환자에서 조기 중지 신호를 유발하는 돌연변이를 확인하려면 유전자 서열 분석이 필요하다(단순한 결실/중복 분석이 아님).

항생제의 항균작용에 대한 연구에서 겐타마이신은 무의미 돌연변이의 "판독"을 할 수 있음이 발견되었다. 즉, 원래와 다른 곳에 위치한 종결코돈을 건너뛰게 한다. 그렇지만, 효과를 얻기 위해 필요한 농도가 독성이 있는 것으로 판명되었기 때문에, 유전적 돌연변이를 치료하기 위해 겐타마이신을 사용하는 것은 타당하지 않다. 이 정보를 이용하여 겐타마이신과 같은 무의미 돌연변이에 대해 동일한 효과를 갖지만 독성 없는 약물이 개발되었다. 이 약물은 초기 연구 약물인 PTC124인데[mRNA 분자가 만들어진 후 발생하는 조절 과정의 전사 후 제어(Post-Transcriptional Control, PTC)], 후에 Atrulen이라는 상품명이 주어졌다. 이 약은 무취, 무미이며 물이나 우유에 녹일 수 있는 분말로 경구 복용한다. 작용 기전은 리보솜이 조기 종결코돈을 읽는데, 이 과정에서 종결코돈은 반드시 정확한 아미노산이 아닌 임의의 아미노산으로 대치된다. 주의할 점은 약물이 일반적으로 유전자 특이적이지 않고 또한 켜지면 안 되는 것을 켤 가능성이 있다는 점이다.

이 약은 DMD 및 CF 환자를 대상으로 첫 임상시험을 통해 무의미 돌연변이 매개 유전질환에 대한 잠재적 치료법으로 연구되고 있다. 이러한 시험이 얼마나 효과적인지는 아직 알려지지 않았다. 그럼에도 불구하고 이러한 유형의 접근 방식은 유전적 치료가 가까이 왔으며, 실제로 유전적 오류를 바로잡는 것이다. 또한 이 예는 어떤 유형의 돌연변이가 존재하는지 아는 것의 중요성을 강조한다. Atrulen의 경우, 이러한 유형의 치료로 혜택을 받을 수 있는 환자 그룹을 구체적으로 보여준다.

Chapter 8

대 사

Metabolism

1. 개요 Background and Systems Integration

대사의 기초 화학 The Basic Chemistry of Metabolism

효소는 화학반응을 가속화하는 촉매단백질이다. 화학반응은 모든 수준의 생물학적 활동에서 발생하는 구조적, 생화학적 변화를 일으킨다. 효소는 표적화학반응이 발생하는 데 필요한 활성화 에너지를 낮춤으로써 작용한다. 정의에 따르면 효소는 반응에 의해 변화를 영구적으로 만들지 않고 화학반응을 가속화한다. 즉, 효소는 화학반응물이 아니고, 소량의 효소가 촉매반응에 잠재적으로 큰 영향을 미칠 수 있음을 의미한다. 대부분의 생물학적 반응에서 효소의 양은 과도하게 생성된다. 이것은 중요한 발달 단계에 대한 환경 변화나 기능적 다양성에 따른 영향을 완충하는 역할을 한다. 이러한 이유로 주요 효소의 수준이 정상 농도의 5% 이하가 될 때까지 임상적으로 진단 가능한 질병은 뚜렷하게 구별되지 않는다.

종종 보조인자는 효소가 더욱 효율적으로 작동하는 데 도움을 준다. **코엔자임**(coenzyme)은 유기 분자로 기질 분자 그룹에 포함되거나 기질 분자로부터 나온다. 비타민 B 복합체 및 비타민 C와 같은 수용성 비타민이 그 예가 된다.

대사는 화학반응의 네트워크이다. 유전학의 관점에서 볼 때 하나의 특정 돌연변이에 초점을 둘 수 있으나, 그 기능의 전반적인 흐름을 잊지 말아야 한다. 이를 염두에 두었을 때, 대사 상호작용을 이해하는 데 도움이 되는 주요 패턴이 있다. 첫째, 관련 효소의 활성화가 일반적으로 기질의 농도보다 더 중요하다. 생화학적 경로의 특정 단계에서, 특히 비가역적 단계에서는 조절 역할을 할 수 있다. 이런 단계에서 알로스테릭 조절(allosteric control)이 제어의 핵심이다. 알로스테릭 조절은 효소가 작은 분자에 결합할 때 작용 단백질 모양이나 기능의 가역적 변화를 가져온다. 따라서 작은 분자는 알로스테릭 작용제(effector) 역할을 하고, 효소의 촉매 능력을 강화시키거나 방해하여 일시적으로 그 활동을 유도하거나 억제한다.

알로스테릭 상호작용 외에도 일부 단백질은 **공유 변형**(covalent modification)의 영향을 받는다. 대사경로의 주요 단계에서 인산화(phosphorylation) 및 아데닐화(adenylation)가 그 예이다. 따라서 대사경로는 작은 변화에 의해서 빠르게 활성화되거나 억제될 수 있다. 효소 양과 활성도의 변화는 세포질이나 미토콘드리아에서 다르게 대사에 영향을 미칠 수 있다.

생화학적 경로에 대한 논리적 탐색 The Logic of Mapping Biochemical Pathways

돌연변이는 적어도 두 가지 방식으로 대사경로에 문제를 일으킬 수 있다. 돌연변이가 결핍이나 소실을 야기하거나 초기 전구체의 축적을 야기할 수 있다. 두 기전 모두 심각한 비정상적인 결과를 가져올 수 있다. 각 돌연변이의 효과에 대한 지식은 결과적으로 연구자들이 생화학적 또는 발달 단계와 유전자, 그에 따른 각 촉매반응을 담당하는 활성효소 사이의 관계를 알 수 있게 한다. 조지 비들(George Beadle)과 에드워드 테이텀(Edward Tatum)은 단순한 빵 효모인 '*Neurospora crassa*(붉은 옥수수 곰팡이)'로 노벨상을 받았다. 그들의 연구에서 돌연변이는 생화학적 경로를 분석하는 강력한 도구가 되었다. 그들의 접근 방식은 오늘날 다양한 유기체에 적용되고 있다. 현재 사용되는 기술적인 면은 매우 다양할 수 있지만 기반한 논리는 동일하다.

앞서 살펴본 바와 같이, 효소는 한 분자를 다른 분자로 전환하는 것을 촉매하며 일련의 효소들이 최종 생성물을 형성하기 위해 순차적인 단계에서 작용한다. 예를 들어, *Neurospora*를 사용하면 일련의 페트리접시에 세포를 복제하여 집락을 배양할 수 있다(그림 8-1A). 완전한(complete, C) 형태의 배양접시 배지에는 정상 세포와 결함 세포 모두가 생존하는데 필요한 모든 기본 영양소를 포함한다. 그러나 최소(minimum, M) 형태 배지에는 정상 세포에 의해 만들어질 수 있는 전구물질의 영양소만 있다. 따라서 세포가 C 배지에서는 생존할 수 있지만 M 배지에서는 생존할 수 없다면, 그 세포는 중요한 생화학적 경로에 돌연변이가 있음을 의미한다. 1963년에 로버트 거스리(Robert Guthrie)의 페닐케톤뇨증(phenylketonuria, PKU)에 대한 세균억제분석 검사는 신생아의 질병에 대한이 선별 기술로써 처음으로 적용되었다(그림 8-1B). 이는 10년 후 최초의 신생아 선별 검사로 채택되었다.

어떤 경로의 생화학을 분석하기 위한 첫 번째 단계는 공유 영양소 결핍과 관련된 일련의 돌연변이를 수집하는 것이다. 이런 세포들은 완전한 배지나 페닐알라닌과 같은 최종 아미노산 산물이 보충된 배지에서 성장할 수 있으나 불완전한 배지에서는 성장할 수 없다. 이러한 영양 변이를 **영양소요구체**(auxotrophs)라고 하고, 유전적으로 정상적인 세포를 **자가영양체**(prototrophs)라고 한다. 다음 단계는 생합성 경로에서 특정 화학물질이 보충된 불완전 배지가 담긴 배양접시에 '영양소요구체'를 복제하는 것이다. 배양 결과를 표 8-1로 제시하였다. 배양 결과 (+) 기호는 세포가 성장하여 집락을 형성할 수 있음을 나타내고, (−)

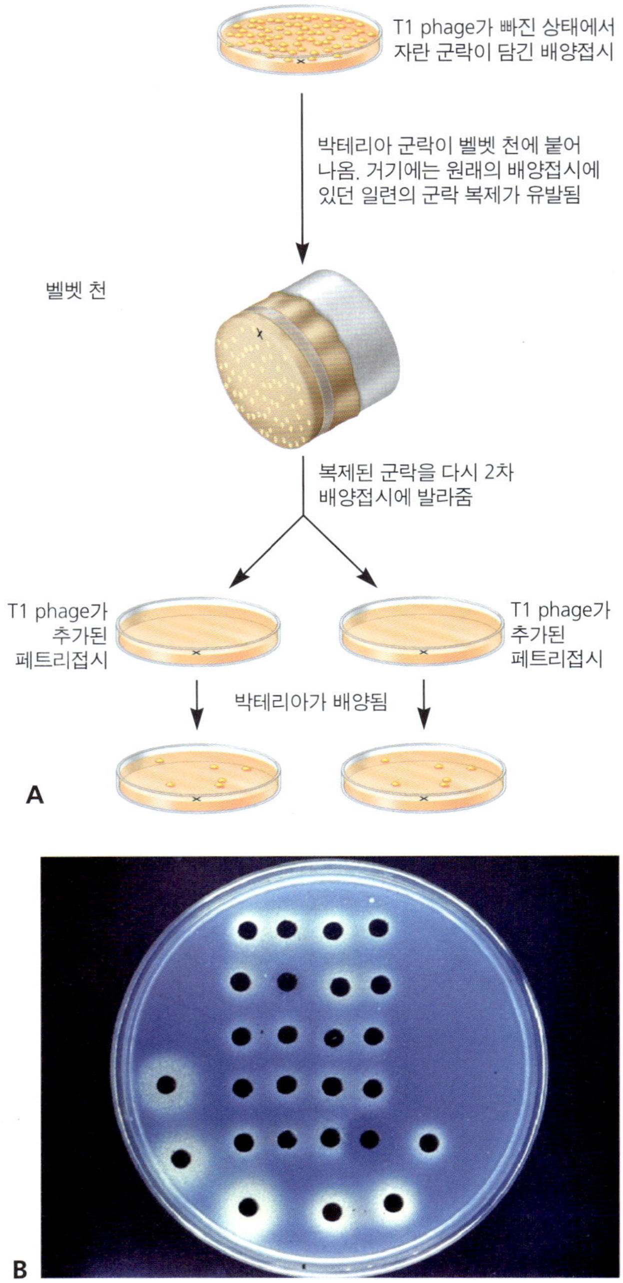

그림 8-1. 대사장애에 대한 미생물 억제 분석

A. 곰팡이 *Neurospora*의 공정 과정. **B.** "거스리 검사(Guthrie test)"에 사용된 배양접시의 사진. 이것은 페닐케톤뇨증(PKU)에 대한 박테리아 억제 분석이다. 이 검사 방법은 PKU에 대한 신생아 선별을 가능하게 했다.(Reprinted with permission from Brooker RJ: *Genetics: Analysis & Principles*, 3rd ed. New York: McGraw-Hill, 2008.)

표 8-1 생화학적 경로에서 가설적 "최종 산물"에 대한 6개의 다른 영양소요구체(auxotroph) 돌연변이의 성장 유무(+/-)*

돌연변이 균주	불완전 배지	불완전 + C	불완전 + E	불완전 + A	불완전 + D	불완전 + B	+ 최종 산물
1	−	+	+	−	+	−	+
2	−	−	+	−	−	−	+
3	−	−	+	−	+	−	+
4	−	−	+	−	+	−	+
5	−	+	+	−	+	+	+
6	−	+	+	+	+	+	+

* 각 돌연변이 균주가 불완전 배지(Min) 또는 중간 대사물질이 보충된 불완전 배지에서 성장할 수 있는지를 평가하여 대사경로에서 돌연변이의 역할을 알아낼 수 있다.

표 8-2 생화학적 경로에서 기능적 중간 매개체와 변이 차단의 순서에 따라 표 8-1의 자료를 재배열함

돌연변이 균주	최소	최소 + A	최소 + B	최소 + C	최소 + D	최소 + E	+ 최종 산물
6	−	+	+	+	+	+	+
5	−	−	+	+	+	+	+
1	−	−	−	+	+	+	+
3	−	−	−	−	+	+	+
4	−	−	−	−	+	+	+
2	−	−	−	−	−	+	+

기호는 성장이 없음을 나타낸다. 균주 및 중간체는 표 8-1에서 무작위로 나타난다.

이러한 자료를 해석하는 논리는 간단하다. 한 가지 사례를 들어, 특정 돌연변이가 중간 매개 분자 B를 C로 전환할 수 없는 결함(깨진 화살촉으로 표시됨)이 있는 효소를 생성하는 경우, B 단계나 그보다 이전 단계의 보충제를 제공하면 성장할 수 없다. 그러나 C 단계나 그 다음 단계에 필요한 보충제를 제공한다면 성장이 가능하다.

조기 전구체 → → → B ⌟ C → → → **최종 산물**

이러한 결과는 표 8-1의 첫 번째 행에 반영되어 있다. A 또는 B 화학물이 보충된 배양접시에 있는 세포는 다음 단계로 전환할 수 없다. 그러나 그 다음 단계 분자 화학물을 보충하면 반응 순서가 정상적으로 진행될 수 있다. 전구체 분자와 돌연변이 성장 특성에 따라 순서를 정렬하면, + 표식이 각 선에서 오른쪽 끝에 모이게 되고 돌연변이 균주는 최대 보충에서 최소 보충에 성공한 것으로 나열된다. 표 8-1에서 무작위로 수집된 자료의 예를 표 8-2에서 돌연변이 단계와 중간 매개 분자의 순서대로 나열했다. 이 가설적인 사례에서 중간 매개 분자의 순서는 다음과 같다.

조기 전구체 → A → B → C → D → E → **최종 산물**

분자 C에서 D로 변환될 때, 이 둘은 매개체를 알 수 없는 효소 #3과 #4에 의해 조절되는 두 개의 분리된 분자 단계가 있거나, 이 두 돌연변이는 동일한 유전자에 영향을 미치는 대립유전자로 볼 수 있다.

*Neurospora*를 이용한 이 사례는 특정 실험 설계에 초점을 두었지만 그 논리는 광범위하게 적용될 수 있다.

돌연변이와 표현형 식별

Mutations and the Level of Phenotypic Discernment

대사적 결함에 대한 고전적 연구에서 효소 활성에

대한 내용은 전혀 없었다. **비기능 대립유전자**(null allele)는 효소가 활성이 없는 것을 말한다. 효소가 기능하는 많은 사례를 알게 되었으나 역학적으로 약해지는 것이 있다. 소위 "누출(leaky)" 돌연변이는 효소 활성이 저하된 단백질이나 환경 조건에 따라 변화될 수 있는 활성도를 갖는 단백질을 의미한다.

항상 그런 것은 아니지만 효소 활성 수준의 차이는 표현형의 변화를 만들어낸다. 이러한 다양성은 표현형 식별(표 8-3), 즉 "검출 능력"이라고 한다. 돌연변이가 동형접합체(homozygotes)에서 활동하지 않는 경우, 개체의 표현형은 변하지 않는 것을 보여준다. 그러나 앞서 언급했듯이 많은 효소가 과도하게 생성되거나, 정상 효소 활성의 5% 이하의 활성도를 가지는 누출 돌연변이는 정상이거나 보통에서 심한 정도의 표현형 발현을 나타낸다.

신생아 선별 검사를 통해 점점 더 많은 대사 질환이 진단되고 있다. 가스 크로마토그래피(Gas chromatography), 질량 분광분석(mass spectrometry assays), DNA 마이크로어레이 등의 기술이 선별검사에 사용될 수 있다. 그러나 수십 년 동안 일반적으로 사용되어 온 선별 검사를 보다 더 정확한 기술로 효율적으로 사용하는 데 관심을 두고 있다. 사용 가능한 새로운 기술이 점점 더 많아질수록 소아유전학이 빠르게 변화될 것이라는 점은 분명하다.

표 8-3 표현형 식별의 수준에 대한 예시

유전자형	*aa*	*Aa*	*AA*
1. 돌연변이 없음("*a*" 대립유전자 활성 없음)			
효소 활성(enzyme activity)	0%	50%	100%
표현형(phenotype)	영향 받음	영향 받지 않음	영향 받지 않음
2. 누출 돌연변이("*a*" 대립유전자는 정상 활성의 절반 정도)			
효소 활성	50%	75%	100%
표현형	정상	정상	정상
3. 누출 돌연변이("*a*" 대립유전자는 정상 활성의 1/20 수준)			
효소 활성	5%	52.5%	100%
표현형	중등도 또는 정상	정상	정상

2. 의학유전학 Medical Genetics

서론 Introduction

1902년 아치볼드 개로드(Archibald Garrod)는 "선천성 대사 오류(inborn errors of metabolism, IBEMs)"라고 불리는 유전질환의 범주를 정의했다. 그 시작은 인체 생화학에서 기원한다. IBEM은 효소 단백질의 유전적 결함으로 인해 정상적인 대사경로의 이상이 생겨 임상적 후유증을 나타낸다. 이는 다음과 같은 몇 가지 이유로 임상적으로 매우 중요한 것들이 있다.

1. 특정 유전자의 변화로 단백질(효소)의 변화가 일어나고 병태생리학적 이상 소견이 나타난다.
2. 최초의 대규모 인구집단에 대한 유전자 선별검사의 노력은 신생아의 IBEM 검사였다. 몇 가지 유전질환에 대한 신생아 선별검사는 공중보건 분야에서 큰 성공 사례 중 하나이다.
3. 많은 IBEM에 효과적인 치료법이 있고, 치료의 성공 여부는 질환의 조기 발견과 조기 치료에 달려 있다.
4. 이러한 질병은 각각 보았을 땐 드물지만, 전체적으로 의료 현장에서는 자주 발생한다.
5. IBEM에서 볼 수 있는 임상 징후와 증상의 범위는 매우 광범위하므로 거의 모든 임상증상의 감별 진단이 고려되어야 한다. 태아기 딸꾹질에서 성인의 정신과적 문제에 이르기까지 다양하게 표현될 수 있다.

선천성 대사장애는 매우 광범위하다. 이런 장애의 생화학, 병태생리학, 분자유전학 및 임상적 관점에 대한 다양하고 방대한 내용이 있으나 이 장에서는 보다 일반적인 조건의 확연한 특징에 대해 다룬다.

PKU는 아미노산인 페닐알라닌을 티로신으로 전환하는 단계에 문제가 발생한 선천적인 대사 이상이다. 다른 IBEM보다 더 많은 내용이 알려져 있어서 PKU를 예를 들어 주요 원리를 설명할 것이다. 또한 PKU의 의료 문제와 치료 이슈에 초점을 두고 임상과의 상관관계를 설명하겠다.

선천성 대사 오류의 기본 원리

Basic Principles of Inborn Errors of Metabolism

IBEM에 대한 기본 이해는 인체 생화학에 대한 이해가 필요하다. 살아있는 개체 내의 화학반응은 일반적으로 효소에 의해 촉진되고, 효소는 생화학적 촉매이다. 이러한 화학반응은 속도가 느리지만 자연발생적 효소역학반응이다(그림 8-2A). 효소(촉매)는 화학반응을 가속도로 밀어낸다(그림 8-2B). 일부 효소는 **보조인자**(cofactors)로 활성을 강화시키고(그림 8-2C), **보조효소**(coenzyme)는 효소와 함께 작용한다. 보조인자는 일반적으로 효소단백질에 결합하는 비단백질 화합물로 유기 또는 무기 화합물로 되어 있다. 비타민은 일반적으로 유기 보조인자이다. 효소 자체를 **아포효소**(apoenzyme)라고 하며, 보조인자와 결합된 효소는 **완전효소**(holoenzyme)라고 한다. 일부 효소의 경우, 보조인자의 결핍으로 효소의 활성이 감소되거나 전혀 기능을 하지 못할 수도 있다. 일부 효소는 효과적인 기능을 위해 여러 가지 보조인자가 필요하기도 하다.

대부분의 인체 효소 체계에는 정상적인 기능에 필요한 것보다 훨씬 많은 효소가 존재한다. 사실, 과다한 효소로 효소 활성이 "정상"의 5% 미만으로 떨어질 때까지 질병이 발생하지 않을 수 있다. IBEM의 대부분은 상염색체 열성이며, 일부가 X-염색체 열성 질환이다.

선천성 대사 오류의 병태생리: 효소 차단은 어떻게 질병을 유발하는가? Pathophysiology of Inborn Errors of Metabolism: How Do Enzymatic Blocks Cause Disease?

질병에 대한 병태생리학적인 이해는 적절한 치료법과 중재를 개발하는 데에 있어 핵심이 된다. 돌연변이가 효소를 변화시켜 효소가 작동하지 않는 것보다 더 중요한 것은 효소가 작동하지 않으면 무슨 일이 일어나고, 이 비정상적 대사의 결과는 무엇이고, 이것이 환자의 실제 증상으로 어떻게 나타나는가이다.

간단히 보면, 효소 차단은 효소반응 생성물의 결핍을 초래한다. PKU에서 유전자 변화는 페닐알라닌 수산화효소(phenylalanine hydroxylase)의 활동을 방해하여 페닐알라닌에서 티로신으로의 전환을 방해한다. 이로 인해 티로신 양이 감소하면 몇 가지 문제가 발생하는데(그림 8-2D), 일반적으로 단백질 합성과 생산을 손상시킨다. 또한, 티로신은 신경전달물질 L-도파, 도파민, 노르에피네프린 및 에피네프린 합성의 전구물질이다. 따라서 낮은 티로신 수치는 신경학적 문제와 함께 이러한 중요한 화학물질의 생산을 감소시킨다. 또한 티로신은 멜라닌 합성의 대사경로에 있다. 이것은 PKU를 가진 사람들이 색소가 옅은 경향과 관련 있다(그림 8-3).

또한 효소 차단의 다른 병태생리학적 결과가 있다는 것이 중요하다. 반응 생성물의 결핍 외에도 생성 과정의 차단은 과도한 전구물질의 축적으로 이어진다(그림 8-2E). 넘쳐나는 페닐알라닌은 대형 중성 아미노산 수송체(large neutral amino acid transporter 1, LAT1)는 막수송 단백질로, 중성 아미노산(발린, 류신, 이소류신)과 방향족 아미노산(트립토판, 티로신)을 혈액-뇌 장벽(blood-brain barrier, BBB)을 통해 우선적으로 수송한다. PKU에서 과도한 양의 페닐알라닌은 혈액-뇌 장벽 통과 시 이러한 다른 아미노산과 경쟁하여 뇌에서 다른 아미노산의 결핍을 초래한다(그림 8-2F). 노년층에서 치료되지 않는 PKU 관련 문제들의 원인을 이런 다른 아미노산의 결핍으로 보기도 한다. 과다한 전구물질이 갖는 또 다른 문제는 자연적으로 발생하지 않는 방식으로 대체 생화학적(alternate biochemical)

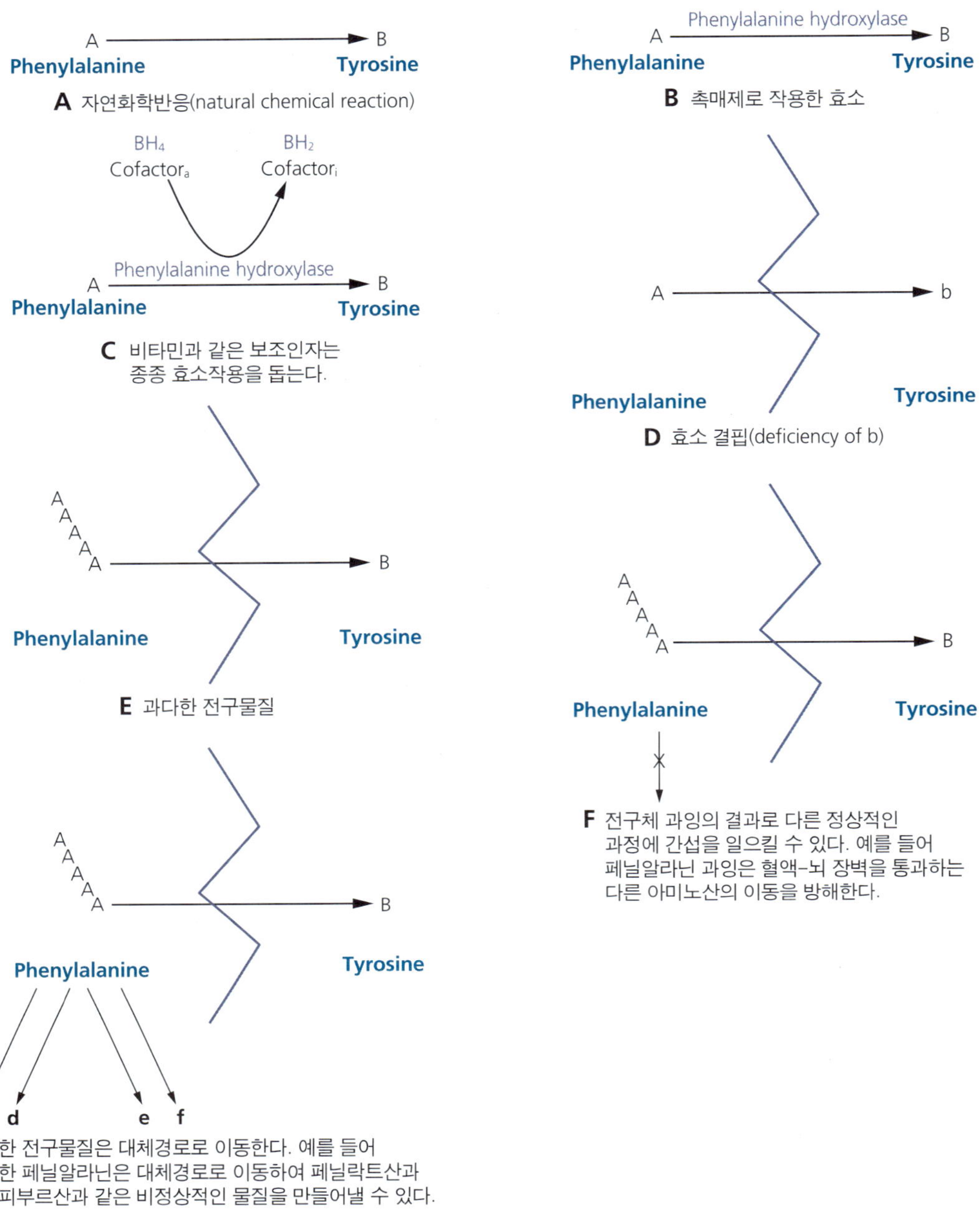

그림 8-2. **A.** 자연적으로 발생하는 화학반응. 효소 역학은 올바른 기질이 주어지면 자발적인 전환을 선호한다. 그 예로 페닐알라닌(phe)에서 티로신(tyr)으로의 전환이 있다. **B.** 효소는 페닐알라닌에서 티로신으로의 전환을 촉매한다. **C.** Biopterin(BH4)은 보조인자로 페닐알라닌 수산화효소 활성을 강화한다. **D.** 효소 결핍은 "효소 과정"을 느리게 한다. 이는 반응 생성물(tyr)의 생산을 감소시킨다. **E.** 효소 결핍의 또 다른 결과는 반응 전구물질(phe)의 축적이다. **F.** 전구체 과잉의 결과의 하나로 다른 정상적인 과정에 간섭을 일으킬 수 있다. 페닐알라닌 과잉은 혈액-뇌장벽을 통과하는 다른 큰 중성 아미노산의 이동을 방해한다. **G.** 과도한 전구물질은 대체경로로 이동한다. 최종 결과는 일반적으로 존재하지 않는 화합물이 다량 생성되는 것이다. 이러한 화합물은 그 자체로 생리적 문제를 일으킬 수 있다.

경로를 차단시킨다는 것이다(그림 8-2G). PKU에서 과잉된 페닐알라닌은 페닐락트산, 페닐피루브산 및 포스포에탄올아민의 과잉과 함께 소변에서 이러한 화합물과 대사산물의 과도한 분비가 나타나고, 소변에서 "페닐케톤"으로 발견된다. 치료받지 않은 경우 과다한 페닐피루브산으로 냄새를 만든다. 마지막으로, 포스포에탄올아민 과잉은 다양한 영향을 나타내며, 그 중 하나로 중추신경계 흥분이 있으며, 이는 통제가 안되는 과잉 행동과 관련이 있다.

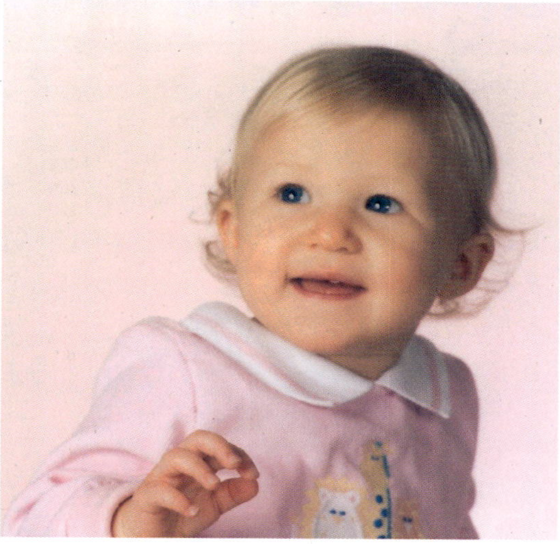

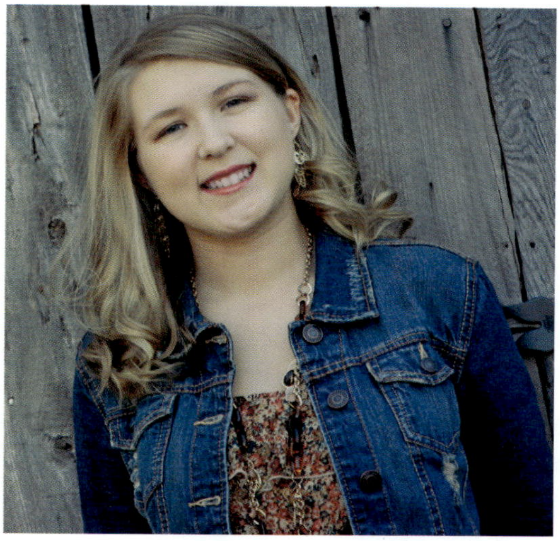

A B

그림 8-3. 페닐케톤뇨증(PKU)이 있는 젊은 여성
A. 유아기, **B.** 사춘기 초기 눈에 띄는 색소 변화

IBEM의 두드러진 특징 Presenting Features of IBEMs

앞서 언급했듯이 IBEM은 복합적으로 나타나는 증상을 보여주기에 대부분의 다양한 인간 질환의 진단명을 IBEM이라 부를 수 있다. 예를 들어, 감염원을 알 수 없는 심한 감염(패혈증)으로 인한 신생아 사망의 25% 이상이 실제로 진단되지 않은 IBEM으로 인한 것이라는 많은 자료가 있다. 신생아 선별검사의 발전에 따라 이 숫자는 줄어들 것으로 기대된다. 한편 성인 정신질환자 중 정신질환의 원인으로 대사장애가 있는 경우가 많이 있다.

생애주기에서 나타나는 대사장애의 특징을 고려해서 임상적으로 정의된 IBEM 아형(infantile, juvenile, adult)은 대사 결함의 정도에 따라 다양한 증상을 나타낸다. 이 정의는 가족에게 일반적인 예후에 대한 정보를 제공한다는 점에서 임상에서 도움이 된다. 표 8-4에서 8-7은 IBEM이 발생할 가능성이 있는 생애주기별 IBEM의 일반적인 증상 목록을 제공하고 있다. 그러나 이것들은 실제 임상 결과의 연속선상에서 인위적으로 정리한 것이다.

IBEM 표현의 특별한 범주 중 하나는 구조적 선천성 이상이다. 일반적인 병인론으로 IBEM에서 보여지는 다양한 비정상적 증후군들에 대해 표 8-8에 나열하였다. 한 가지 예는 스미스-렘리-오피츠증후군(Smith-Lemli-Opitz syndrome, SLO)이다. SLO는 얼굴, 발가락 및 생식기 이상을 특징으로 하는 다발성 이상 증후군이다(그림 8-4).

이들은 또한 현저한 신경발달장애와 자폐행동을 보였다(절반 이상은 자폐증 진단 기준을 충족). 이후 SLO를 가진 많은 환자의 혈청 콜레스테롤 수치가 현저히 낮다는 것을 발견했다. 후속 연구를 통해 SLO의 원인이 7-디하이드로콜레스테롤 환원효소(7-dehydro-cholesterol reductase)라고 하는 효소의 결함이라는 것이 입증되었다(그림 8-5). 이 효소의 결핍은 콜레스테롤 생성 결핍과 전구물질인 7-디하이드로콜레스테롤의 증가를 초래한다. 이런 부분은 SLO의 병태생리에 영향을 준다.

IBEM 진단 Diagnosis of IBEMs

대사 질환이 의심되면 생화학적 분석 검사가 고려되어야 한다. 종종 대사유전학 분야의 경력이 없더라도 전문가에게 의뢰하기 전에 일반적인 대사 상태에 대한 인지와 조치가 필요하다. IBEM에 대한 효과적인 치료법이 많이 있으므로, 표 8-4에서 8-7에 나열된 증상에 대해 잘 숙지하고, 대사장애가 의심되는 경우 즉시 적절한 검사를 받도록 해야 한다. 대사 질환에 대한 중요한 기본 선별검사와 관련 질환에 대해 표 8-9에 나

표 8-4 대사장애의 임상증상: 산전

태아 딸꾹질
태아 발작(어머니가 자궁에서 "강하게 차는" 또는 "춤추는" 것으로 인식할 수 있음)
비정상적인 태아 성장
비정상적인 초음파(예: 구조적 이상, 심근병증)
산모 HELLP 증후군[H-용혈(hemolysis), EL-간 효소 상승(elevated liver enzymes), LP-낮은 혈소판 수(low platelet count)]

표 8-5 대사장애의 임상증상: 신생아

신생아 선별검사(가끔 모계 IBEM을 식별 가능)
- 무균 패혈증(Sterile sepsis)
- 저혈당증/고혈당증
- 높은 음이온 차이(anion gap)의 산증
- 지속되는 구토
- 수유 불량/발달지연
- 비정상적인 냄새
  - 달콤한 냄새가 나는 소변(유기산혈증)
  - 메이플시럽 뇨증(MSUD)
  - 땀에 젖은 양말 냄새(이소발레르산혈증)

간 기능장애
결합 또는 비결합 고빌리루빈혈증
간비장 비대
신경학적 증상
- 발달지연
- 퇴행
- 발작
- 안구진탕증
- 근긴장이상
- 비정상적인 움직임
- 무기력/혼수상태
- 뇌졸중

표 8-6 대사장애의 임상증상: 영아/소아

심근병증/근병증
- 운동불내증
- 횡문근융해증
- 근육통/근경련

저케톤성 저혈당증 또는 고암모니아혈증을 동반한 대사성 라이증후군
음식 혐오/발달장애/일련의 급성 질병
감각장애
- 시각(백내장, 망막병증)
- 청각 손상

정신지체
자폐
뇌성마비
골격 이형성증
전해질 이상
신장 증상
RTA/판코니증후군
기형적 외모

표 8-7 대사장애의 임상증상: 성인

허약(종종 진행성)
신경학적 변화/이상
치매
정신과적 증상
정신증, 우울
급작스런 질병
발작
운동장애
선천적 결함(자녀에서 나타남)

표 8-8 구조적 선천성 기형과 관련된 대사장애의 예

리소좀 저장장애
- 다중이소증(후를러증후군, Hurler syndrome)
- 간비장 비대

결합조직 장애
- 관절 느슨
- 탄력이 저하된 연약한 피부
- 동맥류
- 심장판막 문제
- 척추측만증
- 불균형하게 긴 팔다리

과산화물 장애
- 대뇌 이형성
- 선천성 심장 기형
- 뼈 이형성증
- 요도하열
- 유문협착
- 신장낭종

선천성 당화 장애
- 비면역성 수종
- 함몰 젖꼭지
- 대뇌 이형성
- 선천성 심장 기형
- 관절 구축
- 간비장 비대
- 소안구증
- 구개 결함

지질 대사장애
- 입천장갈림증
- 선천성 심장 기형
- 다지증/합지증
- 생식기 이상
- 신장 기형
- 유문협착증/장 회전이상
- 골격 이형성증

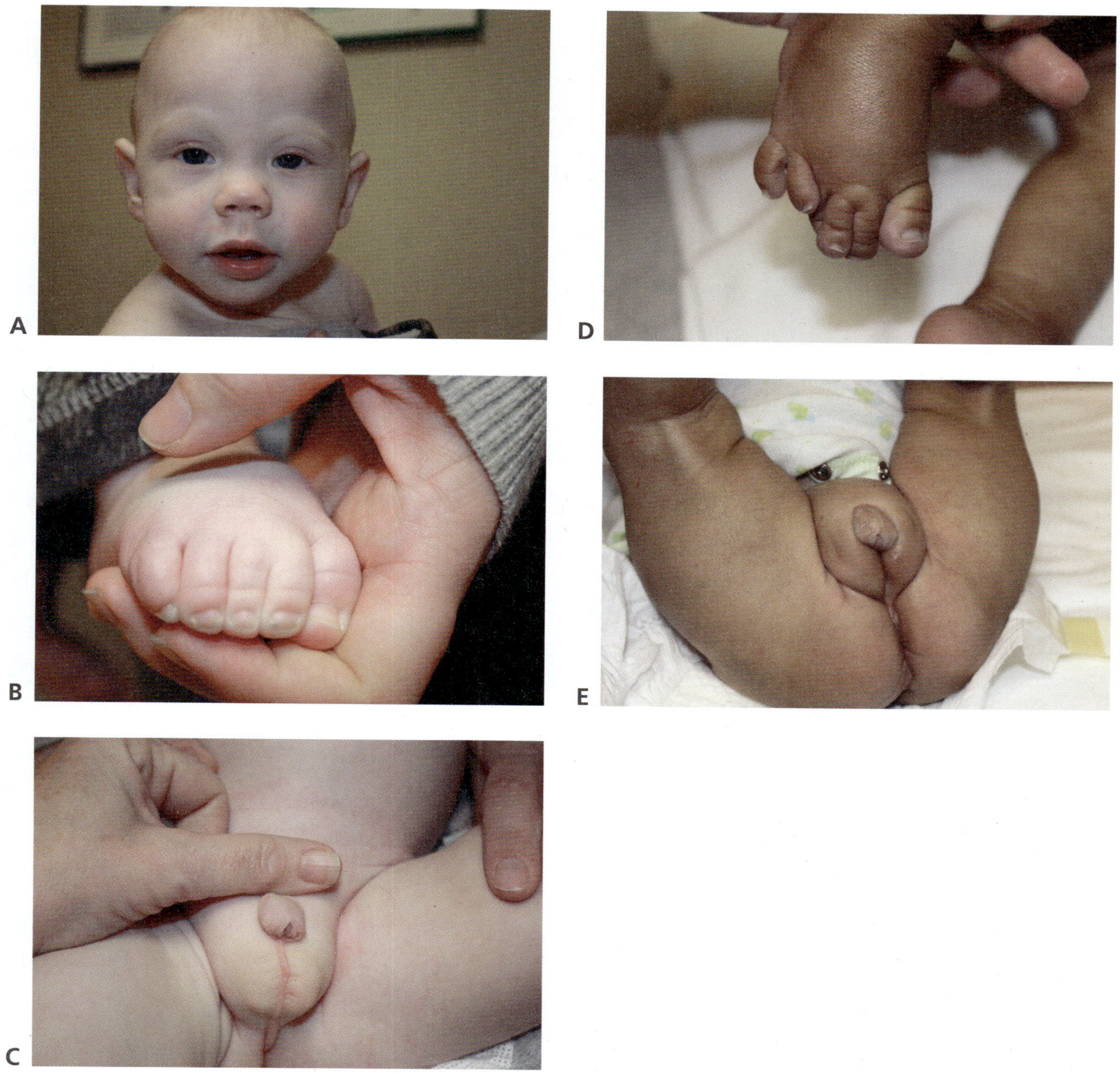

그림 8-4. 스미스-렘리-오피츠증후군이 있는 두 아이에게서 나타난 특징적인 얼굴, 발가락, 생식기 모양

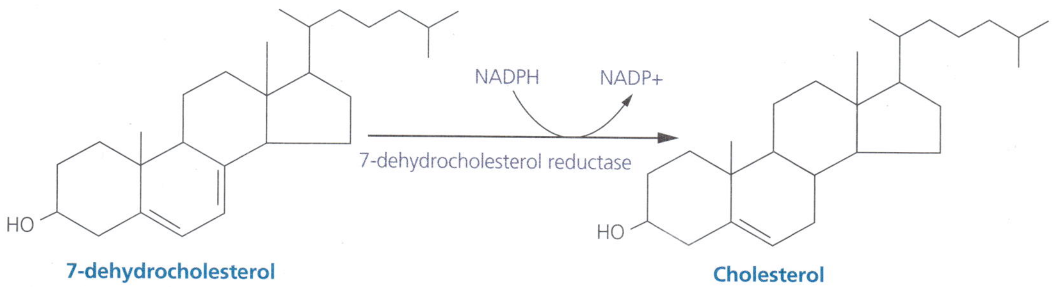

그림 8-5. 콜레스테롤 합성의 마지막 단계는 7-디하이드로콜레스테롤을 콜레스테롤로 전환하는 것이다. 7-디하이드로콜레스테롤 환원 효소의 활성 감소로 이 단계가 차단되면 스미스-렘리-오피츠증후군을 유발한다.

표 8-9 대사장애 검사

기본 검사	
간 기능 검사	
전혈	
요분석(소변을 직접 보고 냄새 맡기)	
CPK	
청력도	
안과 검진	
영상 검사: 흉부 X선, 뇌 MRI	
대사성 검사	**관련 질병**
소변 내 물질 감소	갈락토스혈증, 과당혈증
혈장 아미노산	아미노산병증
소변 아미노산	RTA, 로우증후군(Lowe syndrome)
소변 유기산	유기산혈증
혈청 젖산/피루브산염 비율	피루브산 탈수소효소 결핍, PC, 미토콘드리아
혈청 암모니아	요소 주기 결함
혈청 아실 카르니틴(acyl-carnitine)	지방산 산화 장애
혈청 긴사슬지방산/피타닉산(phytanic acid)	과산화물 장애

열하였다.

주요 대사장애 Key Metabolic Disorders

여러 대사장애 중에서 꼭 알아야 하는 중요한 핵심 대사장애가 있다. 발생빈도가 높고, 이환율과 사망률을 방지하기 위해 빠른 인식과 개입이 필요한 상태 등을 기준으로 그 질환을 선별하였다. 그 내용은 표 8-10에 범주별로 묶어 나열하였다. 하위 범주는 화학적 연관성을 기준으로 삼았다. 이는 최소한 IBEM과 관련된 매우 중요한 문제에 대한 참조를 제공한다.

1. **아미노산 대사장애.** 역사적으로 아미노산 대사장애는 IBEM의 범주 중에 가장 많은 주목을 받아왔다.

   알캅톤뇨증(alkaptonuria)은 최초로 기술된 대사장애 중 하나로 페닐알라닌과 티로신 이화(catabolism)작용의 결함으로 발생한다. 또한 티로신 분해의 중간 대사산물인 호모겐티스산의 축적을 초래한다. 이 장애의 눈에 띄는 특징은 소변의 호모겐티스산이 공기에 노출되면 검은색으로 변하는데, 이는 다른 증상[**갈색증**(ochronosis)으로 알려진 결합조직의 색소화, 관상동맥질환, 신석증]이 나타나기 전에 진단이 가능하게 해준다.

   호모시스틴뇨증(homocystinuria)은 시스타티오닌 베타 합성효소(cystathionine beta synthetase, CBS) 결핍으로 인한 설파 아미노산(methionine) 장애이다. 영향을 받은 사람은 결합조직장애를 암시하는 신체적 특징을 나타낸다. 그 중 하나가 눈 수정체의 자연적 탈구이다. 수정체 탈구가 위측 측방 탈구로 나타나는 마르팡증후군과는 달리 탈구는 항상 하방, 내측 방향으로 나타난다(그림 8-6). 이 대사 차단으로 호모시스틴 농도가 증가하여 혈소판의 응집력을 높이는 결과를 야기한다. "끈적한 혈소판"은 혈전증 위험을 증가시켜 인지 변화와 심각한 질환을 일으키고 수명을 단축시킬 수 있다. 호모시스틴뇨증은 상염색체 열성장애이지만, 이 질환에 대한 보인자(이형접합체)도 혈관 폐색의 위험이 있다.

   측쇄 케톤산 탈수소효소(branched-chain ketoacid dehydrogenase)라는 효소 복합체의 결핍은 측쇄 아미노산(류신, 이소류신 및 발린)과 그 대사산물의 축적을 유발한다. 이 장애의 과잉 대사산물은 유기산으로, 유아의 소변에서 확인 가능한 독특한 냄새가 있다. 메이플시럽 냄새 같아서 메이플시럽뇨증(maple syrup urine disease, MSUD)이라고 한다. MSUD 환아는 일반적으로 구토, 무기력, 대사산증 및 신경학적 손상이 있는 중증 장애를 나타낸다.

   어떤 아미노산의 이화 작용이 중단되면 다른 유기산이 축적되는데 이소발레르산혈증(isovaleric academia)은 비정상적인 류신(leucine) 대사로 나타난다. 환아는 구토, 대사산증, 신경학적 손상(발작, 혼미 및 혼수)과 같은 유기산혈증과 유사한 증상을 보인다. 이소발레르산혈증이 있는 영아에게서는 "땀에 젖은 양말" 냄새가 난다.

2. **탄수화물 대사장애.** 갈락토스혈증(galactosemia)과 과당혈증(fructosemia)은 각각 갈락토스와 과당의 대사장애이다. 환아는 구토, 간 기능장애, 신부전 및 전신 허탈 등의 증상을 보인다. 갈락토스혈증

표 8-10 주요 선천적 대사장애 분류

아미노산 대사장애
- 페닐알라닌 과다-시럽 소변 질환
- trassulfuration 전환 작용 결함(호모시스틴뇨증)
- 비케톤성 고혈당증
- 백색증 알비니즘

탄수화물의 장애
- 갈락토스혈증
- 과당혈증

요소 순환 결함
- 오르니틴카르바밀 전달 효소(OTC)
- 카르바밀 팔미토일 합성 효소(CPS)
- 아르기네이즈(Arginase)
- 아르기노 숙시네이트산 합성 효소(Arginosuccinate acid synthetase)
- 아르기노 숙시나아제(Arginosuccinase)

유기산혈증
- 고유성 산혈증
- 메틸말론산혈증
- 이소발레르산혈증
- 글루타르산혈증
- 글리세롤 키네이즈 결핍

에너지 대사장애
- 젖산 혈증
- 미토콘드리아 장애
- 지방산 산화 결함
- 산화 인산화 또는 호흡 사슬 장애

리소좀 저장장애
- 글리코겐 축적병
- 뮤코다당류(글리코사미노글리칸 저장)
- 뮤코지방증(mucolipidoses)
- 당 단백질 장애(mannodisosis, fucosidosis, sialidosis)
- 산성 리파아제 결핍(Wolman)
- 세라미다아제 결핍(Farber)
- Sphingomyelinase 결핍증(Niemann-Pick)
- 글루코세레브로시다아제 결핍(Gaucher)
- 갈락토실세라미드 결핍(Krabbe)
- 이염성 백질이영양증/multiple sulfatase 결핍
- α-갈락토시다아제(Fabry)
- GM1 및 GM2 강글리오시드증(gangliosidosis)

지단백질 장애
- 고지혈증
- 담즙산 생합성 장애

헴 대사장애
- 포르피린증
- 유전성 고빌리루빈혈증

미량 금속의 장애
- 멘케스병(Menkes)
- 윌슨병(Wilson)
- 혈색소침착증

과산화물 장애
- 젤위거병(Zellweger)
- 부신백색질형성장애증/부신척수신경병증
- 레프섬병(Refsum disease)

핵산의 장애
- 레시-나이한증후군(Lesch-Nyhan syndrome)
- 아데노신 데아미나제(ADA) 결핍
- 통풍
- 아데닐로숙신산리아제(ADSL) 결핍
- PRibPP(포스포리보실피로인산) 합성 효소 과활성

비타민/보조인자의 장애
- 엽산
- 코발아민
- 비오틴
- 비타민 D

응고장애
- 본 빌레브란드병(von Willebrand)
- 혈우병

막 이동체계
- 시스틴뇨증
- 신세뇨관 산증
- 판코니(Fanconi)증후군
- 로우(Lowe)증후군
- 저인산혈 구루병
- 낭성섬유증

스테롤 대사장애
- 스미스-렘리-오피츠(Smith-Lemli-Opitz)증후군
- 콘라디 휴어만(Conradi Hunermann)증후군
- CHILD(어선형 적혈구 종 및 사지 결손이 있는 선천성 반 이형성증)
- 데스모스테롤증(Desmosterolosis)

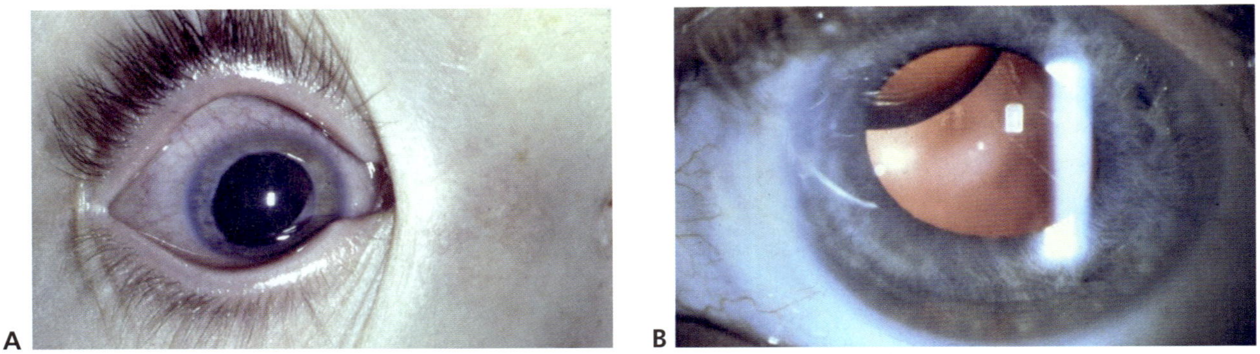

그림 8-6. **A.** 호모시스틴뇨증 환자의 눈에서 발생한 수정체 탈구(내측 및 하측). **B.** 비교를 위한 마르팡증후군 환자의 수정체 탈구

이 있는 영아는 대장균 패혈증에 걸릴 위험이 높다. 두 질환 모두 효소 결핍으로 당을 적절하게 대사할 수 없게 만든다. 질병의 시작은 식단에 당을 포함하는 시기에 따라 다르게 나타난다. 유당에 포함된 갈락토스는 생후 처음 며칠 동안 아동에게 주게 되고, 과당은 일반적으로 과일을 먹기 시작하거나 수크로스가 함유된 약물을 처음 투여하는 4~6개월에 주게 된다. 유아의 식이 내력과 변화 시기에 대한 관찰로 신속한 진단을 할 수 있다. 두 가지 질병에 대한 치료는 식이에서 문제가 되는 당을 제거하는 것이다.

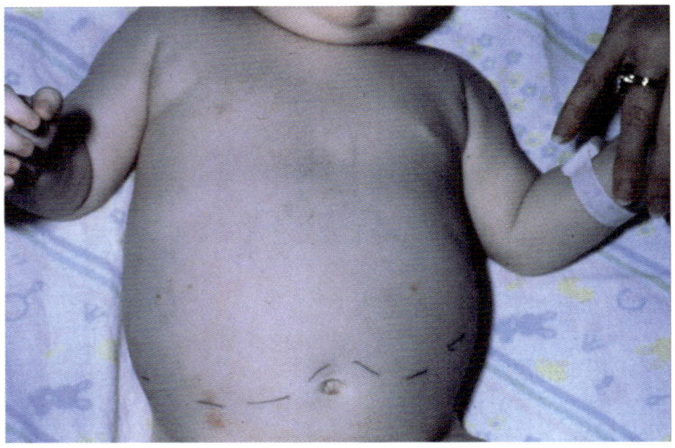

그림 8-7. 글리코겐 저장장애-III형을 앓고 있는 1세 아동
복부에 그려진 선은 간 아래쪽 가장자리를 나타낸다.

글리코겐 저장장애(glycogen storage disorders, GSD)는 글리코겐 대사(합성 또는 분해) 문제를 가진다. GSD는 대부분 공복 저혈당을 특징으로 하기 때문에 일반적으로 오랜 금식 시간이 있는 식단을 가질 때까지 나타나지 않는다. 일부는 특이한 간 비대가 있을 수 있다(그림 8-7). 폼페병(Pompe disease)은 초기 중증 유아기 저긴장 및 심근병증을 나타낸다(그림 8-8A, B). 결함이 있는 효소인 산성 말타아제(acid maltase; acid-alpha glucosidase)는 리소자임의 제거 효소로, 글리코겐을 빠르게 분해한다. 생리적으로 다른 리소좀 저장장애와 비슷하다.

3. **요소 주기 장애.** 단백질의 이화 작용은 궁극적으로 독성 화합물인 암모니아를 생성한다. 과도한 암모니아 농도는 심각하고 돌이킬 수 없는 신경학적 손상을 초래한다. 환자는 발작, 혼미 또는 혼수상태로 보일 수 있다. 덜 심각한 경우에는 감각 변화나 정신장애 등의 증상이 나타난다. 요소 주기(urea cycle)는 체내에서 암모니아를 빠르게 제거하기 위해 존재한다. 요소 주기의 다섯 단계 중 하나에서 선천적 장애가 있으면 다양한 정도의 고암모니아혈증과 그에 따른 증상을 유발한다. 암모니아는 독성이 강하고 회복 불가한 손상을 만들기 때문에 설명할 수 없는 신경학적 변화가 있는 모든 환자에서 고암모니아 장애를 고려해야 한다.

오르니틴 카르바밀 전달효소(ornithine transcarbamylase, OTC) 결핍은 X-염색체 질환이다. 암모니아 해독의 두 번째 단계의 오류를 만들며, 영향을 받은 남아에서 보통 초기에 심각한 신생아 뇌병증을 앓게 한다. 이환율과 사망률을 줄이려면 신속한 중재가 중요하다. OTC 결핍이 있는 여성에서 돌연변이를 지닌 X 염색체의 비활성화(lyonization) 정도에 따라 다양한 증상을 나타낸다. 보인자 여성의

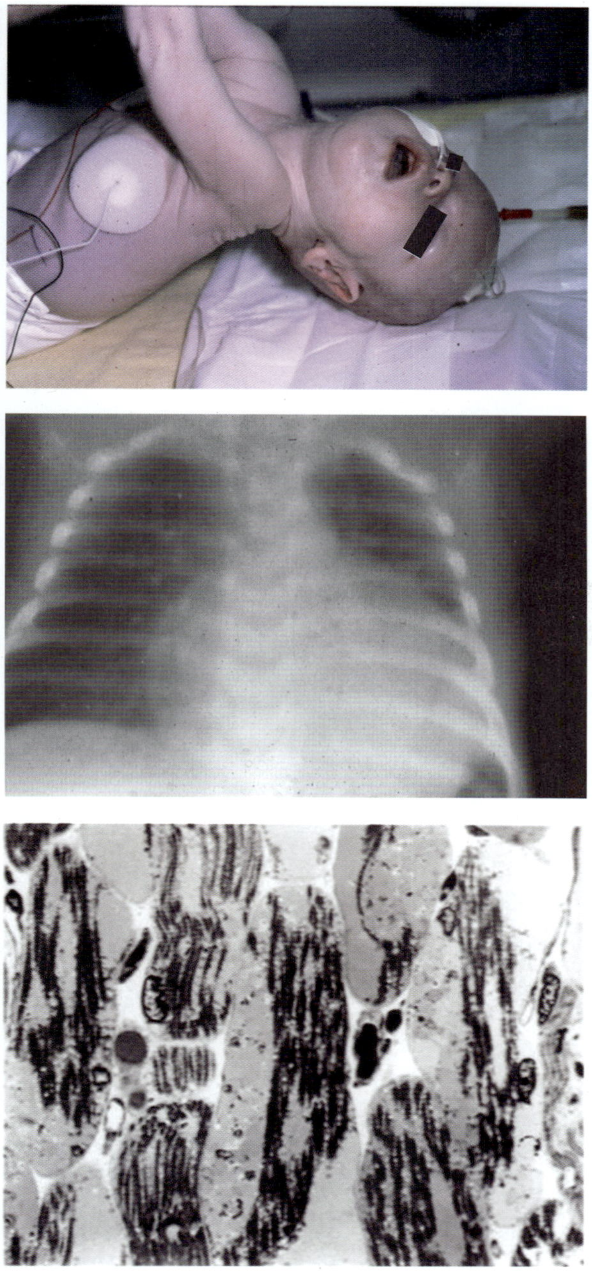

A B C

그림 8-8. 폼페병 신생아

A. 심각한 근긴장저하(hypotonia) 상태. **B.** 눈에 띄는 심비대. **C.** 생후 2개월에 시행된 근육 생검. 근육섬유를 방해하는 엄청난 글리코겐 저장. (**C:** Reproduced, with permission, from Amalfitano A, Bengur AR, Morse RP, Majure JM, Case LE, Veerling DL, Mackey J, Kishnani P, Smith W, McVie-Wylie A, Sullivan JA, Hoganson GE, Phillips JA 3rd, Schaefer GB, Charrow J, Ware RE, Bossen EH, Chen YT. Recombinant human acid alpha-glucosidase enzyme therapy for infantile glycogen storage disease type II: results of a phase I/II clinical trial. Genet Med. 2001 Mar-Apr; 3(2): 132-138.)

증상은 완전 정상에서부터 감각 변화나 정신적 증상에 이르기까지 다양하다.

4. **지방산 산화 장애.** 지방산 산화는 증가된 에너지 수요를 충족시키기 위해 저장된 지방을 동원하는 복잡한 과정이다. 이 과정의 주요 구성요소는 리파아제에 의한 지방세포에서 디아실글리세롤(diacylgycerols)의 지방분해를 통한 유리지방산의 발생, 세포에 의한 유리지방산의 흡수, fatty acyl-CoA ligase에 의한 지방산의 acyl-CoA에 투입 fatty acyl-CoA 복합체가 미토콘드리아로 이동할 수 있도록 카르니틸 파미토일 합성효소(carnitine palmitoyl transferase) 촉진, 미토콘드리아 내 지방산의 베타산화이다. 다양한 유형의 지방산 분자는 입자의 유형과 크기에 따라 여러 다른 효소에 의해 처리된다. 이 과정의 일부가 차단이 되면 에너지 생산이 크게 감소한다.

   중간 사슬 acyl CoA dehydrogenase(MCAD) 결핍은 중간 크기 지방산의 베타산화 이상을 초래하는 상염색체 열성 장애이다. MCAD는 흔한 IBEM 중 하나로 전형적인 신생아 선별검사 패널 검사항목이다. 주요 임상증상은 저혈당증이다. 저케톤성 저혈당증을 유발한다. 다른 증상으로는 무기력과 발작이 있다. MCAD의 증상은 영아돌연사(sudden infant death, SIDs), 유아에게서 나타나는 대사성 라이증후군, 성인의 일시적인 설명할 수 없는 허약에 이르기까지 매우 다양하다.

5. **리소좀 저장장애(lysosomal storage disorders, LSD).** 리소좀은 산성 가수분해효소(acid hydrolase)를 통한 다양한 이화 과정을 수행하는 세포소기관이다. 산성 가수분해효소는 생화학 분류에 따라 다양하게 나타난다. LSD의 전형적인 발현은 정상 유아였던 사람이 인생의 어느 시점에서 불명확한 생화학물질의 축적과 관련된 진행성 문제를 경험하는 것이다. LSD는 축적되는 생화학적 물질(예: 점액 다당류, 복합 단백지질 복합체, 점액 지질 및 당단백질)에 따라 40여 개의 다른 질병을 나타낸다. 글리코겐 저장장애 II형(폼페병)도 LSD이다(그림 8-8C).

   LSD에 대한 인식이 증가하고 초기 발견이 가능해졌다. 이것은 표적 치료의 출현으로 더욱 촉발되었다.

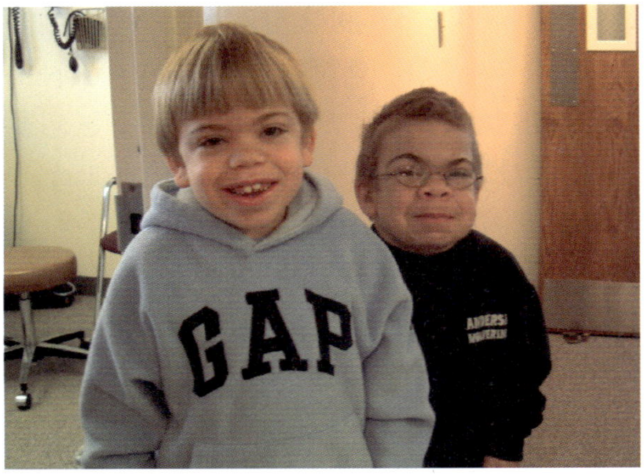

그림 8-9. 헌터증후군이 있는 형제(점막 다당류증 II형)

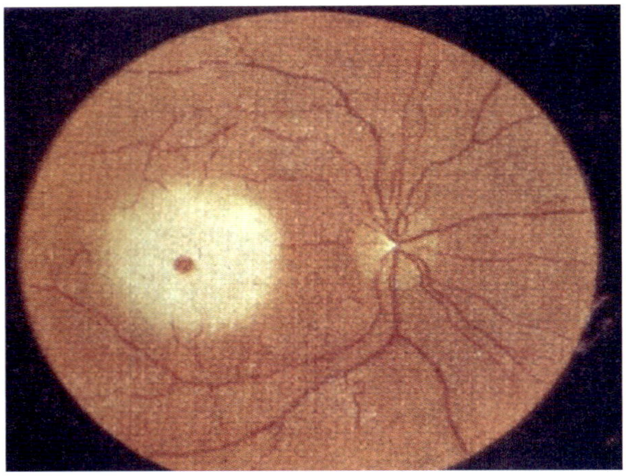

그림 8-10. 테이-삭스병을 앓고 있는 환자의 망막 사진에서 발견된 "선홍색 반점"

(de Aragão REM, Ramos RMG, Pereira FBA, et al: "Cherry red spot" in a patient with Tay-Sachs disease: case report. *Arquivos Brasileiros de Oftalmologia*. 2009; 72(4): 537-539.)

최근 몇 LSD에 효소 대체제를 직접 주입하거나 세포 이식을 통한 치료법이 개발되었다. 폼페병, 헐러(hurler)증후군, 헌터(Hunter)증후군(그림 8-9), 파브리(Fabry)병, 마로토-라이(Maroteaux-Lamy)병 및 고셔(Gaucher)병에 대해 임상적으로 이용 가능한 치료법이 존재한다. 치료는 비용이 많이 들지만 심각한 질병 진행을 고려한다면 환자에게 치료 가능의 희망이 되기에 조기 발견이 강조된다.

테이-삭스(Tay-Sachs)병은 GM2 강글리오사이드(ganglioside)의 축적을 특징으로 하는 리소좀 저장장애로 상염색체 열성장애이다. 이 질병을 가진 경우 정상적인 영아기를 보내지만 생후 약 4~5개월이 되면 강글리오사이드의 축적으로 인한 신경세포 손실과 그로 인한 신경학적 퇴행이 시작된다. 손상이 나타나고 청력 손실이 나타나고 발작을 시작하며 많은 경우 과하게 깜짝 놀라는 반응의 증상을 보인다. 안저 검사에서 흔히 "선홍색 반점(그림 8-10)"이 나타나는데, 이는 전형적인 증상이지만 이 질병에서만 나타나는 것은 아니고 다른 질병에서도 볼 수 있다. 테이-삭스병은 동유럽 유대인 혈통의 사람들(Ashkenazi)에게서 자주 발생하는 것으로 알려져 있다.

6. 미량 금속의 장애. 이름에서 알 수 있듯이 미량 금속(철, 구리, 아연, 망간, 카드뮴 등)은 체내에서 미세한 양(백만 분율)으로 존재하지만 전반적인 건강에 중요한 역할을 한다. 미량 금속은 일반적으로 효소의 보조인자로 작용한다. 미량 금속의 영양학적 결핍은 뚜렷한 증상들을 만들어낸다[예: 아연 결핍을 동반한 말단피부염증성 장병변(acrodermatitis enteropathica)]. 임상적으로 중요한 미량 금속 대사장애에 대해 살펴보겠다.

멘켄스병은 구리 수송 장애이다. 일차적인 병리학적 결과는 세포 내 구리 결핍으로 인한 것이다. 이것은 X-염색체 장애로 신경학적 기능장애 또는 퇴화를 특징으로 한다. 구리 결핍은 결합조직 손상을 나타내어 멘케스병 환자는 구불구불한 혈관, 뼈 이상 및 얼굴 처짐(sagging facies)과 같은 결합조직장애 소견을 갖게 된다(그림 8-11A). 이런 환자에게서 보이는 비정상적인 모발을 가리켜 "멘케스 엉킨머리카락병(Menkes kinky hair disease)"이라고 불렀다. 구리 결핍으로 인해 머리카락은 색소 침착이 적고 부서지기 쉽고 곱슬거린다. 현미경으로 볼 때 모발 단면에 "pili torti"라고 불리는 병변을 가지고 있다(그림 8-11B).

윌슨(Wilson)병(간렌즈핵변성, hepatolenticular degeneration)은 구리 대사와 관련된 또 다른 질병이다. 상염색체 열성장애로 원인 유전자가 밝혀졌지만 정확한 병태생리학적 기전은 아직 완전히 밝혀지

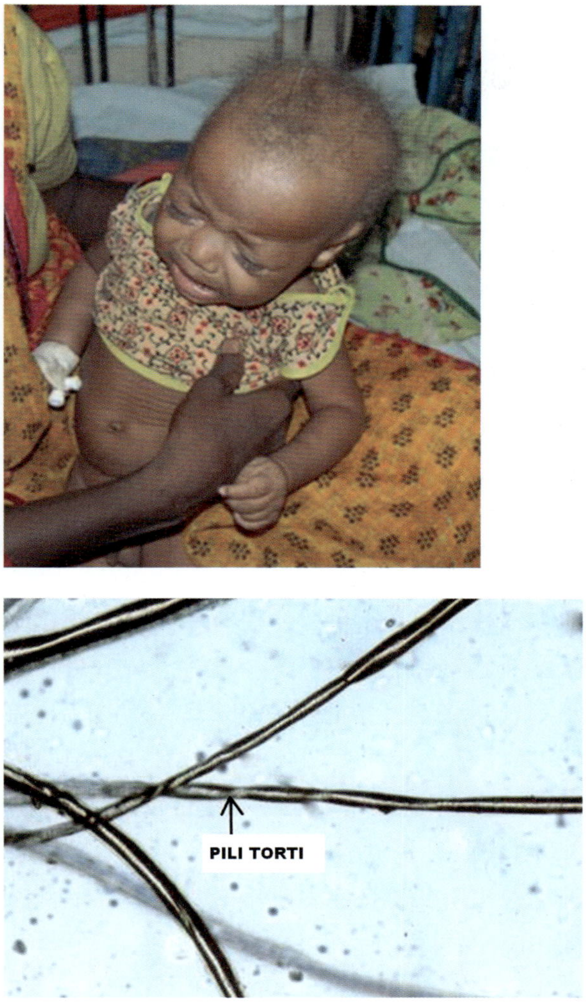

그림 8-11. **A.** 구리 대사장애인 멘케스증후군이 있는 유아. **B.** 멘케스병 환자의 모발 단면에 "꼬인" 병변(pili torti). (Reprinted with permission from Datta AK, Ghosh T, Nayak K, et al: Menkes kinky hair disease: A case report. *Cases J*. 2008; 1:158.)

지 않았다. 결과적으로는 구리 과다로 인한 증상으로 보인다. 특징적인 증상으로 카이제르-플라이셔(Kayser-Fleisher) 고리라고 불리는 홍채 가장자리에 나타나는 갈색의 원주형 고리가 나타난다(그림 8-12).

혈색소침착증(hemochromatosis)은 철분 대사장애로 가장 잘 알려진 유전질환 중 하나이다. 미국에서 250명 중 약 1명이 이 질환을 앓고 있으며 이질성 상염색체 열성 유전질환이다. 전형적인 혈색소침착증은 6p21.3 유전자자리에 HFE라는 유전자의 변화로 유발된다. 정확한 발병 기전은 알려져 있지 않지만, 철 수송에 중요한 역할을 하는 특정 유전자와 관련이 있다. 최종적으로 철분 과다로 인한 다양한 증상이 나타난다. 여기에는 간경화나 간암과 같은 간질환, 당뇨병, 생식장애, 관절통 및 심근병증이 포함된다. 치료는 철분 섭취를 줄이고 과도한 철분을 신체에서 제거하는 것이다. 혈색소침착증은 성별에 따라 표현형을 보여준다. 상염색체 열성 질환으로 남녀 발생 빈도는 유사하며 남성에서 더 심한 증상을 나타낸다. 이런 차이는 여성의 경우, 월경에 의해 정상적으로 철분이 제거되어서라고 본다.

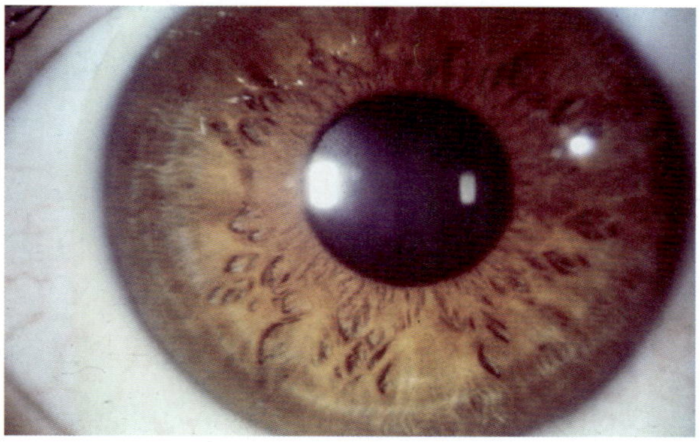

그림 8-12. 윌슨병 환자의 카이제르-플라이셔 고리

7. **핵산의 장애.** 핵산 대사장애로 보고된 몇 가지 중에 가장 잘 알려진 상태는 레시-나이한(Lesch-Nyhan) 증후군이다. 레시-나이한증후군은 심각한 신경행동증상을 보이는 것이 특징이다. 인지장애, 운동장애, 극단적 자해 행동(입술과 손가락이 절단될 정도로 심한 깨물기)이다. 이것은 X-연관 열성 장애이며, 퓨린 대사에서 중심적인 역할을 하는 하이포잔틴-구아닌포스포리보실 전달효소(hypoxanthine-guanine phosphoribosyl transferase enzyme, HgPRT)의 변화로 인해 발생한다. 핵산 대사 과정 중 아데노신 데아미나아제(adenosine deaminase, ADA) 결핍으로 심각한 복합 면역 결핍(severe combined immunodeficiency, SCID)을 유발한다. 아데닐숙신산효소(adenylosuccinate lyase, ADSL) 결핍과 포스포리보실피로인산 합성 효소(phosphoribosylpyrophosphate synthetase, PRibPP) 과잉으로 인한 핵산 대사장애는 비증후군성 정신지체나

자폐로 나타난다.

8. **비타민과 보조인자.** 특정 효소반응과 관련된 비타민이나 보조인자의 이상으로 인해 발생하는 많은 대사장애가 있다. 비오티니다아제(biotinidase) 결핍은 비오틴 보조인자의 재활용 장애이다. 이로써 비오틴 결핍을 초래한다. 이 질병을 가진 환자는 근긴장 이상, 습진 같은 발진, 인지장애 및 발작으로 진행되는 증상을 보인다. 비오틴 보충 치료는 쉽고 효과적이다.

   보조인자 이상은 종종 실제 효소 결핍 증상과 유사하게 나타나지만, 치료에는 상당한 차이가 있다. 임상증상은 페닐케톤뇨증과 유사한 비오테린 대사장애의 경우에도 치료와 임상 결과에 상당한 차이가 있다.

   일부 보조인자는 여러 가지 효소에 작동한다는 점도 중요하다. 코발아민(cobalamin) 대사 결함으로 두 가지 다른 효소 결함인 메틸말론산혈증(methylmalonic acidenia)과 호모시스틴뇨증을 유발한다.

9. **스테롤 대사장애.** 콜레스테롤에 대한 비평이 많지만 우리 몸에서 중요한 화합물이다. 세포막의 주요 구성 성분이며 스테로이드, 비타민 D, 담즙산 등과 같은 생화학물질 합성의 핵심 전구물질이다. 콜레스테롤의 합성은 아세틸코에이(acetyl-CoA)로 시작하여 15단계 이상의 효소 과정을 거쳐 완성된다. 이 단계들 중 차단이 생기면 앤틀리-빅슬러(Antley-Bixler)증후군 및 CHILD증후군과 같은 임상 증후군을 유발한다. 가장 특징적인 질병은 콜레스테롤 합성의 후기 단계의 문제로 발생되는 스미스-렘리-오피츠증후군이다.

선천성 대사 질환의 치료

Treatment of Inborn Errors of Metabolism

지난 수십 년 동안 의학유전학의 가장 큰 발전은 진단 분야와 유전질환의 병인에 대한 이해였다. 이와 같은 발전은 유전질환의 핵심 문제에 대한 귀중한 통찰력을 제공함에도 불구하고 환자들은 진단보다는 치료에 훨씬 더 관심이 있다. 일반적으로 유전 치료는 유전진단보다 훨씬 뒤처져 있다. 그룹으로 분류된 선천성 대사 질환에 대한 치료법은 다른 유전적 질환에 대한 치료법보다 훨씬 앞서 있다. 이것은 주로 이러한 질병의 병리적 기질 때문이고 생화학적 과정은 지속적이어서 IBEM은 치료 가능성이 매우 크다.

3. 임상 적용 Clinical Correlation

PKU는 페닐알라닌 대사의 IBEM으로 가장 잘 알려진 대사장애이다. 대사유전학자들은 이 질환을 수십 년간 보아왔다(표 8-11). 이는 효소인 페닐알라닌 수산화효소 또는 이 효소반응의 보조인자 중 하나의 결핍으로 발생한다. 결과적으로 페닐알라닌에서 티로신으로의 전환 장애가 나타나고 이 대사 차단으로 여러 가지 이차 대사질환이 발생한다(그림 8-2A~F 참조).

신생아 선별검사와 효과적인 치료를 발견하기 이전에 PKU를 가지고 태어난 아이들은 심각한 증상을 가졌다. 많은 아이들이 생후 수개월 내에 사망했고 살아남은 아이들도 정신지체, 발작, 소두증, 습진성 발진, 색소저하증, 독특한 소변 냄새, 협응장애나 자폐 행동의 증상을 보였다. 부검 및 영상 검사에서 신경수초화가 손상된 것으로 나타났다.

공중보건 프로그램의 일환으로 신생아 선별검사가 등장하면서 PKU가 있는 영아는 생후 초기에 발견될 수 있었다. 따라서 심각한 증상이 시작되기 전에 치료를 시작할 수 있다. PKU의 치료는 돌연변이 유전자형의 변형없이 정상으로 회복되는 전형적인 예로써 치료의 주된 방법은 식이요법이다. 그들은 페닐알라닌이 적지만 다른 영양소가 풍부한 식단을 처방받는다. 내인성 단백질 합성에 필요한 만큼의 페닐알라닌이 식단으로 제공되며 그 함량은 매우 낮다. 일반적인 식단은 실제 대사 필요량에 비해 과잉의 단백질을 포함하고 있

표 8-11 페닐케톤뇨증(PKU)의 주요 역사적 사건

- 1934년 – 노르웨이 의사인 Asbjorn Følling 박사가 PKU를 가진 두 형제 자매에 대해 보고. 이 아이들은 심각한 인지장애와 소변에서 특히 특징적인 "곰팡이" 냄새가 남. 페닐피루브산이 소변 냄새의 원인 물질로 확인. 정신지체와 관련된 것으로 묘사된 최초의 선천성 대사장애
- 1953년 – PKU를 위한 식이요법 개발. 치료는 페닐알라닌이 부족한 대사 유동식을 포함. 효과적인 치료는 조기 이환 또는 발달장애를 예방
- 1963년 – 거스리 검사(박테리아 억제 분석) 개발. 그림 8-2 참조. PKU에 대한 유아의 첫 번째 대량 선별검사로 적용
- 1973년 – PKU가 있는 유아에 대한 인구 선별검사 시작
- 1990년대 – PKU 치료의 장기적인 문제 확인: 식이요법의 부작용 및 치료되지 않은 PKU의 기형
- 2012년 이후 – 미국의 모든 주에서 PKU 선별 시작. 치료 방법의 엄청난 발전으로 치료 이행이 더욱 용이해짐

다. 실제로 PKU 환자는 최소로 하루 단백질 섭취량 약 1.5g/kg을 포함한 식이를 유지할 수 있다. 이 식이는 진단과 함께 시작되며, 이상적으로는 생후 10일 이내에 시작하게 된다. 또한 체내 페닐알라닌과 티로신 수치에 대해 정기적으로 모니터링하게 된다. 대사유전학자, 영양학자 및 소아과 의사로 구성된 다학제팀은 정상적인 성장과 신경 발달을 기대하면서 이 환자들을 지속적으로 추적관찰한다.

PKU는 성공적으로 치료된 최초의 대사 질환이었다. 따라서 치료와 중재의 오랜 경험과 새로운 발견의 역사를 가진다. 시간이 지남에 따라 예기치 않은 장기적인 후유증이 확인되었다. 한 예로 초기에는 치료가 5세 이후에 중단될 수 있다고 믿었는데 이는 대부분의 신경학적 이상이 비정상적인 수초 형성에 기인한다는 결론에 근거하였다. 대부분의 수초화는 생후 처음 몇 년 동안 발생하기 때문에 이 기간이 지나면 치료를 끝내도 된다고 믿었다. 단기적인 결과는 매우 성공적이었다. 죽었거나 심각한 신경학적 손상을 입었을 아이들이 생존하였고 정상적인 발달을 했다. 이후 대사 질환 전문가 집단이 모여 PKU 국제협력기구(National Collaborative PKU) 연구를 진행하였다. 이 자발적 프로젝트에서는 PKU를 가지고 정상적인 발달을 한 것처럼 보이는 사람들을 대상으로 장기적인 결과를 확인하는 작업이 이루어졌고 몇 가지 흥미로운 현상을 확인했다.

첫째, 치료받은 아이들은 생존하여 정상적인 초기 신경 발달을 보였지만, 시간이 지남에 따라 IQ 점수의 명확한 저하가 관찰되었다. 식이요법을 중단 후 매년 조금씩 IQ 점수가 떨어지는 것으로 나타났다. 이 인지 저하는 누적되는 것으로 나타났다. 이 기전은 수초화의 문제가 아니라 혈액-뇌 장벽을 통한 아미노산 수송 장애의 결과로 나타났다. 페닐알라닌은 큰 중성 아미노산 수송체라고 하는 일반적인 수송 기전을 다른 아미노산과 공유한다. 유아기에 치료가 중단된 PKU의 경우, 수초화 장애의 파괴적인 영향력은 피할 수 있었으나 매우 높은 농도의 페닐알라닌이 다른 아미노산과 수송 과정에서 경쟁하고 그 결과 다른 아미노산의 중추신경계로의 이동이 상대적으로 부족해지면서 전반적인 기능장애가 발생하여 IQ가 저하되었다. PKU를 지속적으로 치료하지 않으면 성인에게서 다른 결과도 나타난다. 뇌의 백질 변화와 소뇌 변화가 관찰되었다. 이들은 주의집중, 협응 및 정보 처리에서 기능 저하를 나타내었다.

성공적으로 치유된 PKU를 가진 아이들에서 또 다른 문제가 나타났다. 이 아이들이 건강하게 발달하여 평범한 성인으로 성장하여 1990년대 초에 가임기에 도달했다. 어린 시절 이후에는 PKU 치료를 받지 않았던 여성들이 아이를 갖기 시작하면서 예기치 않은 결과가 나타났다. 산모의 고페닐알라닌혈증은 아이에게 기형을 유발하였다. 치료되지 않은 PKU를 가진 산모에게서 태어난 영아는 모두 소두증과 신경발달지연을 가지고 태어났다. 영아는 또한 종종 기형적 외모와 선천성 심장질환이 있기도 했다. 추후 연구를 통해 태아기에 식이요법의 재시작으로 이런 부작용을 피할 수 있음을 보여주었다. 최대한의 효과를 얻으려면 엄격한 식이를 임신 전에 시작할 필요가 있다.

나중에 발생하는 이 두 가지 결과에 대한 논리적 결론은 간단하다. 평생 식이 조절을 해야 한다. 하지만 평생 식이 조절이 말처럼 간단하지 않다는 것이 중요하다. 실제로 이를 위해 환자에게 요구되는 것이 많다.

페닐알라닌 없이 영양분을 공급하기 위해 마셔야 하는 대사유동식은 불쾌한 맛이 난다. 요즘 나오는 유동식은 초기 유동식보다는 훨씬 낫지만 맛있지는 않다. 또한 섭취할 수 있는 단백질의 양이 최소한이어서 고기는 허용되지 않는다. 감자와 같은 많은 채소에는 중요한 단백질이 풍부하게 포함되어 있기 때문에 "마음껏 먹을 수 있는 식품"이 아니다.

환자의 식이 이행을 돕기 위해 최근 몇 가지 치료법의 발전이 있었다. 앞서 언급했듯이 새로운 유동식은 맛이 조금 더 낫다. Sapropterin(상품명 Kuvan)은 페닐알라닌 수산화효소의 보조인자인 BH_4와 똑같이 기능한다. PKU 식이요법에 sapropterin을 추가하면 혈중 페닐알라닌 수치가 더욱 감소하고 식이 조절에서 자유로워질 수 있다. 또 다른 치료법으로 큰 중성 아미노산을 보충하는 것이다. 이것은 동일한 혈액-뇌 장벽 수송체를 공유하는 다른 아미노산과 페닐알라닌의 비율을 개선시킬 수 있어 식이 조절을 더욱 용이하게 한다. 페닐알라닌 암모니아 분해 효소(PEG-PAL)는 페닐알라닌을 무독성 유도체로 전환하며, 현재 효소 보조요법으로 연구 중이다. 또 다른 치료 전략인 효소 대체요법은 이론상 효과가 있다. 가장 큰 문제는 효소를 적절한 부위로 전달하는 것이다. 효소 대체 요법은 현재 PKU에 사용할 수는 없다. 이 기술이 발전하지 않고서는 다른 치료법보다 이익 대비 위험이 크기 때문에 이 치료 형태는 개발되지 않을 가능성이 높다. 환자의 돌연변이 유전자 대신 정상적인 페닐알라닌 수산화효소 유전자를 배치하는 것(즉, 유전자 치료)은 가능한 치료 방식이지만 기술 및 윤리적 이유로 가까운 장래에는 거의 불가능하다.

결국 최종 결론은 식이요법이 PKU의 심각한 결과를 개선하는 데 분명히 효과적이라는 것이다. 그러나 조기 치료만 받은 PKU 어린이의 평균 IQ 점수는 질병이 없는 형제자매나 또래의 표준보다 절반 정도 낮다. PKU가 있는 여성은 조기에 엄격한 치료를 받으면 정상적인 자녀를 가질 수 있다. 분명 지속적인 연구와 치료의 발전이 필요하며 PKU 역사를 통해 알게 된 가장 중요한 것은 조기에 진단된 대사 질환 환자를 지속적으로 평가할 필요가 있다는 것이다. PKU 국제협력기구 연구와 유사하게, 특히 권장되는 신생아 선별검사의 급속한 확장을 고려할 때, 효과적인 **장기 추적**(long-term follow-up) 프로그램이 필요하다.

참고 자료

Clarke, Joe T. R. *A Clinical Guide to Inherited Metabolic Diseases*.

Hoffmann, Georg F., Johannes Zschocke, and William L. Nyhan. *Inherited Metabolic Diseases: A Clinical Approach*.

Nyhan, William L., and Pinar T. Ozand. *Atlas of Metabolic Diseases*.

Saudubray, Jean-Marie, Georges van den Berghe, and John H. Walter. *Inborn Metabolic Diseases: Diagnosis and Treatment*.

Scriver, Charles R., William S. Sly, Barton Childs, Arthur L. Beaudet, David Valle, Kenneth W. Kinzler, and Bert Vogelstein. *The Metabolic and Molecular Bases of Inherited Disease, 4 volumes*.

Chapter

9

가족력 및 가계도 분석

Family History and Pedigree Analysis

1. 개요 Background and Systems Integration

유전학은 가족의 역사에 관한 것이다. **가계도**(pedigree)는 한 가족의 생물학적 관계를 보여줄 뿐 아니라 유전자의 발현과 표현형의 변이성, 유전방식과 같은 유전과 관련된 많은 정보를 확인할 수 있다. 유럽 왕실의 혈우병 가계도(그림 9-1)는 성연관 유전방식을 따르는 것으로 밝혀진 최초의 유전형질이다. 이 장에서는 가계도에서 유전적 관계를 나타내는 기본 원리를 소개하고 실제 사례 중심으로 복잡한 표현형의 유전적 평가를 다룬다.

가계도 구성 Pedigree Organization

6장에서 친척 간의 유전적 관계를 기본적인 멘델의 유전법칙을 통해 탐구했다면, 여기서는 가계 내 유전자의 전달에 대해 좀 더 공식적인 방식으로 접근한다. 가계도는 표면적으로 친척들 간의 일련의 멘델의 유전적 교차에 지나지 않는다. 그러나 가계도에서 발현 패턴을 파악하는 것은 한 명의 환자나 한 가족에 대한 연구에서는 불가능한 유전적 상태에 대한 중요한 단서를 얻을 수 있다.

유전방식에 대한 정보는 다양한 접근방식을 통해 얻을 수 있다. 유전방식에 대한 초창기 연구 방법 중 하나는 찰스 다윈(Charles Darwin)의 아들인 조지 다윈(George Darwin)에 의해 시행되었는데, 그는 영국에서 처음으로 사촌 간의 결혼 빈도를 조사했다. 실제로 조지 다윈의 부모인 찰스와 엠마(Emma)는 서로 사촌지간이었다. 같은 성을 가진 사람들 간의 결혼 빈도는 2.25~4.5%였으며, 영국 상류층이 가장 높은 범위에 있었다. 이러한 접근법은 DNA 표지자들(markers), 특히 부계로 전달되는 Y 염색체의 짧은일렬반복(short tandem repeat, STR)과 모계로 전달되는 mtDNA의 고변위부위 돌연변이를 활용하는 단계로 발전했다.

가계도는 세대별로 구성된다. 표현형과 생물학적 관계에 대한 정보를 요약하는 데 사용되는 기호는 그림 9-2에 나와 있다. 유전방식을 해석하려면 일반적으로 생각하는 유전자 전달방식을 반대로 해볼 필요가 있다. 한 가족의 후손들에서 나타나는 특징을 찾기보다는 자손 세대에서 부모 세대를 향하여 거꾸로 관찰하는 것이다. 즉, 관심을 가계도의 아래가 아닌 위로 이동시키면서 전달되는 방식을 확인하는 것이다. 예를 들어, 한 아동에서 어떤 우성 형질이 보인다면 부모 중 한 명이 그 특성을 가지고 있을 것이다. 하지만 부모가 우성 형질을 가지고 있다고 해서 반드시 자녀들 중 한 명에게 그 형질이 전달되는 것은 아니다.

발단자(proband)는 상담사가 평가할 가족의 첫 번째 구성원으로, 질병에 걸렸다면 그 가계도의 지표가 된다. 가계도에서 두 사람 사이의 거리는 1등친(발단자

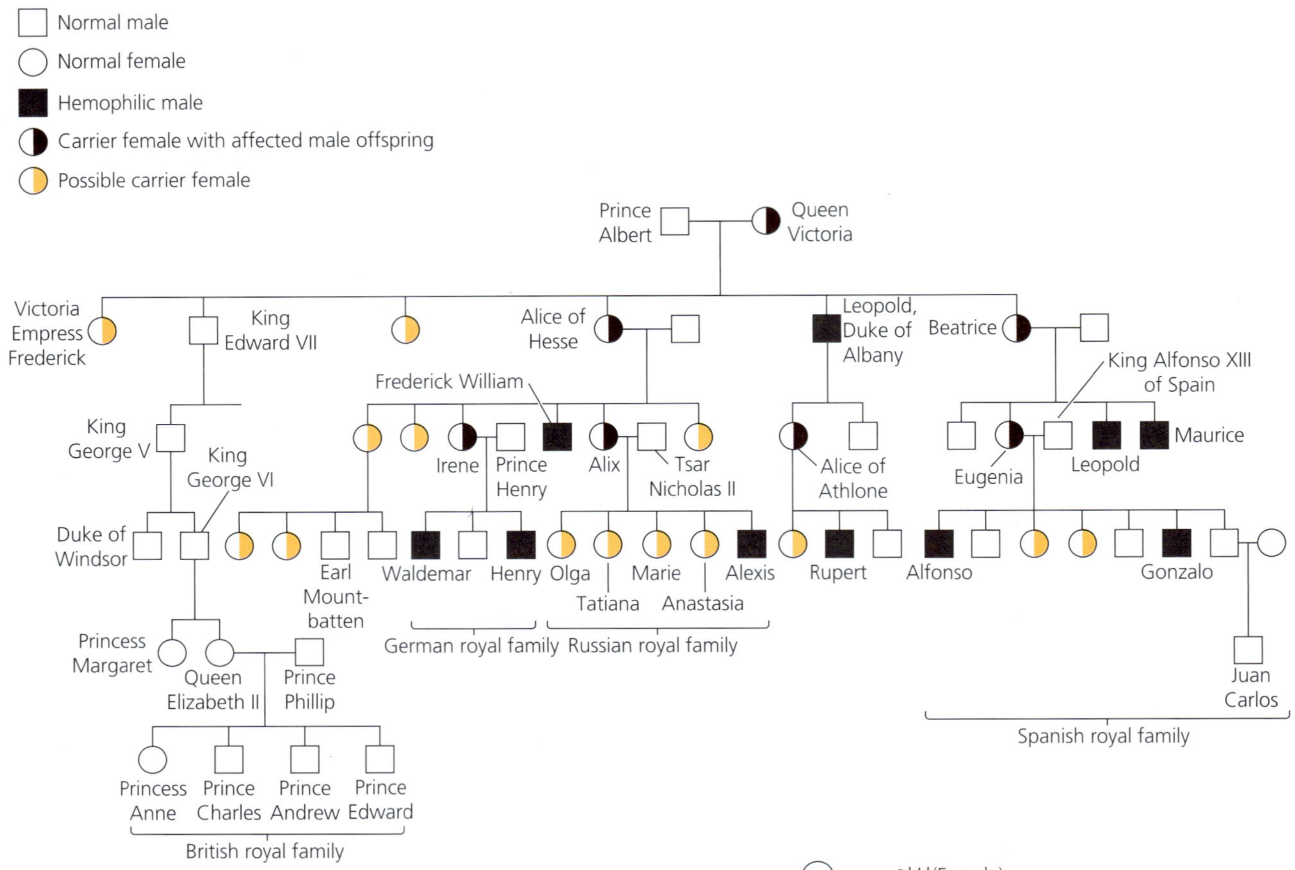

그림 9-1. 유럽 왕실의 혈우병 가계도

의 부모, 형제자매, 자녀), 2등친(조부모, 손자, 삼촌, 고모, 이모, 조카) 그리고 3등친(사촌 등)으로 분류된다.

가계도는 다른 모든 유전방식에 대한 분석 방법과 마찬가지로 혼외 관계, 입양 등에 의해 혼동되기 쉽다. 이러한 문제에 대한 민감성은 유전 분석에 있어 자연스럽고도 필수적인 요소이다. 개인 사생활과 과학적 정확성 사이에 문제가 있을 때에는 균형을 잘 잡도록 해야 하며, 가계도 분석 시 그 가능성을 배제해서는 안 된다.

가계도 분석의 기초 Basic Pedigree Analysis

가계도는 간단한 질문을 통해 작성하게 된다. 논리적 접근방식을 설명하기 위해 다음의 몇 가지 간단한 가정을 해보자. 우리는 가계도가 유전적으로 관련된 개인들 사이의 정확한 생물학적 관계를 반영하고 형질이 다중 유전자 또는 **다유전자**(polygenic) 소인이 아닌 단일 유전자의 멘델 특성이라고 가정할 것이다.

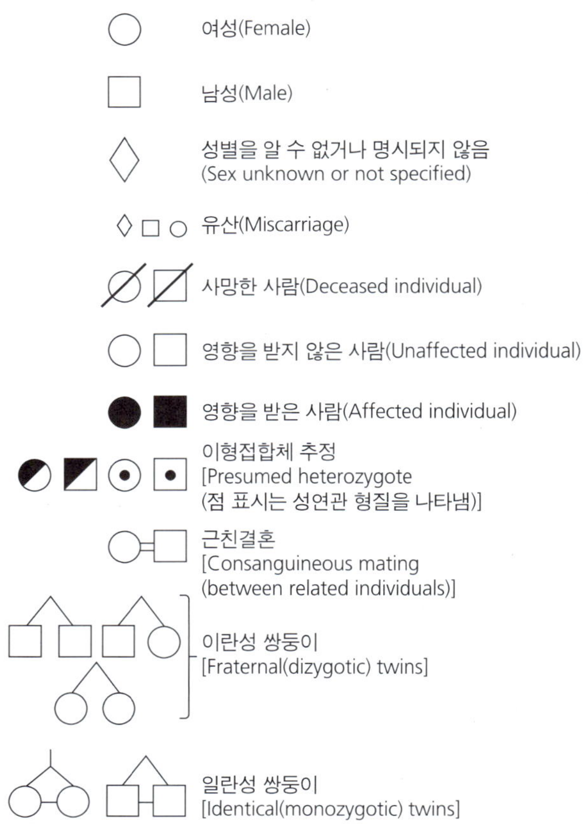

그림 9-2. 가계도 작성에 사용되는 기호

먼저 형질이 우성인지 열성인지 확인한다.

- 우성 형질인 경우, 영향을 받은 아동에게는 영향을 받은 부모가 있으며, 형질은 윗세대에서도 추적할 수 있다(그림 9-3).
- 영향을 받지 않은 형제자매는 정상적인 자녀를 낳는다.

그러나 형질이 세대를 건너뛰어 영향을 받은 아이의 부모가 정상이라면 우성 유전방식에 맞지 않는다(그림 9-4). 열성 유전을 확인하기 위해서는 영향을 받은 부모(둘 다 열성 동형접합체)의 모든 자녀가 그 형질을 갖게 된다는 것을 인지해야 한다. 또한 열성 형질은 근친결혼의 가계도에서 자주 나타날 수 있다.

일반적으로 형질은 일반적인 유전방식 중 하나를 따르지만 가끔 예외가 발생하는 경우 **불완전 침투**(incomplete penetrance)를 고려할 수 있다(그림 9-5). 때때로 한 세대를 건너뛰는 것으로 보이는 우성 형질은 영향을 받은 가족 구성원에게 침투하지 않은 것일 수 있으므로 일반적인 평가로는 감지할 수 없다.

다음 단계로는 연관(linkage) 관계를 결정하는 것이다(그림 9-6). 형질 또는 DNA 표지자가 성연관(즉, X 염색체 또는 드물게 Y 염색체로 전달)인지, 아니면 상염색체 연관인지 파악한다. 이 단계에 접근하는 좋은 방법은 성연관 특성의 예상되는 유전방식의 예외를 찾는 것이다. 성연관 유전에 대한 예외가 발견되면 그 특성은 상염색체 연관이다.

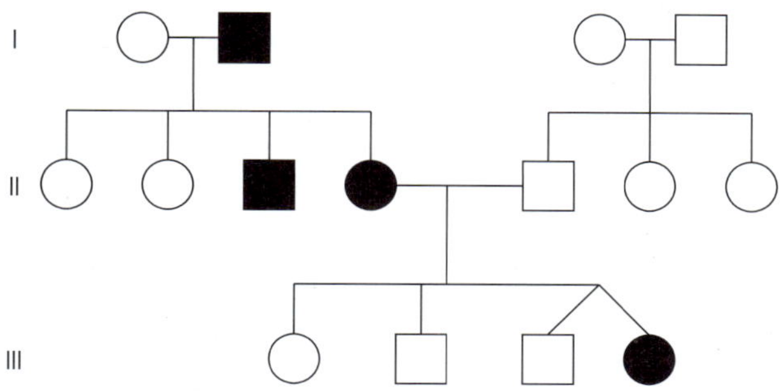

그림 9-3. 우성 형질 가계도 예시

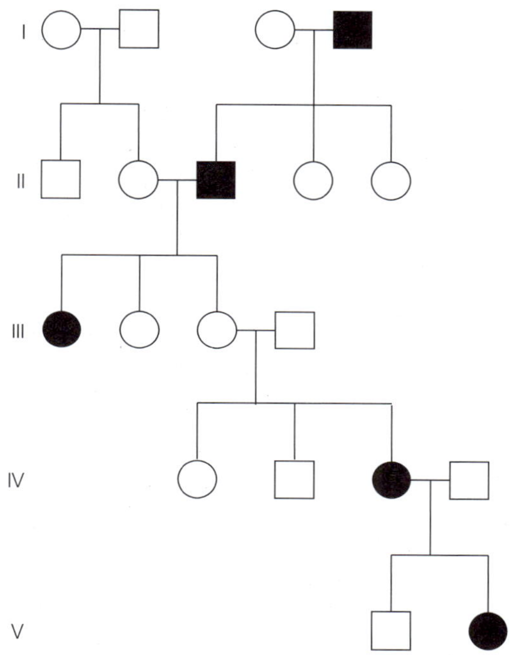

그림 9-5. 이 가계도는 개인 Ⅲ-3의 경우를 제외하고는 우성 유전의 형태를 보이며 불완전 침투의 예로 해석될 수 있다.

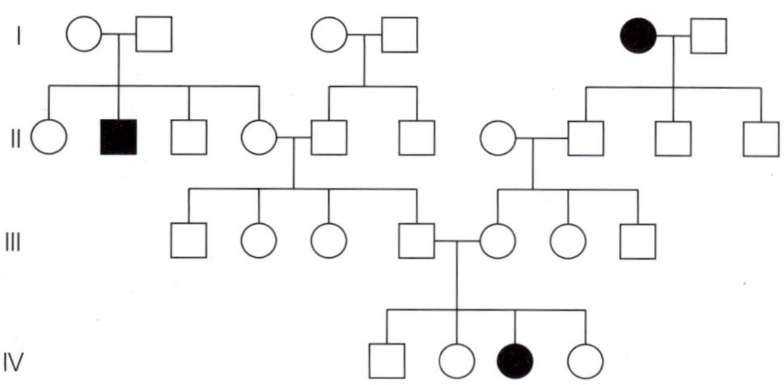

그림 9-4. 상염색체 열성 형질 가계도

영향을 받은 자녀가 정상적인 부모에서 태어난 것은 열성 유전과 일치한다. 자손 Ⅱ-8~Ⅱ-10의 경우, 형질이 상염색체로 전달된다는 증거를 보여준다. 만약, 성연관 형질이라면 동형접합인 어머니(Ⅰ-5)가 세 아들 모두에게 이를 전달해야 하기 때문이다.

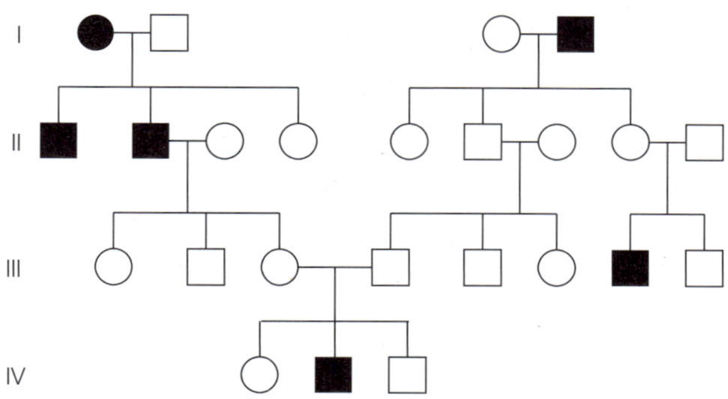

그림 9-6. 성연관 형질 가계도 예시

아버지에서 아들로 형질이 전달되지 않으며, 영향을 받은 여성은 아들에게만 영향을 미친다. "이론적으로 부모 Ⅲ-3과 Ⅲ-4가 영향을 받은 딸을 낳을 수 있는가?"라는 질문에 대한 대답은 "아니오"이다. 왜 안될까?

- 아버지와 아들 모두 우성의 특성을 나타내는 예가 있는가? 여기서 초점은 예외를 찾아 성연관을 배제하는 것이다. 아버지는 자신의 X 염색체를 딸에게만 전달한다. 만약 아들이 아버지에게서 형질을 물려 받는다면 그것은 성연관(sex-linked)일 수 없다(그림 9-5 참조). 물론 형질이 특정 집단 내에서 공통적이거나 부모의 양쪽 가족 모두 가지고 있는 것일 때에는 주의해야 한다. 이 경우 아들과 아버지 모두 성연관 질환에 영향을 받았을 수 있지만, 아들은 아버지가 아닌 어머니로부터 그 특성을 물려받았다.
- 성연관 열성 형질의 경우 영향을 받은(즉, 동형접합) 어머니에서 태어난 아들은 모두 이 형질을 나타낸다.
- 성연관 열성 형질의 경우 남성에게서 흔히 나타난다. 남성은 X 염색체가 하나뿐이기 때문에 그 형질이 여성에서 우성이든 열성이든 상관없이 특성을 나타낸다. 그러나 성연관 우성 형질의 경우 여성에서 더 자주 발생하는데 이는 한 집단 내에서 모든 X 염색체의 2/3가 여성에서 발견되기 때문이다.

물론 이러한 전형적인 유전방식에는 예외가 있으므로, 유전방식에 대한 정보와 표현형에 대한 지식을 종합하여 평가해야 한다. 만약 그 형질이 여성의 수유와 같이 한쪽 성에 국한(gender-specific)되거나 유문협착증이 남성에서, 그리고 홍반루푸스가 여성에서 더 자주 발생하는 것과 같이 성에 영향(sex-influenced)을 받는 경우, 가계도만 가지고 영향 받은 성(gender)에 대해 단순한 분석을 하는 것은 오류를 일으킬 수 있다.

가계도 평가의 예시: 규칙의 적용

Sample Pedigree Evaluation: Applying the Rules

가계도에 대한 전달 및 표현 방식을 분석하는 한 가지 이유는 태어날 자녀에 대한 예측을 하기 위해서이다. 일단 형질이 특성화되면 유전형 또는 가계 내 구성원에게 유전될 확률을 알 수 있고, 이 정보로 다음 세대의 형질 발현을 예측할 수 있다.

그림 9-7A의 가계도를 살펴보자. 첫 번째 질문은 우성 또는 열성과 같은 발현의 유형이다. 이 경우 특성이 열성이라고 가정한다. 2세대에서 영향을 받은 딸(II-7)은 그 특성을 보이지만 부모는 모두 정상이다. 다음으로, 형질이 상염색체 또는 X 염색체로 유전되는가? 형질이 성연관인 경우 영향을 받은 딸은 동형접합성이 되며 두 부모로부터 특성을 물려받았을 것이다. 아버지는 하나의 X 염색체를 가지고 있으므로 그 특성을 표현해야 하지만 이 예에서는 그렇지 않다. 따라서, 상염색체 열성 유전이라는 결론을 내릴 수 있다.

이제 전달방식을 알았으므로 유전자형을 각 개인에게 할당할 수 있다. 예를 들어, 가계도의 오른쪽에 있는 1세대 부모(I-3과 I-4)는 동형접합 열성(homozygous recessive)인 딸을 낳았기 때문에, 두 사람 모두 이형접합(heterozygous)이어야 한다. 편의를 위해 우성 대립유전자(dominant allele)는 *A*로, 열성 대립유전자(recessive alleles)는 *a*로 표현한다(그림 9-7B). 가계도 왼쪽의 표현형이 정상인 *AA* 여성(I-1)과 영향을 받은 *aa* 남성(I-2)는 표현형이 정상인 딸, 즉 이형접합의 딸(II-3)이 있다. 상충되는 증거가 없는 경우, 남성 II-4와 같이 한 가계도 내로 결혼하여 들어오는 개인은

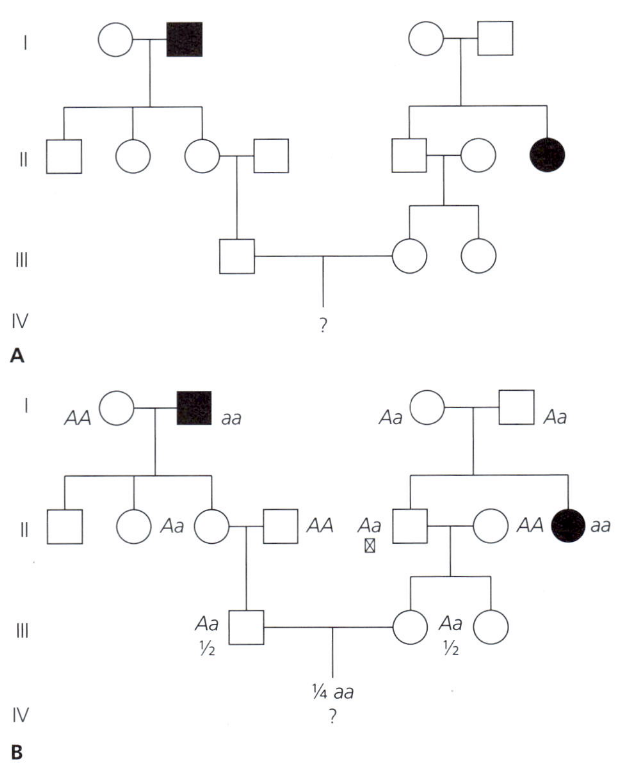

그림 9-7. 평가를 위한 가계도 예시(본문 참조)

형질에 대해 항상 유전적으로 정상이라고 가정한다. 따라서 남성 III-1의 부모의 유전형은 *Aa*×*AA*이고 남성 III-1은 이형접합 Aa일 확률이 $^1/_2$ 이다.

다시 가계도 오른쪽의 남성 II-5의 유전형을 살펴보자. 관심있는 아이(IV-1)가 *a* 대립유전자에 대해 동형접합이 되려면 남성 II-5에 의해 대립유전자가 전달되어야 한다. 그의 이형접합 확률은 얼마일까? 답은 $^2/_3$ 이다. 이는 두 이형접합 부모 사이에서 가능한 네 가지 결과 중 남성 II-5는 열성 형질을 나타내지 않기 때문에 유전형이 *aa*가 아니다. 따라서 표현형이 정상인 자손과 관련된 나머지 세 가지 가능한 결과 중 두 개는 *Aa* 이형접합체이고 나머지는 *AA* 동형접합체이다. II-5가 이형접합이면 열성 대립유전자를 딸 III-2에게 전달할 확률이 0.5이다. 아직 태어나지 않은 아이 IV-1이 열성 형질을 보이려면(두 부모가 이형접합인 경우 $^1/_4$ 확률) 이러한 모든 전달 이벤트가 발생해야 하고, 전체 확률에는 곱셈 법칙을 적용해야 한다.

확률에 적용되는 **곱셈 법칙**(product rule)은 단순히 두 개 이상의 이벤트가 함께 발생할 가능성이 개별 확률의 곱셉이라는 것이다. 예를 들어, 동전 두 개를 던지는 경우 두 개 모두 앞면을 얻을 확률은 $^1/_2$(처음 동전이 앞면이 나올 확률) × $^1/_2$(두 번째 동전이 앞면이 나올 확률) = $^1/_4$이다. 다른 세 가지 경우는 (앞면, 뒷면), (뒷면, 뒷면), (뒷면, 앞면)이다. 물론 문제의 사건이 독립적이라는 가정하에서다.

가계도의 각 구성원은 독립적인 이벤트의 산물이다. 그러므로 *Aa* 이형접합체로부터 돌연변이 *a* 대립유전자를 물려받을 확률은 $^1/_2$이다. 주어진 결과의 전체 확률은 가상 결과로 이어지는 각 필수 단계의 확률을 곱하여 계산할 수 있다. 계산에 모든 단계가 포함되어 있는 한 원하는 순서대로 필요한 단계를 곱할 수 있다. 아이 IV-1의 유전자형이 *aa*이고 열성 상태를 나타내는 계산은 II 세대에서 IV 세대로 이동하면 $^2/_3 \times ^1/_2 \times ^1/_2 \times ^1/_4 = ^1/_{24}$이다.

따라서 가계도 분석은 알려진 정보를 적용하고 알려지지 않은 위험성에 대한 확률을 계산하여 종합하는 것이다. 먼저 가능한 전달방식을 결정함으로써 개별 표현형을 유전자형으로 전환할 수 있다. 그런 다음 가계도를 개별 가족으로 나누면 특정 전달 이벤트의 가능성을 예측할 수 있다.

2. 의학유전학 Medical genetics

가족력의 중요성 The Importance of the Family History

의학유전학에 대한 실무 지식은 현재와 미래의 모든 의료 전문가에게 필수적이다. 정확하고 자세한 가족력은 모든 환자의 의료기록에 포함되어야 한다. 이 정보는 활력징후, 검사 결과 및 실험실 결과만큼 중요하며, 신중하게 구성되고 적절하게 해석된 가족력은 강력한 진단 도구이다. 이 책에서 분자유전학의 놀라운 발전과 흥미로운 새로운 검사 방법을 소개하고 있지만, 가족력은 사용 가능한 모든 유전자 검사 옵션을 결합한 것과 똑같이 효과적이다!

수세기 동안 유전질환에 관심이 있던 연구자들은 귀중한 정보로서 가족력에 의존해 왔다. 지난 몇 년 동안 기술이 놀라운 속도로 발전하면서 '유전체학 시대'에 "가족력의 역할이 여전히 중요합니까?"라는 질문이 제기되었다. 이에 대답은 단호하게 "그렇다"이다. 유전체 기술의 발전에도 불구하고 가족의 역사는 모든 유형의 의료 행위에서 가장 유익한 정보들 중 하나이다.

의료인은 가족력 정보를 얻고 해석하는 데 능숙해야 한다. 모든 환자의 의료기록에 가족력 정보가 포함되어야 한다. 이 정보는 평생 동안 체계적이고 주기적으로 업데이트되어야 하며, 전체 의료 계획에 통합되어야 한다. 이 정보는 다양한 질병의 진단, 치료 및 예방에 도움이 될 수 있다(표 9-1).

가족관계 Family Relationships

가계도는 친족 구성원 간의 관계를 표준화된 기호로

표 9-1 미국 의무총감이 발표한 미국가족건강계획(American Family Health Initiative)의 목표

- 가족력의 중요성에 대한 대중의 인식을 높인다.
- 일반인과 의료 전문가를 위해 가족력을 수집하고, 이해, 평가 및 사용할 수 있도록 대중적으로 접근 가능한 도구를 제공한다.
- 가족력의 중요성에 대한 의료 전문가의 인식을 높인다.
- 의료 전문가의 가족력 활용률을 높이고 환자와 소통한다.
- 유전체학 및 건강 문해력을 향상시킨다.
- 유전체학이 일반 의료서비스의 필수 요소가 되는 시대에 대비하여 대중과 의료 전문가 모두를 준비시킨다.

표현한 것이다. 모든 건강관리제공자는 가계도를 작성하고 해석하는 데 익숙해야 한다.

한 가족구성원에게서 확인된 특성이 다른 가족구성원에게 나타날 위험을 계산할 때 중요한 것은 질환의 유전적 특징과 가족의 관계 정도이다. 가계도에서 친척은 다음과 같이 분류된다.

- 1등친: 발단자의 부모, 형제 자매, 자녀
- 2등친: 조부모, 손자녀, 삼촌, 고모, 이모, 조카
- 3등친: 사촌 등

이러한 관계의 정도는 수학적으로 정의할 수 있다. 근연계수(coefficient of relationship)는 기본적으로 두 개인이 한 명 이상의 공통 조상을 가진 것으로 예상되는 상대적 유전자 수를 설명하는 데 사용할 수 있다(그림 6-27, 6-28 참조).

임상에서 가족력의 수집

Obtaining a Family History in the Clinical Setting

현재 미국의 "진료표준"에 의하면 어떠한 진료 환경에서도 모든 환자의 가족력이 의료기록에 포함되도록 권장하고 있다. 임상 실무에서 3세대 이상의 가계도를 확보하고 모든 가족에 대해 정기적으로 업데이트하는 것을 권장한다. 소아 환자의 경우 환자의 형제자매, 부모, 이모, 삼촌, 사촌 및 조부모가 포함된다. 성인의 경우 환자의 자녀와 손자가 포함될 수 있다. 환자가 촌수가 먼 친척에 대해 다른 건강 관련 기록을 알고 있다면 더 많은 세대를 포함해야 한다. 가족력에서 얻을 수

표 9-2 3세대 가계도에서 얻을 수 있는 일반적인 정보

- 나이 또는 생년월일
- 사망 연령 및 사망 원인
- 각 조부모의 민족적 배경
- 건강 관련 정보(예: 키, 몸무게)
- 질병명과 진단 시 나이
- 이전의 유전상담 및 검사에 관한 정보
- 임신 관련 정보(사산, 불임, 자연 유산, 합병증, 미숙아)

있는 일반적인 정보의 유형은 표 9-2에 나타나 있다.

주요 의료기관의 강력한 지지에도 불구하고 실제로 임상에서 가계도의 사용은 권고안에 훨씬 못 미친다. 바쁜 의료진은 가족력을 조사하고, 정리하고, 분석할 충분한 시간이 없다고 생각한다. 이와 관련하여 가장 좋은 방법 중 하나는 가족력 설문지를 사용하는 것이다. 이 양식은 환자가 직접 인구통계학적 정보를 대기실에서 작성할 수 있고, 훈련된 직원은 이 설문지를 이용하여 기본 가계도와 가족력 정보를 작성할 수 있다. 완성된 가계도는 주된 호소, 활력징후 및 과거 병력과 같이 일반적으로 제공되는 다른 중요한 정보와 함께 차트에서 사용할 수 있다. 이 시점에서 의사는 완성된 가계도를 검토하고 훈련에서 얻은 지식을 적용하여 정보를 해석하고 그에 따라 조치를 취해야 한다. 이미 개발된 도구는 대부분 인터넷 소스를 통해 쉽게 구할 수 있다.

가족은 독특하고 복잡하다. 가족력 정보를 수집하는 사람은 혼란스러운 문제가 발생할 수 있다는 것을 인식해야 한다. 특정 가족의 상황은 가계도에서 잘못된 결론을 이끌어 낼 수 있다. 예를 들어, 사람들의 10~15%는 **부권이 잘못 할당**(mis-assigned paternity)된 것으로 추정된다. 즉, 아버지로 추정되는 사람이 실제로 생물학적 아버지가 아닌 것이다. 이러한 정보의 명백한 사회심리적 함의 외에도, 이 정보가 밝혀지지 않았다면 가계도에서 얻은 정보의 대부분은 당연히 폐기되었을 것이다. 이것은 다음 장에서 논의될 DNA 검사에서도 중요한다. 검사의 특성상 잘못된 친자관계가 의도하지 않게 드러날 수 있다. 이것은 검체를 채취하

기 전에 사전동의 과정에서 논의되어야 한다.

근친(consanguinity)은 생물학적으로 밀접하게 관련된 두 개인의 결합으로 정의된다. 가족력을 얻는 관점에서 중요하지만, 여기에는 명백한 낙인과 법적인 문제가 포함될 수 있다. 이러한 이유로 가족 구성원은 종종 이러한 정보의 제공을 주저한다. 어떤 사람들은 자신이 근친을 통해 태어났다는 것을 모르고 있다가 실제로 가족력을 얻는 과정에서 알게 되기도 한다. 다른 잠재적인 혼동의 원인으로는 입양, 이복 형제자매, 여러 배우자를 통해 자녀를 둔 경우 등이 있다. 가족력 정보가 가족 내 생물학적, 유전적 관계를 정확하게 반영하도록 하려면 가능한 이러한 관계를 식별하는 데에 주의를 기울여야 한다.

비밀유지의 문제는 임상 실무의 모든 측면에서 중요한 문제이다. 유전적 조건은 개인이 아닌 가족을 포함하기 때문에 비밀을 보호하기 위해 의료진의 노력이 필요하다. 각 개인의 정보를 최대한 기밀로 유지하기 위해 모든 노력을 기울여야 한다. 그러한 정보는 명시적이고 문서화된 동의의 맥락에서 또는 다른 사람의 건강에 영향을 미치는 경우에만 다른 가족 구성원과 공유해야 한다.

가족력의 해석 Interpreting the Family History

따라서 권장되는 진료표준은 모든 환자의 의료기록의 일부로 가장 최근의 3세대 가계도를 확보하는 것이다. 물론 이것은 첫 번째 단계에 불과하다. 차트에 가계도가 있다고 해서 환자의 치료에 도움이 되는 것은 아니다. 의료진은 의학유전학의 원리를 일상 업무에 통합하도록 준비하고 각 환자의 가계도 정보를 해석하는 데 능숙해야 한다. 가계도를 검토하여 관련 정보를 확인하면서 가족력에서 중요한 것을 식별하는 데 익숙해야 한다. 모든 가족은 개인에게 의학적으로 주목할 만한 상태를 가지고 있으므로, 어떤 것이 중요한지 아닌지를 식별해야 한다. 검토자에게 경고해야 하는 일반적인 "위험 신호"는 대체로 직관적이다(표 9-3). 영향을 받은 개인의 수, 비정상적인 표현 및 관계 정도와 같은 요인을 고려해야 한다. 의료진은 영향을 받은 개인의 전달방식 특성에 주의를 기울여야 한다. 단순 멘델 유전으로 보이는 경우(6장), 단일 유전자 질환으로 예상할 수 있다. 그러나, 가족성으로 발생하였지만 단일 유전방식을 따르지 않는다면 더 복잡한 상황을 고려해야 한다(10장).

표 9-3 가족력의 검토

가족력에서 "위험 신호(Red flags)"
영향을 받은 친척의 수
발단자와의 관계 정도(degree of relationship)
발병 연령
영향이 적은 성별
관련 질환
긍정적인 가족력
멘델 유전 패턴
단일유전질환(monogenetic conditions)
비멘델 유전 패턴
복합유전질환(complex disorder)

가족력에 대한 대처 Responding to the Family History

단순히 가족력을 얻고 그것을 해석하는 것만으로는 충분하지 않다. 마지막 단계는 정보를 이용하여 환자의 치료를 수정하는 것이다. 가계도 검토에서 중요한 가족력이 확인되면 다음 사항을 수행해야 한다.

- 가족 상담: 특정 상황에 대해 가족이 안정감을 느끼는 수준 내에서 시행
- 특정 상황에 필요한 검사 처방
- 위험 상태에 있는 가족 구성원 식별
- 예방전략 제공
- 필요에 따른 상담 활용

근거기반의료 맥락에서 가족력은 실제로 많은 일반적인 장애에 대한 선별지침 및 권장 관리 프로토콜을 수정하는 데 사용될 수 있다(표 9-4, 9-5).

표 9-4 가족력의 영향을 받는 선별 지침에 속하는 상황

유방암	고혈압
심근병증	철결핍빈혈
대장암	간암
심장동맥병	골다공증
당뇨병	전립샘암
이상지질혈증	혈전색전증
청력장애	갑상샘질환
고관절 이형성증	시각장애

Data from Guttmacher AE: The importance of family history in health. SACGHS. October 11,2004. Available at: http://oba.od.nih.gov/oba/SACGHS/meetings/October2004/Guttmacher.pdf.

표 9-5 가족력에 영향을 받는 치료지침에 속하는 상황

유방암	심부전
대장암	고혈압
심장동맥병	췌장염
발달지연	실신(syncope)
당뇨병	혈전색전증
폐기종 및 만성폐쇄폐질환 (COPD)	갑상샘암
	두드러기(ulticaria)

Data from Guttmacher AE: The importance of family history in health. SACGHS. October 11,2004. Available at: http://oba.od.nih.gov/oba/SACGHS/meetings/October2004/Guttmacher.pdf.

3. 임상 적용 Clinical Correlation

사례 1 Case 1

정기 건강검진의 맥락에서 가족력을 사용하여 치료를 방향을 수정할 수 있다. 예를 들어, 새로운 환자가 건강검진을 위해 당신의 진료실을 방문했다고 가정해 보자. 직원이 접수 창구에서 그를 맞이하고 진료에 필요한 설문지를 제공한다. 이 설문지에는 인구통계 및 보험정보에 대한 사항뿐만 아니라 그의 과거 병력과 가족력 조사를 위한 설문지가 포함되어 있다. 훈련된 직원이 설문지 정보를 가져와 가계도를 구성한다. 당신이 진료실로 들어가면 차트를 보고 환자가 건강검진을 위해 방문한 52세의 히스패닉 남성이라는 사실을 확인할 수 있다. 가족력 양식에서 그는 당뇨병, 암 및 심장병의 가족력에 대해 "예"를 체크했다. 이 가족력을 바탕으로 어떤 중재를 해야 하는가? 혹시 당신이 머리를 긁적거리고 있다면, "정보가 충분하지 않다"라고 생각하고 있을 것이다. 물론 그렇다. 그래서 당신은 페이지를 넘기고 당신의 직원이 만든 가계도를 검토한다. 그림 9-8을 보라. 이 가계도에서 가족력은 그다지 놀랍지 않다. 암에 걸린 사람은 한 명뿐이다. 게다가 고령의 췌장암이었다. 마찬가지로 당뇨병과 심장병이 한 번씩 발생했는데, 그 어느 것도 특별히 주목할 만한 것은 아니다.

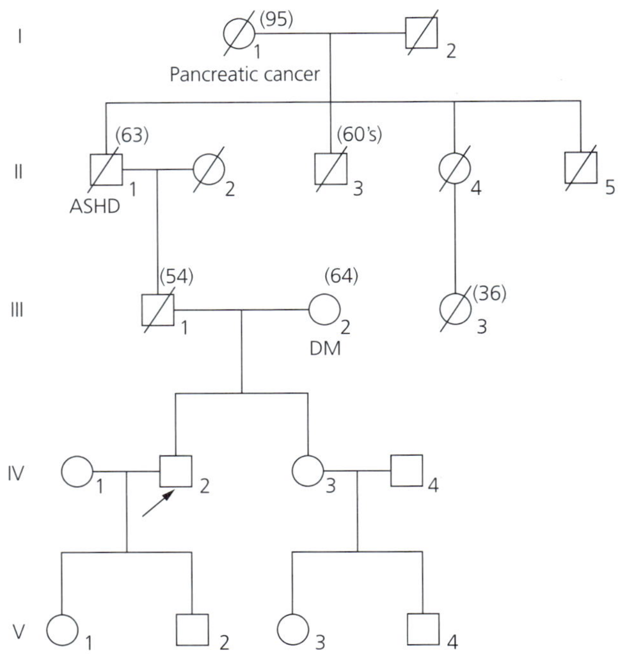

그림 9-8. 새로운 환자(IV-2)의 가능한 가계도

그의 조사 양식에서 환자는 심장병, 당뇨병 및 암에 대해 가족력이 있다고 응답했다. (ASHD = 죽상경화심장병, DM = 당뇨병)

그러나 그림 9-9를 보면, 첫 번째 가계도와 상당히 달라 보이지만 설문지에서 동일하게 "예"라고 응답한 사항들이 표시되어 있다는 점에는 동의할 것이다. 이 가계도는 중요하다. 심장마비와 뇌졸중을 앓은 사람이

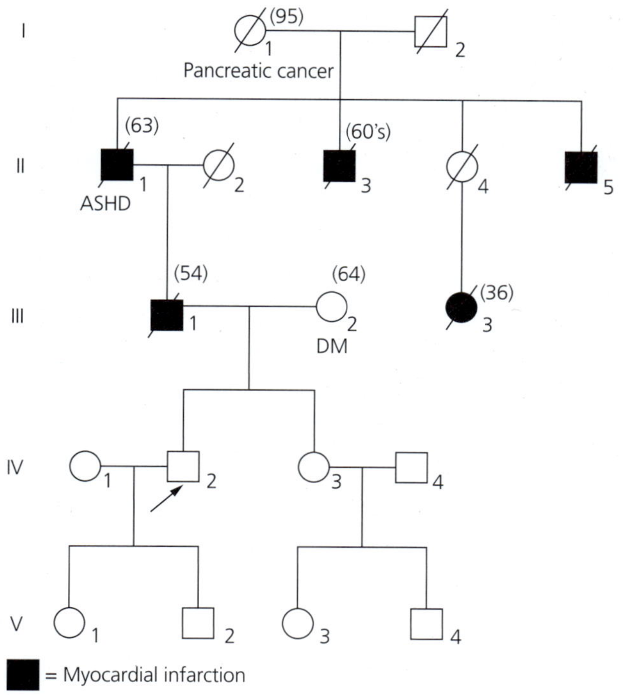

그림 9-9. 새로운 환자의 두 번째 시나리오

환자 IV-2는 그림 9-8에서와 동일한 가족력을 표시했다. 매우 다른 결과에 주목하라. (ASHD = 죽상경화심장병, DM = 당뇨병)

여러 명이고, 발병 연령이 매우 빠르다. 추가 질문을 했더니 심장마비로 54세에 사망한 III-1이 실제로 38세에 첫 번째 심근경색증을 앓았다고 한다. 또한 그의 사촌 III-3은 36세에 심장마비로 사망한 여성이다! 최종적으로, 이 가계도는 상염색체 우성 유전을 시사한다. 이 경우 당신의 응답은 매우 다르다. 환자가 단순히 건강검진을 받으러 온 건강한 사람이라 하더라도 그의 가족력은 "무슨 조치든 빨리 취해라"고 비명을 지르고 있다. 실제로 문제가 발생하기 전에 개입을 할 기회가 있다. 다음으로 무엇을 해야겠는가? 가장 쉽고 가장 비용이 적게 드는 단계는 단순하게 더 많은 정보를 수집하는 것이다. 영향을 받은 가족 구성원에게 의료기록(서명된 동의서 포함)을 요청하는 것은 좋은 시작이 될 것이다. 나머지 답변은 이 장의 범위를 벗어난다. 이 시나리오에서 당신의 사고 과정에 대한 아이디어를 얻으려면 10장을 참조하라.

사례 2 Case 2

당신이 정형외과 전공의라고 가정해보자. 순환근무의 일환으로 다학제 뇌성마비 클리닉에 배정된다. 클리닉에서 "뇌성마비" 진단을 받은 20세 청년을 보게 된다. 그는 어린 시절에 진단을 받았다. 그의 차트를 살펴보다가 가족력 정보가 없다는 것을 발견하고 간단한 질문을 한다. "가족 중에 뇌성마비를 앓고 있는 사람이 있습니까?" 그의 어머니는 "예"라는 대답을 하며 놀랐다. 그런 다음 가족력을 얻고 가계도를 구성한다. 완성된 결과는 그림 9-10A와 같다. 당신은 이 가계도를 보고 X-연관 열성 질환처럼 보인다는 결론에 빠르게 도달한다. 뇌성마비 진단에 대해 의문이 생겨 결국 뇌 MRI를 촬영하고, 환자는 올리브다리뇌소뇌 위축(olivopontocerebellao atrophy) 소견이 있다는 것을 발견했다(그림 9-10B). 이것은 드물지만 1989년에 보고된 X-연관 척수소뇌변성증의 실제 사례이다. 이 사례는 환자에게 가족력을 질문하는 것의 힘을 강조한다.

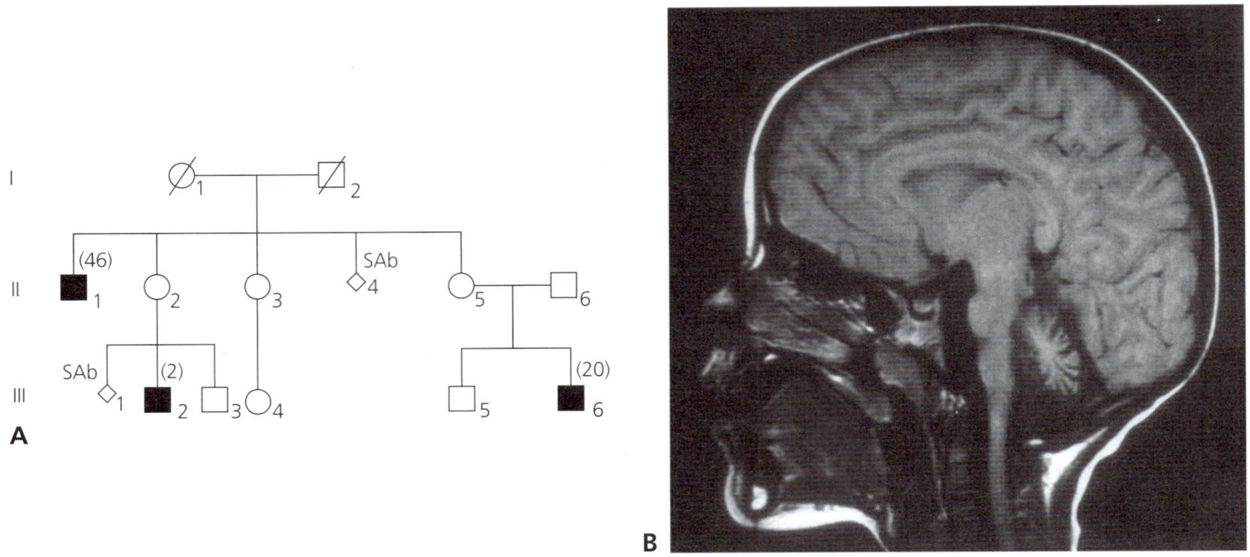

그림 9-10. A. 뇌성마비 진단을 받은 젊은 환자(III-6)의 가계도. 영향을 받은 외삼촌과 외사촌을 주목하라. **B.** 환자(III-6)의 뇌 MRI 사진.

Chapter 10

다인자 유전과 유전자-환경 상호작용

Multifactorial Inheritance and Gene × Environment Interactions

1. 개요 Background and Systems Integration

양적 형질과 질적 형질

Quantitative versus Qualitative Traits

지금까지 살펴본 대부분의 표현형은 상대적으로 간단하였다. 하나 또는 두 개의 유전자에서 돌연변이를 추적할 수 있고, 일반적으로 예측 가능한 전달 및 발현의 규칙을 따른다. 그러나 많은 주요 형질들(traits)은 하나의 유전자가 아니라 환경 요인에 의해 그 효과가 가려진 **유전자군**(gene battery)의 영향을 받는다. 실제로 대부분의 형질들을 자세히 살펴보면, 모든 유전자가 생화학적 상호작용과 환경 조건의 복잡한 네트워크 안에서 작동한다는 것을 알 수 있다. 그러나 기본적인 유전의 기전은 동일하다.

"양"과 "질" 사이의 유전적 경계는 모호하다. 그러나 **질적 형질**(qualitative trait)은 색소침착증과 백색증처럼 "질"에 의해 두 가지 혹은 그 이상의 명확한 표현형의 그룹으로 분류될 수 있는 것을 말한다. 반면, **양적 형질**(quantitative trait)은 피부의 색소침착 범위가 어두운 색부터 밝은 색까지 일련의 스펙트럼을 따라 설명되는 것처럼 "일정량"으로 설명되는 특성이다.

이러한 차이는 단순히 설명적인 것이 아니라, 표현형을 분석하는 두 가지 다른 방법으로 구분된다. 예를 들어, 질적 형질은 각 개체를 명확히 구분되는 그룹으로 분류한다. 이와 같은 특성을 통계적으로 분석할 때 명확한 표현형의 범주(예: 녹색 대 노란색 씨앗)로 표시하고 카이제곱 검정과 같은 통계를 사용하여 관찰된 비율과 이론적 기대 사이의 적합성을 평가한다. 반면 양적 형질의 표현형은 특정 척도(예: 키 또는 피부색)에서의 위치에 의해 정의된다(그림 10-1). 이 경우 그룹 간의 비교는 표현형의 평균 및 범위와 같은 정량적 측정에 따라 달라진다. 적절한 통계 분석은 t-검정, 분산분석 또는 기타 접근 방식으로 비교된다.

다음 섹션에서는 이러한 통계 분석 중 일부를 다루면서, 양적 형질과 이에 대한 유전자와 환경의 상호작용에 대해 생각할 수 있는 방법을 탐구할 것이다. 우리의 목표는 단순히 이를 수학적으로 표현하는 것이 아니라, 환자와 가족이 이해하기를 원하는 복잡한 정보 뒤에 있는 불확실성을 명확히 하는 것이다.

표현형의 분포에 대한 양적인 기술

Quantitative Description of Phenotypic Distributions

양적 형질에 대한 전형적인 표현형은 정규분포(normal distribution)로 시각화될 수 있으며, 이러한 분포는 표준 통계를 사용하여 설명할 수 있다. 유전자의 생화학적 산물이 특정 수준에 도달해야만 형질이 표현형으로 나타나는 임계치의 특성을 가지는 예외적인 상황도 발생 능력(developmental capacities)의 기저 분포

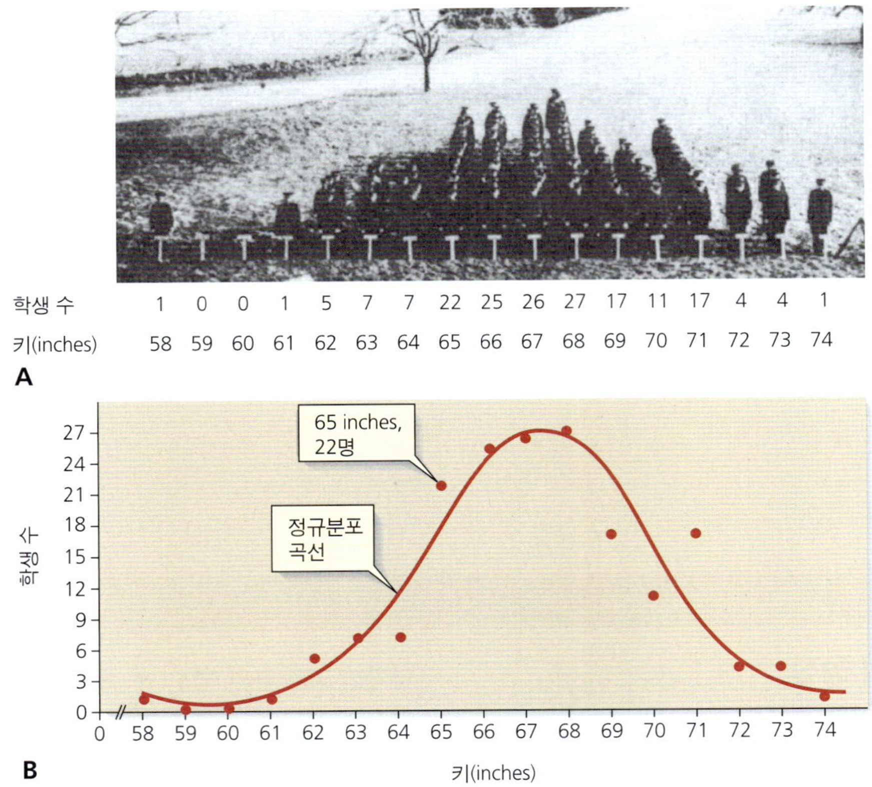

그림 10-1. 사람의 키는 상세히 연구된 최초의 정량적 특성 중 하나이다. **A.** 1914년 Connecticut Agricultural College에 재학 중인 175명의 학생의 키 분포(인치), **B.** 학생들의 키가 정규분포에 근접한 것을 나타내는 그래프 (A: Reprinted with permission from Albert and Blakeslee: Corn and Man. *Journal of Heredity.* 1914;5:51. Oxford University Press. B: Reprinted with permission from Brooker RJ: *Genetics: Analysis & Principles,* 3rd ed. New York: McGrawHill, 2008.)

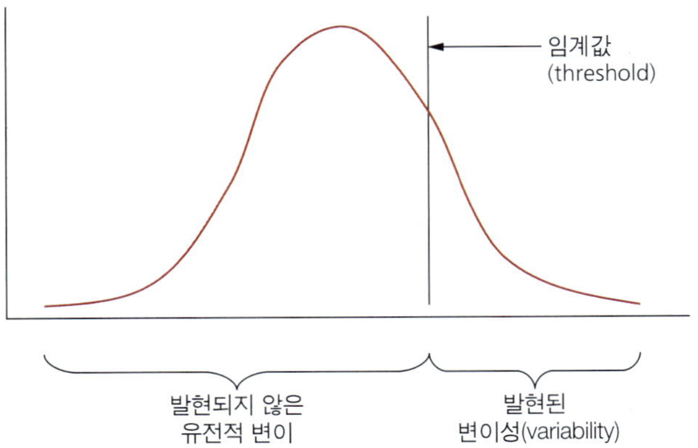

그림 10-2. 유전자 활동의 생화학적 산물에 대한 정규분포는 형질이 특정 임계치(threshold)에 도달했을 때만 발현되는 특성을 뒷받침할 수 있다. 이러한 형질은 유전적 기전이 양적임에도 불구하고 질적 형질로 보일 수 있다.

의 관점에서 해석될 수 있다(그림 10-2).

평균(mean, $\bar{X}$)은 모든 측정값(ΣX)의 합을 표본 수(N)로 나눈 값이다. 그러나 평균은 예측에 필요한 중요한 요소인 개인들 사이에서 보이는 변화를 간과한다. **분산**(variance, V)은 이러한 특성들이 퍼져 있는 정도의 척도로서, 평균과 각 측정값 사이, 즉 편차를 제곱한 값의 평균이다.

$$분산 = \Sigma N_{i=1}(X_i - \bar{X})^2/N-1$$

N-1 값은 **자유도**(degree of freedom)라고 하며, 대부분의 통계분석에서 도출할 결론의 강도를 평가하는 데 사용된다. 간단한 예시를 이용하여(thought experiment) 이 측정값에 대해 생각해보자. 출생 시 체중과 같은 자료를 수집할 때, 첫 번째 아기의 체중을 측정하고 두 번째 아기의 체중도 측정한다. 체중의 평균은 두 아기의 체중을 더하고 2로 나누어 계산한다. 그러나 체중의 분산을 평가할 때 첫 번째 아기는 그러한 측정값에 얼마나 많은 변동이 있는지에 대한 정보를 제공하지 않는다. 그러나 첫 번째 아기와 두 번째 아기의 차이는 첫 번째 변동 추정치를 제공하고, 세 번째 아기는 두 번째 추정치를 제공한다. 따라서 특성의 평균보다

특성의 변동에 대한 추정치가 항상 하나가 적다.

$$\text{표준편차} = s.d. = s. = \sqrt{\text{분산}}$$

분산의 제곱근을 **표준편차**(standard deviation)라고 하며 *s.d.*, *s* 또는 δ로 기호화한다. 마찬가지로 분산은 표준편차의 제곱이므로 V_x(즉, *x*의 분산) 또는 s^2 또는 δ^2로 기호화 할 수 있다. 일반적으로 *s* 및 s^2는 특정 표본의 측정된 특성을 언급할 때 사용되며, δ 및 δ^2는 자료의 이론적 모집단을 언급할 때 사용된다. 어떤 양적 특성의 표현형의 발현에 대한 완전한 설명을 위해서는 항상 평균과 표준편차(또는 분산)가 함께 제시되어야 한다.

표준편차의 특히 유용한 응용 중 하나는 "경험적 규칙(empirical rule)"이다. 이 규칙은 표준편차가 정규분포를 모집단의 예측 가능한 하위 그룹으로 세분화한다는 것이다(그림 10-3). 특히 정규분포의 평균 위와 아래에 있는 1 표준편차 범위에 약 68%의 데이터가 포함되는 반면, 2 표준편차 범위에는 약 95%가 포함되고, 3 표준편차 범위에는 99.7%가 포함된다. 예를 들어, 평균이 100점이고 표준편차가 15점인 표준 IQ 테스트의 성능을 고려해 보자. 일반적인 인구집단에서 IQ 점수가 85~115점인 회원이 68%일 것으로 예상되며, 이 숫자의 절반인 34%는 100점(평균)과 115점 사이의 IQ를 가질 것으로 예상된다. 분포 차이를 보다 정확하게 평가하기 위해서 데이터는 일반적으로 표준편차 단위로 변환되고 표준 정규편차 표와 비교된다.

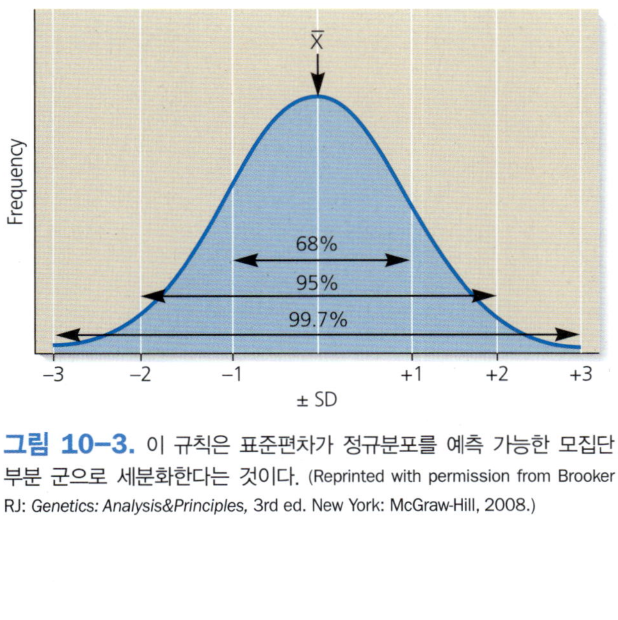

그림 10-3. 이 규칙은 표준편차가 정규분포를 예측 가능한 모집단 부분 군으로 세분화한다는 것이다. (Reprinted with permission from Brooker RJ: *Genetics: Analysis&Principles*, 3rd ed. New York: McGraw-Hill, 2008.)

다유전자 유전 및 유전율

Polygenic Inheritance and Heritability

"다유전자(polygenic)"는 "많은 유전자"를 의미한다. 다유전자 형질에 대한 유전적 기초는 양적 형질 유전자자리(quantitative trait loci, QTLs)로 종종 발견된다. 분석 기술을 통해 특정 양적 형질에 가장 강력하게 기여하는 일부 유전자자리를 식별할 수 있다. 그러나 종종 개인들 간의 유전적 차이를 분리하는 것으로 추적할 수 있는 표현형 변이의 비율과 환경 요인으로 인한 정도를 측정하는 것으로 충분하다. 다음 세대에서 형질의 발현을 결정하는 데 가장 큰 영향을 미치는 것은 유전적 요소이다.

유전율(heritability)은 중요한 척도이지만 종종 오해를 받는다. 유전율이 높다고 해서 중요도가 높은 것은 아니다. 유전율은 유전적 변이에 의해 설명되는 어떤 형질의 변동 비율로, 유전적 변이를 분리하는 효과의 척도이다. 생존이나 생식 성공과 관련된 매우 중요한 형질[즉, "적합형질(fitnes traits)"]은 높은 수준의 다양성을 거의 용납하지 않으므로 유전율은 매우 낮다.

각 개인의 생존과 생식의 성공을 극대화하기 위한 방향으로의 선택은 유전자 풀(gene pool)에 존재할 수 있는 유익한 유전적 변이를 선택해왔다. 예를 들어, 일부 집단에서 IQ 테스트 점수의 유전율은 약 0.60이며, 이는 개인 간의 표현형 차이의 약 60%가 유전적 차이로 설명될 수 있음을 의미한다. 반면에 닭이나 초파리에서 알의 생산과 같이 중요한 적합형질에 대한 유전율은 각각 약 0.21과 0.18에 불과한 것으로 추정된다. 따라서 유전율은 단순히 개체 간의 유전적 차이에 의해 설명될 수 있는 표현형의 변이 비율을 측정할 뿐 그 특성의 생물학적 중요성에 대한 진술이 아니다.

유전율(또는 유전 가능성)은 h^2로 기호화되는데, 이는 두 분산(s^2)의 비율이기 때문이다("h"는 없음). 특히 유전율은 유전적 변이(V_G)에 의해 설명될 수 있는 모든 표현형의 분산(V_P)에 대한 비율, 즉 표본의 구성원들 간의 유전적 차이에 대한 비율이다. V_P는 다양한 구성요소를 가지고 있으며 가장 중요한 두 가지 요소는 유전적 변이(V_G)와 환경적 영향(V_E)이다(그림 10-4).

$$h^2 = V_G/(V_G + V_E)$$

유전율의 또 다른 중요한 측면은 유전율은 한 집단에서 구성원 간의 유전적 차이로 설명할 수 있는 표현형 변이의 비율을 측정한 것이라는 것이다. 그러나 유전자 풀은 시간에 따라 집단에 따라 다르다. 따라서 유전율은 그것이 측정된 집단에서만 유전적 구성이나 선택(selection)에 대한 반응을 예측하는 데 유효하다. 한 집단의 결과를 다른 집단으로 일반화할 수 없다. 이러한 단순한 집단유전학적 사실에 대한 무시는 종종 근

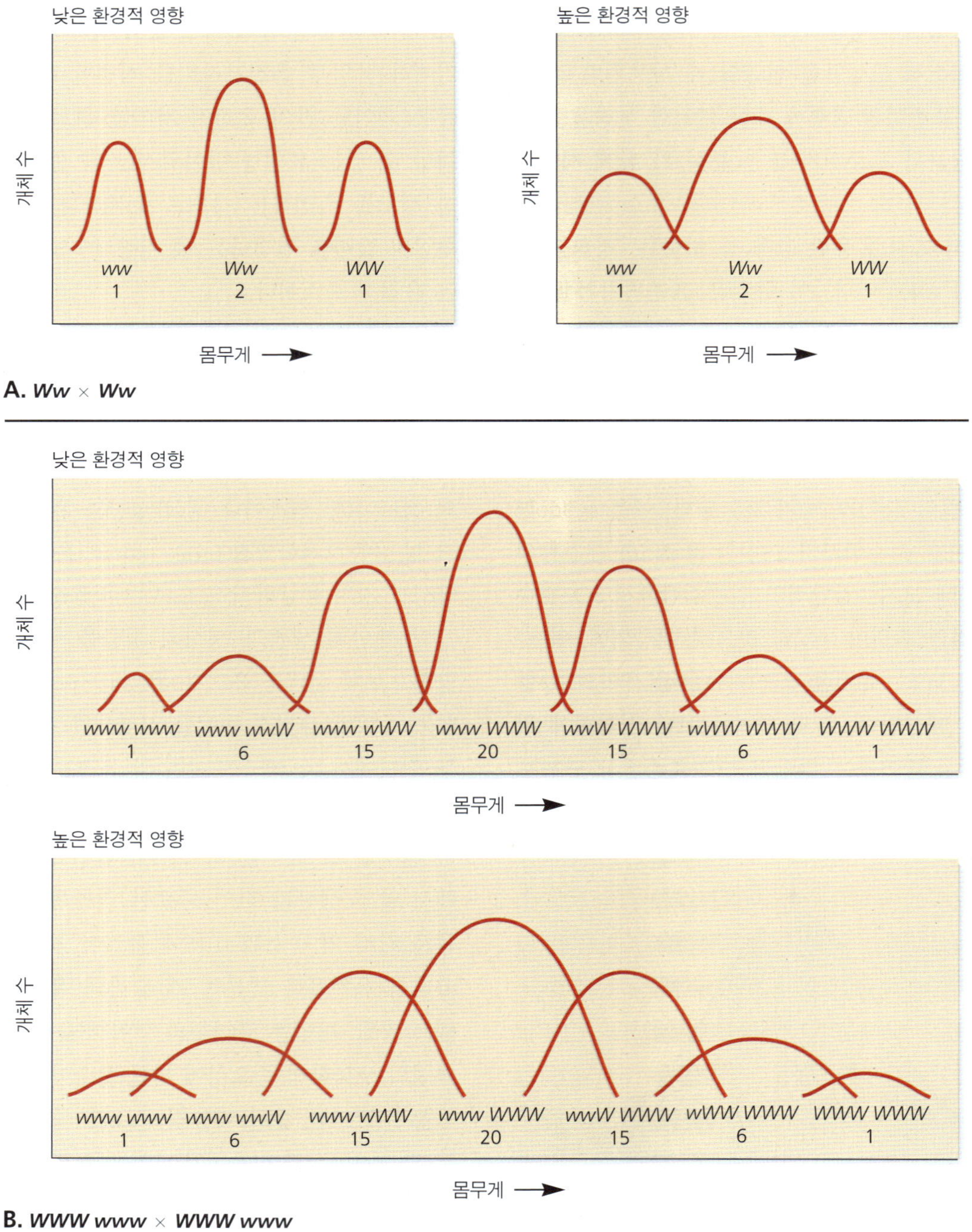

그림 10-4. 대립유전자 수와 환경적 변이가 정량적 유전 분포에 미치는 영향에 대한 예(표본 형질로 몸무게 사용)
(Reprinted with permission from Brooker RJ: *Genetics: Analysis & Principles,* 3rd ed. New York: McGraw-Hill, 2008.)

거없는 방식으로 유전율을 일반화하기 때문에 IQ와 같은 형질에 있어 인종 간의 유전적 차이에 대해 부정확하고 파괴적인 주장을 많이 발생시켰다.

유전자형과 환경의 상호작용

Genotype × Environment Interactions

환경적 차이는 표현형 발현에 있어 유전적 차이만큼 중요하다. 실제로, 동일한 유전자형은 관련된 환경적 요인의 변화에 따라 매우 다른 방식으로 표현될 수 있다. 이러한 관계를 유전자형-환경(G×E) 상호작용이라고 한다.

G×E 상호작용의 고전적인 예는 샴고양이의 멜라닌 생산에 있어 온도의 민감성이다. 이 멜라닌 생성 효소는 서늘한 환경에서 더 활동적이어서 샴고양이의 귀와 발 끝에서 더 많은 색소가 합성된다. 온도, 영양성분, 빛의 파장과 강도뿐만 아니라 나이 및 성별과 같은 내부 조건도 주어진 유전자형의 발현에 영향을 미칠 수 있다.

유전적 이질성 Genetic Heterogeneity

환경적 영향으로 단일 유전자형이 다른 표현형을 초래할 수 있지만, 그 반대도 가능하다. 즉, 동일한 표현형을 나타내지만 유전적 배경은 다를 수 있다는 것이다. **유전적 이질성**(genetic heterogeneity)은 어떤 상태나 질병이 다른 유전자형으로 추적될 수 있는 상황을 말한다. 다른 유전자 또는 단일 유전자의 다른 대립유전자가 분석된 각 사례에 포함될 수 있다. 따라서 각 사례의 유전적 구성을 밝히는 마이크로어레이(microarray)나 DNA 염기서열분석(sequencing)은 정확한 진단을 위한 중요한 검사방법이다. 해부학적으로 가장 단순한 구조조차도 그 발달과정의 복잡성을 고려할 때, 유전적 이질성은 더욱 일반적으로 인식되어야 한다.

유전적 이질성의 한 예로 망막색소변성(retinitis pigmentosa, RP)이 있다. 이것은 수십 개의 유전자 또는 유전자 영역에서의 돌연변이들이 눈의 광수용체의 구조 및 내구성에 영향을 미치는 것으로 **유전자자리 이질성**(locus heterogeneity)이다. 일부 돌연변이는 다른 것보다 더 일반적인데, 예를 들어 RP 환자의 약 10%는 3번 염색체에 있는 로돕신(rhodopsin) 유전자의 돌연변이로 추정된다.

한편, **대립유전자 이질성**(allelic heterogeneity)의 상황에서 다른 대립유전자는 뚜렷하게 다른 표현형의 결과를 나타낸다. 이 현상에 대한 사례 보고가 늘어나고 있는데, 대표적인 예는 β-글로빈을 코딩하는 유전자의 돌연변이와 관련이 있다. 하나의 돌연변이는 낫적혈구병을 유발하고, 다른 돌연변이는 다양한 형태의 β-지중해빈혈(β-thalassemia)을 유발한다.

쌍둥이의 일치도 Concordance in Twins

쌍둥이는 유전적 발현의 반복성을 탐구할 수 있는 특별한 기회를 제공한다. 일란성 쌍둥이(monozygotic, MZ)는 동일한 유전자형과 대체로 동일한 성장환경을 공유한다. 이란성 쌍둥이(dizygotic, DZ)는 성장환경을 공유한다는 점에서 일란성 쌍둥이와 유사하지만, 유전적으로는 전형적인 형제자매만큼이나 다르다. 따라서 일란성 쌍둥이와 이란성 쌍둥이 사이의 표현형의 일치 정도, 즉 **일치도**(concordance)를 측정하여 형질에 대한 유전적 영향을 추정할 수 있다. 표 10-1에 몇 가지 예가 제시되어 있다.

일란성 쌍둥이는 유전적으로는 동일하게 시작하지만 상황이 빠르게 변할 수 있다는 점에 유의해야 한다.

표 10-1 일란성(MZ)과 이란성(DZ) 쌍둥이의 형질 일치도

특성	일란성 일치	이란성 일치	h^{2*}
조울증	67	5	~1.0
기관지 천식	47	24	0.71
고혈압	25	7	0.62
류마티스열	20	6	0.55
암	16	13	0.15
급성 감염으로 인한 사망	8	9	0

* 유전율은 일란성과 이란성 일치도에서 직접적으로 계산되지 않으므로 다른 자료와 독립적으로 그 크기를 고려해야 한다. 암과 급성 감염으로 인한 사망을 제외한 모든 비교 데이터는 매우 중요하다.
(Based on Cavalli-Sforza and Bodmer, 1971, *The Genetics of Human Populations*, Freeman and Co., San Francisco.)

일단 쌍둥이가 형성되고 두 접합자(zygote)가 발달을 재개하면서부터 차이가 발생할 수 있다. 임신 후 돌연변이가 발생할 수도 있는데, 이는 대부분 무작위 발생이기 때문에 일란성 쌍둥이 중 하나에서 발생한다. 따라서, 쌍둥이들은 유전적으로 동일하게 시작을 했다 하더라도 분만 시까지 다양한 유전적 차이가 있을 수 있다. 7장(돌연변이)에서 언급한 바와 같이 이러한 유전적 차이들 중 많은 부분이 관찰 가능한 표현형의 변화에 영향을 미치지 않기 때문에 일란성 쌍둥이는 여전히 "똑같아" 보일 수 있다. 그러나 때로 일란성 쌍둥이 중 하나에는 있지만 다른 쌍둥이에게는 없는 표현형을 초래하는 돌연변이가 있을 수 있다(그림 10-5). 따라서 쌍둥이는 그 특성에 대해 **불일치**(discordant)한다고 말한다.

쌍둥이 연구에서 주의할 점은 일란성과 이란성을 구별하는 것이 때로 어렵다는 것이다. 유전적 유사성 정도를 확인하기 위해 DNA 지문 검사가 필요할 수 있다. 또한 일란성 쌍둥이는 동일한 유전자형을 공유하지만 영양 수준 및 전염병과 같이 잠재적으로 중요한 많은 환경 조건도 공유한다. 함께 자란 일란성 쌍둥이와 드물지만 떨어져서 자란 일란성 쌍둥이를 비교하면 부분적인 답을 얻을 수 있다. 그러나 따로 입양되어도 일란성 쌍둥이는 종종 유사한 환경의 가정에서 자라는데, 이를테면 도시나 농촌, 양부모의 교육 수준 또는 비슷한 숫자의 다른 형제들과 자란다. 따라서 쌍둥이에 대한 데이터는 유익하지만 제한적일 수 있다.

형질에 대한 유전적 영향 또는 **재발위험**(recurrence risk)을 정량화하기 위해 공유 유전자형(shared genotype)의 다른 예를 이용할 수 있다. 재발위험은 친척들 간에 예상되는 공유 유전자형의 정도와 관련이 있다. 단일 유전자로 추적할 수 있는 형질의 경우 형제자매의 재발위험은 0.50이며 혈통의 각 분리 단계마다 절반으로 감소한다(예: 이모-조카 = 0.25; 첫 번째 사촌 = 0.125).

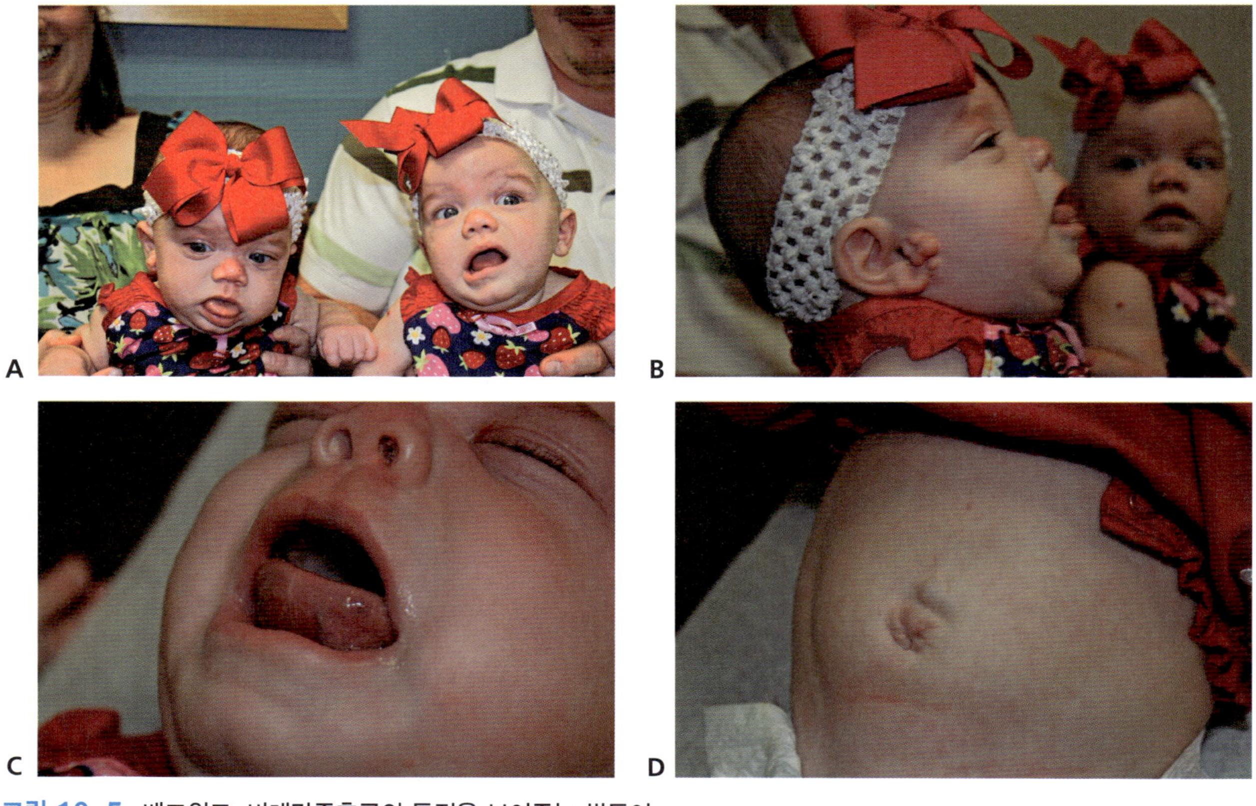

그림 10-5. 베크위트-비데만증후군의 특징을 보여주는 쌍둥이

A. 일란성 쌍둥이에서 보이는 베크위트-비데만증후군(Beckwith Wiedemann syndrome)의 불일치(큰몸증, 큰혀증, 제탈장). **B.** 귓바퀴 앞의 섬유종(쥐젖, preuricular ear tag), **C.** 큰혀증(macroglossia), **D.** 제탈장(ompahlocoele; 치료 후).

2. 의학유전학 Medical Genetics

지금까지 유전질환의 주요 원인으로 세포유전학적 이상(5장)과 단일 유전자 질환(6장)에 대해 논의했다. 이러한 유전방식은 단일 요인으로 가장 잘 특성화된다. 즉, 핵심적인 하나의 유전적 변화가 표현형의 대부분을 담당하는 것이다. 그러나 이러한 상태는 사람의 모든 의학적 장애를 고려할 때 상대적으로 드물다고 할 수 있다. 일반적으로 질병은 더 복잡한 유전방식을 갖는다. 그럼에도 불구하고 질병의 발생을 설명하기 위해 상당한 유전적 기여를 포함할 것이다(표 10-2). 이 장의 첫 부분에서 유전자-환경 상호작용의 개념이 설명되었다. 여기서는 임상 실무에서 이러한 개념의 적용에 대해 논의할 것이다.

표 10-2 유전적 근거가 입증된 흔한 의학적 장애

알레르기/천식	고혈압
자가면역질환	불임 및 유산
죽상경화증	장수 및 노화
암	주요정동장애/조현병
당뇨병	비만
뇌전증	머리 외상 후 후유증

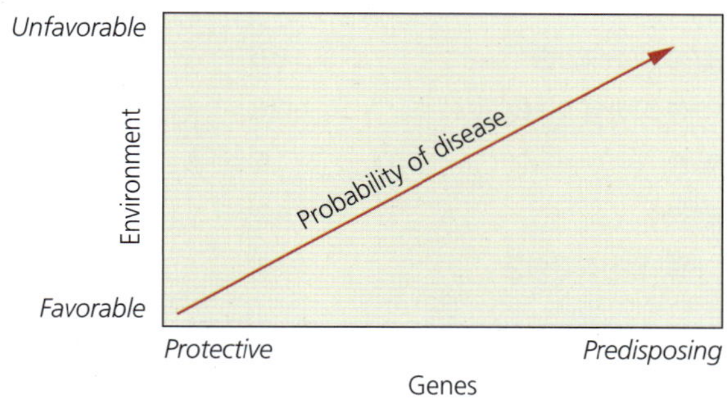

그림 10-6. 다인자 유전의 누적 취약성을 나타내는 그래프
불리한 유전적, 환경적 요인이 축적됨에 따라 질병의 발현 가능성도 증가한다.

다인자 유전 Multifactorial Inheritance

"다인자"는 "많은 요인"을 뜻하는데, 이는 유전적 요인과 환경적 요인 모두 표현형에 중요한 기여를 한다는 의미이다. 모든 의학적 상태는 "다인자 또는 다요인"이다. 즉 어떠한 상태도 어느 정도의 유전적 배경을 가지며 표현형에 대한 환경적 영향을 받는다는 것이다. 관례상 주어진 조건에 대한 가장 정확한 예측(재발위험/가족 패턴/전달방식)을 위해서 관례상 가장 단순한 메커니즘 모델이 지정된다. 따라서 멘델질환과 염색체 장애는 전통적으로 "다인자 유전"으로 분류되지 않는다.

그렇다면 다인자 유전을 구성하는 것은 무엇인가? 주요 특징은 다음과 같다.

1. 유전적 다양성이 존재하지만 단일 요인에 의한 메커니즘으로 전달방식을 설명할 수 없다.
2. 가계 연구에 의하면 친척이 영향 받을 위험이 증가한다.
3. 환경 요인은 표현형에 상당한 영향을 미칠 수 있다.

다인자 유전을 나타내는 상황은 일반적으로 복잡한 병태생리학적 과정이나 형태 형성의 과정을 수반한다. 이는 병인을 찾는 것이 훨씬 더 복잡해진다는 것을 의미한다. 병인에 대한 조사는 그 상태를 초래한 하나의 "유전자"를 찾는 것이 아니다. 오히려 관찰된 상황을 가장 잘 설명할 수 있는 패턴은 하나 이상의 환경 요인과 상호작용하는 여러 다른 유전자와 관련될 수 있다. 이 장의 앞부분에서 설명했듯이 다인자성 형질의 발현에는 생물학적 **역치(임계치**, threshold)가 포함된다. 이 개념은 모든 개인은 어떤 특정 상태에 대해 일련의 **취약성(발병위험도**, liabilities)을 가지는데, 이러한 취약성은 유전적 요인과 환경적 요인을 모두 포함한다는 것이다. 각 개인은 소인이 되거나 방어적인 유전자 및 본인에게 유리하거나 불리한 환경의 특별한 조합을 가진다(그림 10-6). 한 사람에게 있어 취약성의 증가는 그 사람을 생물학적 임계치로 밀어붙인다. 유전적, 환경적 취약성의 누적은 특정 역치, 즉 유기체가 취약성을 극복할 수 있는 완충능력을 초과하면 개인에서 그 형질이 관찰된다(그림 10-2 참조).

다인자 형질은 가계도에서 관찰되는데, 전달에 있어

표 10-3 심각한 성 편향을 나타내는 다인자 질환

남성에서 증가	
질환	증가(비율 남 : 여)
유문협착	5.0
레그-페르테스(Legg-Perthes)병	5.2
히르슈스프룽(Hirschprung)병	3.7
내번첨족(talipes equinovarus)	2.0
입술갈림증, 입천장갈림증	1.6
여성에서 증가	
질환	증가(비율 여 : 남)
특발성 척추측만증	6.6
선천성 고관절 이형성증	3.3
무뇌증	1.6
이분척추	1.2
구개열, 입천장갈림증	1.4

몇 가지 일반적인 특성이 관찰된다. 다인자 형질이 나타내는 유전의 기본 원칙은 다음과 같다.

1. 질병은 가계 내에서 멘델식(단일 유전자) 또는 기타 단일 요인 방식으로 분리(segregation)되지 않는다.
2. 질병의 재발위험도는 일반인들에 비해 가족이나 친척에서 더 높다.
3. 가계 내에서 관계의 거리가 멀어짐에 따라 재발위험도가 비선형적으로 감소한다. 일반적으로 재발위험도는 1등친 또는 2등친에서 높고, 3등친 이상이면 일반인 수준으로 감소한다.
4. 이환된 개인의 수가 증가함에 따라 위험이 증가한다.
5. 다양하게 발현되는 질병의 스펙트럼 내에서, 영향을 받는 개인에서 나타나는 장애의 중증도가 증가함에 따라 위험도도 증가한다.
6. 많은 다인자 형질은 성 편향(sex bias)을 보인다(즉, 한 성별에서 다른 성보다 더 자주 발생함)(표 10-3). 흥미롭게도, 일반적으로 덜 영향을 받는 성에서 질병이 발생한 경우 재발위험이 증가한다.

대부분의 다인자 형질에 있어서 우리는 임상 환경에서 실용적으로 사용할 수 있을 만큼 유전 및 환경 요인에 대해 충분히 알지 못하고 있다. 따라서 대부분의 경우 병인에 대한 상담이 불가능하여 환자에게 종종 혼란과 실망을 주게 된다. 그러나 다요인 질환이 어느 정도 모집단의 데이터를 수집할 수 있을 만큼 충분히 일반적이면, 경험적 재발위험에 대한 데이터를 가족에게 제공할 수 있다.

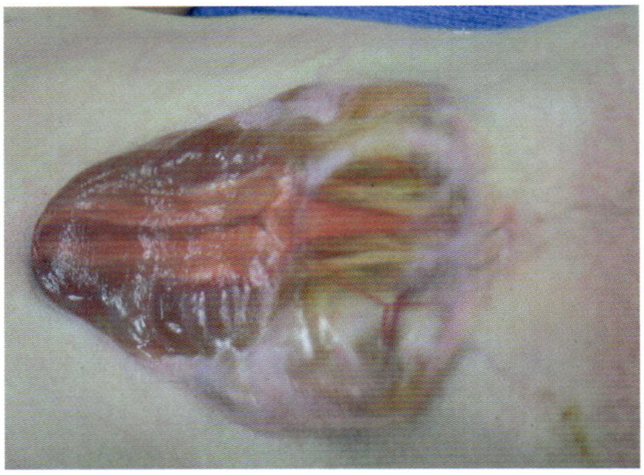

그림 10-7. 신경관결손(즉, 이분척추/수막척수탈출증)이 있는 아기의 허리

경험적 위험도(empiric risk)에 대한 상담은 기저 요인에 대해 알려진 것이 거의 없는 경우 관찰 집단의 데이터를 적용하는 것이다. 특정 가족의 재발위험은 다른 유사한 가족에서 관찰된 내용을 기반으로 한다. 조건 및 상황에 따라 정의된 하위 집단에서 재발을 식별하는 것이 포함된다.

예를 들어, 신경관결손(neural tube defects, NTD)은 배아 신경관의 선천성 기형이다. 신경관이 제대로 닫히지 않으면 뇌 또는 척수 주변의 뼈 구조에 이상이 생긴다(그림 10-7). 결손은 닫히지 않은 신경관의 위치 또는 닫히지 않은 정도에 따라 다양하게 나타난다. NTD는 다인자 유전양상을 나타내지만, 출생아 1,000명당 약 1~2명에서 발생하는 비교적 흔한 선천적 결함으로 경험적 위험도에 대한 데이터를 얻을 수 있다(표 10-4). 이러한 데이터는 임상 환경에서 적용할 수 있다. 예를 들어, 한 젊은 부부의 자녀가 NTD를 가지고 태어났다고 가정해보자. 가족력을 면밀히 검토한 결과, 기억할 수 있는 범위 내에서 NTD가 있는 가족 구성원은 없었다. 검사 결과 아기는 NTD 이외의 다른 문제는 없었고, 부부는 "다음 임신에서 NTD 자녀를 가질 가능

표 10-4 신경관결손(NTD)에 대한 경험적 재발위험도

가족성 위험 요인	다음 자녀가 영향 받을 위험(%)
NTD를 가진 자녀 1명	5
NTD를 가진 자녀 2명	10
NTD를 가진 자녀 3명	21
NTD를 가진 부모	4

성이 얼마나 되는가?"를 알고 싶어한다. 표 10-4를 참조하면 질문에 대한 답이 5%임을 알 수 있다. 위의 논의에 따라 다요인 모델을 기반으로 몇 가지 추론을 할 수 있다. 첫째, 5% 위험은 분명히 멘델(단일 유전자) 질환을 시사하지 않는다. 둘째, 이 위험은 기준(인구) 위험과 비교할 수 있다. 즉, 재발위험은 "단" 5%이다(즉, 이 부부의 경우 다음 자녀가 NTD를 갖지 않을 확률이 95%임을 의미한다). 그럼에도 불구하고 일반 인구에서 발생률 1/1,000에 비해 5% 재발위험은 50배나 높다는 것을 나타낸다.

가능한 자료의 양에 따라 더 많은 정보를 경험적 자료에서 식별할 수 있다. 입술갈림증(cleft lip)과 입천장갈림증(cleft palate)은 흔히 볼 수 있는 구조적인 선천성 기형 중 하나이다(그림 10-8). 입술과 얼굴의 갈림증은 출생아 1,000명당 1~2명에서 발생한다. 갈림증을 갖고 태어난 환자의 약 절반 정도에서 다른 구조적 이상(즉, "복잡한" 갈림증)을 보이며, 나머지 절반 정도는 단일 갈림증이나 비증후군성 갈림증을 보인다. 단일 갈림증의 발생은 앞서 설명한 다인자 모델로 설명할 수 있다. 갈림증의 원인에 대한 집중적인 연구가 계속되고 있지만 아직까지 많이 알려지지는 않았다. 일반적으로 비증후군성 갈림증에 대한 유전자검사는 어려우며, 따라서 비증후군성 갈림증이 있는 환자에게는 경험적 자료를 활용한 유전상담을 제공한다. 갈라짐은 비교적 흔한 기형으로 다수의 대규모 인구 조사가 시행되었기 때문에 광범위한 경험적 자료가 존재한다(표 10-5). 이 표의 데이터는 갈림증이 있는 어린이의 가족들과 상담할 때 사용된다. 이 표는 다인자성 유전의 주요 특징(기준 발생률과의 관계, 영향을 받은 개인과

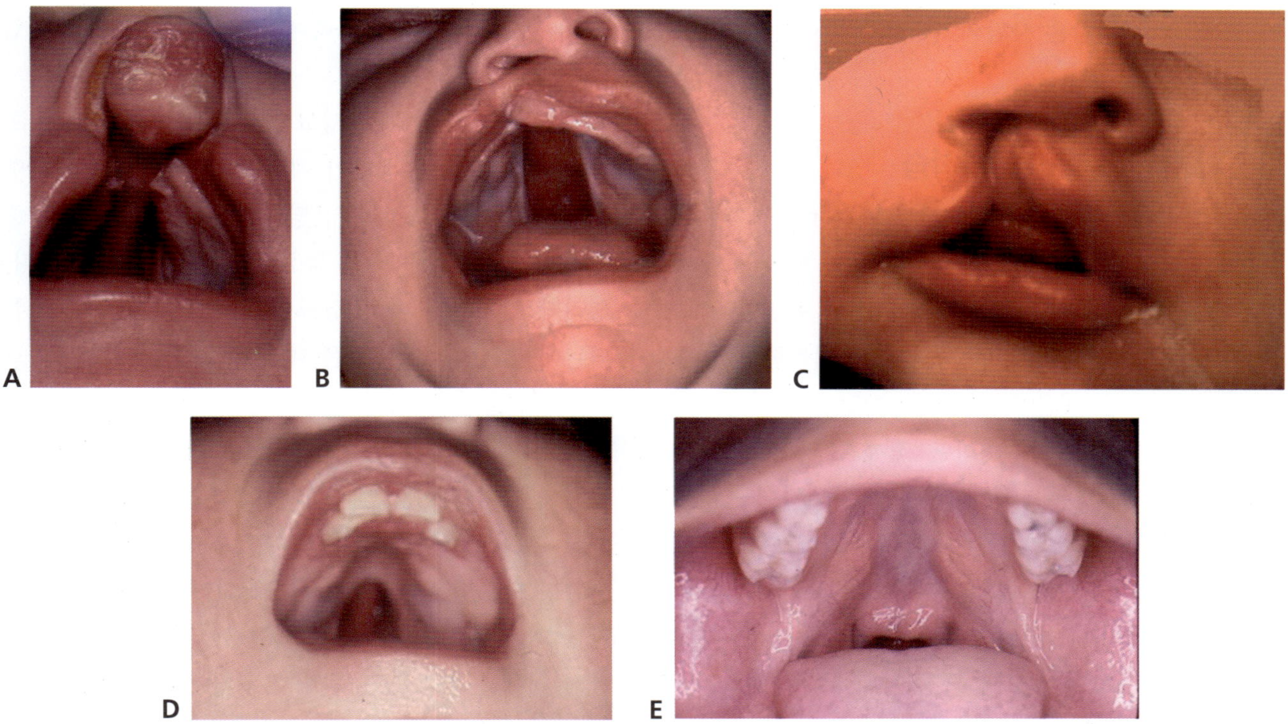

그림 10-8. 입술갈림증(cleft lip)과 입천장갈림증(cleft palate)의 증상을 보이는 다양한 환자

A. 양측으로 갈라진 입술과 구개. **B.** 입천장갈림증이 있는 일측성 입술갈림증. **C.** 꽈리 노칭(alveolar notching)이 있는 일측성 입술갈림증. **D.** 입천장갈림증. **E.** 점막하 입천장갈림증

표 10–5 입천장갈림증 유무에 따른 입술갈림증의 재발위험 데이터	
인구 기준 발생률	0.1%
영향을 받은 사람과의 관계 정도에 따른 재발 위험	
1등친	4%
2등친	0.7%
3등친	0.3%
영향을 받은 사람과의 관계 특성에 따른 재발 위험	
형제	4%
자녀	4.3%
영향을 받은 친척 수에 따른 재발 위험	
영향을 받은 1등친 1명	4%
영향을 받은 1등친 2명	10%
[3명 이상의 영향을 받은 1등친 또는 2등친이 있으면 단일 요인 장애를 의심해야 함]	
심각도에 따른 재발 위험	
일측성 입술갈림증	2.5%
일측성 입술갈림증과 입천장갈림증	4.1%
양측 입술갈림증	5.6%
성 편향을 고려한 재발위험	
영향받은 남성, 영향을 받는 자매의 위험	2.8%
영향받은 여성, 영향을 받는 자매의 위험	4.4%

의 관계, 영향을 받은 사람의 수, 표현의 심각도 및 성 편향성)을 강조한다.

다인자 유전에 대한 심화학습

A Better Understanding of Multifactorial Inheritance

현재까지 NTD 및 기타 여러 질환의 경우, 가족에게 제공할 수 있는 임상적으로 이용 가능한 유일한 정보는 여전히 재발위험에 대한 정보이다. 이러한 정보를 가족과 공유하는 것은 도움이 될 수도 있지만 정보의 특성상 인구학적 평균수치라는 점에 유의해야 한다. 실제로 앞서 예로 든 가상 부부에서 인용된 5%의 재발위험은 실제 재발위험이 아니라 유사한 상황을 가진 부부들에서의 평균 재발률이다. 특정 부부에서 개별 위험도는 매우 낮거나 때로 상당히 높을 수도 있다. 그러나 병리학적 정보가 없으면 특정 사례에 대해 어느 것이 사실인지 판단할 수 없다.

분명히 필요한 것은 주어진 다인자성 특성의 발현에 기여하는 기저의 유전 및 환경적 요인에 대한 더 나은 이해이다. 관련된 요인을 더 많이 발견할수록 더 구체적이고 더 정확한 예측이 가능하다. 앞서 언급했듯이 대부분의 다인자성 조건은 복잡하고 상호작용하는 생리적 과정을 수반한다. 일반적으로 이러한 각 과정에는 여러 구성요소가 있으며, 각각 개별적으로 유전적으로 조절된다(그림 10–9). 따라서 초기 사고방식으로 "어떤 유전자가 질환(X)을 유발합니까?"라고 질문을 하는 것은 다인자성 유전에 대해 지나치게 단순화된 관점이다. 그림 10–9를 참고한다면 더 정확한 질문은 다음과 같다. "질환(X)과 관련되어 있을 수 있는 여러 유전자 중 이 특정 가족에서 작용하는 것은 무엇입니까?"

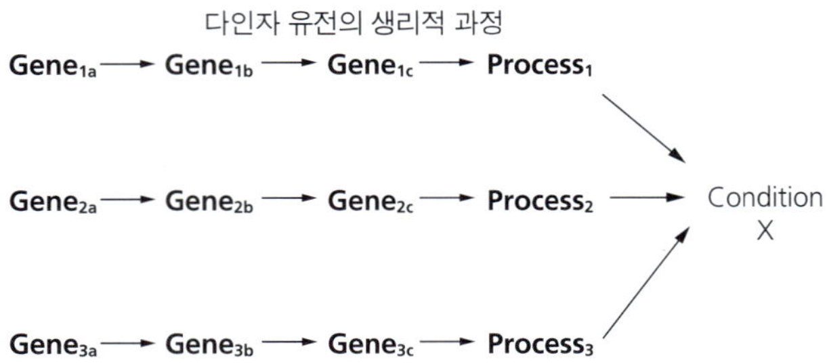

그림 10–9. 다인자 유전을 나타내는 가상의 질환(X)에 대해 각각 여러 원인 유전자가 있는 여러 생리학적 과정의 모식도

이에 대한 좋은 예는 당뇨병에 대한 이해와 그 기초가 되는 유전학이 시간이 지남에 따라 어떻게 변화해 왔는지 살펴보는 것이다. 당뇨병은 탄수화물 불내증(높은 혈청 혈당 수치)을 특징으로 하는 대사장애이다. 생리학적 기전에 따라 당뇨병은 여러 유형으로 분류되는데, 가장 흔한 유형은 미국에서 전체 성인의 거의 10%에서 발생하는 2형 당뇨병이다. 2형 당뇨병의 주요 병태생리적 변화는 인슐린 저항성이다. 2형 당뇨병은 유전 인자와 다양한 환경 인자에 의해 발생하는 다인자성 질환으로 설명할 수 있다. 1980년대에 과학자들이 2형 당뇨병을 유발하는 "유전자"를 찾기 시작했지만 거의 진전이 없었다. 초기 연구에서는 질병의 생리학적 이해를 바탕으로 **후보 유전자**(candidate gene)를 확인했다. 따라서 인슐린 수용체 유전자 또는 인슐린 유전자와 같은 유전자들의 돌연변이를 2형 당뇨병의 원인으로 의심하는 것은 논리적이었다. 연구가 진행

표 10-6 2형 당뇨병 발병 관련 후보 유전자

현재 2형 당뇨병 발병의 주요 후보에서 제외된 유전자
- 인슐린 수용체
- 인슐린 유전자
- 인슐린 유사 성장 인자 II(IGF 2)
- 포도당 수송 유전자(Glut)

현재 2형 당뇨병 발병의 주요 기여 원인으로 밝혀진 유전자

유전자	유전자 기능
KCNJ11	섬세포 칼륨 채널
SUR1(ABCC8)	설포닐 요소 수용체
TCF7L2	프로글루카곤 유전자 발현 조절
IGF2BP2	IGF2 수용체 결합 단백질
ID1	베타 세포 형성 및 분화의 주요 제어
Connexin32/Connexin34	간극연접(gap junction) 단백질
FTO	체지방 및 체중 영향
FAT/CD36 antigen	지방산 대사
NR4A1/NR4A3	성장 인자
Tomosyn-2	인슐린 분비 억제제
HMGA1	인슐린 수용체 생성 감소

되면서, 이 가정은 사실은 잘못된 것이라는 것이 분명해졌다. 실제로 연구자들이 추론한 후보 유전자의 대부분은 중요하지 않은 것으로 입증되었다(표 10-6).

지난 30년 동안 2형 당뇨병의 원인을 이해하는 데 많은 진전이 있어 왔다. 강력한 유전체 스캐닝 기술을 사용하여 2형 당뇨병에 취약한 많은 유전적 요인들이 확인되었다(표 10-6 참조). 이러한 연관성의 발견은 전장유전체분석 없이는 불가능했으며, 단순히 논리만으로는 연구자들을 답으로 이끌기 어려웠을 것이다. 이러한 요인이 확인되면 관련된 주요 생리학적 과정과 연결될 수 있다. 예로 살펴본 2형 당뇨병의 주요 생리학적 과정은 다음 요소들에 대한 내성인 것으로 보인다.

1. 인슐린 자극(인슐린 수용체에 의해 매개되지 않음)
2. 베타 세포의 구성 및 질량
3. 베타 세포의 피로

베타 세포는 인슐린을 만들고 분비하는 췌장의 세포이다. 물론 이러한 유전적 소인은 환경과 상호작용해야 한다. 수십 년 동안 당뇨병의 환경적 위험 요소는 변하지 않았다. 비만, 신체 활동의 감소 및 나이는 유전적 배경의 명확한 변경인자이다. 이러한 모든 요인과 2형 당뇨병의 전체 발생과의 관계는 그림 10-10과 10-11에서와 같이 도식화될 수 있다. 마지막 단계는 이 지식을 임상에 적용하는 것이다. 어떤 유전자가 주어진 요인에 기여했는지 확인하기 위해 유전자검사를 수행해야 한다. 그런 다음 재발 위험의 상담을 병인별 정보로 제공할 수 있다. 치료는 특정 발병 메커니즘을 해결하도록 설계된다.

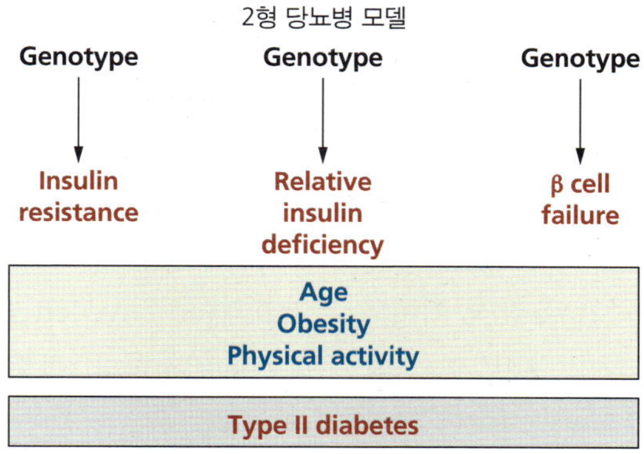

그림 10-10. 2형 당뇨병 발병의 영향요인
주요 세 가지 생리학적 과정은 환경 요인과 상호작용한다.

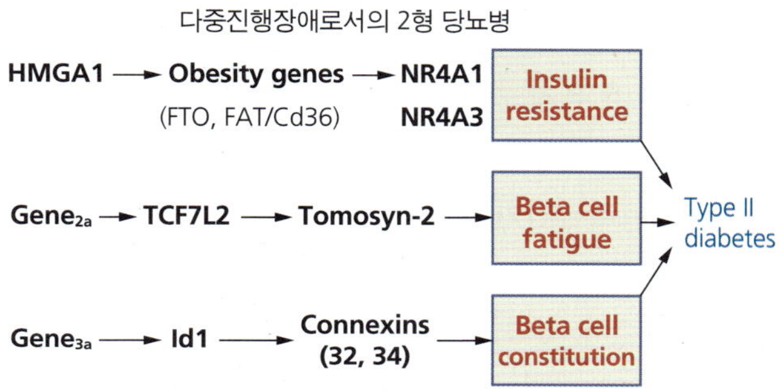

그림 10-11. 대표적인 다인자 질환인 2형 당뇨병의 발병에 있어 각각 여러 원인 유전자가 연관되어 있는 세 가지 생리학적 과정의 모식도

다유전자(소수 유전자성) 유전

Polygenic(Oligogenic) Inheritance

다유전자 유전은 "많은 유전자"를 의미한다. 그러나 환경의 영향도 최종 표현형을 결정하는 데 중요하

다. 많은 유전학자들이 '다인자성(multifactorial)'과 '다유전자성(polygenic)'이라는 용어를 같은 의미로 사용하고 있지만 여기서는 유전적 요소에 초점을 맞추고자 한다. 다유전자 유전의 개념은 누적 방식으로 표현형에 개별적으로 기여하는 여러 유전자가 있다는 것이다. 전체적인 유전적 기여의 부가효과(additive effect)는 상대적인 "크기" 또는 발현 정도를 결정한다. 전통적으로 다유전자 유전은 정량적 특성(예: 키, 몸무게, 머리둘레, 혈압 등)의 표현을 설명하는 데 사용되어 왔다. 다유전자 형질에 대한 임상 관찰은 일반적으로 가족 내에서 형질의 수학적 관계를 확인한다. 예를 들어, 키는 가장 잘 알려진 다유전성 형질 중 하나이다. 간단한 관찰로 키의 유전 가능한 특성을 빠르게 식별할 수 있다. 키가 큰 사람들이 키가 큰 자녀를 갖는 경향이 있다는 것은 직관적이다(그림 10-12). 키가 큰 부모 한 명과 키가 작은 부모 한 명의 경우, 아이들은 대개 그 사이 어딘가에 있다.

수십 년에 걸친 여러 대규모 **성장학(auxology)** 연구에서 키의 유전에 대한 몇 가지 중요한 특징을 확인했다. 첫째, 성적으로 분명한 두 형태성(dimorphism)이 있다. 간단히 말해서 남성은 여성보다 키가 큰 경향이 있다. 부모가 같은 가족에서 남자 아이는 여자 아이보다 키가 크다. 둘째, 아이의 키를 결정하는 일차적인 요소는 부모의 키이다. 먼 친척의 키는 아이의 키에 거의 영향을 미치지 않는다. 임상적으로 이러한 관계는 아래의 공식으로 나타낼 수 있다.

남자 아이의 키(cm)

$$= \frac{\text{아버지 키(cm)} + \text{어머니 키(cm)} + 13\,\text{cm}}{2}$$

여자 아이의 키(cm)

$$= \frac{\text{아버지 키(cm)} + \text{어머니 키(cm)} - 13\,\text{cm}}{2}$$

간단해 보이지만, 이 공식은 부모의 키를 고려한 성인의 키에 대한 정확한 추정치를 제공한다. 이 추정치는 단순하게 자녀의 성별을 보정한 부모 키의 평균값이며 5 cm의 표준편차를 가진다.

예를 들어, 어머니의 키가 162.5 cm이고 아버지의 키가 185.4 cm인 경우, 앞서 언급한 공식에 의하면 남자 자녀의 키는 약 180.5 cm로 추정되고, 표준편차가 5 cm인 경우 남자 자녀의 95%(평균 + 2SD)는 170.5 cm에서 190.5 cm 사이로 예측된다. 이 정보는 임상적 유용성이

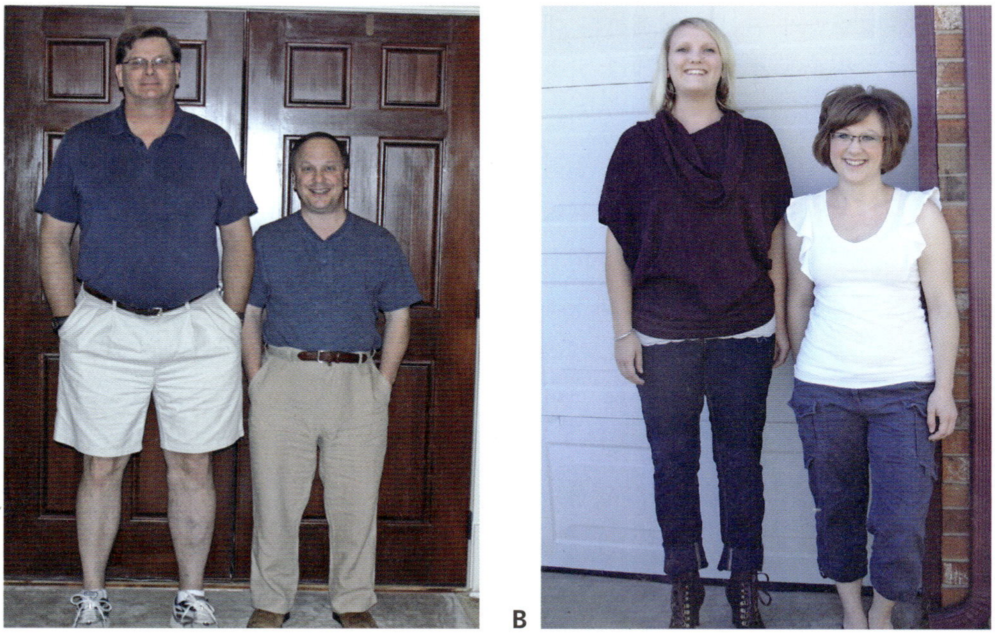

A B

그림 10-12. **A.** 두 남성은 각각 사진 B에 있는 여성들의 아버지이다. **B.** 어느 여성이 어느 아버지에게서 태어났는지 추측하는 것은 어렵지 않다.

뛰어나다. 아동이 저신장 평가를 받을 때 답해야 할 두 가지 주요 및 보완적인 질문이 있다.

1. 아이의 목표 키는 얼마인가?(즉, 성장이 완료되었을 때 키가 얼마나 되어야 한다고 생각합니까?)
2. 예상되는 키는 얼마인가?(즉, 성장이 완료되면 키가 얼마나 될 것이라고 생각합니까?)

이 두 답변을 비교하면 어떤 환자가 "정상" 상태인지 병리적으로 키가 작은 상태인지 판단할 수 있다.

다른 양적 특성에서도 이와 유사한 관계가 존재한다. IQ 테스트에 의해 추정되는 지능은 또 다른 예로, 자녀의 IQ는 부모의 IQ의 평균에 가깝다. 그러나 키에서 관찰되는 성적 두 형태성은 IQ에는 적용되지 않는다(즉, 여자의 IQ는 남자 형제와 동일하다).

다유전자 유전에 대한 초기 연구에서는 표현형에 작은 추가 효과를 가진 수많은 유전자(아마도 수백 개)를 상상했다. 최종 표현은 표현형에 대한 모든 플러스와 마이너스의 누적 "점수"가 된다. 즉, 80개의 양성 키 유전자와 20개의 음성 키 유전자를 가진 사람은 평균 키 이상일 것으로 예상된다. 그러나 최근 들어 보고되고 있는 증거들은 다소 다른 상황을 시사한다. 대부분의 다유전성 조건의 경우 실제로는 소수(3~5개)의 주요 유전자가 표현형의 대부분을 설명한다. 독립적으로 분리되는 몇 개의 유전자만 통계적으로 형질의 정규분포를 생성할 수 있다(그림 10-13). 나머지 표현형(및 더 부드러운 분포)은 환경적 완충과 다른 "사소한" 변이 유전자의 상대적으로 적은 기여로 설명될 수 있다.

환경 요인에 대한 유전적 민감성

Genetic Susceptibility to Environmantal Factors

유전자-환경 상호작용에서 특히 중요한 것은 **유전적 민감성**(genetic susceptibility)의 개념이다. 유전적 민감성은 특정 환경 노출에 대한 반응을 변화시키는 각 개인이 가지고 있는 유전적 변화를 말한다. 사람의 유전체가 환경에 대한 반응에 어떻게 영향을 미치는지 이해하는 것은 표적 치료와 더불어 예방에 엄청난 영향을 미친다. 표 10-7에는 유전적 민감성의 예가 몇 가

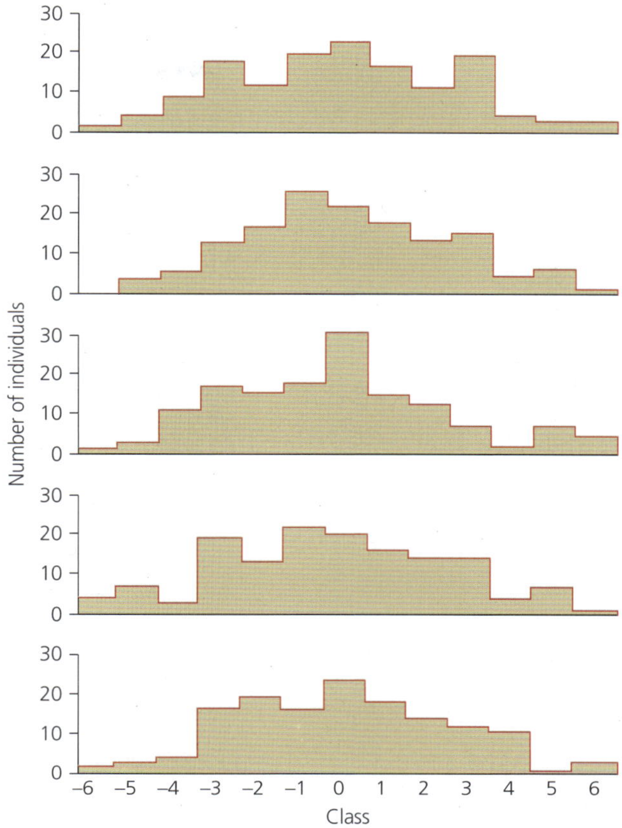

그림 10-13. 두 개의 분리 유전자가 유전적 효과의 90%를 차지하는 대표적인 양적 형질에 의해 생성된 표현형의 분포
(Reprinted with permission from Thoday JM and Thompson JN: The number of segregating genes implied by continuous variation. *Genetica*. 1976;46:335-344.)

표 10-7 돌연변이가 환경 요인에 대한 민감성을 증가시키는 것으로 보고된 유전자의 예

유전자	민감성의 증가
Factor V Leiden mutation	경구 피임약으로 인한 혈전, 흡연
GSTM1 (glutathione transferase, class mu 1)	폐암과 흡연
EPHX1 (epoxide hydrolase)	알코올성 간경변, 태아하이단토인증후군
NRAMP1 (natural resistance-associated macrophage protein 1)	결핵 감염
CCR5(C-C chemokine receptor 5)	HIV 감염
APOE (apolipoprotein E)	알츠하이머병, 머리 외상으로 인한 손상

지 나열되어 있다. 이 목록을 보면 이러한 취약성이 얼마나 중요한지 알 수 있다.

이 목록의 첫 번째 요소인 factor V Leiden을 살펴보자. 라이덴 돌연변이라고 불리는 응고인자 V 유전자의 단일 뉴클레오타이드 다형성(SNP)은 일반 인구의 약 7%에서 발생한다. 이 특별한 돌연변이는 응고인자 V의 분해를 저해하여 병적으로 혈전 형성의 경향성이 증가한다. 라이덴 돌연변이에 대해 이형접합인 사람은 자연 혈전, 수술이나 외상과 같은 사건들과 관련된 비정상적인 응고, 그리고 심지어는 경구 피임약 사용 시 혈전의 위험이 상당히 증가한다. 사실, 일부 추정치에 의하면 이 돌연변이가 잠재적으로 모든 병적인 혈전의 약 40%를 차지하는 것으로 알려져 있다. 라이덴 돌연변이는 일반 인구의 7%에서 발생하기 때문에 인구의 약 0.1%가 돌연변이에 대해 동형접합성일 것으로 추정된다. 라이덴 돌연변이에 대한 동형접합체는 혈전 형성의 위험이 훨씬 더 높다. 그렇다면 응고인자 V 라이덴 돌연변이에 대해서 동형접합을 가진 중년의 여성이 흡연을 하며 경구 피임약을 먹기 시작했다면 어떠한 위험이 있는지 생각해 보자. 이러한 유형의 지식이 유전적 민감성을 확인하고, 고위험 환경에 대한 노출을 식별하여 이를 방지하고, 이환율과 사망률을 예방하기 위해 유전자 스크리닝을 활용하는 예방 전략에 사용될 수 있다는 것이다.

3. 임상 적용 Clinical Correaltion

3장에서 기형유발물질이 간략하게 소개되었다. **기형유발물질**(teratogens)은 여성이 임신 중에 접할 수 있는 환경 노출로 태아 발달에 악영향을 미칠 수 있다. 얼마 전까지만 하더라도 자궁은 모체 안에서 성장하는 아기를 안전하게 보호하는 거의 불침투성의 장벽이라고 알려져 있었다. 1960년대에 기형학이 등장하면서 이제 태아는 산모가 접하는 많은 환경적 노출로부터 완전하게 보호되는 것으로 이해된다. 표 10–8에는 인간에서 기형을 발생하는 주요 물질들이 나열되어 있다. 기형유발물질은 완전히 예방할 수 있는 선천성 기형의 한 가지 원인이므로 매우 중요하다.

표 10–8 주요 기형유발물질

주요 기형유발물질
에탄올(태아알코올증후군)
항뇌전증제(태아하이단토인증후군)
감염("ToRCH" 감염)
담배/기타 니코틴 함유 제품
톨루엔(흡입제)
남용 물질
처방 약물
기타 처방약, 비타민, 허브 및 "천연" 제제
항암화학요법 약물
모체의 질환(예: 당뇨병, 페닐케톤뇨증)

알코올(에탄올) 노출은 가장 흔한 기형유발 원인일 수 있다. 놀랍게도 1970년대 중반까지 태아알코올증후군(fetal alcohol syndrome, FAS)이 의학적으로 정의되지 않았다. 그 이후로 태아의 자궁 내 알코올 노출의 영향에 대한 엄청난 논문들이 보고되었다. 밝혀진 바와 같이, 알코올 노출은 태아에게 다양한 결과를 초래하는데, 가장 심각한 것은 FAS이다. FAS의 특징에는 특징적인 안면 변화(특히 매끈한 인중, 얇은 윗입술, 짧은 안검 균열)와 작은머리증, 선형 성장 감소 및 여러 유형의 구조적 이상이 포함된다(그림 3–31 참조). FAS가 있는 어린이는 인지 및 행동 문제도 있다. 그러나 자궁에서 알코올에 노출된 모든 어린이가 FAS를 갖는 것은 아니다. 사실, 자궁 내에서 많은 양의 알코올에 노출된 아이들의 약 1/3은 FAS, 1/3은 노출로 인한 신경 발달 및 행동 문제가 발생하나, 1/3은 노출로 인한 명백한 영향을 받지 않는다는 것이 관찰되었다. 전체적으로 볼 때 이는 알코올 관련 선천적 결함의 스펙트럼이라고 할 수 있다.

이 챕터의 주제인 유전자–환경 상호작용 측면에서

눈에 띄는 연구는 자궁 내 알코올 노출 후 광범위한 결과에 대한 설명이 실제로 유전적 민감성이라는 것이다. 태아 유전체와 모체 유전체의 차이가 최종 결과에 영향을 미치는 것처럼 보인다. 이러한 유전적 차이 중 일부는 신진대사 및 알코올 제거에 영향을 미치는 유전적 변화로 나타난다. 현재로서는 어떤 태아가 어떤 결과를 나타낼지 예측할 수는 없다. 다만 가장 중요한 것은 태아에 대해 알려진 안전한 알코올 노출량은 없다는 것이다. 임신한 여성의 "신경을 진정"시키기 위해 술을 "처방"하거나 임신 첫 3개월이 지나면 술을 마셔도 된다고 말하는 의사가 여전히 있다는 사실은 심각한 일이다. 모든 의료 전문가가 권장해야 할 유일한 사항은 임신기간 동안 모든 알코올을 완전히 피해야 한다는 것이다. 대부분 임신 6~8주가 될 때까지 임신이 확인되지 않는다는 것을 강조하는 것도 중요하다. 이러한 노출을 피하기 위해서는 가임 연령에 있는 모든 여성에게 이러한 교육 및 공중보건 조치가 취해져야 하며 이것의 중요성은 아무리 강조해도 지나치지 않다. 모든 신경 발달 및 신경 행동 장애의 약 1/3은 단순히 태아가 알코올에 노출되는 것을 피함으로써 막을 수 있다!

알코올에 대한 태아의 민감성을 변화시키는 유전적 변화에 대해서는 아직까지 많이 알려지지 않았지만, 좀 더 상세한 정보가 보고된 다른 예들이 있다. 예를 들어, 태아하이단토인증후군(fetal hydantoin syndrome, FHS)은 FAS와 유사한 또 다른 기형 발생 증후군이다. FHS는 임신기간 동안 항경련제인 하이단토인 또는 그 유도체에 노출된 아이에게서 나타난다. FHS가 있는 소아는 특징적인 두개 안면, 성장 장애, 신경 발달 지연, 사지 이상, 손발톱 저형성 및 다모증이 있다(그림 10-14). FAS에서 관찰된 것과 유사하게, 임신 중 하이단토인 유도체에 노출된 모든 어린이가 FHS를 갖는 것은 아니며 사실은 약 1/3 정도이다. "왜 이런 약물에 노출된 어린이 중 일부만 FHS에 걸립니까?"라는 질문에 대답을 하기 위해, 연구자들은 약물의 신진대사에 집중했다(그림 10-15). 궁극적으로 FHS의 유전적 민감성은 epoxide hydrolase(약물 대사의 두 번째 단계)와 관련된 유전자의 돌연변이 때문인 것으로 나타났

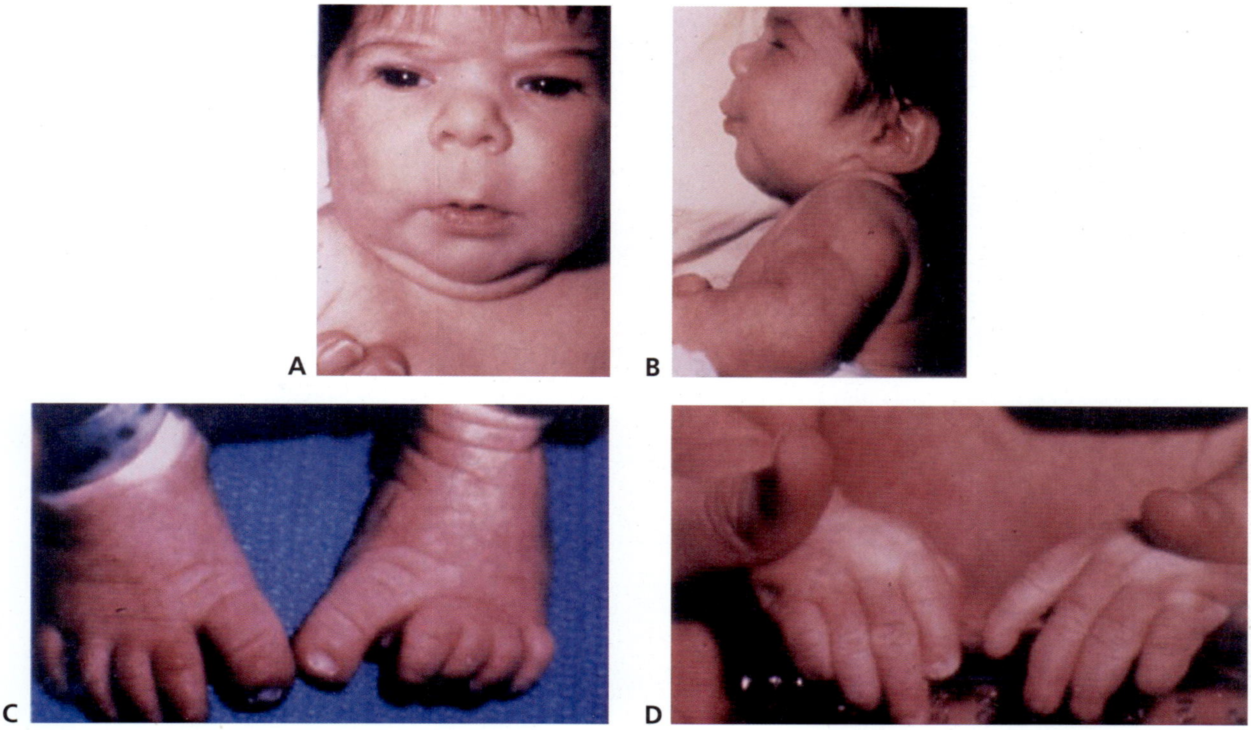

그림 10-14. 태아하이단토인증후군이 있는 영아

(Reprinted with permission from Buehler BA, Bick D, Delimont D: Prenatal prediction of risk of the fetal hydantoin syndrome. *N Engl J Med.* 1993 Nov 25;329(22):1660-1661.)

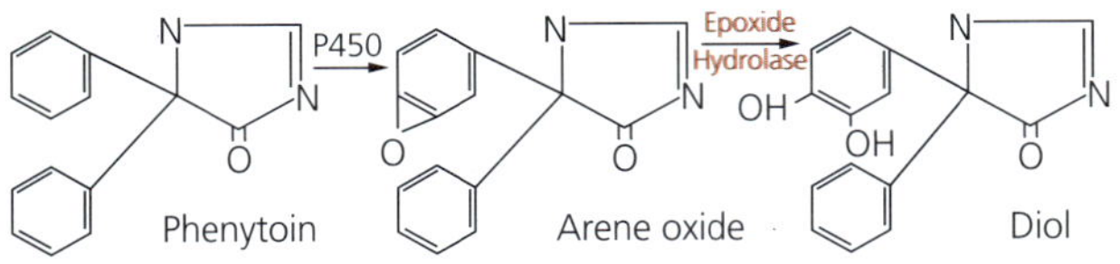

그림 10-15. 페니토인 대사의 첫 두 단계

(© Dilantin)

다. 자궁에서 하이단토인에 노출되었을 때 FHS에 걸릴 아이를 거의 100% 예측할 수 있다(에폭사이드 가수분해효소에 결함이 있는 아이). 따라서 FHS의 경우 약물의 기형 형성에 대한 민감성은 태아 수준에서 작동하는 상염색체 열성 상태로 입증될 수 있다. 이 흥미로운 발견은 1990년에 보고되었으며 환경 노출에 대한 민감성의 분자적 기초가 입증된 최초의 사례 중 하나였다.

Chapter 11

유전자 검사 및 선별

Genetic Testing and Screening

1. 개요 Background and Systems Integration

연관 불평형 Linkage Disequilibrium

분리 패턴은 세포유전학에 관한 5장에서 논의하였다. 여기에서는 두 유전자가 다른 염색체에 있거나 동일한 염색체에서 50개 이상의 지도 단위가 떨어져 있는 경우 독립적으로 분류할 것이다. 예를 들어 *A a B b* × *a a b b*의 멘델리안 교차에서 양성 잡종 부모의 4가지 분리 유형은 *AB*, *Ab*, *aB*, *ab* 각각 모두 1/4의 예상 빈도를 갖는다. 그러나 두 유전자가 같은 염색체에 가깝게 위치하면 연결된 대립유전자가 함께 유전되는 경향이 있으므로 예상되는 네 가지 유형으로 나오지 않게 된다. 양성 잡종 부모의 대립유전자 배열에 따라 이 네 가지 조합(예: *AB* 및 *ab*) 중 두 가지가 우연히 예상했던 것보다 더 자주 발생한다.

집단에서 유전자의 행동을 관찰하기 위해 위와 같은 가족 내 멘델리안 유전방식을 일반화하면, 여전히 동일한 기본 예상 빈도를 생각한다. 대립유전자는 짝짓기에서 빈도의 함수로 결합된다. 그러나 집단에서 *A*와 *a* 대립유전자(및 *B*와 *b* 대립유전자)의 빈도는 일반적으로 매우 다르다. 그럼에도 불구하고 대립유전자는 확률의 곱 규칙이 적용되는 개별 빈도에 대한 함수로 분류될 것으로 예상된다. 그러나 동일한 염색체에서 서로 밀접하게 연결되어 있는 것과 같이 집단 내에서 이 두 유전자 사이에 어떤 연관성이 있는 경우 대립유전자 조합은 무작위가 아니다(평형 상태에 있지 않음). 즉, **연관 불평형**(linkage disequilibrium)이 있을 것이다.

연관 불평형은 일반적으로 그림 11-1과 같이 행렬 대수로부터의 기대치로 표현된다. 행렬(D)의 행렬식은 생식세포의 두 시스(*cis*)와 두 트랜스(*trans*) 연합의 결과물 간의 차이(*A B* × *a b*) − (*A b* × *a B*)이다. 따라서 D는 공식적으로 2개의 유전자자리 내 대립유전자의 4가지 조합으로 구성된 매트릭스를 결정하는 “생식세포 결정 인자”다. 유전학 관점에서 이것은 인구 표본에서 시스와 트랜스 연합의 차이이며 단순히 연관성의 척도이다. 두 변수 사이에 선호되는 연합이 없는 경우, 두 변수는 “연합되지 않고” 시스 배치는 트랜스 배치와 동일한 빈도를 갖는다. 이 경우 D의 값은 0이다. 그러나 *A*와 *B* 유전자자리의 대립유전자가 시스 또는 트랜스에서 연결되어 있는 경우, D의 값은 시스 또는 트랜스 연결이 선호되는지 여부에 따라 의미 있는 양수 또는 음수이다. 이 아이디어는 DNA 마커 분리와 유전적 관심 특성 사이의 연관성을 측정하는 데 광범위하게 적용된다.

그러나 대부분의 측량법과 마찬가지로 주의사항이 있다. 예를 들어, 인구가 최근에 병목현상(인구 급감 현상)을 겪고 재조합이 아직 연관 평형(linkage equilibrium)을 달성할 시간이 없는 경우, 기능적 연관성이

	A	a
B	$A\,B$ $= p$	$a\,B$ $= q$
b	$A\,b$ $= r$	$a\,b$ $= s$

$p = A\,B$의 빈도
$q = a\,B$의 빈도
$r = A\,b$의 빈도
$s = a\,b$의 빈도

$$D = \begin{vmatrix} p & q \\ r & s \end{vmatrix} = \begin{vmatrix} p & q \\ r & s \end{vmatrix} = ps - qr$$

그림 11-1. 연관 불균형은 대립유전자 쌍 간의 무작위 연관(또는 연관 평형)으로부터의 편차를 정량화하는 생식세포 결정인자 D에 의해 측정된다. 두 유전자의 대립유전자가 연결될 수 있는 네 가지 방식으로 구성된 매트릭스의 결정 인자이다. 두 개의 시스(*cis*) 연결 p와 s의 곱은 대립유전자 간에 어떤 비무작위 연결이 없다면 한두 개의 트랜스(*trans*) 연결 q와 r의 곱과 같아야 한다.

없는 통계적 연관성이 있을 수 있다. 또한, 대립유전자 간의 기능적 연관성은 일반적으로 이러한 유전자 간의 연결에 대한 강력한 증거이지만 연관 불균형을 보여주는 관련 유전자 기능이 항상 염색체로 연결될 필요는 없다. 그들은 단순히 기능에 의해 연결될 수 있다.

유전자 검사의 유형 Types of Genetic Tests

인간 게놈에서 진단적으로 적합한 마커를 감지하는 능력은 여러 겹겹의 정보에 따라 달라진다. 유전자 검사의 역사에서 몇 가지 중요한 지표가 표 11-1에 나와 있다. 새로운 기술은 진단의 질적 향상을 지속시킬 것이다. 사용 가능한 기술은 비용, 접근의 용이성 및 특정 유전적 상태를 해결하는 능력에 따라 다르다. 모든 상황에 적합한 기술은 없다. 또한 질병의 유전적 원인을 아는 것은 과정의 첫 번째 단계일 뿐, 치료 가능성은 또 다른 질문이다.

유전적 연결의 범위의 한쪽 끝에서는, 핵형(karyotype)이 염색체 수와 구조의 대규모 변화를 확인할 수 있게 한다. 이에 대한 몇 가지 예는 5장에서 다루어졌다. 불완전하게 응축된 세포분열 전중기(prometaphase) 염색체의 고해상도 핵형 이미지를 사용하면 약 800~1,000개의 염색체 밴드를 검출할 수 있다(그림 11-2). 따라서 각 밴드는 평균적으로 약 25개의 유전자를 포함한다. 전체 염색체 수의 변화는 물론 큰 부분의 손실 또는 중복을 포함하는 염색체 구조의 변화를 이 방법으로 진단할 수 있다.

표 11-1 유전자 검사에서 중요한 이정표를 기록한 연대표

1953	DNA의 이중 나선 구조 확인
1956	46개의 인간 염색체 모달 수 확립
1959	다운증후군-병인을 확인하기 위해 유전자 검사를 활용한 최초의 유전질환
1970	제자리혼성화법(*in situ* hybridization)
1970	염색체 띠염색법 개발
1973	재조합 DNA 기술, 제한 엔도뉴클리에이즈
1975	태아 기형에 대한 산모 혈청 선별
1985	중합효소 연쇄반응(PCR)
1987	FISH(Fluorescent *in situ* hybridization)
1992	비교 게놈 혼성화(CGH)
1997	모체 혈액에서 태아 DNA 분리
2001	인간 게놈 염기서열분석
2004	인간 게놈의 대규모 다형성(CNV) 식별
2006	전체 게놈 SNP 분석 소비자 마케팅
2007	차세대 염기서열분석

FISH Fluorescent *in situ* Hybridization

모든 복제된 유전자자리는 FISH(fluorescent *in situ* hybridization)에 의해 중기 염색체상의 위치를 확인할 수 있다. 세포분열 과정 중의 세포를 현미경 슬라이드에 놓고 염색체를 고정하고 DNA를 조심스럽게 단일 가닥으로 변성시키면서 기본적인 염색체 구조를 확인할 수 있다. 복제된 DNA 조각에서 준비한 표지된 탐색자를 슬라이드에 놓고 인큐베이션하여 염색체 내에서 혼성화가 일어나도록 한다. 혼성화되지 않은 탐색자를 제거한 후, 현미경을 통해 자외선을 염색체에 쪼여 보면 형광 영역과 염색체 밴드 부분이 연관된 것을 볼 수 있다(그림 5-24 참조). 그러나 이 기술의 해상도는 핵형 밴드의 해상도만큼만이다.

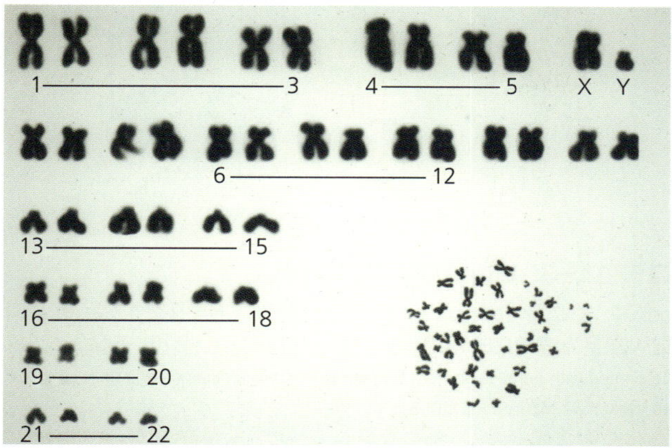

A

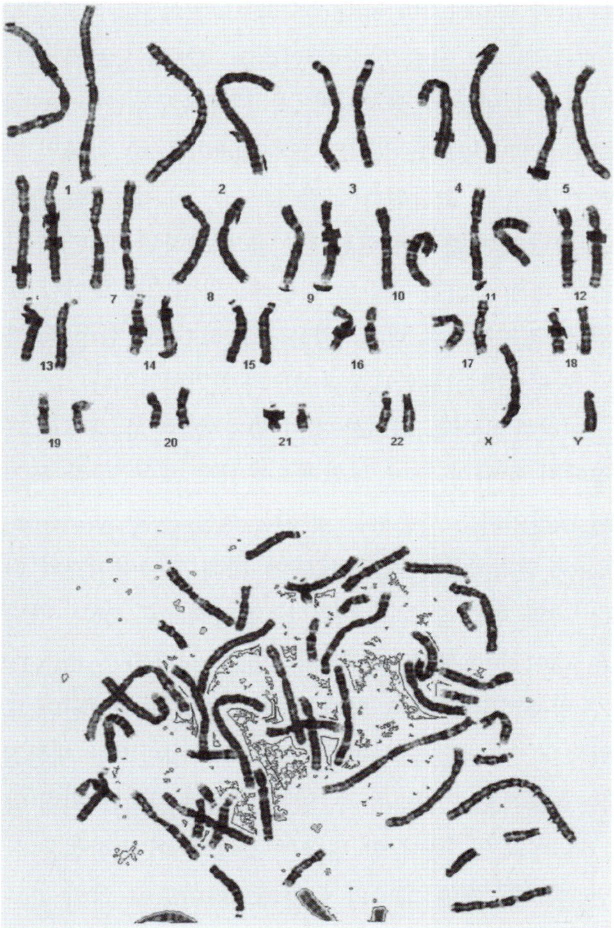

B

그림 11-2. **A.** 저해상도 핵형. 오른쪽 아래 모서리에 무작위로 퍼진다. 밴딩 패턴이 보이지 않는다. **B.** 전중기(prometaphase) 핵형(고해상도). 하단 패널은 무작위 스프레드이다. 상단 패널에는 크기와 수(핵형)별로 배열된 염색체가 표시된다. 확장된 밴딩에 유의해야 한다. 이것은 약 600-밴드 연구이다. (A: and b: Reprinted with permission, Dr. Warren G. Sanger, University of Nebraska Medical Center.)

단일 뉴클레오타이드 다형성 분석

Single Nucleotide Polymorphism(SNP) Analysis

게놈 염기서열분석과 관련된 연관 불평형의 응용은 단일 뉴클레오타이드 다형성(single nucleotide polymorphism, SNP) 분석에서도 증가하였다. SNP(일반적으로 "스닙"으로 읽음)은 다형성의 정의에 맞는 단일 염기 차이이다. 즉, 가장 흔한 형태는 인구에서 99% 미만의 빈도로 발견된다. SNP 발견의 선구자 중 하나는 SNP 컨소시엄(TSC)인데, 몇 개의 제약 회사들과 인간 게놈에서 180만 개 이상의 SNP을 발견한 영국 웰컴 트러스트(U.K. Wellcome Trust)다. 일부 실험실은 현재 여러 세계 인구에서 대립유전자 빈도에 대한 대표적인 SNP을 확인하고 있다. 인간 게놈에는 약 천만 개의 SNP이 있으며 목표는 연관성 연구(association study)들을 위한 SNP 데이터베이스를 개발하는 것이다.

SNP은 주로 DNA 유전자자리의 마커로서 중요한 역할을 한다. 일부 SNP이 코딩 시에 돌연변이로 표현될 수 있다는 것은 사실이지만, 다른 것들은 연관성 연구 시 단순한 지표로서의 역할을 담당한다. 이를 통해 관심 있는 형질의 유전적 위치를 파악할 수 있고, 유전자의 공동 분리를 수행할 수 있게 한다. 이러한 방식으로 그들은 다유전자 특성에 대한 가장 중요한 유전적 구성요소를 매핑하는 것부터 법의학 또는 친부모 조사에서 DNA 샘플 간의 비교를 허용하는 데 이르기까지 다양한 응용 분야에 사용된다. 표적 염기서열분석 효율이 높아지면 SNP 마커는 특정 유전자형에 가장 적합할 수 있는 약물 식별과 같은 개인의 결정에 도움이 될 것이다.

이런 접근방식은 염색체 영역을 확인하는 국제 프로젝트인 국제 단상형지도 프로젝트(International HapMap Project)의 근본적인 개념이다. 특성을 매핑하기 위해 천만 SNP을 모두 스크리닝하는 것은 비용이 엄청나기 때문에 HapMap 프로젝트는 관련 그룹이나 일배체형(haplotype)에 중점을 두기로 했다. 각 일배체형은 **tag SNP**이라고 하는 고유한 SNP으로 나타낼 수 있으므로 주어진 표적 유전자를 매핑하기 위해 추적해야 하는 SNP의 수는 약 500,000개로 감소한다. 이것은 15

장(인구유전학)에서 더 자세히 논의될 것이다.

어레이 기반 비교 게놈 혼성화

Array-Based Comparative Genomic Hybridization(aCGH)

비교 게놈 혼성화법(comparative genomic hybridization, CGH)은 DNA 복제 숫자로 DNA 변화를 측정하는 기술이다. 예를 들어, 종양 세포의 결실, 중복 및 이수성을 고효율로 스크리닝하는 데 적용된다. 어레이 기반 CGH의 경우 대조군 DNA는 하나의 형광 염료(노란색)로 라벨링되고 시험군 DNA는 다른 색(빨간색)으로 라벨링된다. 두 샘플이 혼합되고, 대조군과 시험군이 동일한 게놈 농도가 되면 해당 마이크로어레이의 섹션들에 주황색 점이 생성된다. 그러나 시험군의 게놈 영역이 대조군과 다른 경우 마이크로어레이의 점은 다른 색으로 형광을 발한다. 빨간색은 복제를 나타내므로 시험군의 빨간색 라벨이 상대적으로 과다한 반면 노란색 형광 점은 시험군 DNA의 결실을 나타내므로 대조군의 노란색 라벨이 상대적으로 과도하게 나타난다. 일부 응용 프로그램의 해상도는 100 bp 이하일 수 있지만, 일반적으로 이 기술은 특정 게놈 지도 정보를 제공하며 50 kb 정도 이상의 변화를 감지할 수 있다.

유전자 염기서열분석 전략

Gene Sequencing Strategies

1970년대 초에 처음 개발된 유전자의 DNA 염기서열을 분석하는 기술과 프레더릭 생어(Frederick Sanger)가 개발한 연쇄 종결 방법이 선호되는 방법이 되었다. **디데옥시 염기서열분석**[dideoxy sequencing 또는 **생어 염기서열분석**(Sanger sequencing)]은 디데옥시리보뉴클레오타이드(dideoxyribonucleotide, ddNTP; 그림 11-3)를 추가하여, 변형된 DNA 복제 반응을 이용한다. 이름에서 알 수 있듯이, ddNTP는 정상 DNA의 데옥시리보뉴클레오타이드(deoxyribonucleotide, 2′ 위치에서만 -OH가 누락됨)와 비교하여 두 개의 산소("di"- "deoxy"; 2′ 및 3′ 위치에서 -OH 대신 -H)가 누락되어 있다. 새로운 DNA 사슬을 확장하는 복제 효소는 새로운 뉴클레오타이드를 추가하기 위해 3′

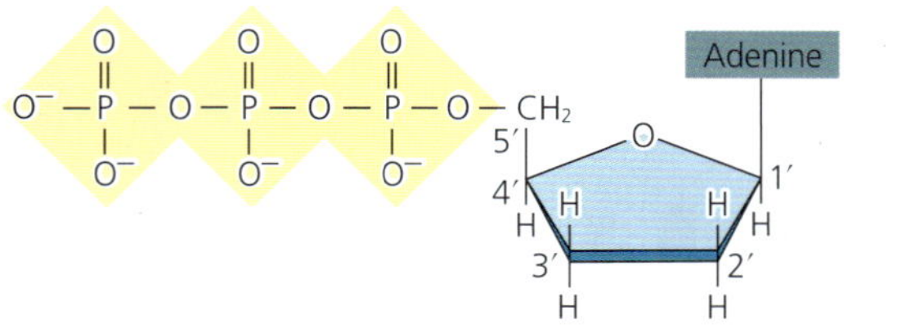

그림 11-3. 디데옥시뉴클레오타이드
ddATP. 3′ 그룹에는 산소 분자가 없기 때문에 DNA 중합효소는 이 위치에 새로운 뉴클레오타이드를 부착할 수 없다. 사슬 연장이 멈춘다.
(Reprinted with permission from Brooker RJ: *Genetics: Analysis and Principles*, 3rd ed. New York: McGraw-Hill, 2008.)

-OH가 필요하지만, 디데옥시리보뉴클레오타이드의 3′-H를 만나면 사슬 연장이 멈춘다. 4개의 상보적 염기서열분석 반응이 설정되며, 각 디데옥시뉴클레오타이드(ddATP, ddTTP, ddCTP 또는 ddGTP) 중 하나의 일부가 반응에 포함된다(그림 11-4). 이 네 가지 반응을 나란히 실행하여 단편 길이를 비교하면 각 단편 크기에 대해 종결을 유발한 뉴클레오타이드를 확인할 수 있다. 결과적으로 염기서열은 상보적 (새로 합성된) 가닥을 구성하는 뉴클레오타이드의 염기서열이다.

이러한 방식을 개선한 것이 염기서열분석 자동화 과정에서 방사성 표지 뉴클레오타이드 또는 형광 표지된 프라이머를 사용하는 것이다. 예를 들어 dye-terminator 염기서열은 각 ddNTP에 대해 하나씩 4개의 다른 색의 형광 염료를 붙인다. 결과적으로 DNA 가닥은 레이저 형광검출기를 지나면서, 상응하는 ddNTP가 방출하는 파장에 의해 어떤 염기인지 결정된다(그림 11-5). 자동화된 염기서열분석의 일반적인 제한점은 효율적으로 처리할 수 있는 염기의 길이가 최대 약 1,000개의 염기밖에 안 된다는 것이다. 이 제한점은 한 번 분석할 때에 하나의 뉴클레오타이드에 의해 다른 긴 절편을 구별하는 능력이 감소한 때문인 것으로 생각된다. 개별 DNA 분자의 염기서열을 분석하는 기술도 개발되고 있다.

고속대량 염기서열분석 High-Throughput Sequencing

환자 진단 및 연구를 위해 발전된 유전자 스크리닝을 적용하려면 빠르고 저렴한 염기서열분석 기술이 필

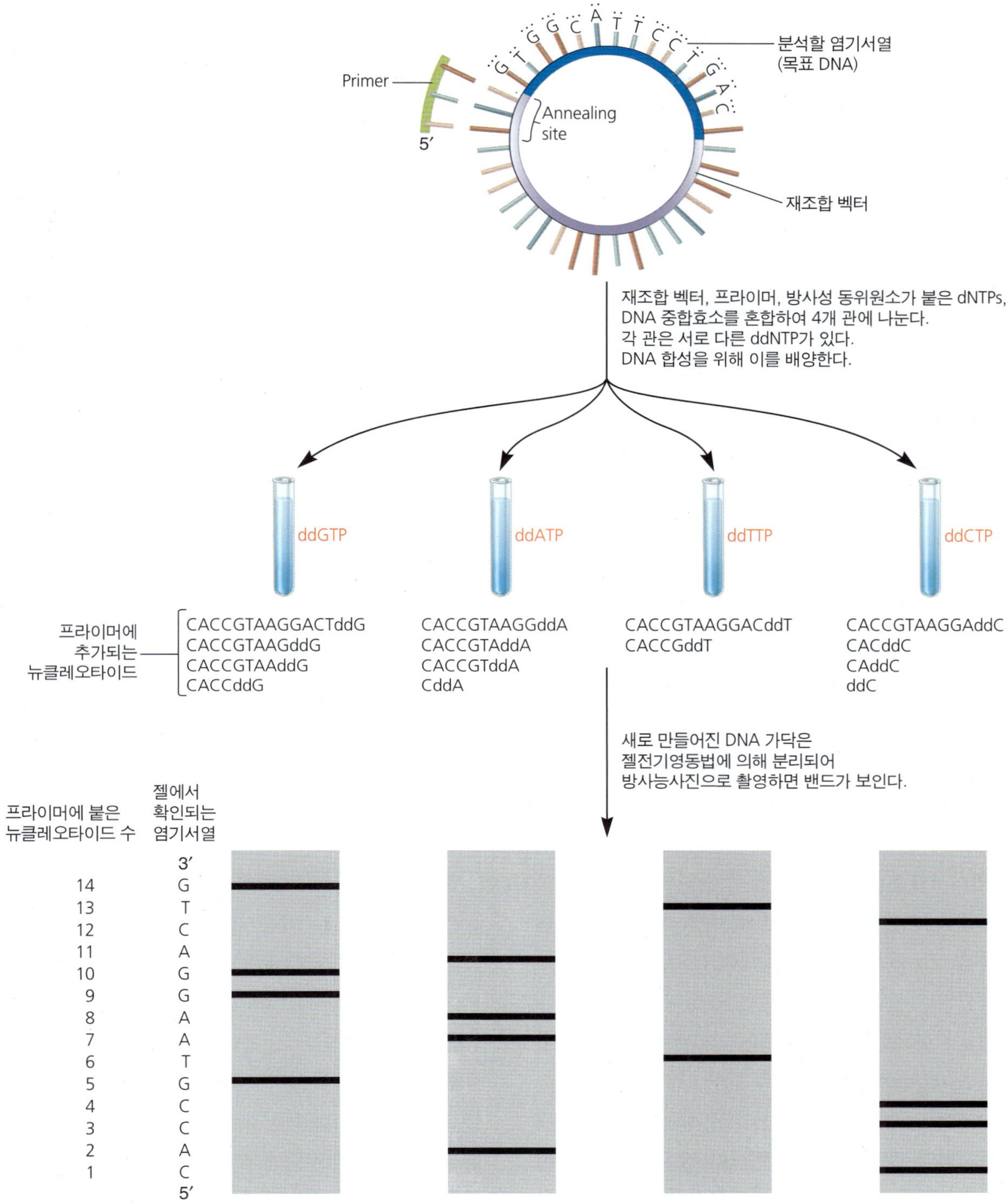

그림 11-4. 생어(Sanger)의 dideoxy 방법에 의한 DNA 염기서열분석의 예

단일 가닥 DNA 주형으로 시작하여 프라이머, 4개의 dNTP 및 중합효소를 사용하여 반응을 수행한다. 그러나 네 가지 반응 각각에는 작은 비율의 디데옥시뉴클레오타이드(ddNTP) 중 하나가 포함된다. 이들 중 하나가 성장하는 가닥에 통합되면 사슬 연장이 중지된다. 주어진 ddNTP로 끝나는 모든 가닥의 길이는 젤에서의 이동 거리로 읽을 수 있다. 네 종류의 젤을 모두 비교하면 종결 뉴클레오타이드를 읽고 서열을 추론할 수 있다. (Reprinted with permission from Brooker RJ: *Genetics: Analysis and Principles*, 3rd ed. New York: McGraw-Hill, 2008.)

요하다. 개발중인 한 가지 방법은 수천 또는 수백만 개의 염기서열이 동시에 처리되는 고속대량처리 기술이다.

초기에 개발된 고속대량처리 접근방식인 비드(bead) 기반 MPSS(massively parallel signature sequencing)

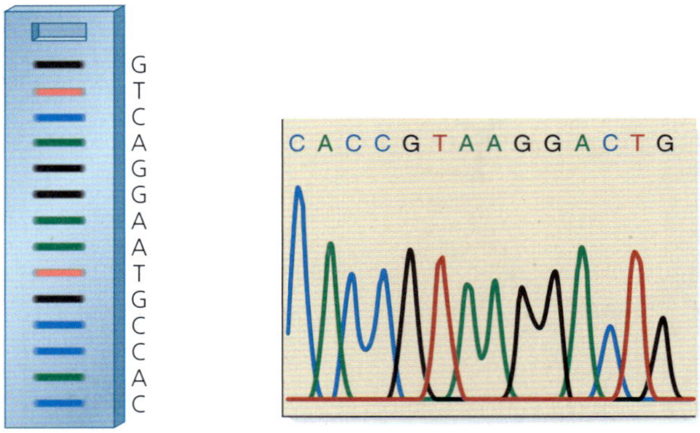

A. 자동화 된 염기서열분석 **B. 자동 염기서열분석 결과**

그림 11-5. 자동 염기서열은 각 말단(ddNTP) 위치가 형광 표지된 뉴클레오타이드를 읽는 것을 기반으로 한다. 각 조각이 모세관을 따라 지나갈 때 형광 검출기가 파장을 읽고 기록한다. 이 판독 값은 염기서열분석되는 원래의 DNA 주변을 보완한다. (Reprinted with permission from Brooker RJ: *Genetics: Analysis and Principles*, 3rd ed. New York: McGraw-Hill, 2008.)

는 더 이상 사용되지 않고, 방법의 주요 속성만 "차세대 염기서열분석" 방법에서 나타난다. 이를 통해 cDNA 또는 PCR 제품에 대해 수십만 개의 짧은 DNA 염기서열이 생성된다.

차세대 염기서열분석 Next Generation Sequencing

최초의 "차세대" 시스템 중 하나는 2005년 대장균(*E. coli*) 게놈을 완전히 분석하는 데 사용된 폴로니(Polony) 염기서열분석으로, 비용을 상당히 절약했고 정확도가 높았다. 기존의 생어 염기서열분석 비용보다 훨씬 적은 비용으로 수백만 개의 고정된 DNA 가닥을 판독하는 다중 염기서열분석 방식을 적용했다.

합성에 의한 염기서열분석 과정을 **파이로 염기서열분석**(pyrosequencing)이라고 한다. 준비된 단일 가닥 DNA 300~800 bp 단편은 PCR로 증폭되기 전에 비드에 부착된다. 그런 다음 각 비드는 광섬유 칩의 작은 격자(well)에 배치한다. 염기서열분석을 위한 반응물을 첨가한 후 4개의 DNA 뉴클레오타이드를 정해진 순서로 플레이트의 모든 격자에 첨가한다. 적절한 뉴클레오타이드가 추가되며 DNA가 길어질 때마다 광신호를 생성하는데 이는 카메라에 기록된다. 454 파이로 염기서열분석은 대규모 병렬 염기서열분석으로 진행되고, 10시간 실행당 약 500 Mb의 데이터를 생성할 수 있다.

파이로 염기서열분석과 달리 일루미나 염기서열분석(illumina sequencing)은 DNA를 한 번에 하나의 뉴클레오타이드만 확장한다. 가역 염료 종결자와 4가지 유형의 형광 표지된 ddNTP를 사용하여 염료와 말단 3′ 차단제가 제거되고 다음 주기가 시작되기 전에 통합 및 촬영된다. 2010년에 454 파이로 염기서열분석과 일루미나 염기서열분석 기술을 함께 사용한 네안데르탈인의 전체 게놈이 발표되었다.

전체 엑솜 염기서열분석 Whole Exome Sequencing

엑손은 mature mRNA 분자로 전사되는 DNA 서열의 일부이다. 즉, 단백질을 암호화하는 유전자의 일부이다. 이것은 인간 게놈 유전자의 많은 부분을 차지한다. 엑손을 통해 DNA 영역을 잡아내는 마이크로어레이를 사용하여, 염기서열분석은 게놈의 코딩 부분에 중점을 둔다. 이를 "엑솜 캡처(exome capture)"라고 할 수 있다. 그러나 기능적 결합 부위가 엑손이 아니라 상류(upstream)나 인트론(intron)에 있거나 단백질을 코딩하지 않는 유전자에 있을 수 있다. 이럴 경우 이 기술은 문제를 일으키는 DNA 부위를 놓칠 수 있다.

RNA 또는 전사체 염기서열분석 RNA or Transcriptome Sequencing

RNA 염기서열분석은 보다 제한된 표적, 특히 주어진 시간에 조직에 존재하는 발현된 RNA에 중점을 둔다. 따라서 암과 같은 질병 연구에 특히 유용하다. 이것은 게놈 내용이라는 큰 그림보다 유전자 조절의 결과를 탐구하는 완전히 새로운 연구 분야인 전사체학(transcriptome)의 개발로 이어진다.

RNA 염기서열분석은 보통 3′ 폴리아데닐화(폴리-A, poly-A) 꼬리를 가진 mRNA를 표적화하여 코딩되지 않은 mRNA를 분리한다(코딩된 mRNA만 폴리-A 꼬리를 가짐). 이는 폴리-T 올리고뉴클레오타이드가 부착된 자기장 비드로 분리될 수 있다. 역전사 후 생성된 cDNA는 여기에 설명된 기술 중 하나로 염기서열분석할 수 있다.

이 접근법의 부수적인 이점은 폴리-A 꼬리가 없는

RNA를 얻을 수 있다는 것이다. 프로브 혼성화를 사용하여 큰 리보솜 RNA 분획을 제거할 수 있는데, 이 분획은 비코딩 RNA 유전자 발견을 위한 풍부한 자원이다.

전장유전체 연관성 연구

Genome-Wide Association Studies(GWAS)

유전자 연관성에 대한 연구는 실험유전학의 시작으로 거슬러 올라간다. 결국, 고전적인 유전자 매핑에서도 연관성을 측정하였다. 그러나 매우 큰 데이터 세트가 적용된 컴퓨터 분석의 힘은 이러한 접근방식을 새로운 수준으로 정교하게 만들었다. 전장유전체 연관성 연구(genome-wide association study, GWAS)는 관심 있는 특성이 SNP과 같은 모든 염색체에 있는 유전적 마커와 함께 어떻게 조합되는지에 중점을 둔다. 보다 표적화된 연관성 연구와 달리 GWAS는 단순히 연결고리를 찾는다. 실제로 이것은 SNP이 제공하는 고해상도 마커와 연계 불균형 연관성(linkage disequilibrium associations)을 결합하는 접근법이다.

이미 100개 이상의 인간 질병과 표현형에 대한 연관성이 확인되었다. 그러나 GWAS 접근방식의 강점은 단순히 연관성만 찾기 때문에 약점이 되기도 한다. 단순히 연관성만 찾기 때문이다. 연관성은 마커와 특성 사이의 인과관계 발견으로 이어질 수 있지만 모든 연관성이 의미 있는 것은 아니다. 많은 수의 검사가 우연의 결과이거나 위양성 연관성으로 나타날 수 있으므로 오해의 소지가 있다.

유전자 선별검사 Genetic Screening

유전자 선별검사(genetic screening)는 특정 모집단에서 아래 특성을 가진 개인을 검사하는 것이다.

1. 특정 장애
2. 질병에 대한 유전적 소인
3. 자손에게 질병으로 이어질 수 있는 변화
4. 또는, 질병과 연관되지 않았으나 다른 변종을 만들 수 있는 변화

유전자 검사(genetic test)는 진단 목적이므로 유전 문제가 있는지 여부를 확인한다. 그러나 선별검사는 개인의 결과를 측정하여 인구 기반의 표준에 비해 위험이 더 높은 사람을 알기 위해 수행된다. 선별검사에서 위험이 더 높은 것으로 나타난 사람들에게 진단을 위한 검사를 수행한다. 선별 목적과 진단 목적의 검사 방법은 동일하지만, 각 검사를 수행하는 이유와 “정상” 결과의 정의는 다르다.

유전자 선별검사는 **민감도**(sensitivity)와 **특이성**(specificity)을 극대화하도록 설계되어야 한다. 완벽한 선별은 100% 민감도와 특이성을 갖는다. 진단 검사의 민감도는 특정 상태의 존재를 얼마나 잘 알아내는지를 나타낸다. 검사를 20번 수행하여 19번 이상이 있는 것으로 나타나면 검사의 민감도는 95%이다. 선별검사에서 특정 상태를 가진 사람을 그렇다고 표시한 것을 “참 양성(true positives)”이라고 한다. 특정 상태를 가졌는데 선별검사에서 아니라고 나타난 사람들은 “거짓 음성(false negatives)”이다.

반면, 검사의 특이성은 특정 상태가 “감지”되었지만 실제로는 없는 경우를 나타낸다. 이러한 오류를 “거짓 양성(false positives)”이라고 하며 100% 특이성은 거짓 양성이 없는 것을 나타낸다. 물론 특정 상태가 없는 것으로 정확하게 식별된 사람들은 “참 음성(true negatives)”이 될 것이다. 모든 선별검사는 목표 상태(참 양성)의 존재 확인을 최대화하고 거짓 양성을 최소화하도록 설계되어야 한다. 이론적으로는 간단해 보이지만 실제로는 쉽지 않을 수 있다.

전통적으로 유전자 선별검사는 몇 가지 핵심 원칙에 기반을 두고 있다.

1. 통계적으로 연관성을 확인하려면 해당 모집단 내에서 특정 상태의 발현이 충분히 빈번해야 한다.
2. 특정 상태는 중재가 없을 때 심각하거나 치명적이어야 한다.
3. 그러나 특정 상태는 예방과 치료가 가능해야 한다.
4. 효과적인 추적 프로그램이 실행 가능해야 한다.
5. 필요한 선별심사와 관리는 비용 효율적이어야 한다.
6. 검사를 위한 표본은 수집하기 쉬워야 한다.
7. 결과 분석은 대량 선별에 적합해야 하며 단순하고

신뢰할 수 있으며 재현 가능해야 한다.

그러나 이 원칙들이 항상 잘 적용되는 것은 아니다. 예를 들어, 최근 신생아에서 기준 #2(치명적)은 충족하지만 #3(예방 및 치료 가능)은 충족하지 않는 사례들이 확인되고 있다. 비케톤성 고글라이신혈증(non-ketotic hyperglycinemia)이 그 예이다. 이로 인해, '치료할 수 있기 때문에 선별검사를 한다'에서 '검사할 수 있기 때문에 선별검사를 한다'로 원칙의 방향을 수정했다. 후자에 따르면, "치료할 수 없다"고 알려졌더라도 조기에 식별될 수 있다면 치료법이 찾아질 수도 있다는 것이다. 염색체 이수성에 대한 모계 혈청 선별검사에서 유사한 상황이 존재한다. trisomy 18은 중재 여부에 관계없이 치명적이며 생존 가능성을 높이는 방식으로 치료를 하거나 예방할 수 없다.

2. 의학유전학 Medical Genetics

유전자 검사 Genetic Testing

인간 게놈 프로젝트(Human Genome Project, HGP)의 완료는 인간유전학에서 많은 놀라운 발전을 이끌었다. 그 중 하나는 유전자 진단 검사의 발전으로, 지난 10년 동안 임상 영역에 직접 적용 가능한 신기술이 폭발적으로 증가했다.

놀랍게도 1956년이 되어서야 인간 염색체의 형식적 번호 46이 확실하게 확립되었다. 1959년에는 trisomy 21의 염색체 불균형이 확인되어, 특정 유전적 이상을 진단하는 데 사용할 수 있는 최초의 상태(다운증후군)가 되었다. 그 후 염색체 분석은 임상 유전자 검사의 중심이 되었다. 이 시기에 세포유전학 기술은 어느 정도 발전하였으나, 아직 새로운 검사방법은 크게 발달하지 않았다. 1980년대 중반쯤부터는 상황이 바뀌기 시작하였고 인간 게놈 프로젝트가 완료된 2001년 이후에는 놀라운 속도로 더 많은 발전이 이루어졌다. 지난 10년 동안 수많은 검사 방법이 발굴되었다가 그들의 완전한 유용성이 알려지기도 전에 사라졌다. 표 11-1은 지난 60년 동안 유전자 진단 검사의 주요 발전에 대한 내용이다.

유전자 검사에 대한 논의는 "유전자 검사란 무엇인가?"라는 질문으로 시작해야 한다. 엄격한 의미의 유전자 검사는 DNA 분석을 포함하는 진단 검사로 정의된다. 여기에는 염색체 분석, 연관성 연구, 제자리혼성화, 유전자 염기서열분석이 포함될 수 있다. 넓은 의미의 유전자 검사는 효소 분석 또는 선천적 대사 오류에 대한 대사 산물 측정과 같은 유전질환에 대한 비 DNA 기반 검사가 포함될 수 있다.

따라서, 이 장의 첫 번째 섹션에서는 관련된 기술에 따라 유전자 검사의 주요 유형에 대해 설명한다. 진단 검사(diagnostic testing)는 의학적 문제 상태의 특정 유전적 원인(병인)을 확인하기 위해 수행된다. 보인자 검사(carrier testing)는 특정 질환이 발생하지 않았지만 유전 가능한 유전적 변화를 가지고 있는 사람을 식별하는 데 사용된다. 산전 검사(prenatal testing)에는 태아의 유전적 변화를 확인하는 것이 포함되므로, 검사를 위해서는 태아 세포를 확보해야 한다. 이것은 융모막 융모 샘플링, 양수천자, 탯줄천자, 모체 순환에서 태아 세포 또는 태아 DNA를 분리하는 등 여러 방법으로 수행할 수 있다. 착상 전 테스트(preimplantation testing)도 가능하다. 여기에는 보조 생식술 중 배아를 이식하기 전에 발달 중인 배아 세포에 대한 검사를 수행하는 것이 포함된다. 이 기술의 놀라운 부분은 발달 중인 배아에서 정상적인 배아 발달에 중단을 가하지 않으면서 다능성(pluripotent) 발달 단계 동안 세포를 채취할 수 있다는 것이다.

때때로 유전자 검사는 미래에 문제가 발생할 위험이 있는 무증상 개인에게 시행될 수 있다. 이를 예측 또는 전증상 검사(predictive or presymptomatic testing)라고 한다. 다른 유전자 검사와 방법은 거의 동일하지만 관련된 윤리적 문제는 매우 복잡할 수 있다. 특히 나중에 발생할 수 있지만 효과적인 치료법이나 예방법이 없는 문제에 대한 검사는 더욱 그렇다. 유전자 검사는 법의학에서도 사용될 수 있다. 법의학 검사는 범죄나 법적 문제에 적용되는 유전자 검사이다.

유전자 검사의 발전 Advances in Genetic Testing

임상 상황에 새로운 유전 기술을 적용하는 것은 원천기술의 개발 정도와 비교할 때 크게 뒤처지지 않았다. 실험실에서 새로운 방법이 개발되면 임상적으로 적용 가능한 (진단) 검사로 변환하려는 강력한 추진력이 있다.

세포유전학 Cytogenetics

세포유전학 연구는 1970년대에 쉽게 이용 가능해졌다. 초기 핵형은 세포 복제 중기 단계의 염색체를 나타냈다. 이 염색체는 단단하게 포장되어 있고 식별할 수 있는 띠(band)가 많지 않았다(그림 11-2A 참조). 이 수준의 해상도에서 확인할 수 있는 차이는 전체 염색체 수의 변화(이수배수체) 또는 대규모 중복이나 결실뿐이었다. 그러나 지난 40년 동안 세포유전학 기술의 발전으로 훨씬 치밀하고 훨씬 많은 수의 식별 가능한 띠를 보여주는 연구를 이끌었다(그림 11-6A). 현재 임상 핵형에 대해 승인된 표준은 650~700개의 띠를 보여주는 전중기 연구다(그림 11-6B). 이 수준의 해상도에서 1개의 띠는 약 4~5Mb의 뉴클레오타이드에 해당한다. 따라서 소수의 관련된 유전자들의 변화를 현미경으로 확인할 수 있다. 염색체 연구는 유전학자에게 여전히 주요 도구이지만 새로운 기술이 도입됨에 따라 전체적인 유용성은 감소하고 있다.

FISH Fluorescent *in situ* Hybridization

FISH(fluorescent *in situ* hybridization)는 알려진 DNA 부분에 부착된 형광 탐색자를 사용하여 염색체의 미세한 변화를 식별한다(그림 5-24 참조).

윌리엄증후군은 저신장, 영아 고칼슘혈증, 인지 결

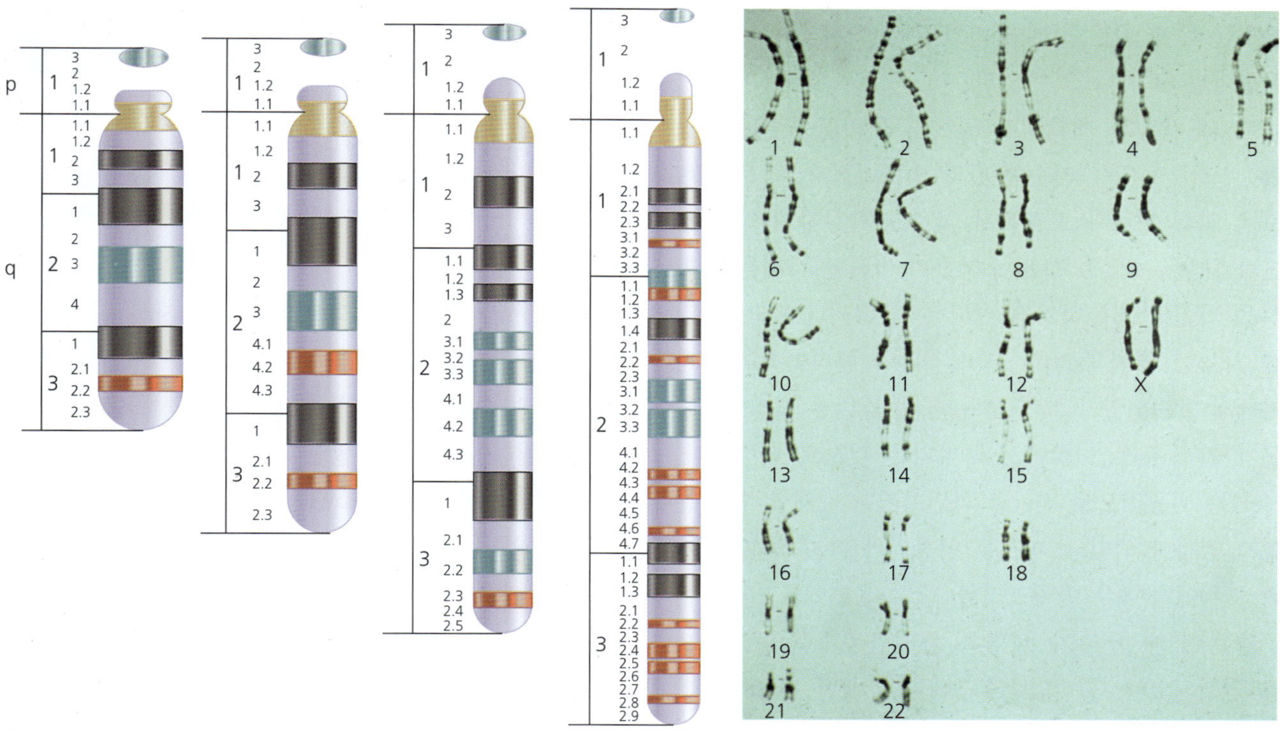

A B

그림 11-6. A. 염색체의 띠의 증가로 해상도 수준의 증가를 보여주는 도식. **B.** 약 750개의 띠를 보여주는 고해상도 핵형(전중기)

(**B:** Reproduced with permission of Warren G. Sanger, PhD, University of Nebraska Medical Center, Omaha, Nebraska.)

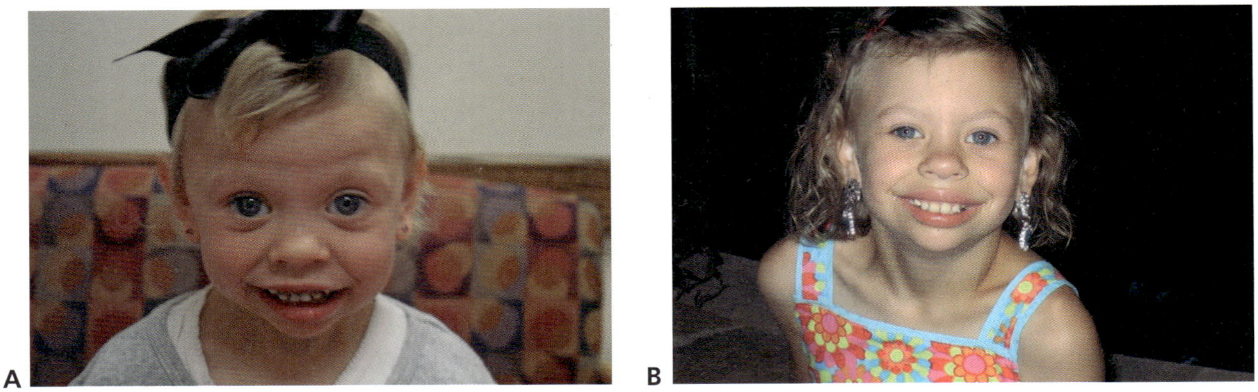

그림 11-7. A. 윌리엄증후군을 앓고 있는 미취학 아동(진단 당시). B. 동일 아동, 취학 연령.

함, 선천성 심장 기형, 기타 혈관 이상, 그리고 말이 많은 것으로 묘사되는 독특한 성격 유형("칵테일 성격")이 특징이다. 윌리엄증후군 환자는 위로 향한 작은 코, 긴 인중(코와 윗입술 사이의 너비), 큰 입, 두꺼운 입술, 작은 턱, 눈 주위의 붓기와 같은 뚜렷이 구분되는 얼굴 모양을 가지고 있다. 파란색 또는 녹색 눈을 가진 윌리엄증후군 환자의 홍채에서 "별 모양" 패턴을 볼 수 있다(그림 11-7). 대부분의 유전 증후군과 마찬가지로 특징은 눈에 띄는 것부터 거의 눈에 띄지 않는 것까지 사람마다 크게 다를 수 있다.

FISH 검사가 개발되기 전까지 윌리엄증후군의 진단은 오로지 임상 기준에 따라 이루어졌다. 많은 사례들은 임상 지표가 모호하지 않았고 확실하게 임상 진단을 내릴 수 있었으나, 포착하기 어려운 사례들은 확신을 가지고 진단하기가 어려웠다. 그러나 FISH가 검출 가능한 염색체 7q11.23의 결손이 윌리엄증후군 환자에서 발견되었다(그림 11-8). 이 결손은 윌리엄증후군 환자의 95% 이상에서 나타나는 것으로 나타났다. FISH는 최종적으로 진단을 확인하거나 배제할 수 있는 분자 검사가 되었고, 이것은 임상의와 환자, 환자의 가족 모두에게 매우 만족스러웠다.

결손에 대한 추가 설명은 윌리엄증후군의 병인으로 연결되었다. 윌리엄증후군에서 삭제된 "중요 영역"에 있는 것으로 알려진 유전자 중 하나는 엘라스틴(elastin) 유전자이다. 이름에서 알 수 있듯이 엘라스틴은 탄성 특성을 가진 결합조직 단백질이다. 윌리엄증

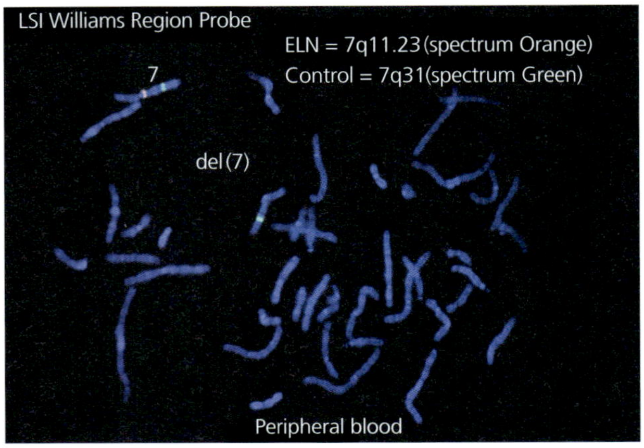

그림 11-8. 윌리엄증후군 환자에서 7q11.23 결실을 보여주는 단일 유전자자리 FISH 검사

7번 염색체 중 하나에 주황색 탐색자가 없다는 점에 유의해야 한다. (Courtesy Dr. Warren G. Sanger, University of Nebraska Medical Center.)

후군의 결손은 일반적으로 그 영역의 사본 하나만 포함된다. 따라서 윌리엄증후군 환자는 이 영역에서 불충분한 반수분열 상태의 유전자와 그 산물을 가질 것이다. 윌리엄증후군의 많은 신체적 및 심혈관 변화는 조직에 정상적인 엘라스틴 양의 절반만 포함되어 있기 때문일 수 있다. 이러한 "단일 유전자자리 FISH"검사로 진단을 확인할 수 있는 윌리엄증후군과 같은 증후군이 몇 가지 있다. 이러한 상태의 확인으로 새로운 범주가 지정되었다: **미세중복/미세결손증후군**(micro-duplication/micro-deletion syndrome)(표 11-2).

FISH 기술은 다른 여러 유형의 임상 진단에도 사용되었다. 전체 염색체 범위의 탐색자 판을 **염색체 페인**

표 11-2 단일 유전자자리 FISH를 이용하여 진단 가능한 미세결실증후군

알라질증후군	20p11.2 결실
엔젤만증후군	15q11q13 결실
디조지증후군/입천장심장얼굴증후군	22q11.2 결실
랑거-기드온증후군	8q24.11 결실
밀러-디커증후군	17p13.3 결실
프라더-윌리증후군	15q11q13 결실
스미스-마제니스증후군	17p11.2 결실
윌리엄스증후군	7q11.23 결실

팅(chromosome painting)으로 사용할 수 있다(그림 5-26A 참조). 이 기술은 **마커 염색체**(marker chromosomes)와 같은 비정상 염색체의 알려지지 않은 부분을 식별하는 데 특히 유용하다. 또한 다양한 염색체 영역에 해당하는 다양한 색상의 탐색자를 **다중 색상 FISH**(multi-color FISH) 연구로 적용할 수 있다(그림 11-9B).

기존의 염색체 검사에 비해 FISH 연구의 실용적인 이점 중 하나는 FISH 검사가 비분할(분열간기 단계) 세포에서 수행될 수 있다는 것이다. 간기 세포에서 염색체의 DNA는 "풀린" 상태다. 즉, DNA는 볼 수 있는 별개의 염색체 구조로 압축되지 않았다. 이 형태에서는 염색체를 시각화 할 수 없다. 사용 가능한 핵형을 얻으려면 살아있는 세포를 얻은 다음 배양해야 한다. 분할할 수 있는 모든 세포를 사용할 수 있지만, 가장 일반적으로 사용되는 세포는 백혈구(호중구)이다. 왜냐하면 상대적으로 쉽게 얻을 수 있고 실험실에서 약간의 자극으로 쉽게 분열하기 때문이다. 임상 연구에 사용되는 다른 세포 유형으로는 피부 생검에서 얻은 섬유아세포 또는 산전 연구를 위한 양수천자 중에 얻은 양수 세포가 있다.

그런 다음 배양된 세포는 성장하여 분열한다. 세포분열의 중간 단계에 콜키신(cholchicine)이라는 화합물을 처리하면 미세소관과 방추사 형성을 방해하여 중기 또는 전중기 시기에서 세포분열이 중단된다. 이 단계에서 염색체는 분리되어 쉽게 시각화되므로 구조적 변화를 분석할 수 있다. 일반적으로 세포유전학적 결

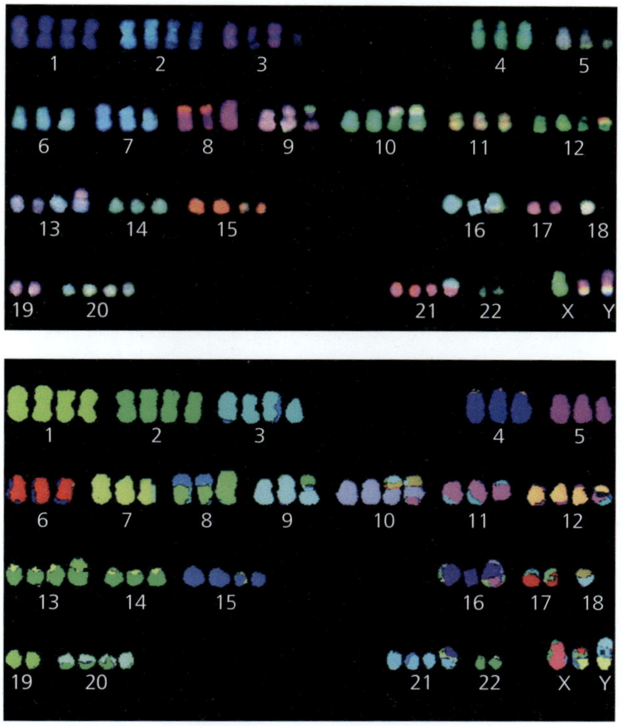

그림 11-9. 다중 색상 FISH 연구
(Reprinted with permission from MacLeod RAF, Nagel S, Kaufmann M, et al: Multicolor-FISH analysis of a natural killer cell line(NK-92). *Leukemia Research*. 2002 Nov;26(11):1027-1033.)

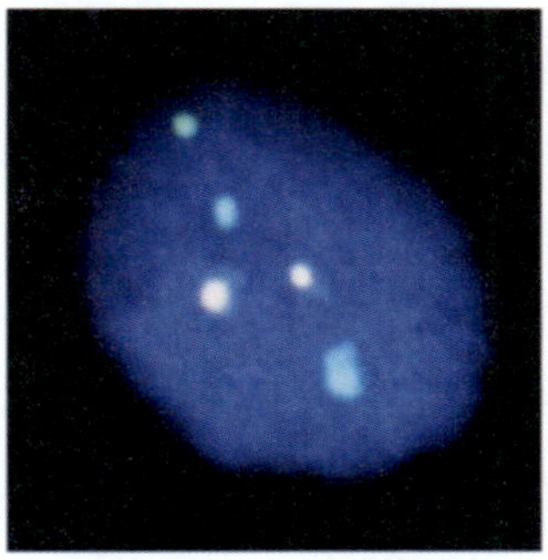

그림 11-10. 양수천자 표본에 대한 간기 FISH
이 사진은 trisomy 13의 태아감별을 보여준다.

과는 이 과정을 사용하여 72시간 내에 얻을 수 있다. 그러나 그보다 일찍 염색체의 수를 아는 것이 매우 도움이 되는 임상 상황이 있다. 예로, 산전 진단, 성적 분화 장애를 가지고 태어난 아이, 또는 핵형 정보를 아는 것이 사례 관리에 중요한 염색체 **이수체**(aneuploid, 예: trisomy 13)가 의심되는 아이 등이다. FISH 기술의 특성상 세포 분열이 필요하지 않으므로 이러한 상황에서 보다 신속한 진단이 가능하다(그림 11-10).

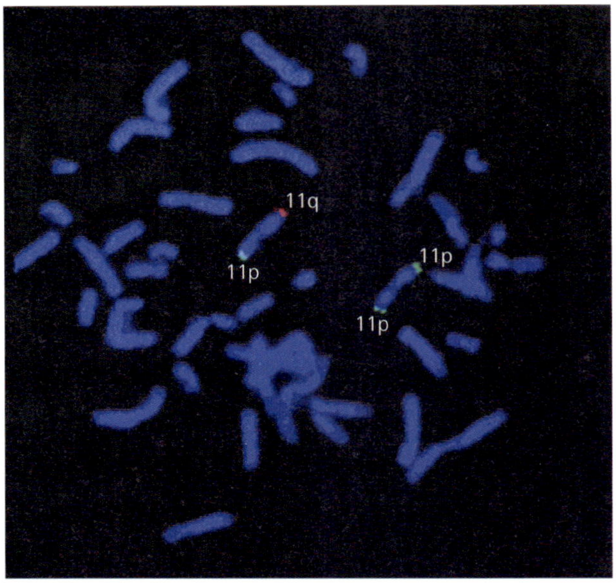

그림 11-11. 11p(녹색) 및 11q(빨간색)에 대한 아말단 탐침과 혼성화된 중기

(Reprinted with permission from Clarkson B, Pavenski K, Dupuis L, et al: Detecting Rearrangements in Children Using Subtelomeric FISH and SKY. *American Journal of Medical Genetics*, 2002, 107:267-274.)

유전자 검사 기술의 다른 주요 발전은 **아말단 FISH**(subtelomeric FISH) 판(panel)의 출현이다. 염색체의 텔로미어 영역은 기본 속성 때문에 재배열이 많이 발생하므로 불균형이 발생할 가능성이 높은 염색체 영역이다. 이 판은 각 염색체의 아말단 영역에 혼성화하는 41개의 FISH 탐색자 세트로 개발되었다(그림 11-11). 5개의 **선단동원체**(acrocentric) 염색체(13, 14, 15, 21, 22)는 "p"팔이 없는 단완이기 때문에 46개가 아닌 41개의 탐색자이다. 임상 진단에서 아말단 FISH 판의 사용은 혁신적이었다. 한 가지 예로, 정신지체(mental retardation, MR)에 대한 유전적 평가이다. 아말단 FISH의 **진단 수득률**(diagnostic yield, 양성 결과로 나타나는 비율)은 중증 정신지체의 경우 7.5%, 경증에서 중등도의 경우 0.5%로 나타났다. 많은 사람들에게 이 수치가 그다지 인상적이지 않은 것처럼 보일 수 있지만, 임상유전학자의 검사 수득률에서는 큰 발전이었다. 아말단 FISH 검사 이전에는 염색체 검사가 주요 진단 도구였고 800명 중 1명에 해당하는 다운증후군은 정신지체의 가장 흔한 원인이었다. 그러나 기술의 추가 발전으로 이제 아말단 FISH도 구식 기술이 되었다.

염색체 마이크로어레이 Chromosomal microarray

마이크로어레이는 매우 작은 공간에 분포된 많은 수의 분자로, 종종 현미경 슬라이드에 내장된 격자의 행으로 배열된다. **염색체 마이크로어레이**(chromosomal microarray, CMA)는 여러 다른 플랫폼 중 하나를 사용하여 전체 게놈을 스캔하기 위해 마이크로어레이 기술을 적용하는 것을 말한다. 이런 검사 양식은 환자의 게놈에서 미세 중복 또는 미세 결손을 식별한다.

5장에서 소개된 **어레이 비교 게놈 하이브리드화**(array comparison genomic hybridization, aCGH)는 알려진 DNA 염기서열의 짧은 분절로 구성된 탐침(probes)이 내장된 수십만 개의 작은 격자가 있는 슬라이드를 사용한다(그림 5-28 참조). 환자의 DNA는 자동 색상 감지 레이저로 판독되는 형광 마커(예: FISH 탐침)가 달린 탐침에 혼성화된다. 임상 용도로 사용 가능한 초기 aCGH 칩에는 **박테리아 인공 염색체**(bacterial artificial chromosomes, BAC)라고 하는 DNA 구조에서 얻은 약 400개의 DNA 탐침이 있었다. 지난 10년 동안 aCGH 플랫폼은 대부분 더 많은 탐침을 추가할 수 있는 올리고뉴클레오타이드 유래 탐침으로 전환되었다. 현재 임상에서 사용되는 표준 aCGH 올리고뉴클레오타이드 칩에는 180,000~205,000개의 탐침이 있어서 단일 기술로 임상적으로 이용 가능한 고해상도 전체 게놈 분석이 가능하다. 현재 플랫폼의 해상도는 약 1Mb 간격의 게놈 범위이다. 알려진 인간 유전자 중 하나인 디스트로핀(*dystrophin*)의 크기는 약 1.8Mb이므로, 디스트로핀 유전자의 표준 올리고뉴클레오타이드 어레이에는 두 개 이상의 탐침이 있을 것이다. 탐침이 게놈 전체에 고르게 분포되어 있지 않다는 점은 주목할 가치가 있다. 특정 영역은 그 영역에 대한 더 많은 지식이나 관심으로 인해 탐침의 분포 밀도가 더 높다. 때문에 aCGH에 대한 추가 개선 및 다양한 접근방식이 지속적으로 개발되고 있다.

또 다른 CMA 플랫폼은 SNP을 비교 표준으로 사용한다. "SNP 칩"은 말 그대로 수백만 개의 알려진 SNP을 사용하여 환자 게놈과 비교한다. 일반적으로 SNP 분석에서 얻은 정보는 aCGH 칩에서 얻은 정보와 비슷하다. 그러나 SNP 칩은 단친성의 이염색체성(12장 참조)의 영역을 식별하고 혈통에 의한 동형접합체 형성(친족관계에 의한 게놈의 공통 영역)과 같은 정보를 제공하는 추가 이점이 있다.

CMA 연구는 "복제 수"의 변경사항을 보고했다. 정상적으로, 모든 탐색자의 사본이 두 개 있어야 한다(남성의 X염색체 연관 유전자 제외). CMA 연구에서는 **복제 개수 변이**(copy number variant, CNV)를 보고한다. 즉, 유전자자리에서 예상되는 정상(modal) 복제 수와의 차이이다. CNV가 환자에서 확인되면 다음 단계는 그 중요성을 결정하는 것이다. 현재 확인된 많은 CNV의 중요성은 단순하지 않다. 즉, CNV는 양성(benign: 질병을 유발하지 않는 것으로 알려짐), 병원성(pathogenic: 질병을 유발하는 것으로 알려짐) 또는 알 수 없는 임상적 중요성으로 분류되어 보고된다.

CMA의 적용으로 특정 유전 진단을 식별하는 능력이 증가되었다. 실제로 현재의 임상 지침은 여러 선천성 기형, 인지 장애 및 자폐증의 정밀 검사를 위한 "1단계" 진단 검사로 CMA를 제시한다. 그러나 앞에서 말했듯이 탐침의 수가 증가한다고 진단율이 비례하여 증가하지는 않는다. 예를 들어 aCGH를 사용한 정신지체 진단 수득률은 400칩의 약 5%에서 180,000칩의 15%로 증가했다.

180,000개 위치의 게놈을 스캔할 수 있는 검사는 진단뿐 아니라 예상치 못한 결과를 많이 낳았다. CGH는 이제 이전에는 진단할 수 없었던 사례에 대한 진단 답변을 제공하지만 임상 정보가 거의 또는 전혀 존재하지 않는 CNV도 식별한다. 이러한 발견은 "임상적 중요성을 알 수 없는 복제 개수 변이(CNV)"로 지정되었다. 진단 검사 과정에서 이러한 변화를 확인하는 것은 가족과 임상의 모두에게 어려울 수 있다.

CMA 진단의 적용과 관련된 흥미로운 현상은 새로운 "이름 없는 증후군"의 확인이다. 의학유전학의 초기에는 유전적 증후군이 임상적으로 확인되고 해당 상태를 설명하는 데 중요한 사람의 이름과 쌍을 이룬다(예: 다운증후군, 터너증후군 등). 나중에 관련 유전자형이 확인될 수 있다. 예를 들어, 1866년 존 랭던 다운(John Langdon Down)은 특정 유전 증후군을 확인하고 기술했다. 이후 1959년에 세포유전학 분석을 통해 이 증후군과 관련된 유전형(21번 염색체의 삼염색체)을 확인했다.

전체 게놈 분석(예: CMA 연구)의 도입으로 특정 상태가 임상적으로 드러나기 전에 유전형 이상이 식별된다. 예를 들어, 염색체 1q21.1의 미세 결손은 신경 발달 및 신경 행동 문제를 가진 많은 환자에서 확인되었다. 이런 환자의 상태는 다양하며 구조적 선천성 이상을 포함할 수도 있다(그림 11-12). 이와 같은 CNV의 식별은 표현형보다 먼저 발견되었으므로 이름을 따르지 않고 단순히 "1q21.1 미세결손증후군"이라고 하였다. 그러나 많은 가족들은 "환자의 '질병명'이 무엇인가?"

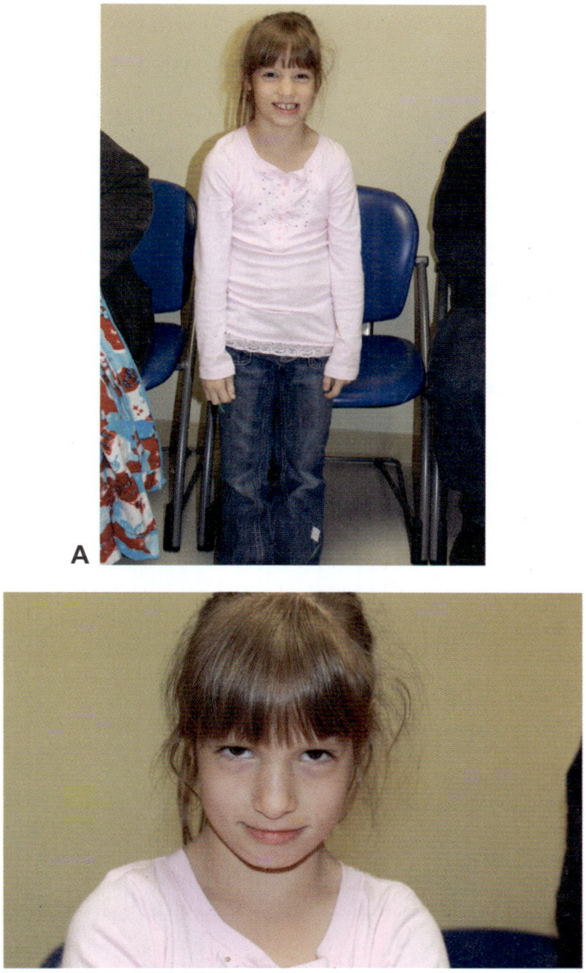

그림 11-12. 1q21.1 결손 환자

아동은 경미한 발달 지연과 신경 행동 문제가 있다.

를 알고 싶어한다.

이러한 검사의 발전은 혁명적이지만 장기적인 유용성이 의문이다. 아말단 FISH 판이 몇 년 만에 사라진 것처럼, 유전자 검사 기술의 새로운 개발로 인해 단기간에 쓸모 없게 될 가능성이 있다. 그러나 미래의 환자들에게 지식의 발전은 놀라운 일이다.

뉴클레오타이드 염기서열 확인

Determination of nucleotide sequences

유전자 검사에 대한 또 다른 접근방식은 특정 유전자 내에 존재하는 실제 뉴클레오타이드를 확인하는 것이다. 초기 임상 검사에서는 특정 유전자의 표적 뉴클레오타이드 위치에서 특정 다형성을 확인할 수 있는 **제한 엔도뉴클리에이즈**(restriction endonuclease)를 사용했다. 이 방법은 정확하지만 유전자와 특정 다형성을 검사하는 데 한계가 있었다. **DNA 염기서열분석**은 특정 유전자에 대한 뉴클레오타이드 염기의 순서와 유형(A, G, T 또는 C)을 확인하기 위해 다양한 방법을 사용한다(그림 11-13). 염기서열분석 기술의 발전으로 전체 유전자의 염기서열분석을 요청할 수 있었다. **선형 염기서열분석**(한 유전자의 시작에서 끝까지 염기서열분석)은 한 번에 수많은 염기서열을 분석하는 방법으로 염기서열분석 속도를 크게 증가시켰다. **고처리량 염기서열분석**(high throughput sequencing)은 이 원리로 개발되었으며 자동화 및 다중 샘플 처리의 발전으로 인해 선형 염기서열분석보다 훨씬 빠르다. 고처리량 염기서열분석은 특정 환자에서 의심되는 특정 장애와 관련된 특정 유전자의 돌연변이를 식별하는 데 사용할 수 있다(그림 11-14).

가장 최근의 발전은 차세대 염기서열분석(next Gen sequencing)이라고 불리는 **대규모 병렬 염기서열분석**(massively parallel sequencing)의 출현이었다. 현재 사용할 수 있는 **차세대 염기서열분석**의 두 가지 주요 유형의 연구가 있다. **전체 엑솜 염기서열분석**(whole exome sequencing)은 인간 게놈의 알려진 모든 코딩 영역(엑솜)에 대한 유전체 정보를 제공한다. 전체 엑솜 염기서열분석은 마이크로어레이를 사용하여 전체 게놈 DNA 내에서 일치하는 코딩 엑손 세트를 가져온 다음 확인되는 염기서열을 분석하는 "엑솜 캡처"에 의해 수행된다. 엑솜의 염기서열은 전체 인간 게놈의 약 1~2%만을 차지하기 때문에 **전체 게놈 염기서열분석**(whole genome sequencing)보다 처리할 데이터가 훨씬 적다. 엑손은 게놈의 코딩 부분이기 때문에 진정한 병리적 돌연변이의 대부분은 이 부분에서 발생할 것으로 예측된다. 비암호화 영역에서 발생할 수 있는 적은 수의 병리적 돌연변이는 스플라이스(splice) 부위를 변경

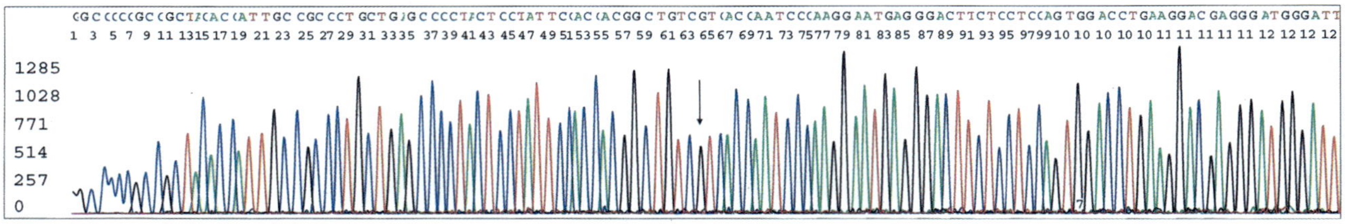

A

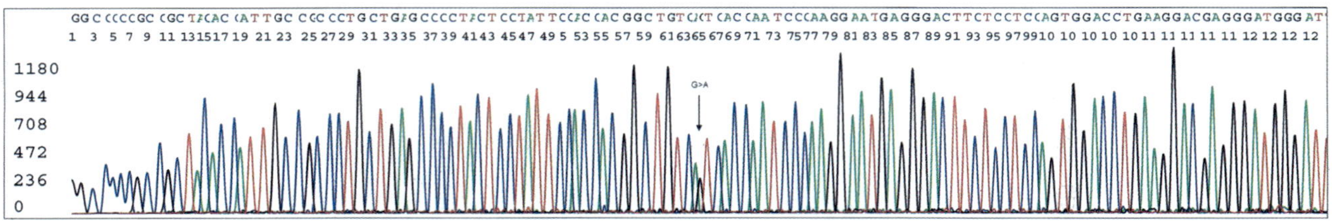

B

그림 11-13. DNA 염기서열분석의 생어법

이 검사는 transthyretin(TTR) 유전자의 엑손 4의 염기서열분석이다. 이 지역의 돌연변이는 유전성 아밀로이드증과 관련이 있다. **A.** 정상적인 염기서열 분석 결과. **B.** 이 판독 값의 64번째 위치에서 돌연변이(G>A 변경)를 확인할 수 있다. (Courtesy of Dr. Charles Sailey, Arkansas Children's Hospital.)

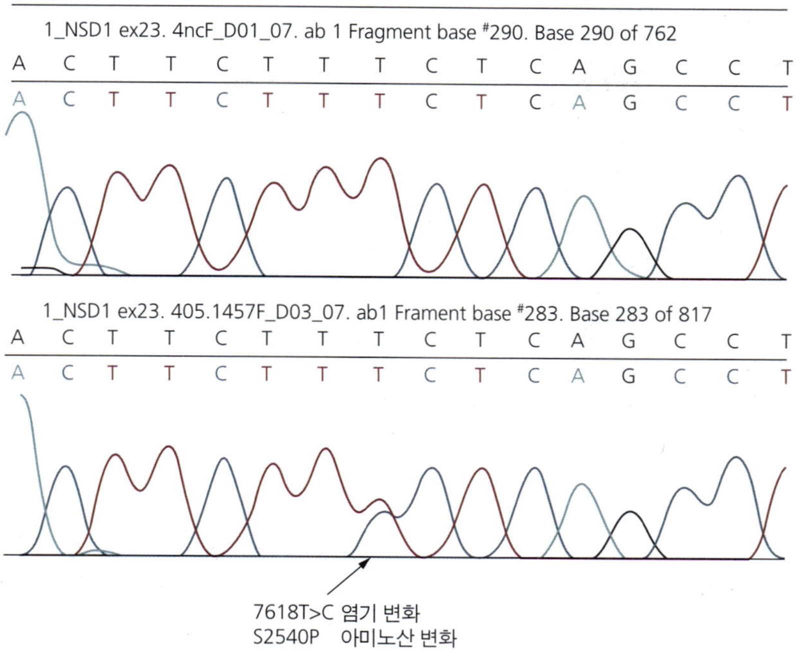

그림 11-14. **소토스증후군과 관련된 NSD1 유전자의 단일 뉴클레오타이드 다형성(돌연변이)을 보여주는 다이어그램**
(Courtesy of Dr. Darrel Waggoner, University of Chicago.)

하거나 유전자 조절을 변경하여 질병을 유발할 수 있지만 이는 다형성을 유발하는 알려진 질병의 작은 부분이다. 그래서 전체 게놈 염기서열분석은 인간 게놈에서 30억 bp를 모두 염기서열분석하는 것이다.

1970년대 후반 맥삼(Maxam)과 길버트(Gilbert)가 개발한 화학적 분해 염기서열분석 방법을 사용하면 유전자 염기서열분석을 일년(person-work year)에 1.5kb(1,500bp)의 속도로 진행할 수 있었다. 그러나 현재 유전체 DNA는 3Gb DNA의 속도로 분석될 수 있다. 2001년에 완료된 인간 게놈 프로젝트는 전체 인간 유전체의 염기서열을 분석하는 데 12년 이상 150억 달러가 소요되었다. 실제로 프로젝트를 완료하는 데 도움이 되는 많은 기술이 프로젝트 중간에 개발되어, 프로젝트가 끝날 무렵에는 약 40억 달러로 3년만에 30억 bp의 인간 게놈 염기서열분석이 가능했다. 그러나 현재 기술을 사용하면 약 2만5천 달러로 1개월만에 가능하다. 전체 엑솜 염기서열분석은 7~9천 달러에 주문할 수 있다.

향후 2~3년 동안 약 1천 달러의 비용으로 시간당 60Gb의 염기서열분석 속도를 달성하고 몇 시간 내에 완료되어야 하는지에 대한 예측이 이미 이루어지고 있다. 그러나 실험실에서 발생하는 유전학 기술을 임상 영역으로 가져오려면 해석할 수 있어야 한다. 7장(돌연변이)에서 나오듯이, 모든 사람은 각자의 게놈에 약 30,000개의 식별 가능한 다형성이 존재하는 것으로 예측된다. 따라서 한 개인에 대해 전체 게놈 염기서열분석을 수행하면 약 30,000개의 양성 결과가 보고되겠지만, 다형성에 대한 간단한 보고는 누구에게도 유용하지 않을 것이다. 전체 게놈 염기서열분석을 임상 환경에 도입하는 진짜 열쇠는 어떻게 해석하느냐에 있다.

유전자 검사의 실질적 문제

Practical Issues in Genetic Testing

유전자 검사의 발전은 흥미롭지만, 많은 실제 문제(비용, 윤리적 고려사항, 실제 검사를 수행하는 실용성 등)를 이해해야 한다. 진단 가능한 대부분의 상태에 대한 치료법(유전적 결함을 교정할 방법)이 없다는 현실도 있다. 유전자 검사에서 시급한 몇 가지 문제는 아래와 같다.

첫 번째는 "검사를 해야 할까?"이다. "망치가 있다

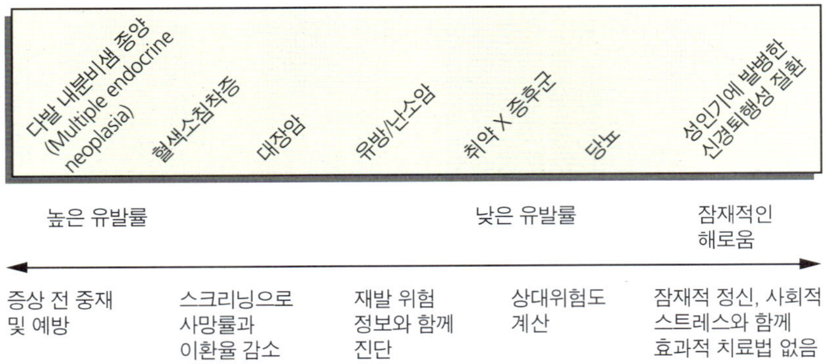

그림 11-15. 유전자 검사의 유용성 스펙트럼
환자에게 상당히 유해한 것부터 잠재적으로 유해한 것이 표시되었다.

고 해서 모든 것을 치는 것은 아니다"라는 옛 속담이 유전자 검사에 적용된다. 과학은 흥미로울 수 있지만, 환자의 치료에 관한 결정을 내리는 데 있어 환자의 생각이 항상 중요하다. 유전자 검사를 수행할 때 환자로부터 정확한 **사전동의**(informed consent)를 받아야만 한다. 이는 모든 의료 검사에 해당되지만 유전자 검사의 매우 민감하고 개인적인 특성으로 인해 더욱 중요하다. 또한 환자에게 검사를 통해 얻을 수 있는 정보와 얻을 수 없는 정보가 무엇인지 알리고, 검사의 유용성을 함께 검토해야 한다. 일부 질환은 유전 진단 검사가 올바른 선택이 아닐 수 있다. 예측/증상 전 검사(환자에서 향후 이 질환이 발생할 것인지 확인하기 위한 검사)를 수행하는 것이면 특히 고민해야 한다. 그림 11-15는 환자의 상태(질환)에 대한 검사의 유용성에 대한 범위를 보여준다.

유전자 검사에 대한 완전한 사전동의가 필요한 더 많은 중요한 이유가 있다. 환자가 검사를 거부하는 가장 일반적인 이유는 **유전적 차별**(genetic discrimination)에 대한 두려움 즉, "내 유전 정보가 나에게 불리하게 사용될 수 있을까?"라는 생각 때문이다. 이 정보가 개인정보보호, 보험 또는 고용과 같은 삶의 측면에 어떤 영향을 미칠 수 있는지에 대한 질문이 생긴다. 2008년에 획기적인 법안이 통과되었다. 미국의 **유전자 정보 차별금지법**(Genetic Information Non-Discrimination Act, GINA)은 유전자 검사를 받는 환자에게 중요한 보호 장치가 된다. 이 법안의 핵심은 건강보험 손실 및 고용 차별에 대한 보호이기에 유전자 검사를 고려하는 환자들에게 많은 보호와 편안함의 원천이 되었지만, 여전히 모든 것을 포함하지는 않는다. 예를 들어 생명보험(건강보험과 비교하여)은 보호 대상이 아니다. 이러한 정보는 유전자 검사를 받기 전에 환자와 충분히 논의해야 한다. 표 11-3은 유전자 검사를 위한 사전동의의 핵심 요소를 제공한다. 환자가 유전자 검사를 받는 데 도움이 되는 또 다른 중요한 법률은 미국의 **가용의료보험법**(Affordable Care Act)이다. 이 법안은 아동이 "이미 존재하는 상태(preexisting condition)"를 가지고 있다고 보험으로 차별할 수 없도록 규정하고 있다.

표 11-3 유전자 검사에서 사전동의의 중요한 요소
검사의 속성
검사의 목적
검사의 효과
검사의 한계
의학적 위험 및 혜택을 포함한 검사 응시의 의미
샘플 및 유전 정보의 향후 사용
검사 결과의 의미 및 전달 계획
샘플과 유전 정보에 접근 가능한 사람
기밀 유지 권리

환자는 또한 검사의 잠재적인 비용과 비금전적 투자가 무엇인지에 대해 알아야 한다. 이것은 잠재적인 이익이 무엇인지, 비용과 이익 비율이 어떤지를 고려하여

검토되어야 한다. 물론 검사 비용에는 검사 수행에 대한 실제 비용이 포함된다. 일부 유전자 검사의 경우 비용이 비교적 적을 수 있지만(200달러 미만) 어떤 경우에는 수천 달러가 소요될 수 있다. 환자를 위한 검사의 "비용"에는 청구서 내 금액 이상이 포함된다는 점이 중요하다. 청구 금액 외 기타 비용으로는 직장이나 학교를 빠지는 것, 검사에 대한 불안감, 검사를 위해 척추천자 또는 진정과 같은 침습적 절차가 필요한 경우의 신체적 불편함이 포함된다. 또 다른 고려사항은 검사의 적용 범위이다. 정부, 기관 및 기업은 가능한 의료 비용을 줄이려고 노력하고 있다. 유전자 검사 결과는 이해하기 어렵고 관련 기술이 지속적으로 변화하기 때문에 환자와 의료서비스제공자 측에서 많은 시간과 노력이 필요하다.

유전자 검사를 받는 환자와 논의해야 할 것은 **검사의 진단 수득률**이다. 즉, 검사가 수행되면 실제로 답을 얻을 확률은 얼마일까? 현재 진단 수득률은 범주별로 보고된다. 이러한 범주에는 다중 선천성 기형, 인지장애(정신지체, 학습장애), 뇌성마비 또는 자폐증과 같은 상태가 포함된다. 표 11-4는 30년 전과 비교한 주요 범주 중 일부의 진단에서 가장 최근에 보고된 수득률이다. 검사를 진행하기 전에 이러한 측면을 환자와 이야기할 필요가 있다. 명료한 답을 얻을 수 없는 경우가 많기 때문에 향후 사용할 수 있도록 DNA 추출 및 저장이 가능하다는 것도 알려야 한다. 더 많은 발전이 예상되는 미래에 검사를 받을 수 있으므로 가족 구성원에게 특히 중요할 수 있다.

유전자 검사에 대한 접근방식은 매우 간단할 수 있다. 단일 유전자에서 단 하나의 돌연변이만 해당 질환을 유발하는 것으로 알려진 낫적혈구빈혈 환자를 검사하는 것이 그 예다. 반대로, 감별 진단이 매우 광범위할 수 있으며 여러 가지 매우 다른 원인에 대한 검사를 선택해야 할 수 있다. 일반적으로 한 번에 여러 검사를 주문하는 "shotgun" 접근방식은 권장되지 않는다. 단계적 접근방식이 바람직하다. 대부분의 주요 진단 범주 각각에 대해 접근법을 제안한 국가 지침은 중요한 참고자료가 된다.

표 11-4 선택된 조건에 대해 보고된 진단 수득률

	1970년대(%)	2012년(%)
단일 이상	20	25~30
MCA/증후군	20	30~50
경미한 정신지체	10~15	30~40
심각한 정신지체	40~50	80
자폐성	6~8	30

유전자 검사에 대한 마지막 논의 주제는 "소비자에게 직접 마케팅"이다. 최근 몇 년 동안 몇몇 회사는 다양한 유전자 검사를 개인에게 직접 판매하기 시작했다. 이러한 방식에는 친자 확인, 혈통/민족/계보 및 영양 유전체 검사가 포함된다. 이 분야에서 논의되는 문제의 핵심 질문은 다음과 같다.

1. 개인 정보는 어떻게 처리되는가?
2. "의료 검사"를 구성하는 것은 무엇인가?
3. 이 모든 것을 누가 규제하는가?
4. 사전동의는 어떻게 보장되는가?
5. 누가 그러한 정보의 가치를 보장하는가?

유전자 선별검사 Genetic Screening

첫 번째 섹션에서 언급한 유전자 선별검사는 검사(test)와 같은 것은 아니다. 방법론은 같지만, 차이점은 "왜"에 있다. 검사는 사람의 질병이나 장애의 원인을 확인하기 위한 진단적 노력이다. 스크리닝(screening)은 다음과 같은 유전자형을 가진 "건강한" 사람을 모집단에서 검색하는 것이다.

1. 질병에 대한 소인과 관련되어 있는지
2. 자손에게 질병으로 이어질 수 있는지
3. 질병과 관련이 알려지지 않은 다른 변종을 일으킬 수 있는지

유전자 선별검사는 다양한 수준에서 수행될 수 있다. 다양한 유형의 선별검사를 알아보는 한 가지 방법은 선별 시기(즉, 개인의 생애주기 중 어느 시점에서 선별검사가 수행되는지)이다. 표 11-5에는 일반적으로 수행되는 시기별로 분류된 몇 가지 선별검사 유형이

표 11-5 검사 시기 및 유형

임신 전 검사
- 영양/엽산 검토
- 기형 발생 평가
- 민족별 보균자 선별

임신
- 고령산모 연령 식별
- 임신 1기 선별검사
- 태아 장애에 대한 임신 2기 산모 혈청 스크리닝("쿼드 스크린")
- 통합 스크리닝(임신 1, 2기 스크리닝)
- 부모의 낭성섬유증 보인자 스크리닝

신생아
- 유전/대사 패널(표 11-7)

성인
- 가계도 분석(9장 참조)
- 성인 발병 장애에 대한 증상 전(presymptomatic) 선별검사

나열되어 있다. 또 다른 방법은 선별 대상자의 유형이다. **개별 선별검사**(individual screening)에는 특정 상태에 대한 확인이 포함된다. 선별검사할 사람은 증상이나 문제 때문이 아니라 문제가 있을 가능성 때문에 평가를 받는다. 개별 선별검사의 예로는 소아 환자의 납 선별검사, 낭성섬유증 아동의 부모에 대한 이형접합체(보인자) 검사 또는 취약X증후군이 있는 소년의 어머니를 검사하는 것 등이 있다.

다른 방법으로, **선택된 모집단 선별검사**(selected population screening)를 사용하여 모집단의 특정 하위 그룹에서 더 많은 빈도로 발생한다고 알려진 상태를 선별할 수 있다. 그러한 선택 기준 중 하나는 인종에 따른 선별이다. 특정 인종은 선별검사가 필요한 특정 상태(일반 인구에서는 낮은 빈도)에 대한 위험이 매우 높다. 표 11-6에는 인종에 따라 더 잘 알려진 유전 상태가 나열되어 있다. 추가로 언급되는 인구 그룹 중 하나는 동유럽 출신[아슈케나지(Ashkenazi) 유대인 인구]이다. 이 특정 인종 그룹은 여러 단일성 장애에 대한 보인자 빈도가 더 높은 것으로 알려져 있다(표 11-7). 때문에 의료서비스제공자는 모든 환자의 의료기록에 인종을 포함한 가족 병력 정보를 포함해야 한다. 혹시, 환자가 아슈케나지 유대인 혈통을 보고하는

표 11-6 일반 인구의 특정 민족 하위 그룹에서 증가된 빈도로 발생하는 선별된 유전 상태

민족 그룹	유전 상태
동유럽(Ashkenazi) 유대인	여러 조건(표 11-7 참조)
아프리카	낫적혈구
아프리카, 지중해	혈색소병증
프랑스계 캐나다인	테이삭스병, 기타 여러 병
알래스카 원주민	선천성 부신 증식
아카디안/케이준	어셔증후군 III형, 기타 여러 가지
북유럽	낭성섬유증
아일랜드	신경관결손

표 11-7 동유럽지역 유대인(Ashkenazi)에게 높은 보인자율을 보이는 질환들

질환	보인자 빈도
고셔병 1형	(1:15)
테이삭스병	(1:29)
가족성 자율신경장애(라일리데이증후군)	(1:30)
카나반병	(1:40)
폰기에르케병(GSD 1A)	(1:60)
판코니빈혈 C형	(1:90)
니만-픽 A형	(1:100)
점액지질증 IV	
크론병	
비틀림 근긴장 이상(DYT1)	
비증후군성 난청(Connexin 26/30)	
BRCA 1 및 2로 인한 유방암 및 난소암	
혈우병 C(요인 XI 결핍)	
가족성 지중해열	
블룸증후군	

경우 의료서비스제공자는 이와 관련된 잠재적인 장애를 인식하고, 환자가 요청하면 표적 선별검사를 제공할 수 있어야 한다. 일부 선별검사 방법은 임신 중에 훨씬 더 복잡하기 때문에 임신 전에 확인하는 것이 필요하다. 일반적으로 아슈케나지 유대인 혈통의 사람들은 이러한 위험 요소를 잘 알고 있으며 지역사회를 지원하기 위해 잘 조직되고 적극적으로 활동한다.

유전자 선별에 대한 가장 광범위한 접근방식은 **일**

반 인구 선별검사(general population screening)이다. 이 유형의 선별검사는 개인에게 존재할 수 있는 특정 조건에 대해 전체 모집단을 검사하는 것이 포함된다. 어떤 상태가 전체 모집단 선별이 필요한지 결정할 때 모집단 선별의 기본 원칙을 주의 깊게 고려해야 한다. 인구 선별검사의 대표적인 형태는 신생아 선별검사이다. 신생아 선별검사의 전제는 특정 장애가 있는 영아를 식별하는 것이다. 감지되면 조기에 치료하여 사망 또는 장애를 예방할 수 있다. 신생아 선별검사는 1970년대 미국에서 시작되었고 이는 모든 공중보건 증진 시도 중에서 가장 성공적인 시도로 발전하고 확장되었다. 초기 시작 시에는 주정부가 소수의 장애에 대해 검사하였고, 현재 대부분의 주에서는 American College of Medical Genetics and Genomics Recommended Core Screening Panel(표 11-8)에서 제안한 29개 질환 대부분을 선별검사한다. 기술이 발전하고 다른 질환에 대해 좀 더 알게 됨에 따라 이 권장 패널은 계속 확장되어야 한다. 최근에는 중증 복합면역결핍(severe combined immune deficiencies, SCID)과 중증 청색증선천성심장병(critical cyanotic congenital heart disease, CCHD)이 권장 패널에 추가되었다.

유전자 검사는 논란을 불러 일으키고 있다. 선별검사 지지자들은 질병과 장애 예방에 대한 큰 성공을 지적하지만, 많은 사람들은 그러한 프로그램의 실행에 대해 다음과 같이 몇 가지 실질적인 우려를 제기했다.

- 의무적 선별검사: 미국의 거의 모든 주에서 신생아 선별검사는 법적으로 의무화되어 있다. 의무적 선별검사의 기본 배경은 유아가 스스로를 옹호할 수 없는 시기에 유아에게 최선의 이익을 우선시하는 것이다. 그러나 대부분의 주에서는 부모가 신앙 또는 도덕적 이유로 검사를 시행하지 않을 수 있는 선택권을 주고 있다.
- 알지 않을 권리: 의무적 선별검사 문제는 개인 자유의 기본 원칙과 연결되어 있다. 그러한 결과를 알고 싶지 않을 수도 있을 것이다.
- 기밀성: 누가 이 정보에 액세스 할 수 있으며 내 허락 없이 공유할 수 있는가?
- 유전적 차별: 유전자 검사에 대한 논의와 마찬가지로 기밀성 문제는 선별검사에서 가장 중요하다. 이 정보는 사법 명령의 일부가 될 수 있기 때문에, 법으로 인

표 11-8 권장되는 표준 신생아 선별검사 패널

3-메틸크로토닐-CoA 카르복실라제 결핍(3MCC)	이소발레르산혈증
3-히드록시-3-메틸글루타르산뇨증	β-케토티올라제 결핍
아르기니노숙신산뇨증(ASA)	장쇄 L-3 하이드록시아실-CoA 탈수소효소 결핍(LCHAD)
비오티니다아제 결핍	메이플 시럽 소변 질환(MSUD)
카르니틴 흡수 결함/카르니틴 수송 결함	중쇄 아실-CoA 탈수소효소 결핍(MCAD)
시트룰린 혈증, I형	메틸 말론 산혈증(메틸 말로닐-CoA 돌연변이 효소 및 코발라민 장애)
선천성 부신 증식증(CAH)	페닐케톤뇨증
선천성 갑상샘저하증	원발성 선천성 갑상샘저하증
*중증 선천성 심장병(CCHD)**	프로피온 산혈증
낭성섬유증(CF)	S, S 질환(낫적혈구빈혈); S, 베타지중해빈혈; S, C 질환
갈락토스혈증	*중증 복합면역결핍(SCID)**
글루타르 산혈증 I형	삼기능 단백질 결핍
청력 상실	티로신 혈증, I형
Holocarboxylase 합성효소 결핍	매우 긴 사슬 아실-CoA 탈수소효소 결핍(VLCAD)
호모시스틴뇨증	

* 이탤릭체 조건은 권장 패널에 최근에(2012) 추가됨

해 나의 유전 정보가 나에게 불리하게 사용될 위험이 있을까? 물론 기밀성도 여기에서 작용하기 때문에 이러한 모든 문제는 상호 관련이 있다.

- 표본의 사용/처분: 많은 연구자들이 인구 선별검사에서 잠재적으로 얻을 수 있는 풍부한 정보를 알고 있다. 그들은 그러한 표본이 "모두의 이익을 위해" 연구에 이용 가능해야 한다고 생각한다.

위의 짧은 서술은 현재 논의되고 있는 엄청나게 복잡하고 심오한 감정적 문제에 대해 충분히 다루지 못하였다. 그러나 지금은 독자가 이 분야의 주요 요점 중 일부라도 아는 것이 필요하다.

3. 임상 적용 Clinical Correaltion

가부키증후군(니카와-쿠로키증후군이라고도 함)은 1981년에 일본의 두 의사에 의해 드러났다. 이 질환은 눈꺼풀의 틈새(palpebral fissure)가 길고, 비강의 끝부분이 넓고 눌렸으며, 크고 눈에 띄는 귓볼 및 아래눈꺼풀의 외전을 포함하는 특징적인 얼굴에서 이름을 얻었다(그림 11-16). 가부키증후군은 원래 일본의 전통 연극 형식인 가부키 배우들의 분장을 연상시키는 가부키 화장증후군으로 알려졌지만, 몇몇 가족에게 불쾌감을 주는 이름으로 간주되어 "화장"이라는 용어는 삭제되었다.

가부키증후군 환자는 특징적인 얼굴 변화 외에도 인지 결핍, 출생 후 느린 성장, 구강 안면 분열, 선천성 심장 기형, 척추측만증 및 기타 골격 변화, 특히 짧은 다섯 번째 손가락, 태아 손가락 끝의 살집(fetal digital pad) 등 다양한 다른 징후와 증상을 가질 수 있다.

가부키증후군의 원인이 알려지지 않았을 때, 대부분의 사례는 연관이 없었으나(비가족적) 유전적 원인을 암시하는 몇 가지 가족 사례가 나타났다. 그러나 염색체 연구나 마이크로어레이 연구와 같은 표준 유전자 검사는 특정 원인을 식별하지 못하여, 오랜기간 동안 확진 검사 없이 임상증상만으로 진단이 이루어졌다. 2010년에 가부키증후군 환자의 소규모 코호트에서 엑솜 염기서열분석 기술을 사용하여 12q12에서 12q14까지 염색체 영역에 있는 MLL2 유전자를 확인하였고, 이 유전자는 검사한 환자의 약 3/4에서 가부키증후군의 원인으로 나타났다. 또한 모든 사례가 이형접합체 돌연변이(heterozygous mutation)로 인한 것으로 나타나, 이 증후군은 상염색체 우성으로 이해되었다. 추가로, MLL2 돌연변이가 없었던 가부키증후군 환자 몇 명은 염색체, 마이크로어레이 및 염기서열분석 기술의 조합에 의해 Xp11.3 염색체의 KDM6A 유전자에 돌연변이가 있는 것으로 나타났다.

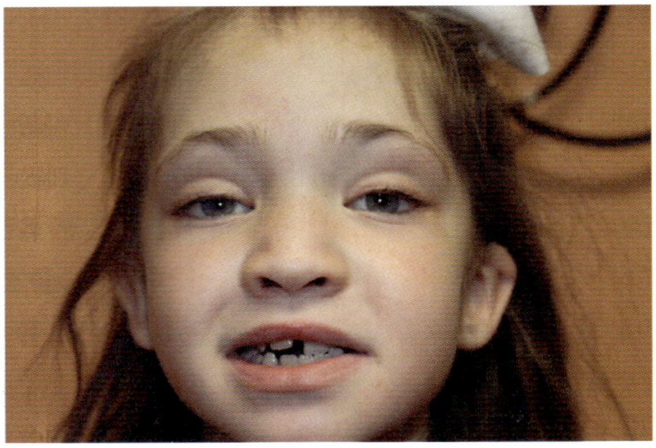

그림 11-16. 가부키증후군을 앓고 있는 어린 소녀
일본 가부키 공연자들이 착용한 가면에 비유된 독특한 표정이 특징이다. 이 환자는 알려진 MLL2 유전자 돌연변이가 있다.

Chapter 12

비정형 유전 방식

Atypical Modes of Inheritance

1. 개요 Background and Systems Integration

모자이크 현상 Mosaicism

동일한 개체 내의 세포는 동일한 유전자형을 공유한다고 가정하는 것이 일반적이나, 반드시 그런 것은 아니다. **모자이크 현상**(mosaicism)은 동일한 유기체 내의 다른 세포가 다른 유전자형을 갖는 상황을 나타낸다. 생식세포에 비해 체세포는 유전적 복구 속도가 더 낮기 때문에 모든 개체는 일부 유전적 차이를 가지고 있는 모자이크일 가능성이 높다. 발생 초기에 체세포 돌연변이가 발생할수록 돌연변이 세포의 수가 많아진다. 이때 돌연변이 유전자가 영향을 미치는 조직에서 비활성화되거나 근처의 정상 세포에 의해 병리적 결함이 상쇄되는 경우 개체는 유전적으로는 모자이크가 될 수 있지만 표현형으로 발현되지 않을 수 있다. 그러나 특정 돌연변이의 특성, 모자이크 현상의 수준 및 돌연변이를 보유한 세포의 분포에 따라 표현형 차이가 관찰될 수 있다.

암컷의 X-염색체 비활성화는 모자이크 현상의 독특한 기전을 나타낸다. 포유동물의 유전자량 보정(dosage compensation) 수단으로 암컷 X-염색체 중 하나는 배아 발생 초기에 비활성화되어 X-염색체 연관 이형접합 유전자에 대한 **기능적 모자이크 현상**(functional mosaicism)을 일으킨다. 비활성화는 대부분의 경우 무작위이며 각 대립유전자에 대해 절반의 세포가 비활성화되어 있지만, 한 염색체 쪽으로 **불활성화가 왜곡**(skewed inactivation)되어 한 대립유전자가 다른 것보다 표현형으로 더 자주 발현될 수 있다. 이것은 일반적으로 유해한 X-염색체 연관 돌연변이가 있다는 신호이다. 세포는 돌연변이가 있는 X-염색체를 우선적으로 비활성화한다. 유전적 모자이크 현상의 또 다른 예는 대부분의 암에서 종양이 주변의 정상 세포와 유전적으로 다른 것에서 볼 수 있다.

단친성의 이염색체성 Uniparental Disomy(UPD)

일반적으로 개체는 각 부모로부터 각 염색체의 사본 하나를 상속한다. **단친성의 이염색체성**(uniparental disomy, UPD)은 주어진 유전자, 유전자 영역 또는 염색체의 두 사본이 동일한 부모에서 유래하는 예외적인 상태이다. 동형이염색체성(isodisomy)의 경우 두 대립유전자는 동일한데 이형이염색체성(heterodisomy)에서는 대립유전자가 서로 다르지만 동일한 부모에서 비롯된다(그림 12-1). 이 현상은 몇 가지 기전으로 설명될 수 있는데, 대부분은 첫 번째 오류를 교정할 때 두 번째 오류가 발생하는 유전적 오류에 대한 기전으로 설명할 수 있다. 예를 들어, 삼염색체 개체는 세 개의 염색체 중 두 개는 한 부모에게서 물려받은 것이고, 세 번째 염색체는 다른 부모에게서 물려받은 것이다. 그러

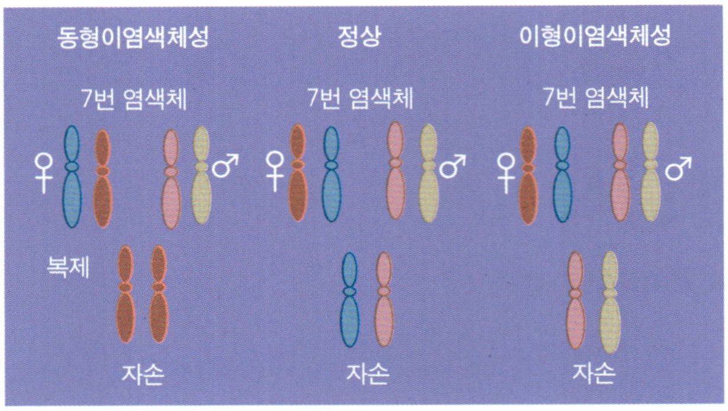

그림 12-1. 단친성의 이염색체성(UPD)을 보여주는 도식도 정상적인 분리패턴은 중간에 있다. 왼쪽 패널은 모계 동형이염색체성(isodisomy)을 보여준다. 오른쪽 패널은 부계 이형이염색체성(heterodisomy)을 보여준다.

나 세 번째 염색체가 나중에 손실되면, 정상적인 이염색체로 돌아가지만 두 염색체 모두 동일한 부모에서 시작된 것이다. 두 번째로 가능한 반대의 상황은 분할 오류가 있는 초기 일염색체 개념으로 한 부모에서 두 개의 염색체를 얻는 경우이다. 세 번째 가능한 기전은 배우자 **생식세포 보완**(gamete complementation)이라고 불리는데, 상호 오류(하나의 생식세포는 염색체가 누락되고 다른 생식세포는 동일한 사본이 두 개 있음)가 있는 두 개의 비정상적인 배우자 생식세포가 임신 시 서로를 교정하는 경우이다.

각인 Imprinting

부모에서 기원한 이 후성유전현상은 비정형 유전자 발현의 다른 예와 비슷하다. 전달되기 전에 유전자는 차등 메틸화 또는 이후의 유전자 발현 수준에 영향을 미치는 히스톤 변경으로 표현될 수 있다. 이 후성적 변화는 모든 체세포에 걸쳐 유지되며 다음 세대를 위한 생식세포가 형성될 때만 지워진다. 낮은 수준의 유전자 발현은 일반적으로 메틸화된 대립유전자에서 발생하는 반면, 더 높은 수준의 유전자 발현은 일반적으로 메틸화되지 않은 대립유전자에서 보인다. 그러나 메틸화가 항상 비활성화를 의미하는 것은 아니며, 미치는 영향은 유전자에 따라 다르다. 따라서 각인된 유전자자리의 경우 자손의 표현형은 유전된 특정 대립유전자와 부모가 각각 전달한 특정 대립유전자에 의해 결정된다. 결과는 본질적으로 유전자에 대한 **단일 대립유전자**(monoallelic) 발현이다. 유전자에 따라 부모의 암컷 또는 수컷에 각인되기 때문에 각인을 지우고 각 세대마다 다시 각인이 된다.

포유류에서는 소수의 유전자(아마도 1% 이하)만 각인된다. 지금까지 인간에서 100개 미만의 각인된 유전자가 확인되었으며, 대부분은 발달의 배아 및 태반 단계에서 작동한다. 이러한 각인된 유전자로 인해 자연적으로 발생하는 **단위생식**(parthenogenesis)이 인간에게서 발생할 수 없다.

각인은 정상적인 현상이라는 점에 유의하는 것이 중요하다. 각인된 것으로 알려진 약 80개의 인간유전자에서, 유전자자리에 대해 단일 대립유전자 발현이 예상되었다. 대부분의 생물학적 시스템의 특징과 마찬가지로 예상되는 표준에서 벗어난 (과다 또는 과소 발현) 비정상 표현형이 일반적으로 발생한다. 그림 12-2는 가설의 각인 유전자와 특정 유전적 변화가 어떻게 정상적인 유전자 발현 수준을 변화시킬 수 있는지에 대한 몇 가지 가능한 시나리오를 보여준다. 각인이 정상적인 현상이라는 것을 알기 때문에 그러한 기전이 필요한 이유를 추측하는 것은 흥미롭다. 가능성 있는 이유로는 태반형성 조절, 단위생식 방지, 발달과정 중의 유연성 제공, 태아의 면역학적 면책과 "우성 수정"이 있다.

다른 유형의 유전자 × 유전자 상호작용

Other Types of Gene × Gene Interactions

6장에서 많은 다른 유전자 돌연변이가 동일한 표현형을 일으킬 수 있는 유전적 이질성을 설명했다. 예를 들면, 망막색소변성은 이 질병을 일으키는 다양한 유전자의 결합에 의해 발생될 수 있다. 이들 중 하나는 실제로 **이유전자형 유전**(digenic inheritance)이다. 즉, 두 개의 다른 유전자에서 돌연변이가 함께 발생할 때 조건이 생성된다.

이유전자형 유전의 고전적인 예는 수탉의 볏 모양이다(그림 12-3). 여기서 장미볏(*R*–)은 *rr*에 우세하고 완두볏(*P*–)은 *pp*에 우세하다. *R*과 *P*는 공동 우성이며 호두볏을 생산한다. 이중 열성(*rrpp*)은 단일볏을 생성

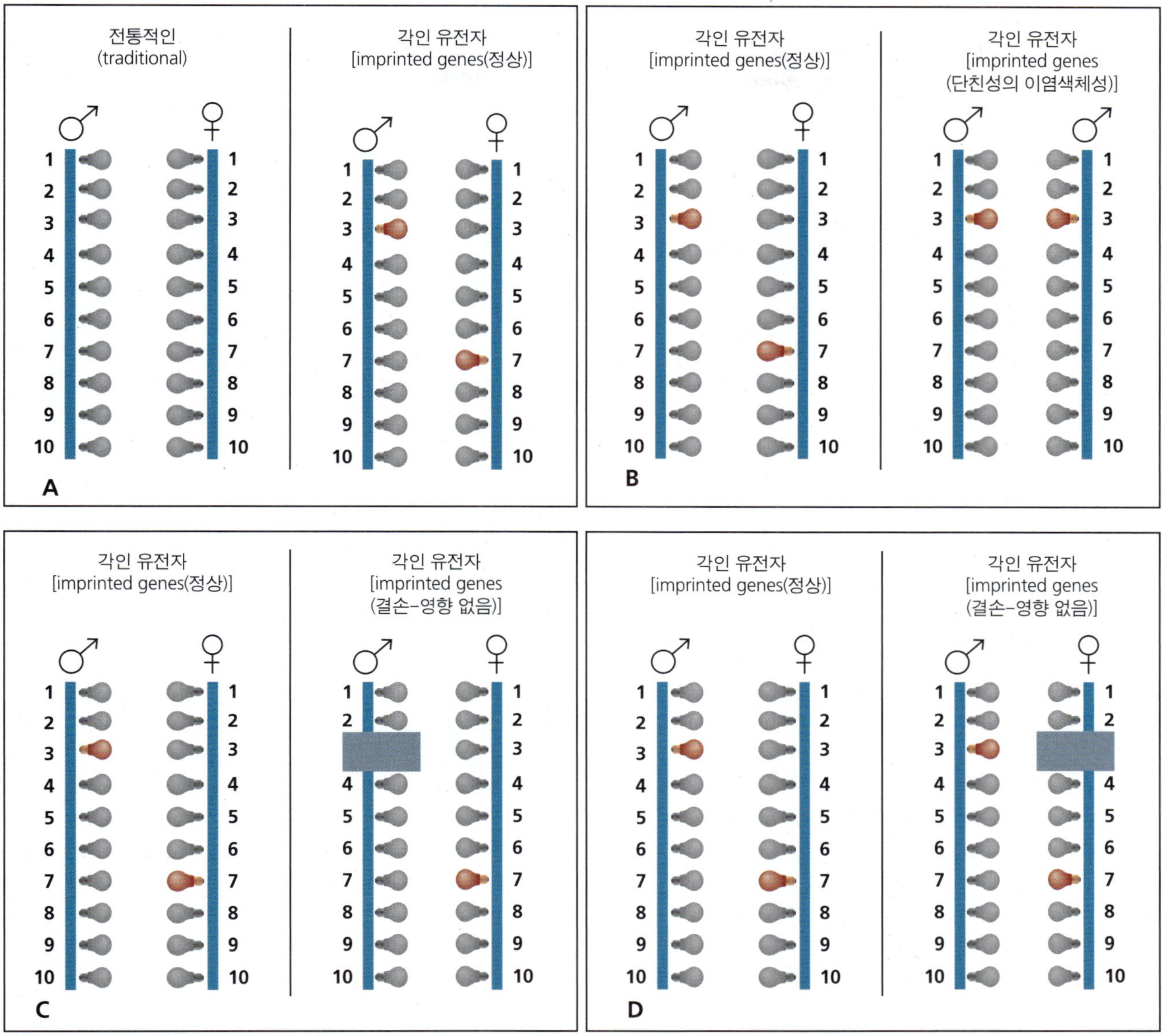

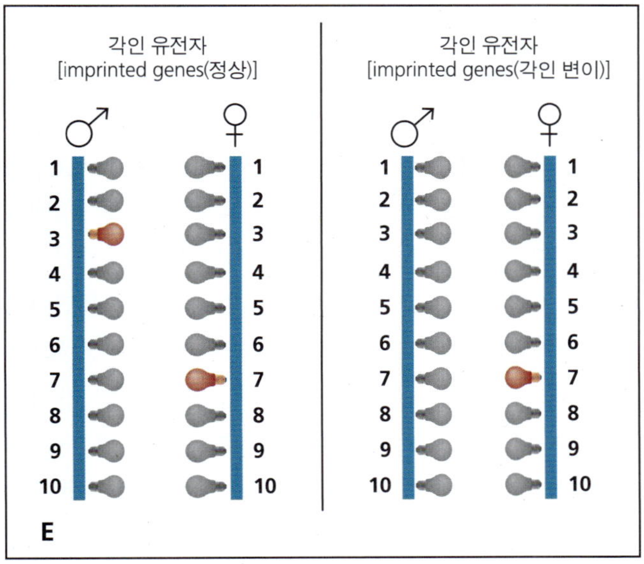

그림 12-2. 가상 각인 유전자의 그래픽 표현

A. 왼쪽 패널은 DNA 부분의 모계 및 부계 대립유전자를 보여준다. 10개의 유전자 모두 이중 대립유전자 발현을 나타낸다. 오른쪽 패널은 2개의 각인 유전자를 보여준다. 부계 가닥의 유전자 3이 각인된다. 모계 가닥의 유전자 7이 각인된다. **B.** 부계 UPD의 경우, 두 가지 이상이 발생한다: 유전자 7의 이중 대립유전자 발현과 유전자 3의 발현 없음 **C.** 부계 유전자 3의 결실은 모계 유전자 3이 정상적으로 각인되기 때문에 영향이 없다. **D.** 모계 유전자 3의 결실은 유전자 3의 발현이 없는 비정상을 초래할 것이다. **E.** 각인 유전자는 유전자 발현을 변경할 수 있다. 유전자 3 각인을 담당하는 각인 유전자의 돌연변이는 유전자 3이 "꺼지는(turned off)" 것을 방지하여 유전자 3의 이중 대립유전자를 발현시키기 때문에 비정상적이다. 정상적인 구성에서 벗어나면 비정상적인 표현형을 생성할 가능성이 있다.

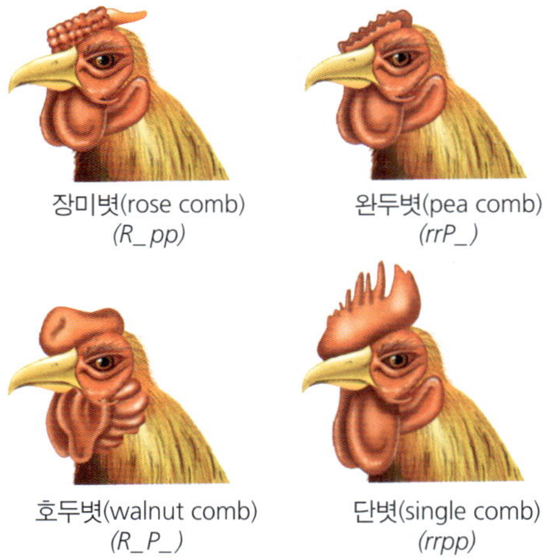

그림 12-3. 수탉의 볏 모양은 장미(R)와 완두콩(P)의 두 가지 유전자에 따라 달라진다. 이 두 유전자자리에서 우성 및 열성 유전자형의 다른 조합은 네 가지 일반적인 볏 유형을 결정한다. (Reprinted with permission from Brooker RJ: *Genetics: Analysis & Principles*, 3rd ed. New York: McGraw-Hill, 2008.)

한다. 이 예에서 두 유전자의 결합작용에 의해 생성되는 표현형은 각 유전자의 효과를 아는 것만으로는 단순히 예측할 수 없다.

표현형은 일반적으로 단순 두배수체 유전자형으로 설명할 수 있다. 그러나 경우에 따라 세 번째 대립유전자의 관련, 즉 **삼대립유전자의 유전**(triallelic inheritance)을 가정할 필요가 있다. 일반적으로 이러한 상황은 알려진 사례의 10% 미만으로 추정하고 있으며, 이를 식별하는 것은 어렵다. 이러한 경우 유전상담가가 사용하는 전통적인 멘델 위험 추정치는 정확하지 않을 수 있다.

다유전자자리 유전(multi-locus inheritance)은 관찰된 표현형이 하나 이상의 유전자자리에 있는 유전자의 영향을 받는다는 것이다. 다유전자자리 유전에는 다유전자 유전(polygenic inheritance)이 있다. 다유전자 유전은 양적 형질(quantitative trait)에 대한 다유전자자리의 누적효과(가끔은 추가효과)를 나타내기 때문에 "다유전자자리"의 정의에 속한다. 마찬가지로 앞서 설명한 이원성 및 삼대립유전자 유전 패턴은 특정 표현형에 영향을 미치는 다유전자자리의 예시이다.

다유전자자리 상호작용의 또 다른 예는 **변형된 유전자**(modifier genes)이다. 변형된 유전자에 대한 연구는 고유한 유형의 유전자 상호작용보다 더 구체적인 관점을 반영한다. 변형된 유전자는 단순히 다른 유전자의 발현에 영향을 미치는 유전자이다. 일반적으로 1차 관심사의 유전자 또는 돌연변이의 다양한 발현을 의미한다. 변형된 유전자는 2차 중요 유전자자리 또는 1차 유전자의 중증도에 영향을 미치는 더 작은 효과이다.

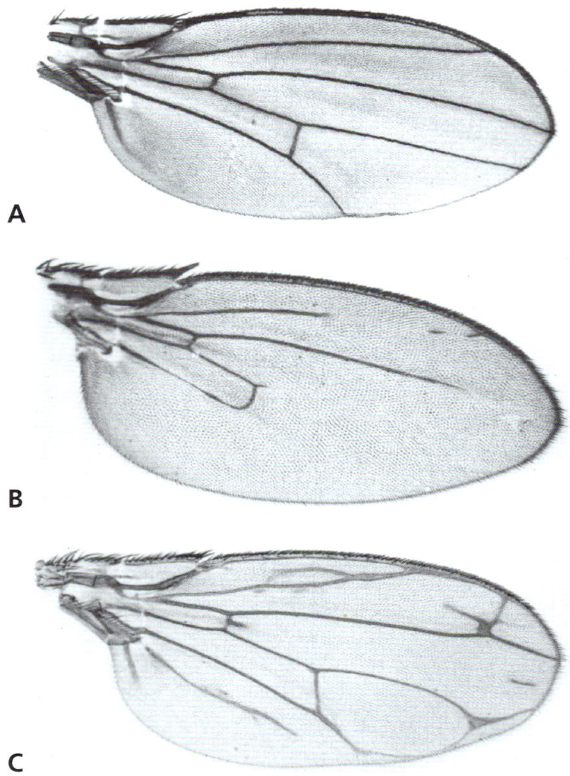

그림 12-4. 초파리 날개는 발현에 영향을 미치는 주요 유전자와 정량적 변이를 연구하기 위한 모델 시스템을 제공한다. **A.** 일반 날개. **B.** Veinlet 돌연변이는 정맥을 감소시킨다. **C.** Plexus 돌연변이는 날개 정맥 조각을 증가시킨다. Veinlet과 plexus 발현의 다유전자 변형자는 돌연변이 날개를 정상과 구별할 수 없게 만들 수 있다.

초파리의 예가 이 현상을 설명한다. 파리의 날개는 비행 중에 파리를 안정화시키는 세로 및 교차 정맥에 의해 지지된다(그림 12-4A). 정맥의 길이를 줄이거나 날개에 형성된 정맥의 양을 증가시키는 많은 돌연변이가 생겨났다(그림 12-4B, C). 그러나 이처럼 정량화가 가능한 특성에 대해서 모든 표본집단은 정맥 간격을 늘리거나 줄이고, 또는 여분의 정맥을 추가하거나 제거하는 유전자를 가지고 있다. 즉, 모든 자연 개체군은 초파리 날개 정맥 길이에 영향을 미치는 돌연변이의 발현을 수정하는 대립유전자를 분리시키는 것으로 보인다. 수백만 년 동안 정상적인 파리에서 정맥은 날개 끝까지 뻗어 있었다. 그러면 초파리 개체군이 수천 세대 동안 변하지 않는 특성의 변형된 유전자를 갖는 이유는 무엇인가?

특정 형질을 변형시키는 "변형된 유전자"의 작용을 발견했어도, 특정 형질 그 변형된 유전자가 발생 과정에서 작용하지 않을 수 있다. 초파리 날개에 있는 정맥의 길이의 변형된 유전자는 정맥 길이 단축의 발현에 영향을 미치지 않으므로 정맥은 결코 짧지 않다. 대신, 변형된 유전자는 날개의 날 구축을 위한 발달 완충 시스템의 일부인 것으로 보인다. 즉, 표현형과 연관이 있다고 해서 유전자와 그 유전자가 발생 과정에서 하는 역할 사이의 기능적 관계를 항상 나타내는 것은 아니라는 것이다.

안티센스 전사체 Opposite(Anti-Sense) Transcripts

인간의 전사 과정에 대한 전통적인 이해는 DNA의 **코딩 가닥**(coding strand)이 메신저 RNA로 복사된다는 것이다. 이때 코딩 가닥이 3′에서 5′ 방향으로 읽혀진다. 그러나 게놈의 어느 곳에서나 어느 한 가닥이 주형으로 작용할 가능성이 있다. 즉, 일부 유전자는 한 방향으로, 일부는 반대 방향으로 읽혀진다. 몇 가지 특이한 사례에서, 한 유전자자리에서 이중 가닥 DNA의 동일한 조각(segment)이 양쪽 가닥의 유전 정보를 가지고 있다. 이러한 "이중 읽기"의 결과는 안티센스 전사체로 불린다. 그러나 어떤 상황에서든 RNA 중합효소는 여전히 DNA 가닥을 3′에서 5′ 방향으로 전사한다는 점에 유의해야 한다. 천연 안티센스 전사체(natural antisense transcript, NAT)는 인간을 포함한 대부분의 진핵생물에서 확인되었으며 생성된 RNA에는 단백질 코딩 및 비코딩 예가 모두 포함된다.

이동성 유전인자 Transposable Elements

이동성 유전인자(transposable elements, "점핑 유전자")는 모든 진핵생물에 존재하는 유전물질의 이동 가능한 부분이다. 그들은 게놈 전체에 무작위로 분포하지 않는다. 일련의 기전에 의해 이동성 유전인자는 한 염색체 유전자자리에서 다른 염색체 유전자자리로 자신이나 사본을 이동할 수 있다. 이동 과정에서 게놈의 DNA 양을 늘리거나 줄일 수 있다. 이러한 변화가 생식세포 전구체 세포에서 발생하면 그 변화는 잠재적으로 유전될 수 있다. 잠재적으로 전체 인간 게놈의 1/3은 이동성 유전인자의 퇴행성 사본을 나타내는 반복적인 서열로 구성된다.

이동성 유전인자(**트랜스포존**, transposon)는 관련된 핵산의 유형과 크기 및 이동 기전에 따라 분류된다. 제I급 이동성 유전인자(**레트로트랜스포존,** retrotransposon)는 DNA를 RNA로 전사한 다음 역전사 효소를 사용하여 RNA의 DNA 사본을 다시 만들어 새로운 위치에 삽입한다. 레트로트랜스포존에는 여러 가지 유형이 있다. 종류와 특성은 종마다 다르다. 인간에게는 두 가지 유형이 언급되어야 한다. **긴 이동성 유전인자**(long interspersed elements, LINEs 또는 L1)는 대부분의 진핵생물 게놈에서 많이 발견된다. 그들은 LINE 자체 내에 있는 RNA 중합효소 II 프로모터를 사용하여 RNA로 전사된다. **짧은 이동성 유전인자**(short interspersed elements, SINEs)는 더 짧은 DNA 조각이다. SINEs에는 자체 역전사 효소가 없으며 다른 이동 요소에 의존하여 이동한다. 인간과 다른 영장류에서 가장 흔한 SINEs을 Alu 시퀀스라고 한다. 제II급 이동성 유전인자는 유전자자리에서 유전자자리로 직접 이동하는 이동성 유전인자 DNA로만 구성된다. 제III급 이동성 유전인자는 **소형 역반복 전이인자**(miniature inverted-repeats transposable elements) 또는 MITEs라고도 한다.

이동성 유전인자의 임상적 중요성은 돌연변이의 자발적 생성을 위한 기전으로 작용한다는 것이다[즉, **돌연변이원**(mutagen)이다]. 이것은 유전적 다양성의 "자연적인" 근원을 나타낸다. 초파리와 같은 이동성 개체군에는 잘 알려진 잡종 발육 현상이 있다. 두 개의 다른 초파리 종류가 짝을 이루면 자발적인 돌연변이 속도가 놀랍게 증가한다. 이 돌연변이율의 급격한 증가는 P 요소로 알려진 파리의 이동성 유전인자 때문인 것으로 나타났다.

이동성 유전인자에 의한 돌연변이의 가장 일반적인 기전은 삽입 돌연변이 유발이다. 이동성 유전인자가 정상적인 유전자로 이동하면 단순히 유전자를 파괴할 수 있다. 대안으로, 이동성 유전인자가 프로모터(promoter) 또는 인핸서(enhancer)에 영향을 줌으로써 근처 유전자에 영향을 미칠 수 있다.

유전 예측성 Genetic Anticipation

유전용어로서 예측은 한 세대에서 다음 세대로 넘어갈수록 더 심각해지는(표현형적으로 더 나빠지는) 상태의 표현형을 의미한다. 임상의가 시간의 흐름에 따라 가족을 관찰할 때 **유전 예측성**(genetic anticipation)을 종종 가설로 세울 수 있다. 최근까지 유전 예측성이 실제 현상인지 아닌지에 대해 상당한 의견 차이가 있었다. 회의론자들은 관찰된 것이 단순히 편향이라고 생각했다. 한 가족 구성원에게서 유전적 상태가 진단되면 이후 (또는 이전) 세대에서 상태를 식별하는 것이 더 쉬워졌다. 따라서 상태는 실제로는 그렇지 않지만 세대를 거쳐 악화되는 것처럼 보인다.

이 논쟁은 궁극적으로 연관 유전자(삼염기 반복 확대)에서 유전 예측성이 확인되면서 해결되었다. **미세부수체**(microsatellites)라고도 알려진 삼염기 반복(Trinucleotide repeats)은 한 자리에서 반복되는 복제 수를 늘려 질병을 일으킬 수 있다. 개인의 반복 단위 수가 적은 것이 일반적으로 정상이지만 반복 횟수는 각 세대마다 바뀔 가능성이 있다. 반복의 횟수가 증가하면 개인에게서 다양한 기전에 의해 증상이 나타날 때까지 유전자 기능이 방해될 수 있다.

후성유전학 Epigenetics

후성유전은 세포 또는 다세포 유기체가 후손에게 정보를 전달할 때 정보가 유전자의 뉴클레오타이드 서열에 암호화되지 않고 전달되는 것이다. 그것은 일차 유전자 작용 수준 이상의 발달과정 간의 상호작용을 통해 발생한다. 후성적 변이는 멘델 유전의 규칙을 따르지 않고, 종종 유전자 발현이 변경된 결과이며 가역적일 수 있다. 신체적으로 유전될 수 있지만 감수분열을 통해 전달되지는 않는다.

이 모든 예는 게놈이 유전자 조절 및 단백질 코딩에서 전통적으로 알려진 역할을 넘어서 잠재적인 정보가 얼마나 많은지 보여준다. 그러므로 유전적 인과성의 해석은 항상 열린 마음으로 이루어져야 한다. 환자의 유전 정보는 대부분 잘 이해되는 법칙이 적용된다. 그러나 비예측성 또는 복잡성의 중요성을 항상 고려해야 한다.

2. 의학유전학 Medical Genetics

여기에서는 각각의 임상 사례와 환자에서 어떻게 발현되는지에 대해 논의할 것이다.

모자이크 현상

체세포 모자이크 현상 Somatic mosaicism

모자이크 현상은 임상적으로 돌연변이의 특성과 돌연변이가 어떤 세포에 있는지에 따라 나타날 수 있다. 체세포 돌연변이는 수정 후 매우 일찍 배아에서 발생할 수 있다. 만약 그렇다면, 많은 수의 세포가 "영향을 받을 수 있고" 돌연변이가 있는 세포의 범위를 보여주는 임상적 특징이 나타날 수 있다. 마르팡증후군은 매우 긴 팔다리와 손가락, 매우 유연한 관절, 연약한 신축성 피부, 안구 이상, 대동맥류 파열 및 판막 탈출과 같은 심장 이상을 특징으로 하는 결합조직장애다. 마르팡증후군은 대부분 피브릴린(fibrillin)이라는 결합조직단백질의 돌연변이 때문에 발생하는 것으로 나타났다. 그림 12-5에서 여성은 뚜렷한 신체 비대칭성을 확인할 수 있다. 임상적 관점에서, 그녀의 주치의들은 그녀의 신체 한쪽에는 마르팡증후군의 특징이 있고 다른 한쪽에는 없다고 느꼈다[즉, 그녀는 "반(hemi)-마르팡

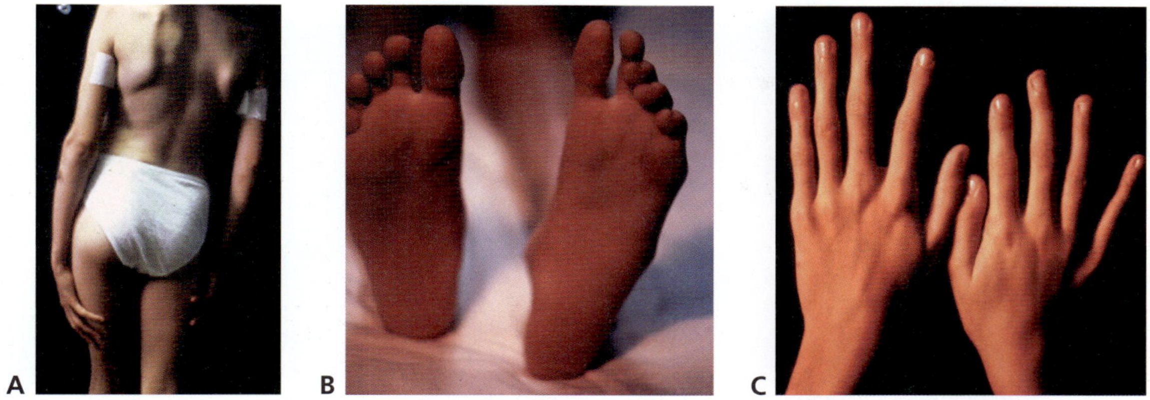

그림 12–5. 몸의 왼쪽에 마르팡증후군의 임상적 특징을 가진 청소년 여성
A. 다리 길이 불일치로 인한 엉덩이 기울기에 유의해야 한다. **B, C.** 왼손과 왼발의 과도한 길이에 유의해야 한다. (Reprinted with permission from *Am J Hum Genet.* 1990;46:661-671.)

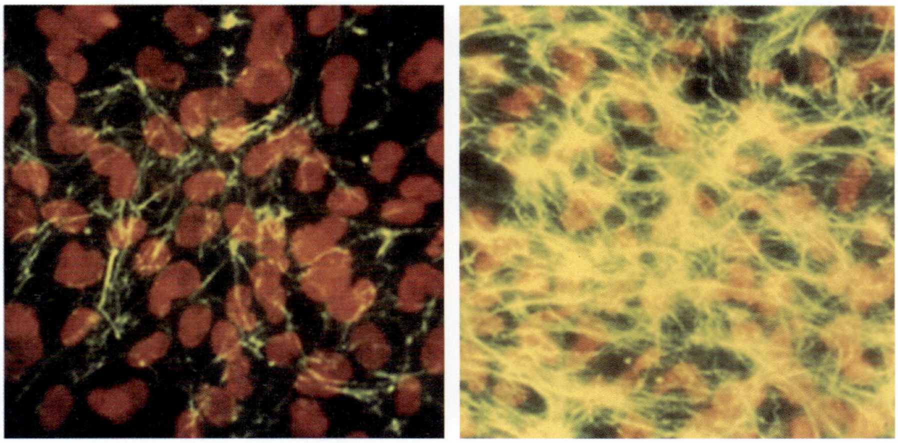

그림 12–6. 그림 12-5에 제시된 환자의 왼쪽과 오른쪽 피부 생검에서 얻은 단백질 피브릴린의 면역조직 화학 염색 패널 2개
환자의 왼쪽 패널에서 거의 피브릴린이 관찰되지 않으며, 이는 이 환자의 "반–마르팡증후군"의 임상증상과 일치한다.

증후군"이 있음]. 그녀의 몸 양쪽 피부 생검 결과, 그녀의 몸 한쪽에는 피브릴린이 부족한 반면 다른 쪽은 정상적인 양이 있음이 확인되었다(그림 12-6). 이에 대한 설명은 신체의 왼쪽 세포에 피브릴린 돌연변이가 있는 체세포 모자이크 현상일 것이다. 물론 체세포 돌연변이는 배아 발생의 어느 시점에서나 발생할 수 있다. 돌연변이가 있는 세포의 작은 클론 패치는 완전히 무증상이거나 주근깨처럼 미묘하지만 분명하게 나타날 수 있다.

생식샘 모자이크 현상 Gonadal mosaicism

생식세포에 국한된 체세포 모자이크 현상(생식샘 모자이크 현상)은 생식세포 돌연변이가 잠재적으로 유전될 수 있으므로 특별한 의미를 갖는다. 돌연변이가 생식세포에만 있는 경우 생식세포는 생식 이외의 신체에 특정 "기능"을 수행하지 않기 때문에 부모에게는 신체적 징후가 없을 가능성이 높다. 그러나 이러한 돌연변이는 다음 세대에 문제를 일으킬 수 있다. 예를 들어, 불완전골형성(osteogenesis imperfecta, OI)은 쉽게 골절되는 경향을 특징으로 하는 상염색체 우성 골격장애다. 증상은 출생 시 생명을 위협할 정도로 심각한 상태에서 골절 경향이 있는 경미한 외상 형태까지 다양하게 나타날 수 있다. 그림 12-7A, B는 중간 정도의 심각한 형태의 OI를 가진 두 남매를 보여준다. 두 아이 모두 출산 과정에서 각각 20군데 이상의 골절이 발생하였다. 그림 12-7C에서 알 수 있듯이 이들은 이 부부의 유일

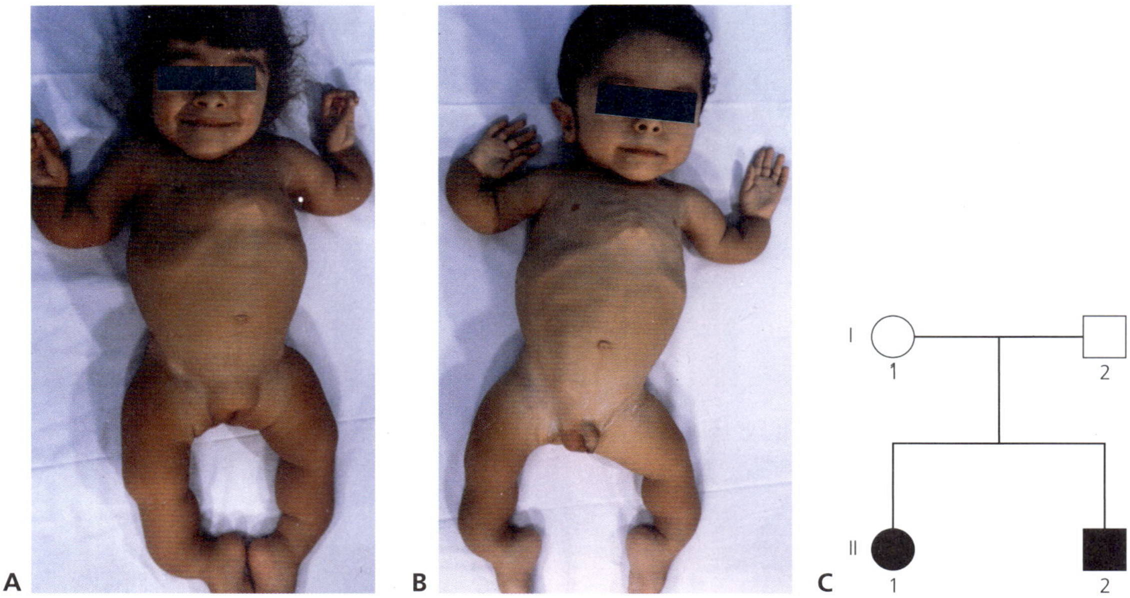

그림 12-7. **A, B.** 불완전골형성 남매. 두 어린이 모두 비정상적으로 치유된 여러 골절이 있다. **C.** 가족의 가계도. 초기 검사는 상염색체 열성 유전을 암시할 수 있다.

한 두 자녀이다. 두 부모 모두 OI가 없다. 이 정보가 주어지면 이 가족의 OI는 상염색체 열성 장애라고 예측할 수 있을 것이나, 분자 테스트는 그렇지 않다라는 것을 보여주었다. 대부분의 OI 사례는 I형 콜라겐의 이상으로 인해 발생한다. I형 콜라겐은 2개의 알파-1 폴리펩타이드사슬(COL1A1)과 1개의 알파-2 사슬(COL1A2)로 구성된 다량체 단백질이다. 이 두 남매를 대상으로 한 돌연변이 테스트 결과 각각은 COL1A1 유전자의 단 하나의 사본만 동일한 돌연변이를 가지고 있었다. COL1A1 유전자의 단 하나의 대립유전자에만 돌연변이가 있었기 때문에, 이는 이 남매의 장애가 상염색체 우성(COL1A1은 염색체 17에 있음)임을 의미한다.

그렇다면 두 자녀가 동일한 돌연변이를 갖는 이유는 무엇일까? 두 개의 동일한 돌연변이가 자연적으로 나타날 확률은 천문학적으로 적다. 그 답은 이 섹션의 제목인 **생식샘 모자이크 현상**(gonadal mosaicism)에 있다. 부모 중 한 명은 일부 생식세포에 이 돌연변이가 있다. 돌연변이가 다른 조직에 존재하지 않기 때문에 부모는 영향을 받지 않았다. 생식샘 모자이크 현상은 부모 모두에게 나타날 수 있지만, 이 가족의 경우 개별 정자에 대한 유전적 분석을 통해 자녀에게서 발견된 것과 동일한 돌연변이를 아버지가 가지고 있다는 것을 확인하였다. 추가 검사에서 아버지 정자의 약 40%에서 이 돌연변이가 존재한다는 것이 입증되었다. 따라서 상염색체 열성 유전 같은 그럴듯한 추정은 잘못된 것이고, 이 가족에게 OI는 상염색체 우성 질환이다. 따라서 아버지의 정자에서 모자이크 현상의 정도를 반영하면 미래의 아이들에 대한 재발 위험은 25%가 아니라 실제로 40%가 될 것이다.

단친성의 이염색체성 Uniparental Disomy(UPD)

UPD는 개인이 각 부모로부터 하나의 복사본을 받는 일반적인 상황이 아니라 한 부모로부터 대립유전자 또는 염색체의 두 사본을 모두 물려받은 독특한 상황이다. 관련하여 할 수 있는 첫 번째 질문은 "그래서 같은 부모로부터 두 사본을 상속받으면 어떤 위해가 발생하나?"이다. 그러한 경우 몇 가지 흥미로운 결과가 밝혀졌다. 낭성섬유증(cystic fibrosis, CF)을 예로 들면, 낭성섬유증은 염화물 이온의 막 운반체인 CFTR이라는 유전자의 돌연변이로 인해 발생하는 상염색체 열성 질환이다. DNA 검사가 가능해지면서 아이들은 장애를 일으키는 특정 돌연변이가 있는지 확인하기 위해 검사를 받을 수 있다. 마찬가지로 그들의 부모는 어떤 부모가 어떤 돌연변이를 가지고 있는지 확인하는 검사를 받을 수 있다. 이 정보는 가족의 특정 질환에 대한 위험을 확인하려고 할 때 유용하다. 가족검사에서 흥미로운 관찰이 가끔 발견되었다. 낭성섬유증을 가진 어린이를 검사했을 때, 두 개의 대립유전자에서 두 개의 동일한 돌연변이가 확인되었다. 부모를 검사했을 때 한 부모는 돌연변이 두 개 중 하나가 있었지만, 다른 부모는 돌연변이가 없는 것으로 확인됐다. 친자관계를 확인하고 새로운 돌연변이를 배제하기 위해 추가 연구가 수행되었다. 최종적으로 이러한 연구들은 UPD로 설명이 되었다! 그림 12-1은 UPD를 도식화하여 보여준다. 인구조사에서 모성 UPD로 인하여 500명 중 1명의 확률로 낭성섬유증을 가진 자녀가 태어날 수 있다(자녀가 낭성섬유증에 영향을 받으려면 단친성의 동형이염색체성이어야 한다). 이것은 재발 위험 상담에서 매우 중요하다. 상염색체 열성 유전의 일반적인 상황에서 낭성섬유증이 있는 자녀를 가진 부부의 재발 위험은 25%다. UPD의 경우, 동일한 비정상적인 사건이 발생할 일은 거의 없으므로, 재발은 본질적으로 0이다.

각인 Imprinting

현재 각인된 것으로 알려진 인간 유전자는 100개 미만이다. 특히, 이 소수의 대립유전자에 대해 정상적인 상황은 단일 대립유전자 발현이다. 정상적인 각인 패턴이 중단되면 비정상적인 표현형이 발생할 수 있다. 비정상적인 각인의 결과로 몇 가지 흥미로운 장애가 발생하는 것으로 알려져 있다. 먼저 각인에 대해 복습하고, 그림 12-2를 완전히 이해하자.

가장 잘 이해되는 "각인 장애"는 프라더-윌리증후군(Prader-Willi syndrome, PWS)과 엔젤만증후군(Angelman syndrome)이다. PWS는 긴장 저하(hypotonia), 인지장애, 전형적인 안면 변화, 비만, 작은 손발이 특징이다(그림 12-8). PWS 환자는 시상하부 기능장애로 인해 많은 특징과 행동을 보인다(포만감 조절 불량, 고효율 대사율, 저생식샘자극호르몬 생식샘저하

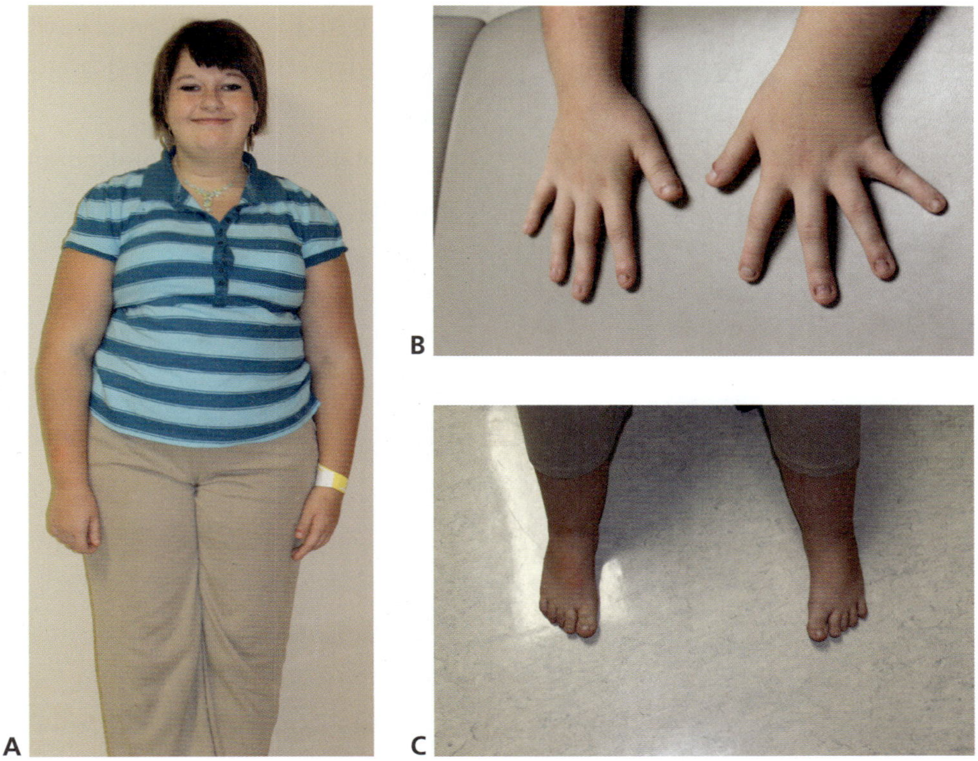

그림 12-8. 프라더-윌리증후군의 젊은 여성

A. 전형적인 얼굴 변화와 체형. **B, C.** 작은 손과 발.

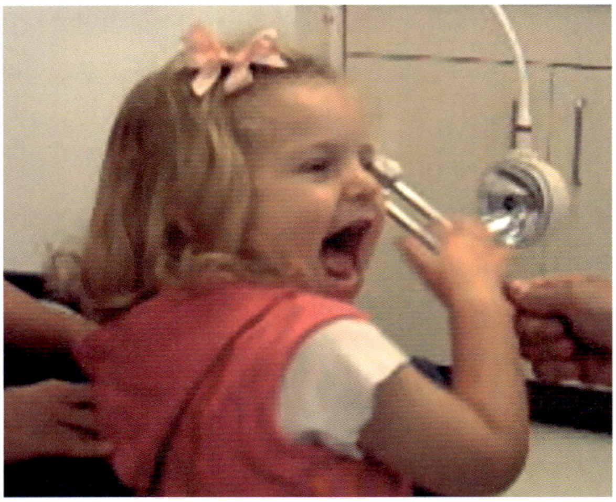

그림 12-9. '음차 사인(tuning fork sign)'에 적극적인 엔젤만증후군의 어린 소녀

증). 엔젤만증후군 환자는 PWS 환자와 뚜렷하게 다른 특징적인 외모를 가지고 있다(그림 12-9). 이 환자들은 종종 발작과 비정상적인 경련성/신경질적인 보행이 있다. 또한 그들은 행복하지 않은 상황에서 종종 "행복한" 행동을 보인다.

고해상도 세포유전학 연구 및 세포유전학 마이크로어레이는 염색체 영역 15q11-13의 특정 결실이 두 장애 환자의 70~80%에서 발견된다는 것을 보여주었다(그림 12-10). 동일한 결실이 어떻게 두 개의 매우 다른 표현형을 생성할 수 있는가를 조사한 결과 결실이 어느 부모에게서 왔는지에 따라 결정된다는 것이 밝혀졌다. 즉, 결실이 부계 유전된 15번 염색체에 있는 환자의 경우 표현형은 PWS였다. 반대로 결실이 모계 유전된 15번 염색체이면 표현형은 엔젤만증후군이었다. 추가 연구에 따르면 15번 염색체 결실이 없는 PWS 환자의 20%에서 15번 염색체의 모계 UPD가 존재한다. 이 두 가지 관찰을 고려하면 결론이 분명해진다. 공통적인 부분은 그 사람의 15번 염색체 부위의 부계의 구성요소가 없어졌을 때 PWS가 발생한다는 것인데, 이는 삭제되었거나 어머니로부터 15번 염색체의 두 사본을 모두 물려 받았기 때문이다. 궁극적으로 이러한 차이는 이 위치에 각인된 유전자 때문인 것으로 나타났다.

앞서 언급했듯이 각인된 유전자는 **각인 도메인**(imprinting domain)이라는 클러스터에서 종종 발견되며, 이는 해당 지역의 유전자 기능을 연결했을 가능성이 높다. 분명히 15번 염색체의 이 영역은 여러 알려진 각인된 유전자가 있는 영역이다. 이 유전자 중 두 가지는 특히 주목할 만하다. 작은 핵 리보핵 단백질 폴리펩타이드 N(small nuclear ribonucleoprotein polypeptide N, *SNRPN*) 유전자는 PWS 및 엔젤만증후군이 있는 유비퀴틴 단백질 리가아제 E3A(ubiquitin protein ligase E3A, *UBE3A*) 유전자와 상당히 관련이 있는 것으로 보인다.

엔젤만증후군의 유전적 원인은 PWS보다 약간 더 복잡해진다. PWS와 마찬가지로 엔젤만증후군 환자의 약

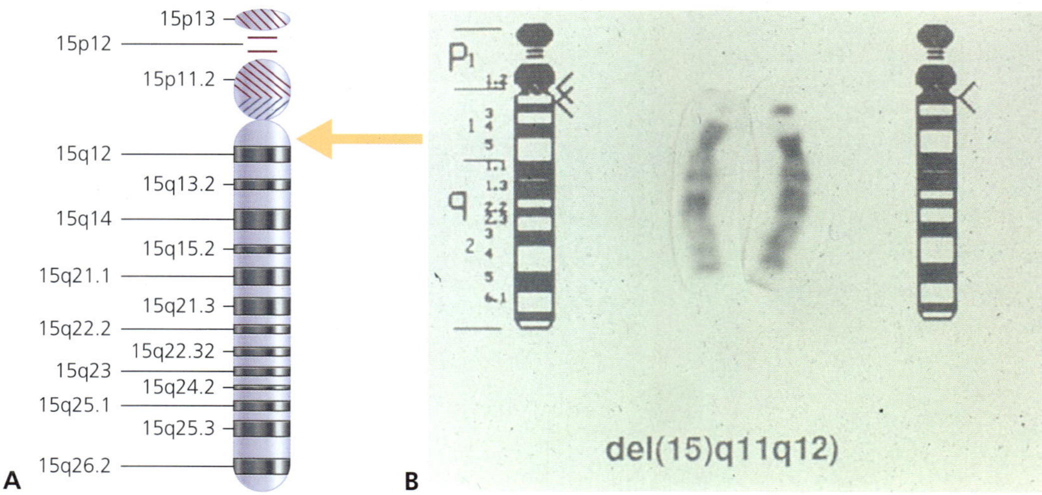

그림 12-10. **A.** 염색체 15의 핵형도. 화살표는 15q11 영역을 가리킨다. **B.** 15q11 결실을 보여주는 두 개의 다른 염색체 15의 표식 및 현미경 사진.

표 12-1	각인의 이상으로 인한 장애
올브라이트(Albright) 유전성 골형성장애/맥쿤-올브라이트(McCune-Albright)증후군	
베크위트-비데만(Beckwith-Wiedemann)증후군/러셀-실버(Russel-Silver)증후군	
가족성 비크롬친화성부신경절종	
모계/부계 단친성의 이염색체성 14 증후군	
일시적인 신생아 당뇨병	

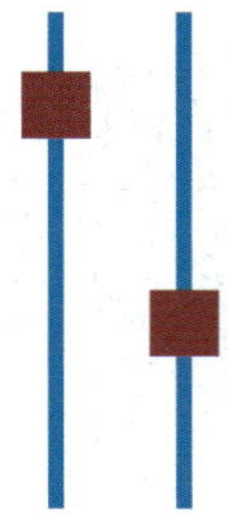

그림 12-11. 단일 유전자자리에서 단순 상염색체 열성 장애에 대한 복합이형접합의 그래픽 표현

70%는 15q11-13 결실이 있으며 이는 모성에서 기원한다. 그러나 엔젤만증후군 환자의 약 5%만이 UPD를 갖게 된다. 그러나 예상대로 이것이 사실이라면 그것은 부계의 UPD가 될 것이다. 엔젤만증후군의 나머지 사례는 주로 각인 유전자 *UBE3A*의 돌연변이 때문이다.

이 외에도 각인 장애에 기인한 것으로 알려진 몇 가지 다른 장애가 있다. 이들 중 일부 목록은 표 12-1에 있으며, 많은 부분이 PWS 및 엔젤만증후군과 같은 **역 장애**(inverse disorders)라는 점이 흥미롭다. 목록에 나열된 장애는 일반적으로 나타날 수 있는 증후군이지만 각인 오류는 더 복잡한 상태에서 역할을 할 가능성이 높다. 연구에 따르면 알츠하이머병, 자폐증, 정신 분열증, 심지어 일부 암과 같은 상태에서 결함을 각인하는 것을 암시하고 있다.

유전자-유전자 상호작용의 더 많은 예

More Examples of Gene-Gene Interactions

복합이형접합(compound heterozygosity)의 전통적인 정의는 특정 유전자자리에 두 개의 서로 다른 돌연변이 대립유전자가 존재하는 것이다(각 대립유전자에 하나씩)(그림 12-11). 이것은 단순히 단일 유전자성 상염색체 열성 장애에서 각 대립유전자가 고유한 돌연변이를 가지고 있음을 의미한다. 인간 유전질환에 일반적으로 존재하는 유전적 이질성의 정도를 고려할 때 이것은 매우 일반적이다.

분자학적 진단 정보의 발전을 통해 더 복잡한 유전 기전이 확인되었다. 앞서 언급한 **이원성 유전**(digenic inheritance)은 돌연변이가 두 개의 다른 유전자자리에서 발생할 때 발생한다. 예를 들어, 미국의 대부분의 주에서는 현재 청력 상실에 대한 신생아 선별검사를 수행한다. 신생아 청력 상실은 상대적으로 흔하며, 출생 1,000명당 신생아 1명에서 발생한다. 선천성 난청이 확인되면 원인을 확인하기 위한 유전적 평가가 필요하다. 영아에서 확인된 청력 상실의 가장 흔한 두 가지 원인은 기형 발생(선천성 거대세포바이러스)과 connexin 26 또는 *GJB2*라는 유전자의 돌연변이다. Connexin 26은 접촉하는 세포의 세포질 영역을 직접 연결하여 삼투를 피하고 빠른 이온 전달을 가능케 하는 소위 "간극연접 단백질" 중 하나이다. 이 유전자는 13번 염색체에 있다. 실제로 connexin 26 돌연변이는 신생아 청력 상실의 거의 15%를 차지한다.

일반적으로 connexin 26 돌연변이로 인한 유아 청력 상실은 직접적인 상염색체 열성 상태로 유전된다(그림 12-12A). Connexin 26 관련 청력 상실의 높은 빈도를 감안하면 connexin 26 돌연변이의 보인자 빈도가 북유럽 혈통의 30명 중 약 1명으로 상대적으로 높은 것은 놀라운 일은 아니다. Connexin 30은 또 다른 간극연접 단백질이다. 또한, 13번 염색체의 상류에 있으며, connexin 26에 가까이 위치해 있다. 일반 인구 100,000명 중 약 1명이 connexin 30 유전자 결실을 가지고 있다. 낮은 보인자 빈도를 감안할 때 드물지만 때때로 이 유전자 결실에 대해 동형접합인 개인이 있다(그림 12-12B). 이 개인들은 또한 상염색체 열성의 난청을 가지고 있다. 이 유전자에 대한 유전자 검사가 가능해지자 흥미로운 현상이 나타났다. 단일 connexin 26 돌연변이만 확인된 상당한 수의 신생아에서 청력

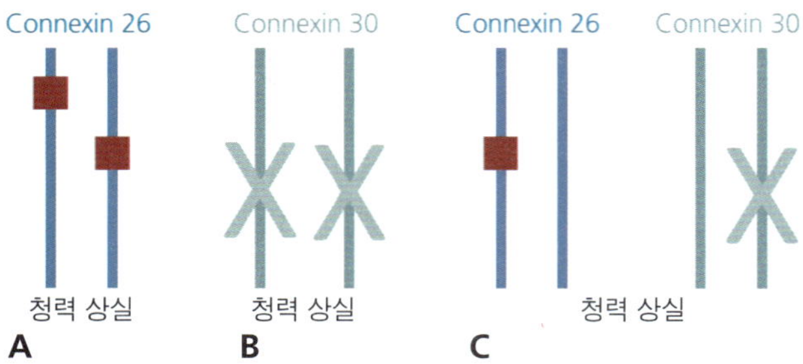

그림 12-12. 유전성 청력 상실에서 두 개의 다른 유전자자리에서의 복합이형접합

A. 유전자 connexin 26의 돌연변이로 인한 상염색체 열성 청력 상실.
B. 유전자 connexin 30의 결실로 인한 상염색체 열성 청력 상실.
C. connexin 26 돌연변이 및 connexin 30 결실에 대한 복합이형접합도 청력 상실을 초래한다. 이것은 "이유전자(digenic)" 유전이라고 할 수 있다.

상실이 관찰되었다. 초기 가정은 이것이 단순히 우연이고 청력 상실의 원인이 아닐 가능성이 있다는 것이었다. 그러나 이러한 현상은 우연과 보인자 빈도로 예측할 수 있는 것보다 훨씬 더 자주 발생하였다.

궁극적으로 신경 감각 청력 상실이 있는 신생아에서 connexin 26 이형접합체의 20%가 connexin 30 결실을 갖는 것으로 나타났다(그림 12-12C). 따라서 두 개의 서로 다른 유전자자리에서 복합이형접합이 청력 상실의 원인이 된다. 전달은 이원성 유전으로 설명할 수 있다.

바르데트-비들증후군(Bardet-Biedl syndrome, BBS)은 정신지체, 색소성 망막병증, 다지증 및 기타 손가락 이상, 복부비만 및 저생식증과 같은 주요 임상특징이 나타나는 상태다(그림 12-13). 원래 BBS는 상염색체 열성 장애인 것으로 생각되었다. BBS의 유전학에 대한 연구에 따르면 지금까지 최소 15개의 유전자가 이 상태와 관련되어 유전적 이질성을 나타내는 것으로 밝혀졌다. BBS 사례의 대부분은 일반적으로 BBS1 유전자의 돌연변이로 인해 단순한 상염색체 열성 유전을 나타낸다(그림 12-14A). 특히, BBS2 유전자의 두 대립유전자에 대한 돌연변이는 명백한 질병을 유발하지 않는다(그림 12-14B). 그러나 단일 BBS6 돌연변이와 BBS2 돌연변이가 있는 환자는 BBS에 영향을 받는다(그림 12-14C). 2개의 다른 유전자자리에서 3개의 대립 유전자를 포함하는 이러한 유형의 복합이형접합을 "삼대립형질(triallelic)" 유전이라고 부른다.

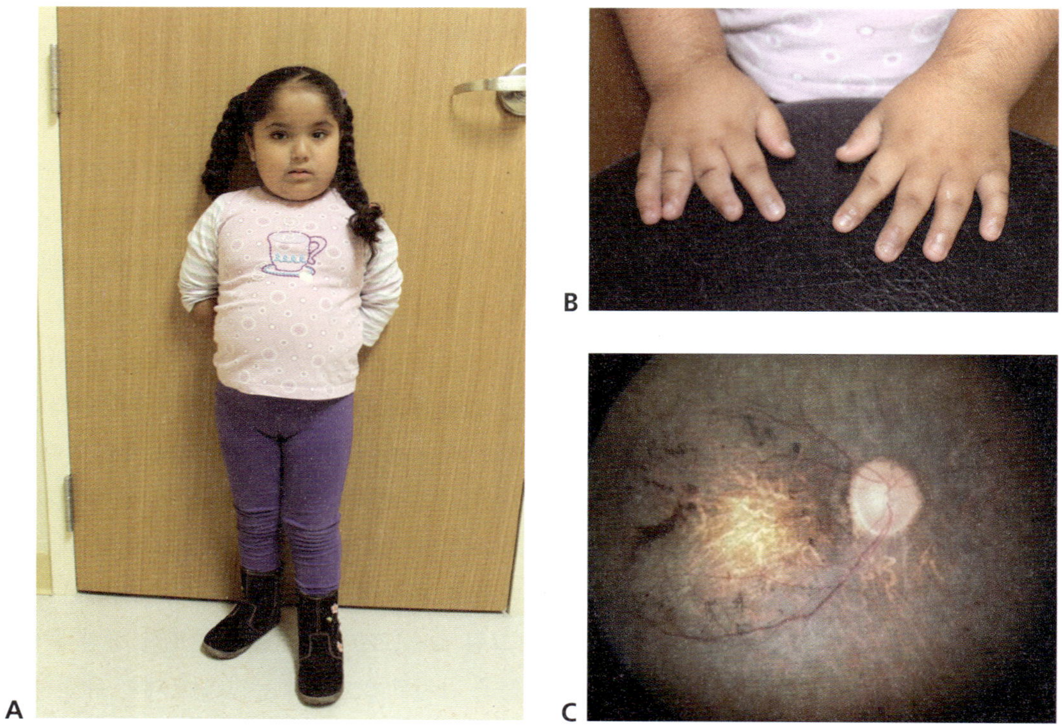

그림 12-13. 바르데트-비들(Bardet-Biedl)증후군의 어린 소녀

이 아이는 인지장애, 작은 키, 경도 비만, 색소성 망막병증이 있다.

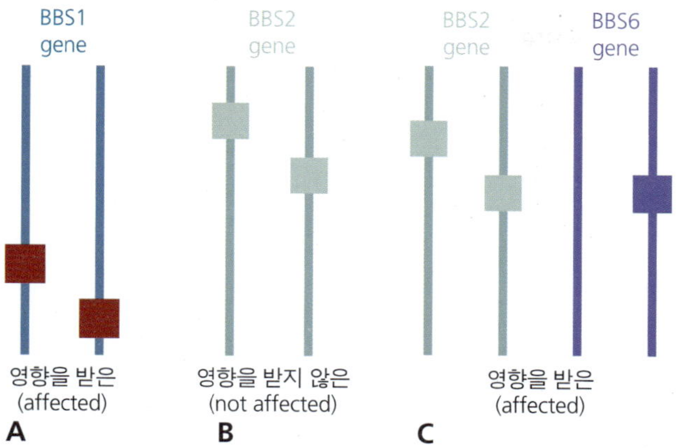

그림 12-14. 바르데트-비들증후군에 대해 2개의 다른 유전자자리에서 3개의 대립유전자를 포함하는 복합이형접합을 "삼대립 유전"이라고 부를 수 있다.

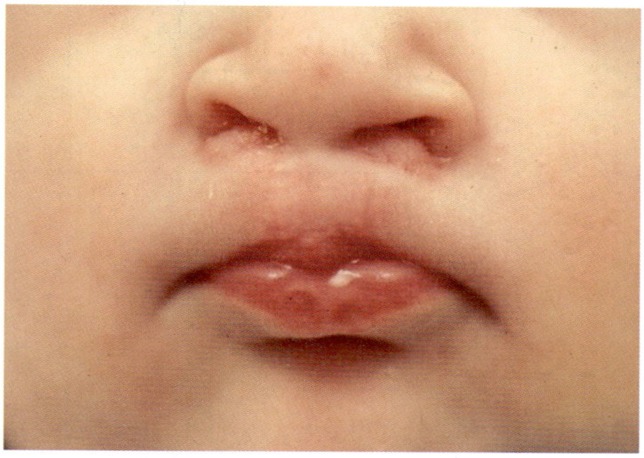

그림 12-15. 반더우드증후군
이 아이는 입술갈림증과 입천장갈림증이 치료되었고, 아랫입술에 패임(pit)이 있다.

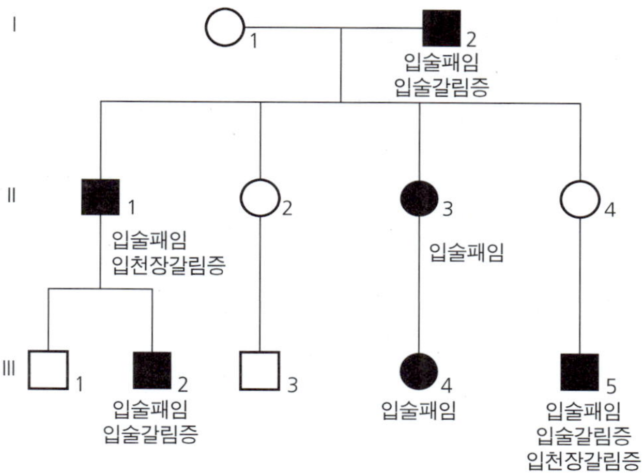

그림 12-16. **Van der Woude 증후군이 있는 가족의 혈통**

다유전자자리 유전 Multi-locus Inheritance

이 장의 첫 번째 섹션에 정의된 **다유전자자리 유전**(multi-locus inheritance)은 관찰된 표현형이 둘 이상의 유전자자리에 있는 유전자의 영향을 받는 것을 의미한다. 가장 일반적인 인간의 의학적 상태(전부는 아니지만)에 해당된다. 위의 이유전자(digenic) 및 삼대립 형질 상속 패턴의 예는 이 정의를 분명히 충족한다.

변형된 유전자는 단순히 다른 유전자의 발현에 영향을 미치는 유전자다. 일반적으로 이들은 다른 유전자의 발현 수준에 정량적 영향을 매우 적게 미치는 유전자다. 누군가가 "이것은 다유전자 유전으로 정의된 것이 아닌가?"라고 질문을 할 수도 있고, 여러 면에서 이것은 맞다. 하나의 정량적 형질에 똑같이 영향을 미치는 다중 유전자를 갖는 것으로 다유전자 유전을 모델링할 수 있다. 반면에 변형된 유전자는 주요 유전자의 효과에 영향을 미친다. 반더우드증후군(van der Woude syndrome)의 예에서, 반더우드증후군은 염색체 1q32에서 IRF6의 돌연변이로 인한 상염색체 우성 질환이다. 가족을 통해 추적할 수 있는 주요 표현형 특징은 양측 아랫입술 구덩이이고(그림 12-15), 입술갈림증 및/또는 입천장갈림증은 입술의 패임(pit)과 관련하여 다양하게 표현된다(그림 12-16). 분명히 가족 내에서 동일한 돌연변이를 가진 동일한 유전자이다. 그런데 왜 일부만 갈라진 틈이 있을까? 가계 연구는 반더우드증후군 환자에서 갈라진 틈의 발현에 영향을 미치는 유전자(아직 확인되지 않음)를 포함하는 17p11.2의 유전자자리를 확인했다.

다유전자자리 상호작용은 특히 암에서 두드러진다. 이제 모든 암이 유전적(genetic)이라는 것이 알려졌다[변이가 체세포에서만 발생할 수 있기 때문에 이것이 유전적으로 후손에게 전달된다(inheritable)는 뜻이 아니라는 점을 기억하자]. 현재까지 암의 병인에 대한 이해는 순차적으로 축적된 돌연변이 모델이다(그림 12-17). 즉, 여러 유전자가 종양생성(neoplasia)의 시작과 진행에 관여한다. 모든 증거는 암의 클론 특성을 나타낸다. 이것은 모든 딸 암세포(daughter cancerous

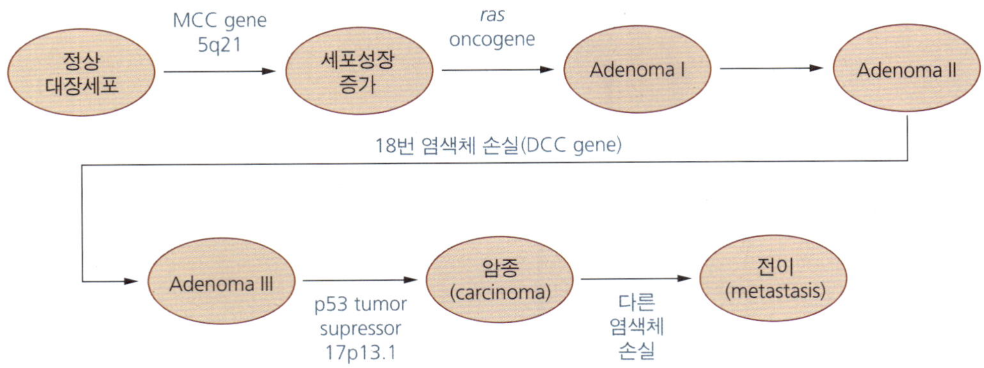

그림 12-17. 대장암의 다중 위치 병인의 개념적 모델

cells)가 양성에서 악성으로 세포의 성장 특성을 변화시키는 유전자 돌연변이가 축적된 세포로부터 기원한다는 것을 의미한다.

안티센스 전사체 Opposite(Anti-sensed) Transcriptions

정보 압축이 중요한 바이러스에서 하나의 DNA 섹션을 여러 번 전사하는 것은 흔하다. 그러나 전체 인간 게놈은 극히 일부만이 필요한 단백질의 생성을 위한 코딩에 사용되기 때문에 일부분이 중복되어서 코딩되는 것은 불가능해 보였다. 하지만 현재 인간 게놈에 흩어져 있는 이러한 전사체 쌍을 최소 1,600개 정도로 추정하고 있다.

인간에서 인터루킨-14(*IL14*)는 그러한 예이다. *IL14* 유전자의 반대 가닥으로부터 두 개의 뚜렷하게 다른 전사체(*IL14α*와 *IL14β*)가 생성된다. 또 다른 예는 베크위트-비데만증후군(Beckwith-Wiedemann syndrome, BWS)의 *Lit1* 유전자이다(이 장의 임상 적용 참조). 자연적인 안티센스 전사체의 비정상적인 처리는 인간에서 암, 알츠하이머병 및 혈색소병증과 같은 다양한 질병과 관련이 있다.

이동성 유전인자 Transposable Elements

이동성 유전인자는 게놈의 이동성 부분이다. 크기, 핵산 유형 및 이동 기전에 따라 다른 여러 유형의 이동성 유전인자가 있다. 이동성 유전인자의 주요 임상적 의미는 돌연변이 유발 가능성에 있다. 어떤 상황에서는 이것은 정상적이고 바람직한 효과이고 정상적인 면역반응에서 항체 생성에 중요한 역할을 한다. 다양한 항체를 생성하는 데 필요한 재조합 및 "체세포 과돌연변이(hypermutation)" 과정에서 이동성 유전인자는 자연스럽게 "패를 섞는" 것이다. 이동성 유전인자는 또한 여러 유전적 장애의 기원과 지속에 역할을 하는 것으로 나타났다. 7장(돌연변이)에서 일부 유전자자리는 평균보다 높은 돌연변이율을 가지고 있음이 언급되었다. 이러한 "돌연변이 핫스팟" 중 많은 부분에서 더 높은 돌연변이율은 근처 또는 내부 이동성 유전인자의 존재와 관련이 있는 것으로 나타났다. 이들 중 몇 가지 목록은 표 12-2에 나와 있다. 이동성 유전인자는 암과 노화의 병인과 관련이 있다. HIV-1 바이러스 및 기타 유사한 인간레트로바이러스가 레트로트랜스포존과 놀랍도록 유사한 복제 패턴을 보여준다는 점은 흥미롭다.

표 12-2 이동성 유전인자 생성 돌연변이와 관련이 있는 것으로 보이는 장애

급성 간헐성포르피린증(하이드록시메틸빌란생성효소 유전자)
뒤센느근디스트로피(디스트로핀 유전자)
가족성샘종용종증(APC 유전자)
혈우병 A(응고인자 VIII 유전자)
혈우병 B(응고인자 IX 유전자)
X-염색체 연관 중증 복합면역결핍(IL-2 수용체 유전자)

유전 예측성 Genetic Anticipation

취약X증후군은 정신지체 및 자폐와 유사한 행동과 관련된 X염색체-연관 질병으로 알려져 있다. 취약

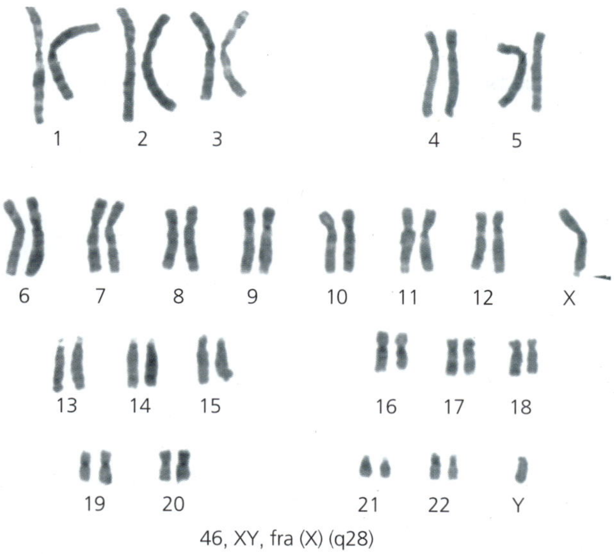

그림 12-18. 위치 Xq28에서 X 염색체의 "취약한 부위"를 보여주는 핵형

X증후군을 가진 소년은 약간 얇고 큰 귀를 가진 길쭉한 얼굴, 큰머리증, 근력 저하, 관절 이완, 사춘기 후 거대고환증(postpubertal macroorchidism)이 있다(그림 4-27 참조). 1970년대 중반에 여러 실험실에서 X염색체 관련 정신지체가 있는 가족을 연구하였고, 일부 가족에서 마커(maker)가 발견되었다(그림 12-18).

이 마커를 사용하여 연구자들은 X염색체 연관 정신지체가 있는 가족의 하위 집단을 개별적으로 볼 수 있었고, 이 가족들에서 새로운 유전을 확인했다. 가족 내에서 취약X증후군의 전달은 어머니를 통해서 전달될 때 X염색체 연관 반우성 유전을 예상할 수 있다. 이 독특한 패턴은 그것을 묘사한 스테파니 셔먼(Stephanie Sherman)의 이름을 딴 "Sherman paradox"로 명명하였다. 그림 4-28은 취약X증후군이 있는 가족의 가설 혈통을 보여준다. 여기서 언급된 모든 특징을 볼 수 있다. 조건은 X염색체 연관이므로, 남성 간의 전파가 보이지 않는다. 이 상태는 여성에서 부분적(가벼운) 표현형을 나타냄과 함께 반우성이다. 취약X증후군에 관찰된 것으로 예측되는 통계적 재발 위험을 표시하였다. 각 세대마다 증가하는 재발 위험에 유의해야 한다. 그러나 전달이 모계인 경우에만 가능하다. 이로써 유전 예측성에 대한 최초의 객관적인 증거가 생겼다.

표 12-3 취약X증후군에서 트리뉴클레오타이드 반복 횟수와 표현형의 상관관계

임상 상태	CGG 반복 횟수
정상	6~46
전달하는 남성	52~200
보인자 여성	52~200
영향을 받는 남성	>200
영향을 받는 여성	>200

추가 연구는 취약X증후군에서 흥미로운 발병 기전을 확인하였고, 이는 "확장 유전자" 때문인 것으로 나타났다. 구체적으로, *FMR1*로 명명된 정상 유전자는 Xq27.3 유전자자리에서 발견되었는데, 일련의 트리뉴클레오타이드(CGG) 반복이 유전자의 5′ 비번역(untranslated) 부위에서 확인되었다. 정상 개체는 일반적으로 이 부위에서 35~40개의 CGG 반복을 가지고 있으나, 취약X증후군은 *FMR1* 유전자에서 CGG 반복 수가 크게 증폭하였고, 반복 횟수가 200회를 초과하면 비정상적인 메틸화가 발생하여 *FMR1* 전사가 억제되고 정상 단백질 생산이 감소한다. 이 유전자의 정상적인 단백질 산물은 취약X 정신지체 단백질(fragile X mental retardation protein, FMRP)로 지정된다. 이 단백질은 대부분의 조직에서 발견되지만 뇌와 고환에서 가장 높은 농도를 가지고 있고, 시냅스의 형성과 조직에 중요하다. 따라서 취약X증후군은 궁극적으로 FMRP 결핍으로 인해 발생한다. 추가 연구에 따르면 취약X증후군이 있는 가족에서 보이는 임상증상 스펙트럼은 반복 횟수와 관련이 있으며, 이는 돌연변이가 다음 세대로 전달됨에 따라 증폭된다(표 12-3). 유전 예측성은 실제 현상이며, 그것이 어떻게 일어날 수 있는지를 설명할 수 있는 특정 기전이 발견되었다. 따라서 현재의 기술은 취약X증후군을 즉시 진단할 수 있고, 트리뉴클레오타이드 반복 횟수를 정량화하여 취약X증후군으로 진단할 수 있다(그림 12-19).

근긴장디스트로피(myotonic dystrophy)는 근긴장증(지속적인 수축 후 근육을 적절하게 이완할 수 없음)을 특징으로 하는 근육 질환이다(그림 12-20). 이

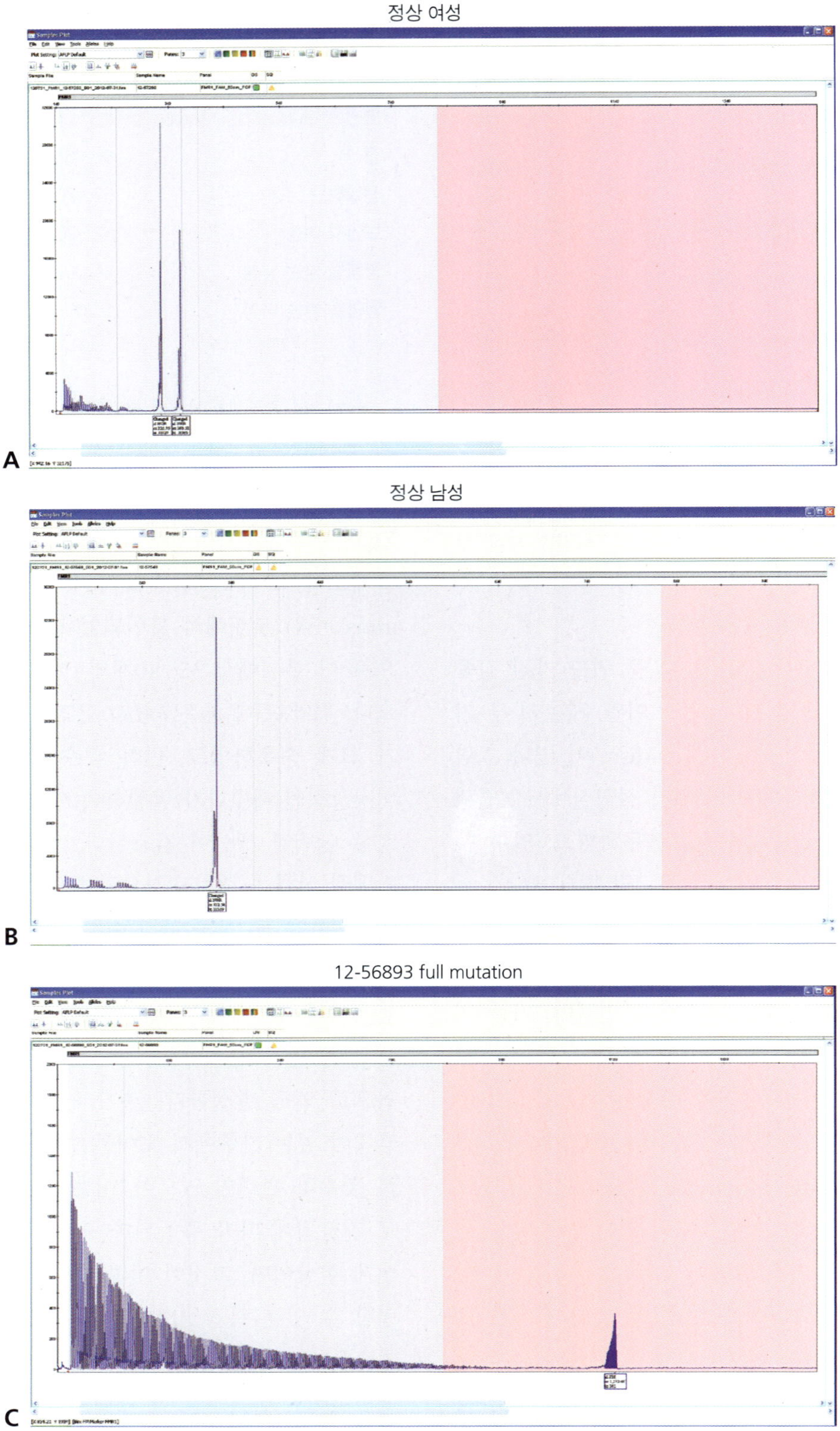

그림 12-19. 취약X증후군에서 트리뉴클레오타이드 반복에 대한 분자 테스트에서 반복 횟수를 나타내는 3개의 크로마토그램

A. 정상 여성. 각 X 염색체에 대해 하나씩 두 개의 피크(peaks)가 있다. **B.** 정상 남성. 하나의 X 염색체(하나의 피크). **C.** 200개 이상의 CGG 반복을 가지고 있어 다량의 피크(peaks)를 보이는 남성 (Chromatograms courtesy of Dr. Jennifer Wei, Ambry Gnetics.)

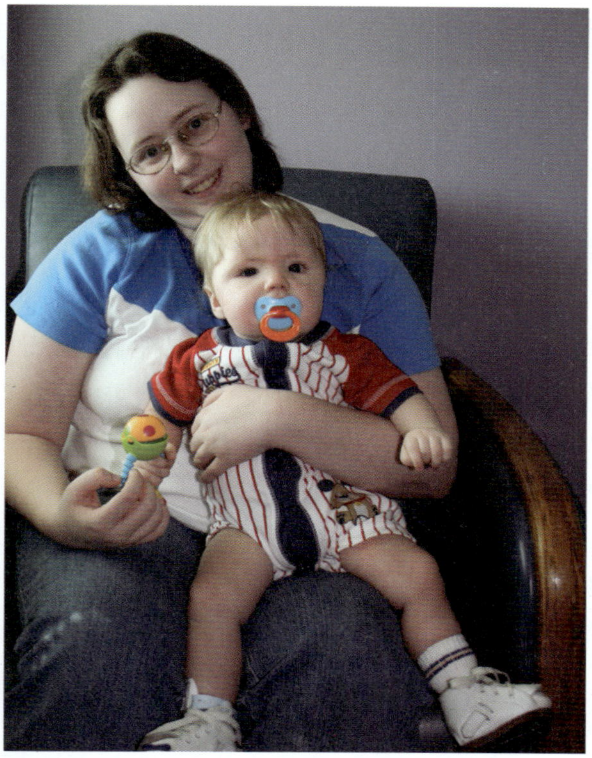

그림 12-20. 근긴장디스트로피가 있는 엄마와 아이
엄마는 경증의 근긴장증만 있으나 아이는 근긴장저하(hypotonia)가 있다.

들은 백내장, 심장 부정맥, 생식샘기능저하증 및 남성형 대머리를 포함한 다양한 의학적 합병증을 보일 수 있다. 취약X증후군에서 확장하는 트리뉴클레오타이드 반복이 발견된 직후, 근긴장디스트로피에서 유사한 기전이 발견되었다. 근긴장디스트로피는 트리뉴클레오타이드 반복이 점점 증폭되어 유전적 증상이 나타났다. 그러나 몇 가지 중요한 차이점이 있다. 취약X증후군에서 반복되는 트리뉴클레오타이드는 CGG이지만 근긴장디스트로피에서는 CTG다. 취약X증후군에서 반복되는 위치는 5′ 비번역 부위인데, 근긴장디스트로피는 근긴장성 이영양증 단백질 카이네이즈(dystrophia myotonica protein kinase, DMPK) 유전자의 3′ 비번역 부위에 있다. 취약X증후군에서 반복은 모체 감수분열 시 증폭된다. 근긴장디스트로피는 성별에 관계없이 발생하나, 증폭(expansion)은 모계로 전달될 때 더 커지는 경향이 있다.

표 12-4 트리뉴클레오타이드 반복 확장으로 인한 장애
치상핵적핵-담창구시상하부위축증(dentatorubral-pallidoluysian atrophy, DRPLA)
취약X증후군(FRAXA)
기타 "취약한" 정신지체증후군 취약 X E형(FRAXE) 등
프리드리히 운동실조
헌팅턴병
케네디병(X-연관 척수-연수 위축)
근긴장디스트로피
눈인두디스트로피
척수소뇌실조

취약X증후군 및 근긴장디스트로피에서 트리뉴클레오타이드 확장이 발견된 이후, 몇 가지 더 많은 **트리뉴클레오타이드 반복 질환**(trinucleotide repeat disorders)이 설명되었고(표 12-4), 대부분은 신경운동장애다. 취약X증후군 및 근긴장디스트로피와 마찬가지로 이러한 장애는 트리뉴클레오타이드 반복, 크기 및 안정성, 유전자 위치 및 반복이 번역 또는 전사되는지에 따

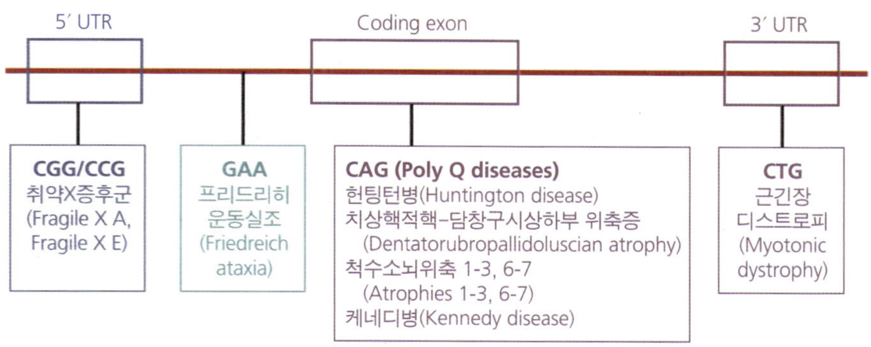

그림 12-21. 다양한 유형의 트리뉴클레오타이드 이상(abnormalities)

라 다르다(그림 12-21). 반복의 속성이 유사한 조건을 그룹화하기 위해 카테고리가 설정되었다. 카테고리 I에는 유전자의 코딩 영역에 영향을 미치는 반복으로 인한 질병이 포함된다. 두 가지 잘 알려진 예는 헌팅턴병과 척수소뇌실조(CAG 반복)이다. 카테고리 II는 유전자의 엑손에서도 발견되지만 다양한 표현형이 있고, 일반적으로 증폭이 적은(small) 경향이 있다. 카테고리 III는 증폭이 가장 많은(largest) 경향이 있으며 유전자의 단백질 코딩 영역 외부에 위치한다. 세 번째 그룹에는 취약X증후군과 근긴장디스트로피가 있다.

"트리뉴클레오타이드 반복 확장이 어떻게 질병을 유발하는가?"에 대하여 현재까지 최소한 세 가지 기전이 확인되었다.

1. 기능 상실. 취약X증후군은 비정상적인 메틸화로 인한 기능적 단백질의 손실 때문에 발생한다. 상염색체 열성 유전으로 유일하게 알려진 트리뉴클레오타이드 반복 장애인 프리드리히 운동실조도 단백질 부족 때문이다.
2. 기능 획득. 일부 질병의 기전은 단백질 생산의 부족이 아니라 다른 효소와/또는 조절 시스템을 억제하는 과도한 대사 산물로 인한 직접적인 독성이다. 헌팅턴병이 그러한 예이다. 일반적으로 GAPDH 효소는 글루타민 구간에 결합한다. 과도한 글루타민(CAG 반복의 760회 초과)은 GAPDH 효소를 억제하여 세포사를 초래한다. 헌팅턴병과 같은 질병의 대부분은 성인 발병 퇴행성 표현형을 보여준다.
3. 우성 음성 효과(dominant negative effect). 때때로 트리뉴클레오타이드 변화로 인해 정상적인 생리 기능을 방해하는 비정상적인 부산물이 생성된다. 이것은 근긴장디스트로피에서 보이는 기전이다.

정상적인 생리적 상태는 균형이라고 전제하고, 이 세 가지 기전을 경주(race)라고 기정해 볼 때, 같은 속도로 달리는 것을 목표로 하는 경주에 달리고 있는 두 사람을 생각해보라. 기능 상실의 돌연변이는 한 선수가 다른 선수보다 느리게 달리게 만들 것이다. 기능 획득의 돌연변이는 한 선수가 다른 선수보다 빠르게 달리도록 할 것이다. 우성 음성 효과는 한 선수가 다리 부상으로 인해 경로를 벗어나 다른 선수에게 달려가 부딪쳐 두 사람 모두 무력화시키는 경우일 것이다.

후성유전학 Epigenetics

후성유전학은 매우 중요하고 빠르게 부상하는 유전학 분야이다. 인간이 훨씬 단순한 유기체에 비해 상대적으로 적은 수의 유전자를 갖는 이유 중 하나는 우리가 가진 유전자로 더 많은 것을 할 수 있기 때문이다. 여기에는 이전 장에서 논의한 다중 절단된 전사체 또는 단백질의 번역 후 변형과 같은 기전이 포함된다. 단일 특정 유전코드에서 다양한 반응을 얻는 또 다른 기전은 후성유전적 변형이다.

후성유전학(epigenetic) 기전은 DNA 정보 자체를 수정하지 않고 유전자 발현을 변경할 수 있는 기전이다. 후성유전학 기전은 이 책의 앞부분에서 이미 다른 제목으로 소개되었다. 그 예로, 라이온화(lyonization)에서 X-염색체의 비활성화와 각인 유전자의 역할에서 논의된 메틸화의 변화가 있다. 후성유전학 기전의 다른 예는 표 12-5에 있다. 이것은 매우 복잡하고 광범위한 주제여서 여기서 자세히 논의하는 것은 적절치 않다. 후성유전학 기전의 개념을 이해하는 데 가장 중요한 것은 치료 잠재력에 있다. 암을 포함한 많은 인간 질병에 후성유전학적 병인이 있다는 사실은 "후성유전 치료"라고 할 수 있는 새로운 치료 옵션의 개발을 장려했다. DNA의 메틸화 패턴 또는 히스톤을 변경하는 많은 제제가 발견되었으며, 이러한 제제 중 일부는 현재 임상시험에서 테스트되고 있다.

표 12-5 후성적 기전의 유형
염색질 변형(chromatin modification)
DNA 메틸화(DNA methylation)
히스톤 변경(histone modification)
RNA 관련 침묵(RNA related silencing)
각인 X염색체-비활성화(imprintin X-inactivation)

3. 임상 적용 Clinical Correlation

BWS는 쉽게 알아볼 수 있는 다중 이상 증후군이다(그림 12-22). 그것은 거구증(큰 체형), 대설증(큰 혀)과 배꼽탈장이 특징이다. 다른 특징으로는 내장 비대(거대해진 내장들, 특히 신장과 췌장)가 있으며 종종 심각한 신생아 저혈당증, 비정상적인 귓불 주름, 후방 나선 패임(posterior helical pits), 배아종양 위험 증가(빌름스종양, 간모세포종, 신경모세포종, 횡문근육종)가 있다. 임상적으로 멘델 유전 패턴이 없는 BWS에 가족적 특성이 명백하게 있다는 것이 관찰되었다. 다른 주목할 만한 것은 일란성 쌍둥이에서 표현형의 불일치(그림 10-5 참조)가 확인된다는 것과 특정 유형의 체외수정방법 후 BWS가 증가한다는 것이다.

결국 BWS의 분자유전연구는 매우 복잡한 유전 패턴을 발견하였다. 여기에 포함된 다른 기전은 이 장에서 논의된 많은 부분을 함께 연결한다.

요약하면 BWS 사례의 대부분은 유전자좌 11p15 내의 유전자 문제로 인한 것이다. 확인된 사례는 다음과 같다.

1. BWS의 50~60%의 경우는 *Lit1*이라는 영역에 있는 유전자 문제로 인한 것이다. 정상적인 상황에서 Lit1은 각인된 유전자이다. 모체 대립유전자는 일반적으로 메틸화되어 "꺼진다". 부계 대립유전자는 정상적으로 발현된다. *Lit1*의 메틸화 손실(저메틸화)을 유발하는 오류(정상적으로 각인된 모체 대립유전자가 활성화됨)는 *Lit1* 발현을 증가시키고 BWS를 가진 사람을 초래한다. *Lit1* 유전자가 그 코딩 서열 내에 반대 전사체를 가진 유전자를 가지고 있다는 점도 흥미롭다. 유전자 *KCNQ1*은 칼륨 채널 단백질을 코딩하는 유전자이다. 그것의 코딩 서열은 *Lit1*의 반대 방향으로 읽혀진다. 따라서 *Lit1*의 대체 이름은 *KCNQ1OT1*(KCNQ1 반대 전사체)이다.
2. 대조적으로, BWS 사례의 2~7%는 같은 영역에 있는 H19라는 유전자의 문제로 인한 것이다. 정상적인 상황에서 H19는 각인된 유전자이다. 부계 대립

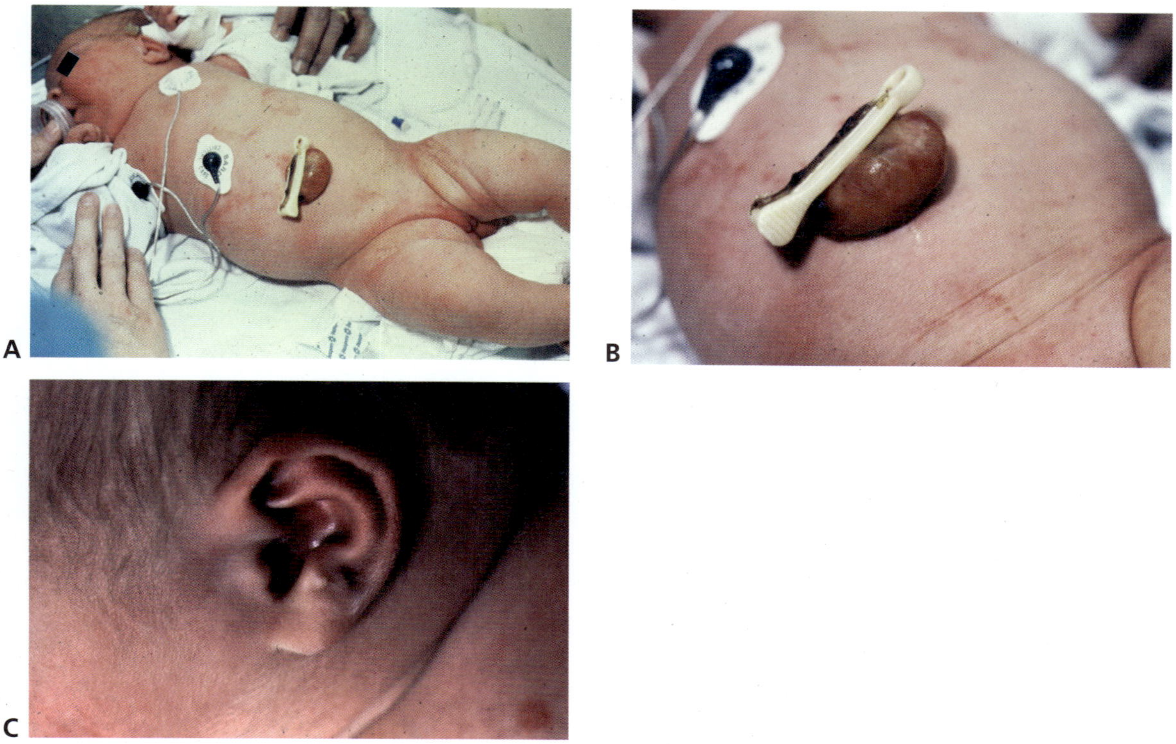

그림 12-22. **A.** 베크위트-비데만증후군의 신생아. **B.** 신생아의 배꼽탈장. **C.** 비정상적인 나선형 패임

유전자는 일반적으로 메틸화되어 "꺼진다". 모계 대립유전자는 정상적으로 발현된다. *H19*의 메틸화를 유발(과메틸화)하는 오류(일반적으로 각인되지 않은 모계 대립유전자가 꺼져 있음)는 *H19* 발현을 감소시킨다. 감소된 *H19* 발현은 *IgF2* 발현(성장 인자인 이 영역의 다른 유전자)을 증가시키고, 마찬가지로 BWS가 발생하게 한다.

3. BWS의 10~20%의 사례는 11p15 지역의 부계 UPD로 인한 것이다.
4. BWS의 5~10%의 경우 *CDKN1C*(이 영역에 다른 각인된 유전자)에 식별 가능한 돌연변이가 있다.
5. 마지막으로, BWS 환자의 약 1%는 모성 전좌나 역위 또는 부계 복제와 같은 11p15 영역의 11번 염색체 재배열을 갖게 된다.

따라서 환자가 BWS로 태어날 때 이 5가지 원인 중 하나가 가능하다. 재발 위험은 원인에 따라 분명히 다를 것이다. 따라서 표적 유전자 검사는 수행되어야 하는데, 일반적으로 단계적 검사에서 수행되어야 한다. 원인이 밝혀질 때 이 매우 복잡한 정보는 가족들이 이해할 수 있고 이용할 수 있는 방식으로 전달되어야 하지만, 이것은 쉬운 일이 아니다. 유전상담사의 기술과 훈련이 필요한 부분이다.

Chapter 13

세포소기관의 장애
Disorders of Organelles

1. 개요 Background and Systems Integration

세포는 핵(nucleus)과 세포질(cytoplasm)이라는 두 개의 영역이 있다. 세포질은 세포질과 세포내 소기관으로 구성된다(그림 13-1). 이 두 영역의 기능은 복잡하게 상호 연결되어 있다. 세포막의 구성과 특정 역할은 세포 기관마다 다르지만 핵과 세포내 소기관의 대부분은 세포막에 싸여 있다. 세포 전체에서 세포막은 세포 구성요소 간의 분자적인 상호작용을 가능하게 한다. 리보솜 및 세포 골격과 같이 세포막이 없는 소기관은 분자와 직접 상호작용하여 세포질의 구성요소를 형성한다. 당연히 소기관 구조와 기능의 결합은 모든 수준의 생물학적 활동에 광범위한 영향을 미칠 수 있다.

모든 세포내 소기관의 기능에 중요하지만, 미토콘드리아는 에너지 대사작용을 담당하기 때문에 의학유전학에서 가장 중요하다.

현미경의 종류 Types of Microscopy

세포가 작기 때문에 배율이 높을수록 좋기만 한 것은 아니다. 사용 목적에 맞는 배율을 선택해야 한다. 전자 현미경은 세포의 내부 구조에 대한 고해상도를 제공할 수 있지만 가장 유용한 진단 정보는 덜 확대된 이미지에서 확인되기도 한다(그림 13-2). 다양한 유형의 광학 또는 전자 현미경 검사를 위한 재료를 준비하려면 조직을 안정화하고 염색해야 한다. 광학 현미경을 위해서는 폼알데하이드, 또는 전자 현미경을 위해서는 글루타르알데하이드와 같은 화학물질로 조직을 고정해야 한다. 그런 다음 물을 제거하고 조직을 파라핀이나 플라스틱과 같은 비수용성 매체에 담가 블록을 만들고, 이 블록을 얇게 절편을 만들어 염색한다. 염색은 복잡한 세포 구조를 보게 하고 다른 기술을 사용하면 세포의 표면이나 살아있는 세포의 내부 활동까지 자세히 연구할 수 있다.

광학 현미경은 렌즈를 사용하여 조직을 최대 1,000배까지 확대할 수 있다. 다양한 종류의 세포 구조를 시각화 할 수 있는 세 가지 유형의 광학 현미경이 있다. 명시야(bright field) 현미경 검사법은 호산성(주로 단백질) 또는 호염기성(주로 핵산 및 특정 당) 염료로 세포 구성요소를 염색하는 방법에 따라 다르다(그림 13-3).

두 번째 유형의 광학 현미경 검사법은 살아있는 세포를 시각화하는 위상차(phase contrast)이다. 이 접근방식은 굴절률이 다른 구조를 통과할 때 시야에서 더 밝거나 어둡게 보이게 한다. 살아있는 세포를 이미징하는 동안 위상차는 자극에 대한 세포반응에 대한 자세한 정보를 제공할 수 있다(그림 13-4).

광학 현미경의 세 번째 유형은 특정한 분자에 높은 친화성을 갖는 형광 염색을 사용하는 것이다. 형광 물

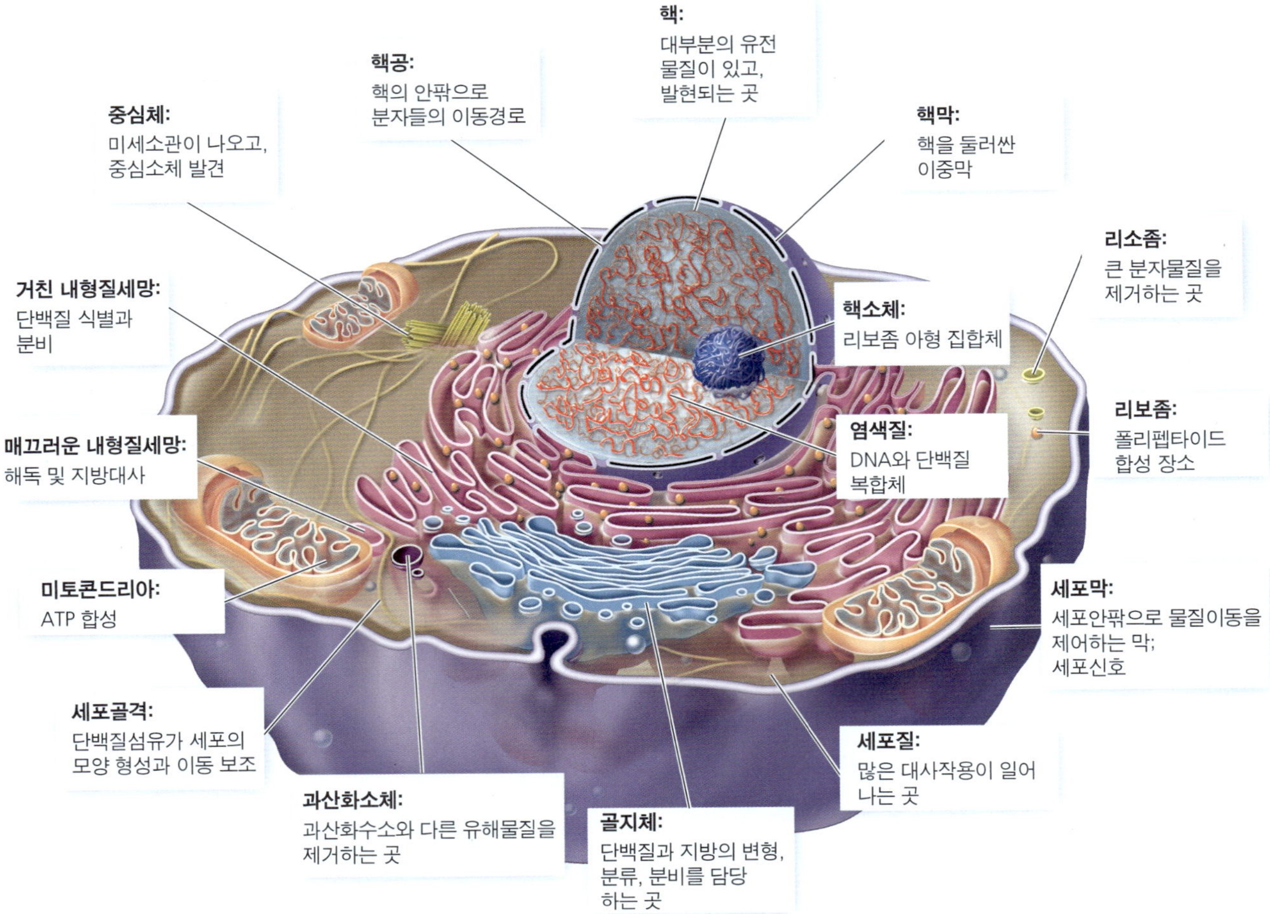

그림 13-1. 동물 세포의 일차 세포 기관과 관련된 기능에 대한 개요
(Reprinted with permission from Brooker et al., *Biology*, 2nd ed, New York: McGraw-Hill, p70, 2011.)

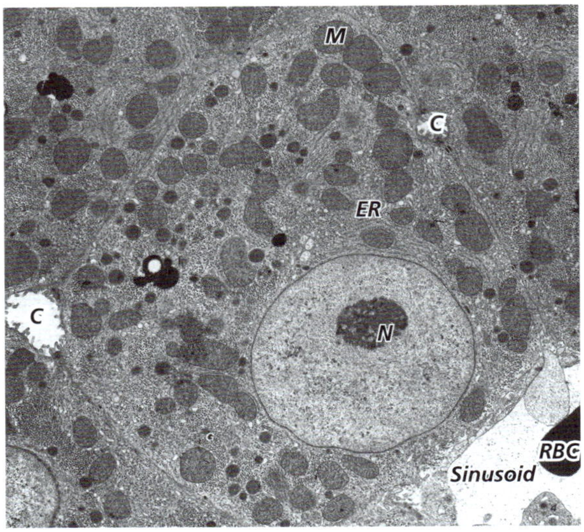

그림 13-2. 전자 현미경은 초기 연구자들이 상상할 수 없었던 세부적인 세포 미세 구조를 열어준다. 그러나 구조를 본다고 해서 항상 기능을 설명할 수 있는 것은 아니다. (Reprinted with permission from Cheville, N., *Ultrastructural Pathology*, Iowa State University Press, Ames, IA. p2, 1994.)

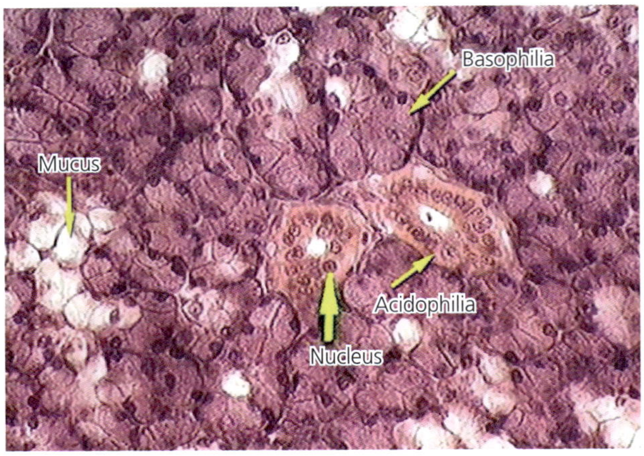

그림 13-3. 염색법은 세포와 세포 기관 간의 생화학적 차이를 설명하는 데 도움이 된다. 여기서 염기성 염료처럼 반응하는 헤마톡실린은 핵의 DNA와 세포질 리보솜의 RNA를 자주색으로 염색하지만 산성 염료인 에오신은 세포질 단백질을 분홍색으로 염색한다. 이 두 가지 유형의 염색을 각각 호염기성(basophilia) 및 호산성(acidophilia)이라고 한다. 중성 탄수화물은 염색되지 않는다. (Courtesy of Paul Bell and Barbara Safiejko-Mroczka, Histology course web site, University of Oklahoma.)

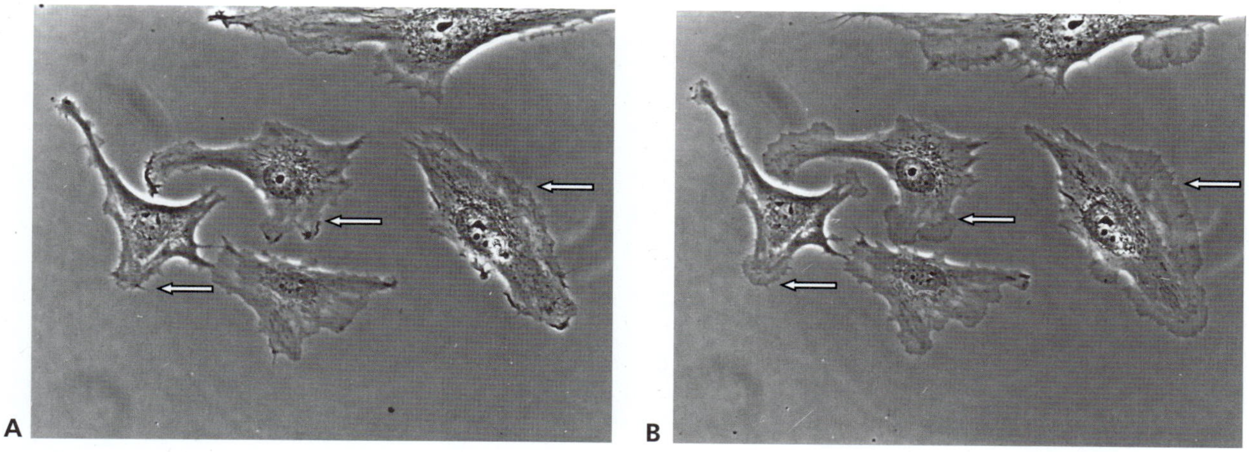

그림 13–4. 살아있는 세포의 위상차는 세포 행동을 관찰하고 화학적 노출에 대한 반응을 측정할 수 있다. 여기서, 배양에서 인간 신경교종세포의 운동성에 대한 네오마이신의 효과를 비교한다. **A.** 네오마이신을 세포에 주입하기 전; **B.** 네오마이신 노출 2분 후. (Courtesy of Barbara Safiejko-Mroczka, University of Oklahoma.)

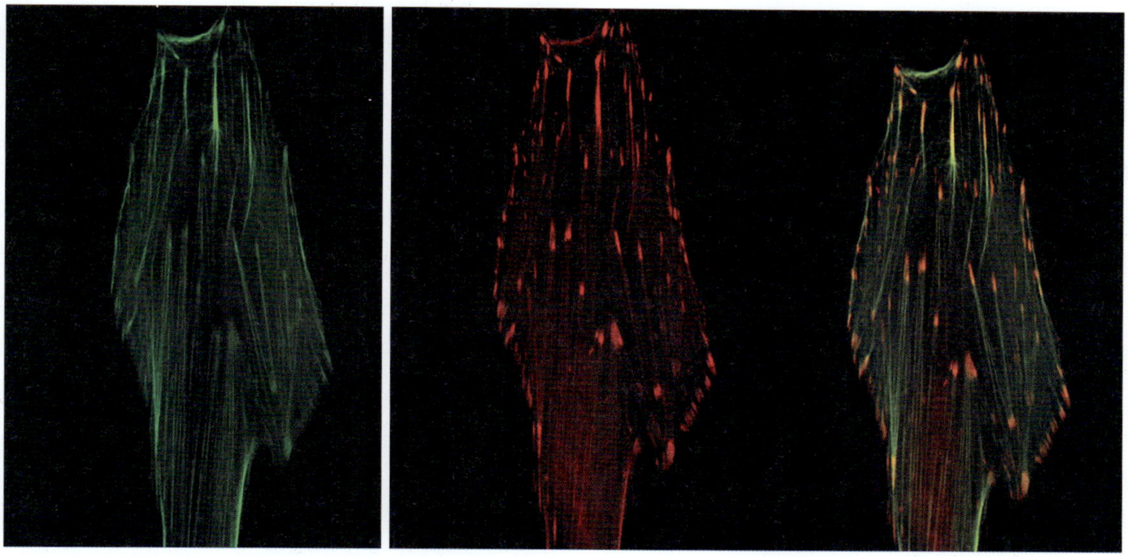

그림 13–5. 여러 염색을 한 면역 형광 염색법
동일한 인간 치근 섬유아세포에서 bodipy(녹색) 결합된 팔라시딘(phalacidin)을 사용하여 필라멘트 액틴을 보여준다(왼쪽). rhodamine(적색)과 결합한 안티–빈쿨린(vinculin) 항체를 사용하여 빈쿨린을 보여준다(중앙). 오른쪽 그림은 동일한 조직에서 F-액틴 및 빈쿨린 분포의 이중 표지를 보여준다.
(Courtesy of Barbara Safiejko-Mroczka, University of Oklahoma.)

질은 거의 모든 세포 분자에 대한 다양한 항체에 결합할 수 있기 때문에 매우 유용한 기술로써, 세포 내에서 서로 가까운 분자 존재를 시각화 할 수 있다(그림 13–5).

전자 현미경에는 투과 전자현미경(transmission electron microscopy, TEM)과 주사 전자현미경(scanning electron microscopy, SEM)의 두 가지 기본 유형이 있다. TEM은 수지(resin) 블록에 준비된[매우 얇은 섹션(약 40~90 nm)] 조직을 사산화오스뮴 또는 아세트산 우라닐과 같은 중금속에 염색하는 것이다. 이들을 면역학적 제제(항체)와 결합시키면 그림 13–6에서 볼 수 있듯이 막을 통한 분자의 이동과 같은 특정 세포 활동을 볼 수 있다. TEM 배율은 전자빔에 사용할 수 있는 에너지와 관련이 있으며 최근에는 최대 10,000,000배의 출력이 가능하다.

SEM의 경우 금-팔라듐 또는 기타 금속의 매우 얇은

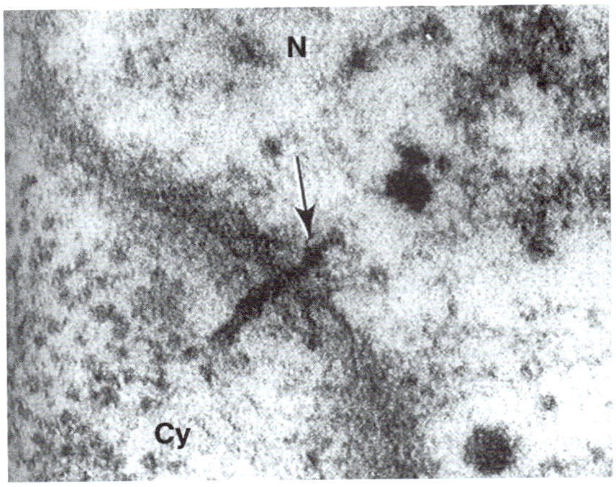

그림 13-6. 핵막의 기공을 통한 분자 이동
핵 기공을 통한 리보솜 소단위의 통과로 여겨진다(Cy, 세포질; N, 핵).
(Reprinted with permission from Stevens, B., and H. Swift. *J. Cell Biol*. 31:72, 1966.)

코팅이 플라즈마를 통해 건조한 구조의 표면에 발린다. 집중된 전자빔은 검출기에 의해 포착, 모니터에 이미지로 투사되어, 반사되거나 방출되는 전자를 생성한다. 처음에는 표면 구조를 탐색하는 데 사용되었지만 내부 조직은 조직의 일부를 부러뜨리거나 파절한 후에도 이미지화 할 수 있다. 예를 들어, 그림 13-7에서 핵을 둘러싸고 있는 이중막의 동결 파쇄는 핵 기공과 내막을 명확하게 보여준다.

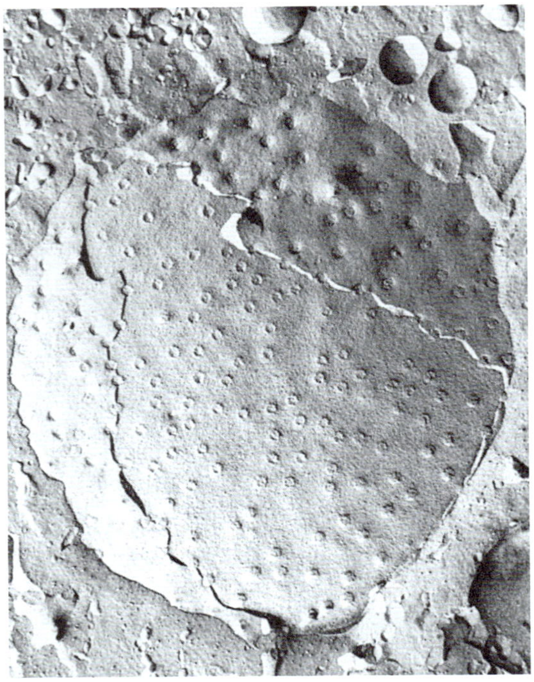

그림 13-7. 핵막의 동결 파쇄를 통해 세포질과 핵 영역을 연결하는 내막과 핵 기공을 볼 수 있다. (Reprinted with permission from Junqueira, L., and J. Carneiro, *Basic Histology*. New Yo가: McGraw-Hill, p56, Figure 3-7, 2003.)

세포막 An Overview of Cell Membranes

세포막은 인지질과 다양한 단백질 및 기타 유기분자 구성요소로 구성된다(그림 13-8). 소수성 지방산 꼬리는 두 수분층(세포내와 세포외 물환경) 사이에 경계를 만든다. 일부 세포 구성요소는 막에 고정되지만 지질

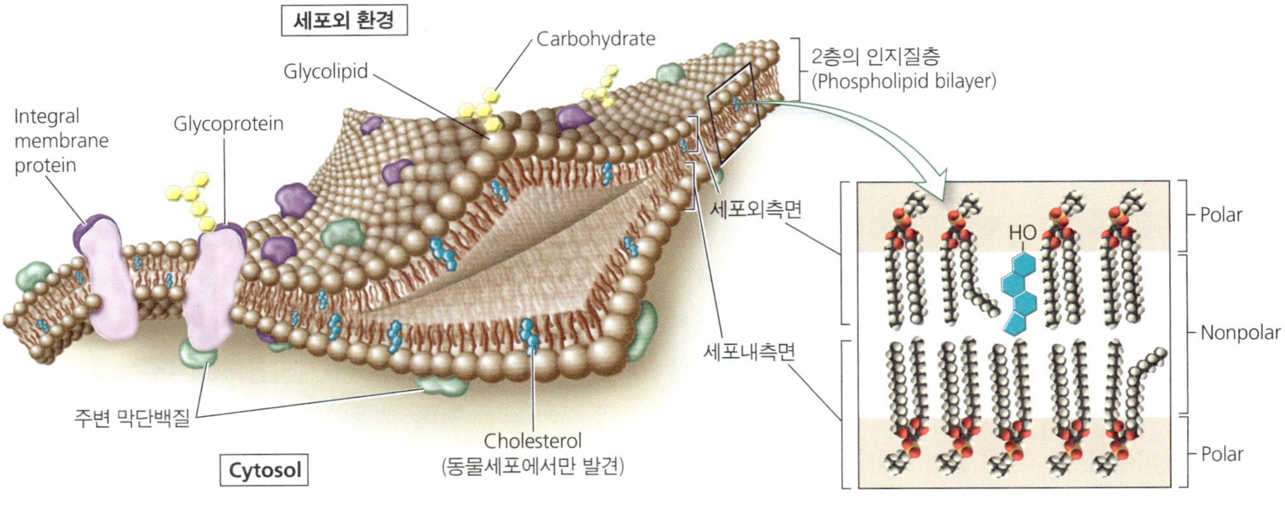

그림 13-8. 막 구조의 유동-모자이크 모델은 소수성 영역과 친수성 영역을 모두 가진 막 인지질이 단백질과 다른 거대 분자가 떠다니는 이중층을 자발적으로 형성하는 방식을 기반으로 한다. (Reprinted with permission from Brooker et al., *Biology*, 2nd ed, New York: McGraw-Hill, p98, 2011.)

이중층 구조는 다소 유동적이어서 수용체 단백질 등은 이동할 수 있다.

막 분자 질량의 약 절반은 단백질이고 절반은 지질이지만 이것은 막의 종류에 따라 다를 수 있다. 그러나 막단백질은 인지질보다 훨씬 크기 때문에 일반적인 막의 지질 분자 수는 단백질보다 50배 이상 많다. 막과 관련된 다양한 기능은 주로 단백질에 의해 일어난다.

세포를 둘러싼 세포막은 세포내와 주변 세포외 환경을 연결하는 소통 창구 역할을 한다. 그것은 분비 조절이나 영양 섭취 조절과 같은 기능을 수행하는 매우 복잡한 구조이다. 결합소체(desmosomes)와 치밀이음(tight junction)은 인접한 세포를 함께 고정하고 틈새이음(gap junction)은 인접한 세포들의 세포질 사이의 분자들의 소통 통로를 형성한다. 세포외기질(extracellular matrix, ECM)은 식물의 세포벽과 다소 동일한 방식으로 동물 세포에 사용된다. 주성분은 콜라겐과 같은 당단백질로, 인체 단백질의 약 절반을 구성한다. 섬모, 편모 및 미세융모와 같은 표면 단백질도 세포 기능에서 중요한 역할을 한다. 미세융모(microvilli)는 작은 손가락 모양으로 소화관을 이루는 세포의 막이 흡수 표면을 증가시킨 모습이다. 섬모와 편모는 소위 "운동분자" 중 하나인 디네인(dynein)을 사용하여 몸 안에서 정자와 같은 세포를 이동시키거나 호흡기의 내막을 이루는 세포에서 점액을 이동시켜 먼지 및 기타 입자를 가두어 제거한다.

생물학적 막의 주요 특징은 선택적 투과성이다. 인지질 성분으로 인해 지질과 지용성 물질은 일반적으로 쉽게 통과하는데 물과 작은 수용성 분자는 막에 분포된 단백질에서 확산되는 경향이 있고, 이러한 경우, 특수 수송 단백질이 필요하지 않다. 그러나 많은 더 큰 분자와 이온물질들은 투과성이 매우 낮기 때문에, 막 수송 메커니즘이 필요하다. 촉진적 운반(facilitated transport)에서 특수 단백질은 표적 분자가 수동적으로 이동할 수 있는 통로를 생성한다. 반면에 능동 수송(active transport)은 표적 분자가 막을 가로질러 이동할 수 있도록, 아데노신 삼인산(adenosine triphosphate, ATP)에 의해 단백질 모양을 변화시키고 종종 수동적 확산과 반대로 이동시킨다. 따라서 세포막에서 보이는 많은 변화는 촉진적 운반 및 능동 수송 채널의 존재의 차이로 인한 것이다.

세포막은 생명 과정에서 매우 중요하기 때문에 유전 가능한 결함은 흔하지 않다. 세포막 관련 대부분의 결함은 독소, 외상 또는 기타 질병 영향의 결과이다. 그러나 선천성 질환 중에서 특정 막수용체의 부적절한 숫자 또는 소실, 세포 부착성 변화, 세포 간 소통의 이상 및 이상 단백질이 있는 경우를 볼 수 있다.

미토콘드리아 Mitochondria

세포 기관으로서 미토콘드리아는 특별하다. 그들은 자체 DNA를 가지고 있어, 핵과 무관하게 미토콘드리아 복제가 일어난다. 또한 에너지 변환(ATP 합성)에서 핵심적인 역할을 하기 때문에, 생명에 없어서는 안될 요소이다.

ATP 합성은 세포질에서 소량 발생하지만 대부분은 미토콘드리아에서 발생한다(그림 13-9). ATP는 고에너지 인산(종종~P로 표시됨)을 전달한다. 그 인산(~P)이 제거되어 ATP가 아데노신 2인산(adenosine diphosphate, ADP)(ATP → ADP + ~P)이 되면 고에너지 인산은 에너지를 다른 분자에 전달하기도 하고, 반응을 일으키기도 한다. 따라서 ATP의 합성과 사용을 통해 에너지를 가장 많이 요구하는 뇌와 근육과 같은 조직에 미토콘드리아 장애가 있을 때, 그 영향은 엄청나다.

각 미토콘드리아에는 내부 매트릭스 기질과 크리스테(cristae)라는 두 개의 기능적 도메인이 있다. 세포질의 당분해는 2개의 ATP 분자와 2개의 피루브산 분자를 생성하며, 이는 아세틸-CoA로 미토콘드리아로 들어간다(그림 13-10). 그곳에서 **크렙스 회로(Krebs cycle)** 또는 **구연산 회로**에 의한 효소 분해가 미토콘드리아 기질에서 발생한다.

마지막으로, 산화적 인산화(oxidative phosphorylation, OXPHOS; 전자전달계라고도 함; 그림 13-11)의 사이토크롬에 의한 순차적 산화-환원 반응은 대부분의 ATP를 생성한다. 그러나 미토콘드리아가 자신의

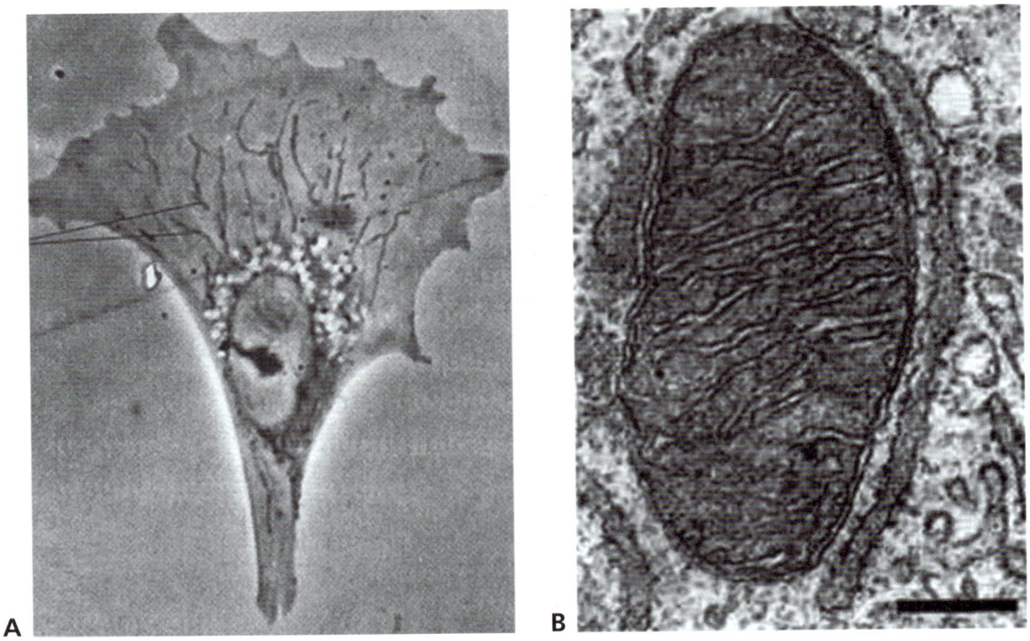

그림 13–9. **A.** 세포의 미토콘드리아, 어두운 길쭉한 몸체로 보인다. **B.** 내부 접힌 막(cristae)을 보여주는 미토콘드리아의 전자 현미경 사진.
(Reprinted with permission from Karp, G., *Cell and Molecular Biology: Concepts and Experiments*, 3rd ed, Wiley, p184, 2002.)

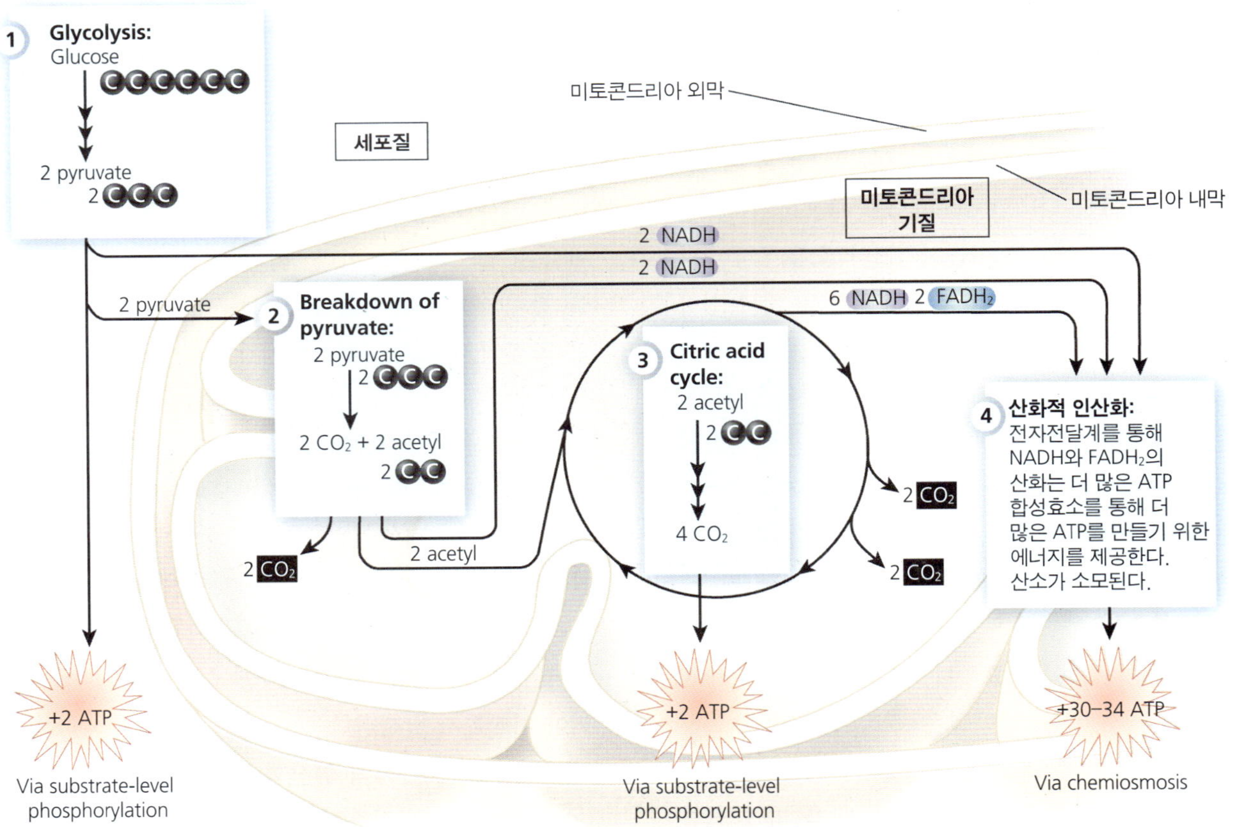

그림 13–10. **1.** 세포질과 미토콘드리아에서 **2.** 피루브산 분해, **3.** 크렙스 또는 구연산 회로, **4.** 산화적 인산화(OXPHOS)에 의한 포도당 대사 요약
(Reprinted with permission from Brooker et al., *Biology*, 2nd ed, New York: McGraw-Hill, p138, 2011.)

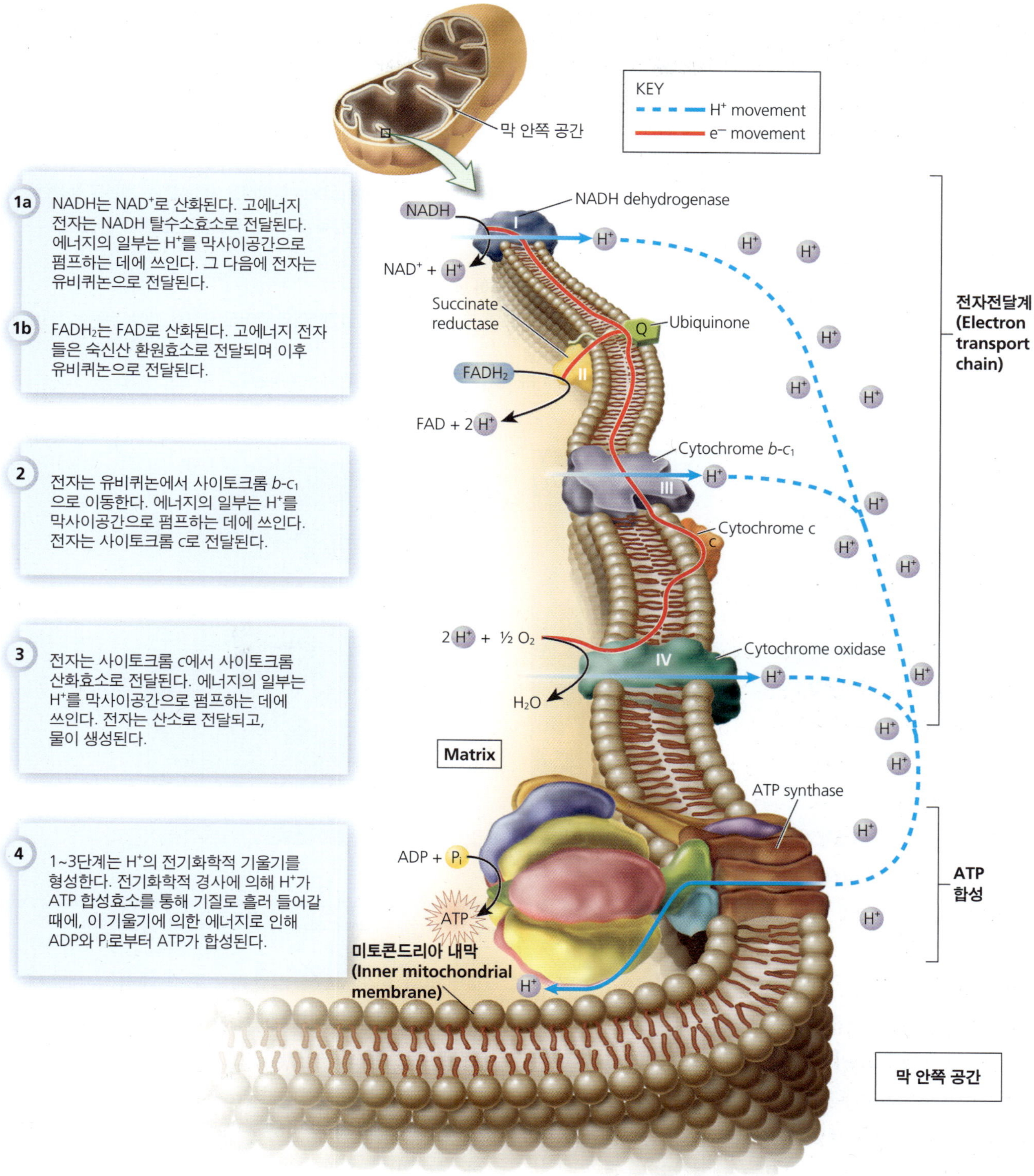

그림 13-11. 산화적 인산화(OXPHOS)는 미토콘드리아 내막인 크리스테(cristae)에 있는 사이토크롬 사슬을 따라 전자를 전달한다. 최종 산물은 ATP의 합성과 부산물인 물이다. (Reprinted with permission from Brooker et al., *Biology*, 2nd ed, New York: McGraw-Hill, p144, 2011.)

DNA를 가지고 있다는 사실은 그들이 세포 기관 생물학의 특별한 경우로서 의학유전학자에게 눈에 띄는 이유다. 미토콘드리아 유전의 핵심 원리는 표 13-1에 요약되어 있다.

표 13-1 미토콘드리아 유전과 관련된 기본 원리

반 자동 유전(semiautonomous inheritance)	mtDNA는 세포질로 유전되며 세포분열과 함께 딸세포에 분포한다.
모계 유전(maternal inheritance)	핵과는 독립적으로 전달되므로 멘델 비율을 따르지 않는다.
복제 분리(replicative segregation)	하나 이상의 mtDNA 유형이 세포에 존재하는 경우 유전적 부동에 의해 분할될 수 있으며 결국 세포당 단일 유형으로 돌아갈 수 있다.
"병목"현상("bottleneck" phenomenon)	미토콘드리아당 mtDNA 사본의 수가 감소하여 mtDNA 다양성을 감소시키는 제한을 생성한다.
표현형의 역치 표현 (threshold expression of phenotype)	돌연변이의 특성과 효과가 세포의 에너지 요구량을 초과하면 돌연변이 발현이 시작된다.
높은 돌연변이율(high mutation rate)	핵 유전자보다 돌연변이율이 높다.
유전자형/표현형 상관관계 (genotype/phenotype correlation)	mtDNA 돌연변이는 고도로 다형성이며 특정 돌연변이와 주어진 표현형 간에 명확한 연관성이 없다.
돌연변이 축적(accumulation of mutations)	나이가 들어감에 따라 체세포 및 mtDNA 돌연변이가 축적된다.

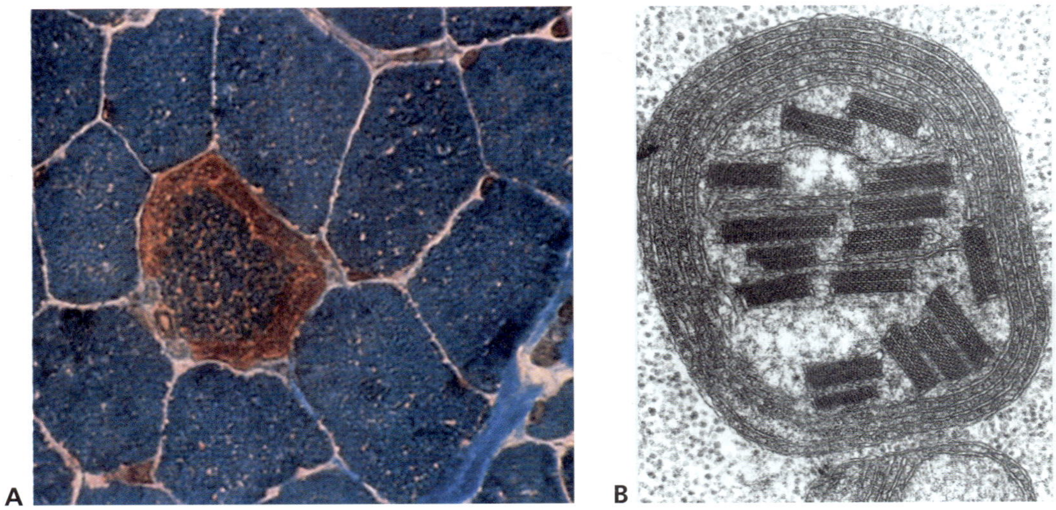

그림 13-12. 비정상적인 미토콘드리아

A. 불균일한 적색 근육섬유, **B.** 미토콘드리아 기질의 결정질 내포물 (**A:** From Donald R. Johns in Karp, G., 2002, *Cell and Molecular Biology: Concepts and Experiments*, 3rd ed, Wiley, p213, Figure 1; **B:** From Morgan-Hughes, J., and D. Landon, Engel, A., and C. Franzini-Armstrong, eds *Mycology,* 2nd ed, McGraw-Hill, 1994.)

인간 미토콘드리아 DNA(mtDNA) 게놈은 각 조직 유형의 에너지 소모량에 따라 세포당 5~10개에서 최대 1,000개 정도의 미토콘드리아가 존재한다. 대부분의 포유류 조직에서 세포 DNA의 약 1%가 mtDNA이다. 인간 미토콘드리아 게놈은 16,569 bp이고, 인트론을 포함하지 않는다. 유전자 코드는 핵에서의 유전자 코드와 약간 다르다. UGA 코돈은 "종결코돈" 대신 트립토판을 암호화하고 AGA와 AGG는 아미노산 아르기닌을 암호화하는 대신 종결코돈 역할을 한다. AUA와 AUU는 때때로 AUG 대신 시작코돈으로 사용된다.

mtDNA는 암컷에서 모든 자손에게 전달된다. 정자로부터의 mtDNA는 일반적으로 2-에서 4-세포 단계에서 소실된다. 하지만 미토콘드리아 기능으로 추적될 수 있다고 해서 장애가 모계 유전 규칙을 따를 것이라는 의미는 아니다. 미토콘드리아 장애와 미토콘드리아 유전을 명확하게 구별하는 것이 중요하고, 미토콘드리아 상태의 몇 가지 예가 그림 13-12에 나와 있다.

핵 밖의 DNA는 복제 제어 시스템이 핵 안의 DNA와 다르고, 미토콘드리아는 핵과 별개로 분열하고, 복제 과정은 서로 다르게 일어난다. 그 예는 오류 수정으로, 돌연변이율은 핵DNA보다 mtDNA에서 훨씬 더 높다(약 10배 이상). 하지만, 미토콘드리아의 돌연변이가 세포 기능에 반드시 영향을 미치지는 않는다. 이를 보상할 돌연변이되지 않은 미토콘드리아가 너무 많기 때문에 기능적으로 가려져 있다. 또한, mtDNA에는 돌연변이 유발 효과를 매개할 수 있는 히스톤 연관성이 없다. 따라서 효율적인 mtDNA 복구 효소에 의한 오류 수정이 덜 필요하다.

병목(bottleneck)현상은 mtDNA 표현에 영향을 미칠 수 있다. 병목현상은 무작위 추출 변이(random sampling variation)로 이어지는 숫자 감소이다. 이 경우 oogonia(난원세포)에서 mtDNA의 수는 약 1~30개로 감소한다. 난자 생성기간 동안 그 숫자는 약 100배씩 다시 증가한다. 수정 후 핵DNA 복제가 빠르게 일어나지만 미토콘드리아와 mtDNA의 수는 많이 변하지 않고, 주로 기능적 요구를 반영하는 조직 특수성(specialization)의 영향을 받는다.

병목현상은 '제한'이라는 의미로, 생물학에서는 일반적으로 개인 또는 구성요소 수의 제한을 의미한다. 유전적 병목현상은 유전질환의 발현에 영향을 미치는 요인 중 하나이다. 전반적으로 생물학적 특성에 미치는 영향을 역치 현상으로 볼 수 있다. 이전에 우리는 침투력과 표현력의 다양성을 보았다. 역치 수준 미만에서는 특성이 발현되지 않지만 관련된 조건의 역치 이상에서는 표현형이 바뀐다. 돌연변이의 특성, 돌연변이를 전달하는 mtDNA의 비율, ATP의 영향을 받는 조직의 상대적 의존성과 OXPHOS와 같은 요인이 돌연변이의 표현형 발현을 결정한다. 중요한 효소의 돌연변이가 표현형을 바꿀 수도 있지만, 때론 그 돌연변이가 가려져 나타나지 않을 수도 있다. 이와 마찬가지로, 미토콘드리아에서도 같은 현상이 일어날 수 있다.

내형질세망과 골지체의 분자 이동 Molecular Traffic of the Endoplasmic Reticulum and Golgi Complex

세포에서 발생하는 대부분의 물질 합성은 내형질세망(endoplasmic reticulum, ER)이라는 넓은 막으로 된 소기관과 관련이 있다. 거친 내형질세망(rough endoplasmic reticulum, RER; 그림 13-13)은 리보솜이 부착된 ER을 말하며 전자 현미경 사진에서 거친 표면을

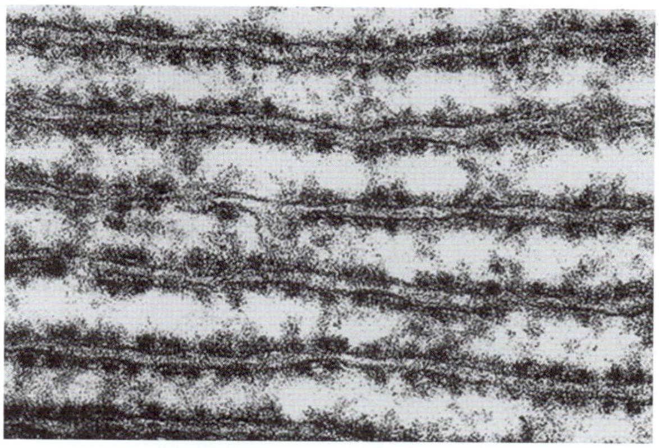

그림 13-13. 리보솜이 부착된 세포질세망을 RER(rough endoplasmic reticulum)이라고 한다. (Reprinted with permission from Cheville, N., Ultrastructural Pathology, Iowa State University Press, Ames, IA, p23, 1994.)

보여준다. 합성된 단백질은 거친 내형질세망을 따라 골지 복합체(골지 장치 또는 골지체라고도 함)로 운반되어 여기서 추가적인 과정을 거쳐 세포내 또는 세포외로 운반되기 위해 소포에 싸이게 된다. 반면에 매끄러운 내형질세망(smooth endoplasmic reticulum, SER)은 리보솜이 부착되어 있지 않고 주로 해독 과정이나 스테로이드 호르몬의 합성에 관여한다.

ER은 세포의 생화학적 물질 합성 외에도 단백질 합성에 대한 품질 관리에 관여한다. ER을 벗어난, 최근 합성된 단백질은 제 모양대로 접혀야 하며, 더 복잡한 단백질의 아형인 경우 재조립해야 하기도 한다. 비정상적으로 접힌 단백질 및 기타 결함 있는 단백질은 파괴될 수 있다. 샤페론(chaperone) 단백질은 이러한 비정상 단백질을 ER의 내강에 고정하고, 이 과정을 촉진하여 세포질로 다시 운반하고 제거한다. 그러나 이러한 과정의 결함이 생기면 비정상적인 단백질의 적체와 심각한 ER 축적 질환을 유발할 수 있다.

엔도좀, 리소좀 및 기타 막결합 소포 Endosomes, Lysosomes, and Other Membrane-Bounded Vesicles

엔도좀(endosome)은 세포에 새로 유입된 물질을 싸고 있는 세포소기관이다. 그러나 세포질에서 다양한 세포 생성물을 격리하거나 화학반응을 수행하는 비슷한 소포는 많이 있다. 예를 들어 리소좀(lysosome)은 세포내 소화작용을 담당하고 실제로 생존에 치명적

일 수 있는 단백질 분해효소와 같은 물질을 안전하게 생산하고 사용할 수 있도록 한다. 많은 리소좀 효소가 확인되었으며, 리소좀의 병리적 문제는 이러한 효소들의 작용과 관련되어 있고, 리소좀 축적 질환은 세포 내 소화작용이 제대로 잘 되지 않을 때 발생한다(그림 13-14).

과산화소체(peroxisomes)는 일반적으로 표적 분자에서 수소 원자를 제거하고 산소와의 산화반응에서 과산화수소(H_2O_2)를 생성하는 효소들을 가지고 있다. 이 반응이 중요한 점은 β-산화가 지방산 사슬을 단축시켜 다양한 생합성 반응에 사용되는 아세틸 CoA를 생성하는 지방산의 분해이다. 한 가지 주요 예는 신경 세포의 수초에 가장 많은 유형의 인지질인 플라스마로젠(plasmalogen)의 합성이다. 당연히 과산화소체 이상은 종종 신경계 장애와 관련이 있다.

세포골격 The Cytoskeleton

세포골격은 세포의 모양, 세포분열, 세포내 수송 및 이동에 관여하는 미세소관 및 필라멘트의 역동적 시스템이다(그림 13-15). 동물 세포에는 세 가지 유형의 단백질 필라멘트가 있다. 액틴(actin) 섬유(미세섬유, microfilament)는 구형(globular) 단량체(monomer)에서 실 모양의 2가닥 다량체(polymer)로 가역적으로 전환하여 세포의 모양과 움직임을 빠르게 변화시킨다. 반면에 미세소관(microtubules)은 튜불린(tubulin)이라는 단백질로 구성된 더 단단하고 안은 비어있는 원기둥이다. 그들은 세포 내에서 세포 기관을 포함한 물질의 수송을 담당한다. 마지막으로 중간 필라멘트(중

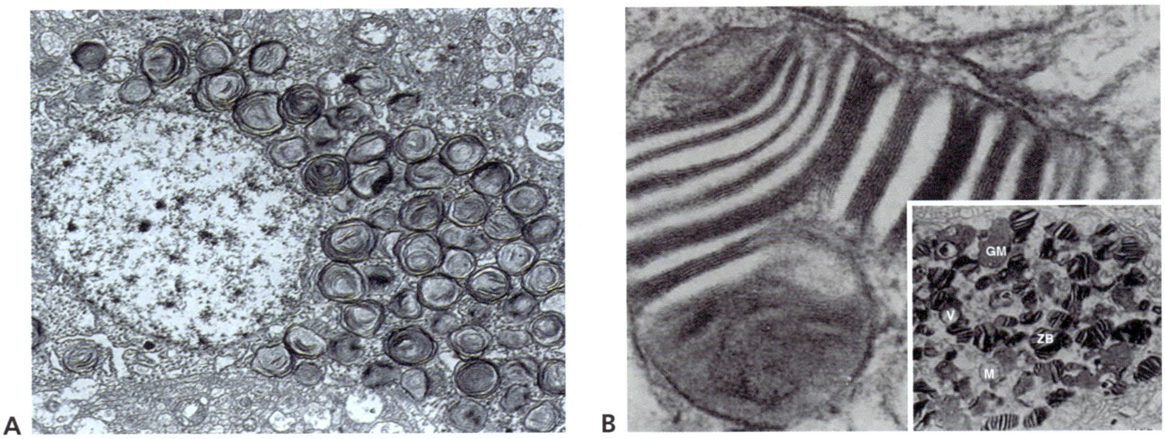

그림 13-14. **A.** 강글리오사이드증(gangliosidosis)은 리소좀 저장장애인 테이-삭스병, **B.** 얼룩말 모양의 헐러증후군. (**A:** From Karp, G., 2002, *Cell and Molecular Biology: Concepts and Experiments*, 3rd ed, Wiley, p315; **B:** From Cheville, N., *Ultrastructural Pathology*, Iowa State University Press, Ames, p154, 1994.)

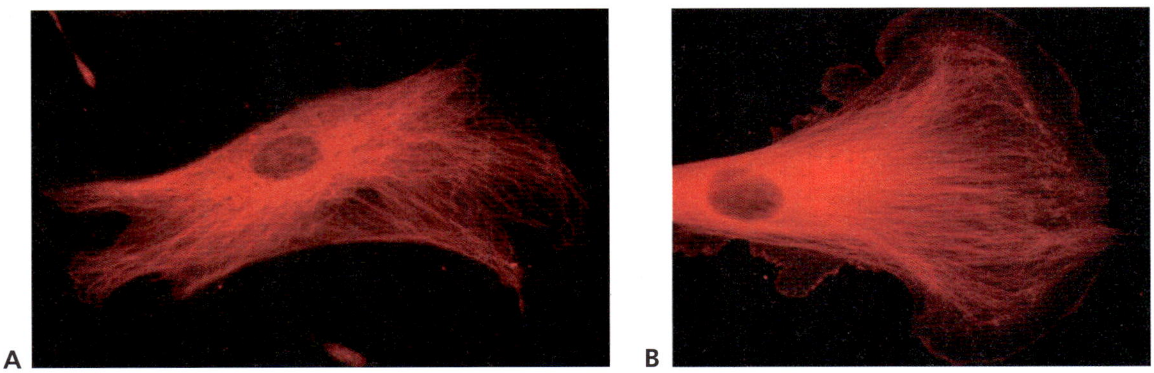

그림 13-15. 항튜불린 항체 및 로다민 결합 2차 항체로 표지된 인간 섬유아세포에서 튜불린 분포로 표시된 세포 골격 **A.** 미처리, **B.** 돌출 형성을 유도하기 위해 네오마이신 처리. (Courtesy of Barbara Safiejko-Mroczka, University of Oklahoma.)

간 섬유, intermediate filament)는 세포에 기계적 강도를 부여하는 그물망과 같은 네트워크를 만들 수 있는 크고 다양한 단백질 그룹으로 구성된다. 예로는 뉴런의 길쭉한 세포 구조를 강화하는 상호 연결된 필라멘트(단섬유)가 있다.

이러한 역동적 통로 시스템을 이루는 부속 단백질은 세포골격 구성요소의 조립 및 분해를 돕는다. 보조 단백질에는 ATP를 사용하여 모양을 바꾸고 필라멘트 경로를 따라 이동(또는 "걷기")하여 세포내기관 또는 기타 세포 구성요소가 부착되어 있는 운동 단백질이 포함된다. 세포분열 중에 염색체를 이동시키는 방추사가 이러한 특수 기능을 가진 세포골격의 중요한 예이다.

섬모, 편모 및 세포 표면의 특수화

Cilia, Flagella, and Cell Surface Specializations

세포 표면은 매우 복잡하다. 이온 통로, 간극연접(gap junction) 단백질 및 수용체와 같은 수많은 기능의 단백질이 세포막 표면에 분포되어 있다. 섬모(cilia)와 편모(flagella)는 세포 표면의 또 다른 특수 요소로, 그 구조가 비슷하다. 둘 다 미세소관과 운동 단백질 디네인으로 구성된다(그림 13-16). 그들은 또한 공통적인 단백질을 코딩하는 많은 동일한 유전자를 공유한다. 섬모와 편모의 운동은 매우 유사하지만 둘 사이에는 몇 가지 뚜렷한 차이점이 있다. 편모는 섬모보다 길며 일반적으로 채찍 같은 동작을 한다(단어의 어원인 라틴어 flagellum은 실제로 '채찍'을 의미함). 섬모는 더 짧고 세포 표면에 더 많다. 그들의 움직임은 조화롭고 리드미컬한 파도 같은 움직임으로 묘사된다. 섬모의 움직임은 수영의 평영처럼 두 부분으로, 힘과 회복 단계로 나뉜다.

편모의 주요 기능은 세포 운동성이다. 그러나 이들은 화학물질과 온도에 반응하는 감각기관으로도 기능한다. 인간에게 가장 잘 알려진 편모의 예는 정자의 꼬리이다. 이 구조의 이상(그림 13-17)은 비운동성 정자로 불임을 유발한다.

섬모에는 움직이지 않는(primary) 타입과 움직이는 타입 두 가지가 있다. 움직이지 않는 섬모는 주로 감각 기능을 담당하고, 거의 모든 세포의 표면에서 찾을 수

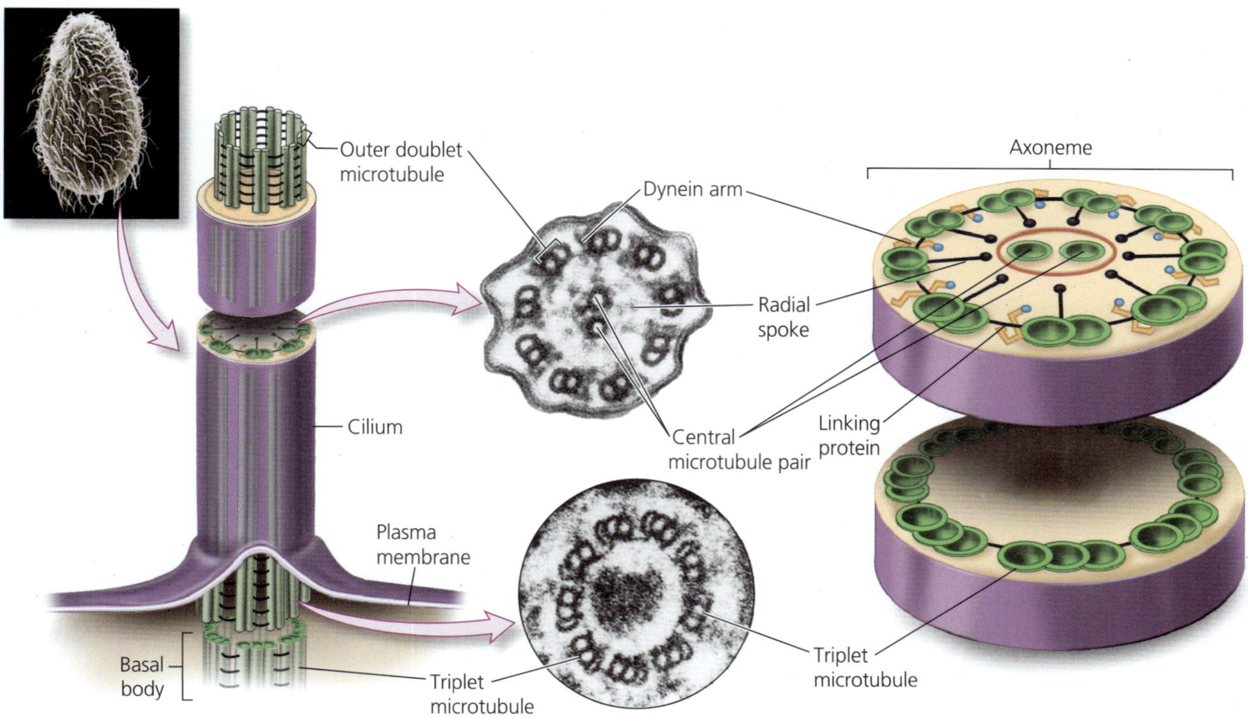

그림 13-16. 정상적인 섬모와 편모의 구조

(Reprinted with permission from Brooker et al., *Biology*, 2nd ed, New York: McGraw-Hill, p77, 2011.)

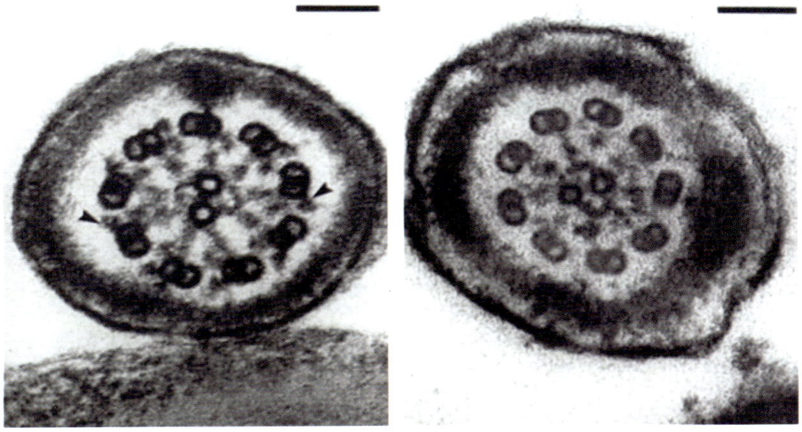

그림 13-17. 내부 디네인 구조의 결함
내부 디네인 구조의 손실은 가장 흔히 볼 수 있는 미세 구조적 변형이다(원래 배율×85,000). (Reproduced, with permission, from Theegarten D, Ebsen M. *Diagnostic Pathology*, 6:115 doi:10.1186/1746-1596-6-115, 2011.)

있다. 그것들은 본질적으로 화학적 신호를 보내고 받는 세포 "안테나" 역할을 한다. 그들은 세포-세포 인식(cell to cell recognition) 및 세포 간의 기타 중요한 필수적인 상호작용에 매우 중요하다. 운동성 섬모는 세포 표면의 액체를 이동시키기 위해 존재한다. 그들은 일반적으로 나팔관과 호흡기 상피에서 발견된다.

핵과 중심체 The Nucleus and Centrioles

이 장은 유전 가능한 의학적 상태에서 중심적 역할을 하는 세포소기관에 초점을 두고 있다. 핵분열 시 방추사를 생성하는 중심체와 함께, 핵은 매우 중요하다. 핵이 세포의 성장과 증식을 제어하고 핵의 구조가 비정상이면 세포는 가장 근본적인 역할을 수행할 수 없으며 아마도 죽을 것이다.

핵의 크기와 모양은 활동 수준에 대한 정보를 제공한다. 크고 가볍게 염색되고 확대된 핵소체를 가진 핵은 아마도 전사 과정이 활성화되어 있을 것이다. 큰 호염기 핵은 DNA 수준이 높을 수 있고, 작은 핵은 전사 과정이 덜 활성화될 수 있다. 림프구와 같은 특정 세포는 정상적으로 불규칙한 핵을 가질 수 있으나 비정상적인 핵 모양은 종종 악성 종양의 세포에서 발견된다.

2. 의학유전학 Medical genetics

서론 Introduction

세포내 소기관의 기능과 중요성은 앞부분에서 자세히 설명했다. 각 세포소기관의 기능 손상은 임상 결과로 나타나고, 이러한 상관관계는 구조와 기능에 대한 지식을 바탕으로 결과를 예측하는데 예를 들어, 핵막의 라미닌 단백질의 돌연변이가 조로증(조기노화증후군)과 관련될 것이라고 아무도 예측하지 못했다. 이 섹션에서는 발생률이나 치료 가능성이 높은 미토콘드리아 장애에 대해 자세하게 논의할 것이다. 다른 세포 기관에 대해서는 각 유형별 기능장애와 관련된 중요한 질병에 중점을 둘 것이다.

미토콘드리아 Mitochondria

미토콘드리아 장애는 실제로 꽤 일반적이기 때문에 매우 중요하다. 관련 증상은 거의 모든 인간 질환의 감별진단에 포함된다.

미토콘드리아 장애는 생물학적 에너지 생성자로서의 주요 역할을 이해하는 데서 출발한다. 미토콘드리아는

OXPHOS를 통한 호기성 에너지 생성을 담당하고, 에너지에 대한 OXPHOS 의존도는 성장 단계와 조직에 따라 다르다.

조직에서의 OXPHOS 유전자 발현 양상은 mtDNA 수준, 핵 OXPHOS 유전자 활동, 핵-세포질 상호작용 및 환경의 변화에 따라 다르다. 미토콘드리아의 숫자는 세포당 전체 미토콘드리아 수와 미토콘드리아당 mtDNA 사본 수와 관련이 있다. 이러한 요인은 조직마다 크게 다르다. 더 높은 에너지가 필요한 기능을 가진 조직은 더 많은 미토콘드리아를 갖는 경향이 있다. 인간의 경우 mtDNA 양은 뇌, 눈, 근육, 간, 신장 및 심장(감소 순서)에서 가장 높다(즉, 미토콘드리아에서 가장 흔한 장애는 중추신경계 기능장애이다).

미토콘드리아 기능장애의 병태생리는 복잡하며 여러 다른 생리학적 시스템과 상호작용을 한다. 미토콘드리아 장애는 미토콘드리아 본연의 구조적, 기능적 차이를 공유하는 여러 상태가 포함된다. 여기에는 호기성 세포대사, 전자전달계, 크렙스 회로 또는 이러한 것들의 조합의 결함이 포함된다. 일반적으로 미토콘드리아 손상은 미토콘드리아 활성[superoxide dismutase(SOD) 포함] 감소와 단백질 재생을 하지 못하게 한다. 이로 인해 단백질(구조 및 효소)과 mtDNA 자체를 손상시키는 자유라디칼(ROS)을 포함한 대사산물이 생성되고, 이는 미토콘드리아 기능의 추가적 상실과 혐기성 대사산물의 추가 증식으로 이어진다.

미토콘드리아 유전에서 가장 중요한 것은 **미토콘드리아 장애**(mitochondrial disorders)와 **미토콘드리아 유전**(mitochondrial inheritance)을 명확하게 구분해야 한다는 것이다. "미토콘드리아 장애"는 미토콘드리아의 기능장애로 인한 명백한 임상 장애를 의미한다. mtDNA는 정상적인 미토콘드리아 대사 기능에 필요한 많은 단백질 중 13개만을 암호화하기 때문에 대부분의 미토콘드리아 단백질은 핵의 게놈에서 암호화된다. 그래서 많은 미토콘드리아 장애가 멘델 특성으로 유전된다. 하지만 미토콘드리아 유전은 원인이 되는 돌연변이가 mtDNA에 있는 미토콘드리아 장애에서 나타나는 독특한 유전 패턴(모계 유전)이 유지된다. 현재까지 인간의 의학적 장애와 관련되어 알려진 돌연변이는 미토콘드리아 유전자는 13개, 핵 유전자는 228개이다.

미토콘드리아 게놈과 핵 게놈 사이의 복잡한 필수 상호작용은 매우 중요하다. 미토콘드리아가 제대로 작동하려면 두 게놈이 올바르게 작동하고 세심하게 동시에 작동해야 한다. 두 게놈 모두 동일한 경로에 관련된 단백질을 암호화할 수 있기 때문에 특정 미토콘드리아 기능장애는 고전적인 멘델방식으로도, 미토콘드리아 유전방식으로도 유전될 수 있다. 예를 들어 요붕증, 당뇨병, 시신경위축 및 난청(diabetes insipidus, diabetes mellitus, optic atrophy, and deafness, DIDMOAD)은 잘 알려진 질병이다. 이 질병의 주요 병태생리는 미토콘드리아 기능이 포함되고, 현재 DIDMOAD는 미토콘드리아 게놈의 돌연변이 또는 4p16 유전자좌의 상염색체 유전자의 돌연변이에 의해 발생하는 것으로 알려져 있다. 분명히 이 두 가지의 유전적 의미는 현저하게 다르다. 따라서 환자가 DIDMOAD로 진단될 때 근본적인 유전 원인을 잘 살펴보아야 한다. 단지 임상 증상만으로 유전방식을 추정해서는 안 된다.

미토콘드리아 장애의 임상적 특징은 에너지 대사와 관련 있고, 일반적으로 이 장애는 본질적으로 진행성이다.

미토콘드리아 장애는 무수히 많은 표현형을 가지고 있고, 생명현상에서 거의 모든 것으로 표현될 수 있다. 또한 미토콘드리아 장애는 종종 어린 시절에 나타난다. 표 13-2는 가장 흔한 증상과 일반적인 발생 시기를 보여준다. "다중 시스템 장애(multisystem failure)"를 경험하는 소아 중환자실 환아의 일반적인 원인은 감염 및 독성 때문이다. 그러나 실제로 이 어린이들 중

표 13-2 생애 초기에 나타나는 미토콘드리아 장애

신경근 증상(44%)
비신경근 증상(56%)
간, 심장, 신장, 위소장, 내분비, 혈액, 피부
발병 연령:
신생아(1개월 미만): 36%
유아(1~24개월): 44%
아동기(> 24개월): 20%

표 13-3 성인기에 나타나는 미토콘드리아 장애
운동실조(ataxia)
난청(deafness)
당뇨병(diabetes)
근병증(myopathies)
신경장애(neuropathy)
시력 상실(vision loss)
단일대립유전(monoallelic)
삼대립유전(triallelic)
단친성의 이염색체성(uniparental disomy)

상당수는 미토콘드리아 장애를 가지고 있으며 종종 진단되지 않기도 한다. 성인과 어린이 사이의 미토콘드리아 장애 증상은 다소 다르다. 성인기에 나타나는 가장 일반적인 증상은 표 13-3에 나열되어 있다. 성인기 건강에서 미토콘드리아의 중요한 고려사항은 다른 1차 질병에 기여하는 역할이다. mtDNA의 변화는 알츠하이머병, 파킨슨병 및 다발경화증과 같은 많은 후기 발병 질환에 기여하는 것으로 나타났다. 미토콘드리아 돌연변이의 축적은 의심할 여지없이 "정상적인" 노화 과정에서 큰 역할을 한다. 노인성 난청(노화 관련 청력상실)은 특히 미토콘드리아 기능장애와 관련이 있다. 근육 생검(그림 13-12 참조)에서 "불균일한 적색 근육섬유"의 발견은 본질적으로 미토콘드리아 장애의 병리 현상이다. 마찬가지로, 만성 진행성 외안근마비(chronic progressive external ophthalmoplegia, CPEO)도 미토콘드리아 질환이 있는 환자에서 고려되어야 한다.

여러 미토콘드리아 "증후군"이 알려져 있는데, 이들은 미토콘드리아 돌연변이가 유전되거나 대부분의 세포를 지배할 수 있을 만큼 충분히 일찍 발생하는 소수의 특수 장애다. 이러한 장애는 근육 및 신경 조직, 특히 시신경 전도도에 특징적으로 영향을 미친다. 레베르 유전성 시신경병증(Leber hereditary optic neuropathy, LHON) 환자는 성인 초기부터 진행성 시신경위축을 보인다(그림 13-18). 이 상태는 미토콘드리아 게놈

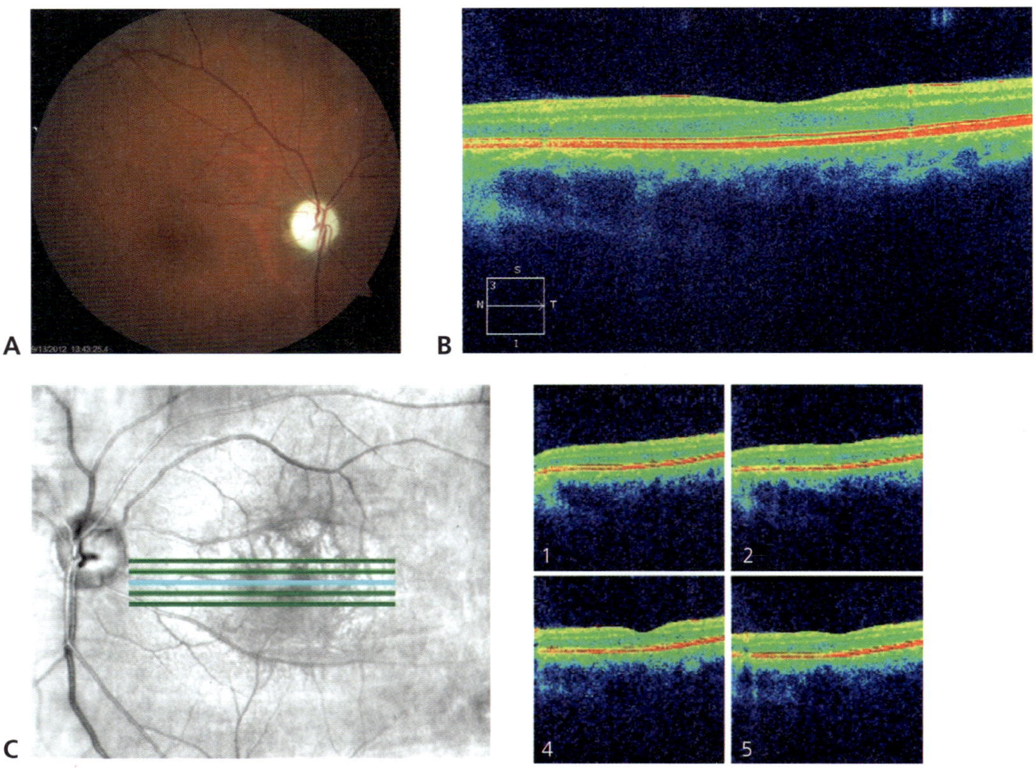

그림 13-18. 레베르 유전성 시신경병증(LHON)의 망막 사진
이 환자의 망막은 중심망막혈관의 혈관비틀림과 시신경위축을 보여준다.

표 13-4 미토콘드리아 "증후군"의 예

이름	증상	관련 돌연변이
컨스-세이어증후군 (Kearns-Sayre syndrome)	안근마비 심근병증 색소성 망막증 불균일한 적색 근육섬유가 있는 근육병증	다양한 미토콘드리아 결실
LHON(레베르 유전성 시신경병증)	시신경위축 초기 성인기 발병	18가지 미토콘드리아 돌연변이
MELAS	미토콘드리아 근육병증(Mitochondrial myopathy) 뇌병증(Encephalopathy) 젖산 산증(Lactic acidosis) 뇌졸중과 같은 에피소드(Strokelike episodes) 유아기에 증상	최소 10개의 서로 다른 미토콘드리아 돌연변이
MERRF	근간대뇌전증(Myoclonic epilepsy) 불균일한 적색 근육섬유(Ragged red fibers)	최소 6개의 서로 다른 미토콘드리아 돌연변이
NARP	신경병증(Neuropathy) 운동실조(Ataxia) 망막색소변성(Retinitis pigmentosa)	미토콘드리아 H(+)-ATPase의 소단위 6을 암호화하는 유전자의 돌연변이

에서 최소 18개의 서로 다른 돌연변이로 보고되었다. 표 13-4는 미토콘드리아 증후군의 몇 가지 추가 예를 나열하였다.

내형질세망과 골지체의 분자 이동 Molecular Traffic of the Endoplasmic Reticulum and Golgi Complex

ER은 다양한 기능이 있고, 그 기능은 세포의 유형, 역할 및 필요에 따라 다를 수 있다. ER은 세포의 요구에 따라 적응 가능하고, 주요 기능 중 하나는 단백질 구조 형성 및 운반을 촉진하는 것이다. 그것은 글리코실화 및 이황화결합 형성을 포함한 번역후 단백질변형(posttranslational protein modification)에 중요한 역할을 한다. 골지 복합체는 ER로부터 온 단백질을 처리하고 포장한다.

ER/골지 복합체 기능장애로 인한 몇 가지 질환이 발견되었다. 글리코실화 과정은 ER에서 일어나는데, 일부 수초장애질환(샤르코-마리-투스병, 펠리체우스-메르츠바허병, 소실백질증후군 및 17형 경련성 하반신마비)은 ER 기능장애로 인한 선천성 글리코실화 장애이다. 다른 ER 질환으로는 ER의 저장장애인 골격형성이상 가성연골무형성증(skeletal dysplasia pseudoachondroplasia), 몇몇 내분비질환(선천성 갑상샘저하 갑상샘종, 요붕증), 가족성 고콜레스테롤혈증 및 선천성 지방이상증이 있다. 골지 복합체 이상으로 인한 장애는 I-세포 저장장애다(골지 효소인 phosphotransferase가 비정상). 또한 골지 기능장애는 알츠하이머병의 병태생리와 관련이 있다.

엔도좀, 리소좀 및 기타 막결합 소포 Endosomes, Lysosomes, and Other Membrane-Bounded Vesicles

막결합 소포는 세포내 반입(endocytosis) 및 기타 단백질 수송, 여러 화합물의 저장 및 복잡한 효소 과정 등에 관여한다. 엔도좀은 분자를 리소좀으로 운반하는 세포내 소포이다. 니만-픽(Niemann Pick) C병은 지질, 특히 콜레스테롤의 비정상적인 세포내 수송에 의해 발생한다.

리소좀은 세포내 불필요한 물질을 제거하는 산성 가수분해효소를 가진 소포이다. 일반적으로 리소자임(lysozyme)의 효소 작용은 본질적으로 거대 분자의 세포내 "소화" 기능을 담당한다. 또한 많은 유기체에서 리

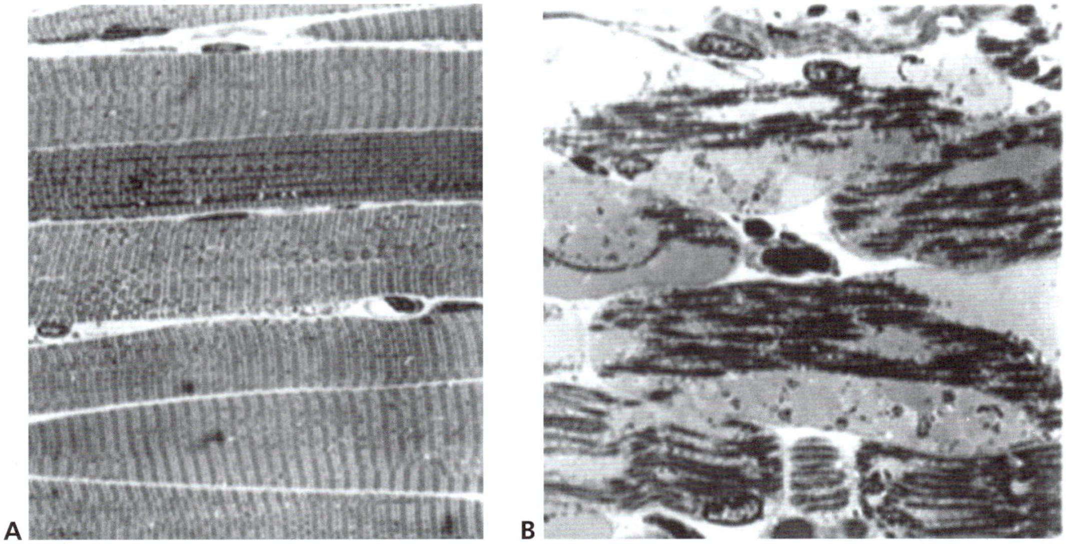

그림 13–19. **A.** 정상 근육섬유의 미세구조. **B.** 폼페병 아동의 근육 생검–글리코겐으로 가득 찬 과도한 리소좀과 비틀리고 손상된 근섬유. (Reproduced, with permission, from Amalfitano A, Bengur AR, Morse RP, Majure JM, Case LE, Veerling DL, Mackey J, Kishnani P, Smith W, McVie-Wylie A, Sullivan JA, Hoganson GE, Phillips JA 3rd, Schaefer GB, Charrow J, Ware RE, Bossen EH, Chen YT. Recombinant human acid alpha-glucosidase enzyme therapy for infantile glycogen storage disease type II: results of a phase I/II clinical trial. *Genet Med*. 2001 Mar-Apr; 3(2):132-138.)

소좀은 프로그램된 세포사멸(apoptosis)에 관여한다. 리소좀 기능장애는 **리소좀 저장장애**(lysosomal storage disorders, LSD)를 유발한다. 리소자임은 세포에서 불필요한 물질 제거 작용을 하기 때문에 리소자임 기능장애의 최종 결과는 이러한 물질이 리소좀 내에 점차 계속적으로 축적되고, 리소자임이 더욱 증가하여 세포의 기능을 방해한다.

폼페병(Pompe disease)은 산성 알파–글루코시다아제(acid alpha-glucosidase)의 결핍으로 인한 리소좀 저장장애이다. 이 효소는 리소좀의 글리코겐을 비특이적으로 분해하여 제거하는데, 글리코겐은 근육에 풍부하기 때문에 근육세포에 빠르게 축적된다(그림 13–19). 근육에 글리코겐이 점진적으로 축적되면 근육이 약화되고 쇠약해지며 비대성 심근병증이 발생한다(그림 13–20). 전형적인(완전한) 폼페병을 앓고 있는 영아가 치료를 받지 않으면 대개 생후 1년 내에 사망한다. 여러 종류의 리소좀 저장장애의 기전은 공통적으로 축적된 화학물질과 그 상태의 임상적 특징에 따라 다른 여러 유형이 있다. 표 13–5는 알려진 리소좀 저장장애의 종류들을 보여준다.

최근 치료 가능성으로 인해 리소좀 저장장애에 대

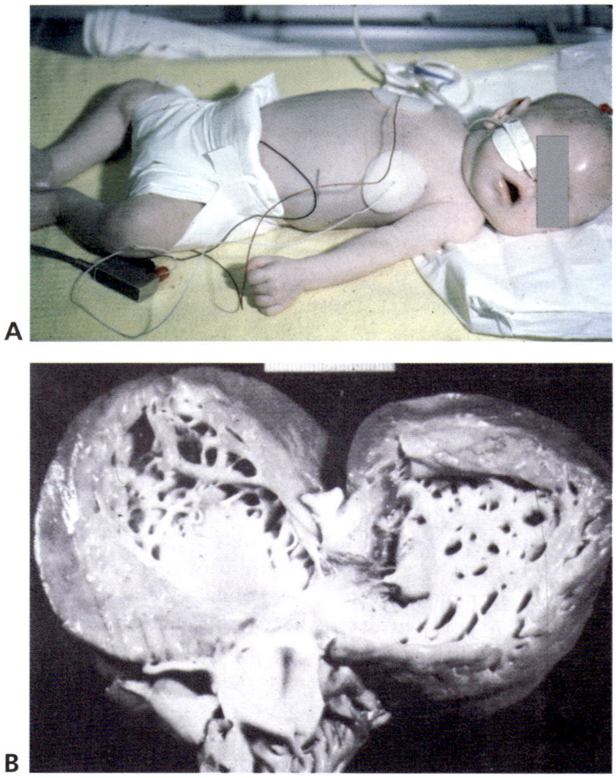

그림 13–20. **A.** 폼페병을 앓고 있는 중증 저긴장성 영아(글리코겐 저장 질환 II형이라고도 함). **B.** 글리코겐의 대량 축적으로 인한 심각한 심근병증을 보여주는 폼페병 환자의 심장 사후 사진

표 13-5 리소좀 장애의 예

가수분해효소 결핍
글리코겐 저장 질환 II형—폼페병
당단백질증—마노사이드증(mannosidosis)
점액다당류증—헐러(Hurler)증후군, 헌터(Hunter)증후군(여러 하위 유형을 가진 총 7가지 유형)
중성지질 저장—월만(Wolman)병(콜레스테롤 저장 질환, CESD)
피크노디소토시스(pycnodysostosis)—카텝신 K 결핍
스핑고리피드증(sphingolipidoses)—니만-픽(Niemann-Pick) A형 및 B형
리소좀 수송 장애
시스틴증(cystinosis)
시알산(sialic acid) 저장

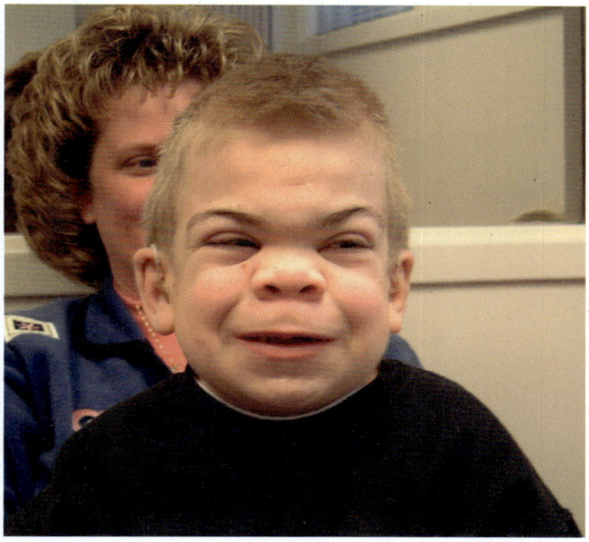

그림 13-21. 점액다당류 축적 장애 II형(헌터증후군)이 있는 청소년 남성

헌터증후군은 X-연관이다. 그는 또한 그림 8-9에서 영향을 받은 그의 형제와 함께 소개되었다.

한 상당한 관심이 나타났다. 앞서 언급했듯이, 이들은 증상이 반전될 가능성이 있는 진행성 장애이다. 수년에 걸쳐 리소좀 저장을 되돌리기 위해 정상 효소를 환자에게 대체/삽입하는 여러 전략이 시도되었다. 현재 이러한 상태를 치료하기 위해 두 가지 치료 방식(그림 13-21)이 사용되고 있다: 조직 이식 또는 생체공학적 효소의 직접 주입(**효소대체요법**, enzyme replacement therapy, ERT) 치료는 일찍 시작할수록 효과적이기 때문에 리소좀 저장장애에 대한 신생아 선별 검사를 강력하게 고려해야 한다.

과산화소체(peroxisome)는 놀랍도록 복잡한 세포 소기관이다. 현재까지 70개 이상의 효소 기능이 과산화소체에서 확인되었다. 알려진 주요 기능 중 일부는 매우 긴사슬지방산의 β-산화, 과산화물 기반 세포호흡(peroxide-based respiration), 플라스말로겐(plasmalogen) 및 담즙산 합성, 글리옥실레이트 트랜스아민화(glyoxylate transamination)를 포함한다. 과산화소체 장애에는 두 가지 범주가 있다. 제1형 장애는 여러 효소를 포함하는데 일반적으로 세포내 소기관의 형성 및 재조합 장애이다. 제1형 과산화소체 장애에는 젤웨거(Zellweger)증후군, 신생아 부신백질형성장애(neonatal adrenoleukodystrophy), 영아 레프숨(Refsum)병과 어깨엉덩관절 점상연골형성부전증(rhizomelic chondrodysplasia punctata)이 포함된다. 제1형 과산화소체 장애는 일반적으로 전반적인 뇌기능에 영향을 미치는 심각한 상태이다. 제2형 장애는 과산화소체의 단일 효소 기능이 영향을 받는 장애이다. 이러한 상태의 예로는 X-관련 부신백질형성장애(ABCD1 유전자), 가성 젤웨거(Pseudo-Zellweger)증후군(PMP70 유전자), 성인 레프숨병(파이탄산 산화효소) 및 고옥살산뇨(알라닌-글리옥실레이트 아미노 전이효소)가 있다.

세포골격 The Cytoskeleton

예전에는 세포질이 세포막에 의해 결합되고 자체 막에 의해 핵과 분리된 무정형 유체의 집합체라고 생각했으나, 현재 세포질은 세포의 구조유지 및 조직을 위해 존재하는 복잡한 구조(섬유소) 단백질로 구성되는 것으로 알려져 있다. 이 섬유소를 "세포골격"이라고 한다. 세포골격 단백질은 액틴 미세섬유(6 nm), 중간 섬유(10 nm), 미세소관(23 nm) 등 여러 종류가 있다. 중간 섬유는 비멘틴, 케라틴 및 라민 등으로 구성된다.

액틴은 세포골격의 미세섬유 단백질로서 잘 보존되어 있고 세포에 가장 널리 퍼진 단백질 중 하나이다. 그들은 세포 지지, 이동 및 분자 수송 등의 여러 기능을 담당하며, 액틴의 돌연변이는 네말린 근육병증(nemaline myopathy)으로 알려진 선천성 근육병증을 유발하는 것으로 알려져 있다. 필라민(filamin)은 기본 고정 단백질로서 액틴과 상호작용하는 세포골격 단백질로써 전두골간 이형성증(frontometaphyseal dysplasia), 멜닉-니들(Melnick Needles)증후군, 귀-입천장-손발가락증후군(otopalatodigital syndromes) 1과 2, 그리고 뇌실 주위 이소증(periventricular heterotopia)을 포함한 여러 필라민 A 장애가 알려져 있다.

디스트로핀(dystrophin) 단백질은 근형질막 아래(sub-sarcolemmal) 세포골격의 구성요소이다. 디스트로핀은 알려진 인간 유전자 중 가장 큰 유전자(거의 2Mb)이다. 디스트로핀 유전자는 Xp21에 위치하고, 디스트로핀 단백질은 근세포 수축 시 "충격 흡수제" 역할을 한다. 이 단백질의 이상은 세포막 파괴와 근세포 손실로 이어진다(그림 13-22). 가장 흔한 디스트로핀 기능장애는 뒤셴느근디스트로피(Duchenne muscular dystrophy, DMD)이며, X-연관 열성 장애이기 때문에 주로 남아에게 영향을 미친다. 전형적으로 4~5세 정도에 걷기 어려워지고, 종아리의 비대(hypertrophy)가 주목된다. 그 후, 점진적인 근육 소모와 쇠약이 나타난다. DMD를 앓고 있는 대부분의 환자는 청년기에 사망한다(그림 13-23).

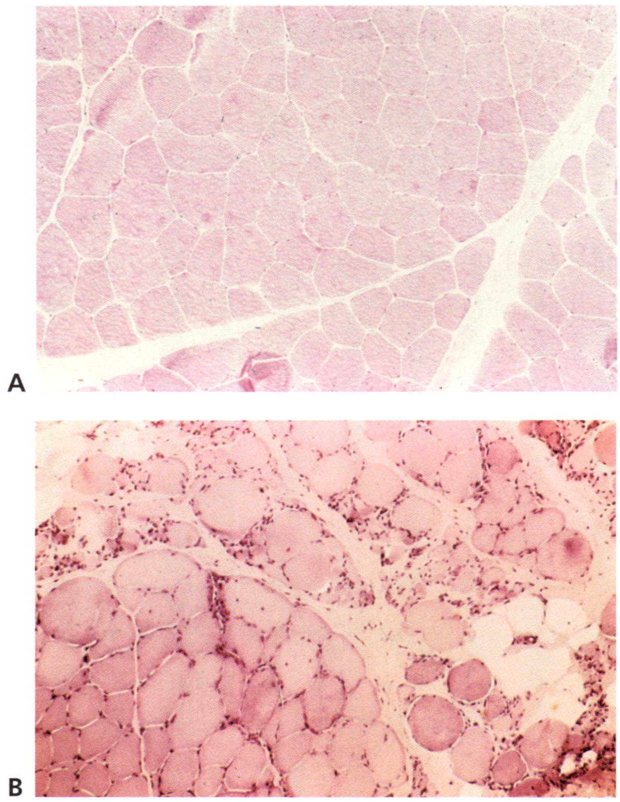

그림 13-22. A. 정상 근육의 조직병리학적 사진. **B.** 영양장애 근육의 슬라이드. 불규칙한 섬유 크기와 염색 및 다중 중심 핵에 유의한다.

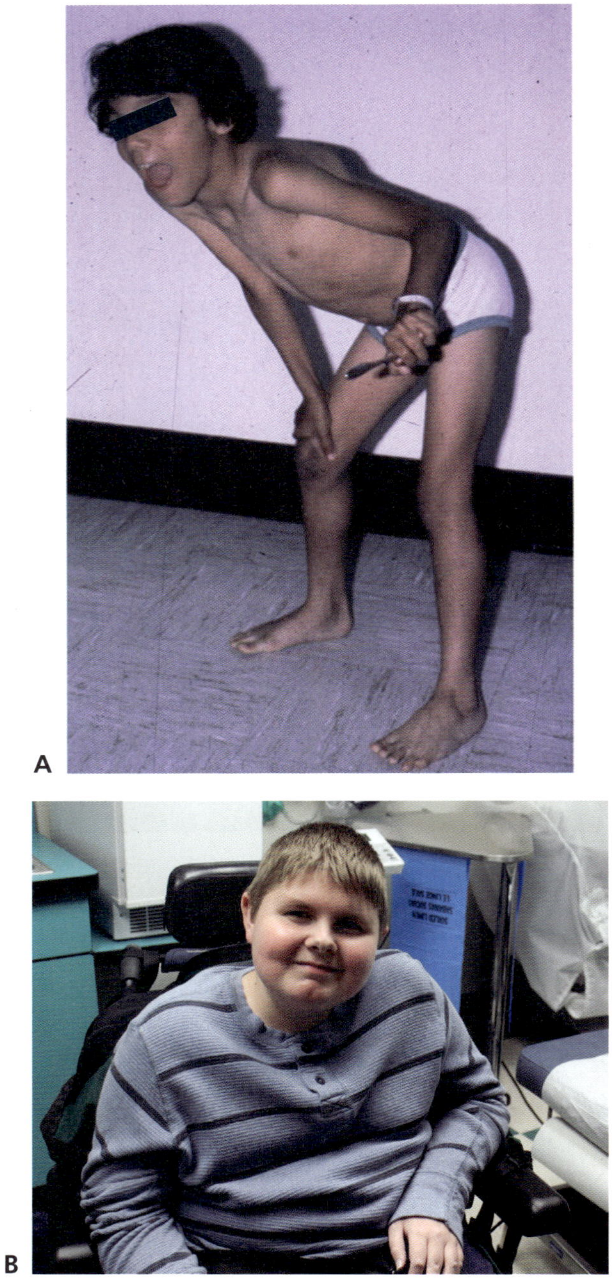

그림 13-23. A. 뒤셴느근디스트로피를 앓고 있는 청년이 "고어 징후(Gower sign)"를 보여준다. 바닥의 망치를 집으라는 요청을 받았을 때 그는 다리를 짚지 않고는 등을 똑바로 세울 수 없다. 이것은 몸쪽근육 약화의 징후이다. **B.** 더 진행된 뒤셴느근디스트로피를 가진 소년. 그는 현재 진행된 근육 악화로 보행이 불가능하다.

핵과 중심소체 The Nucleus and Centrioles

세포골격과 마찬가지로 핵막과 중심체와 관련한 비정상적인 단백질을 이루는 돌연변이는 여러 질병에서 알려져 있다. **핵막층**(nuclear lamina)은 핵막의 안쪽 부분의 중간 필라멘트와 막결합 단백질의 조밀구조로써 막에 물리적 지지 제공 및 DNA 복제, 세포분열과 염색질 형성을 조절하고, 핵 외피의 핵 기공 복합체를 고정하는 등 많은 중요한 역할을 한다. 라민(lamin)은 핵막하층의 섬유질 단백질이다. 현재 3개의 라민 단백질 유전자(LMNA, LMNB2, LMNB1)가 13개의 알려진 질환들과 관련이 있는데, 그것에는 허친슨-길포드 조로증(Hutchinson-Gilford progeria)(그림 13-24), 에머리-드라이프스(Emery-Dreifuss) 근디스트로피, 하악견골형성이상(mandibuloacral dysplasia), 전신성 지방이상증 및 제한성 피부병증과 같은 LMNA 변이로 인한 11개의 뚜렷한 표현형도 포함된다.

중심소체는 핵에 가까운 세포질에 위치한 비교적 작은 관 모양의 소기관으로 주로 핵분열에 관여하는 자기복제 세포기관이다. 하이드로레살러스(Hydrolethalus)증후군은 심각한 다발성 이상 증후군으로 사례의 70%가 사산된다. 나머지 유아는 출생 직후 사망한다. 가장 흔한 선천성 기형은 복합적인 중추신경계 기형, 방실관(atrioventricular canals), 다지증(polydactyly), 기도협착, 비정상적인 폐엽 형성 등이다. 하이드로레살러스증후군은 HYLS-1 유전자의 돌연변이로 인해 발생하는 것으로 알려져 있고, 이 유전자의 단백질 산물은 중심소체의 중심 구조를 섬모와 연결하는 중요한 단백질이다.

섬모, 편모 및 세포 표면 특수화
Cilia, Flagella, and Cell Surface Specializations

인간 세포의 표면에는 두 가지 주요 유형의 섬모가 있다. 부동 섬모는 주로 감각 기능을 가지고 있으며 거의 모든 세포 유형에서 보인다. 운동성 섬모는 운동성이 필요한 특수 세포에서 발견된다. 그들은 호흡기, 중이 및 나팔관의 내벽 세포에서 고밀도로 발견된다.

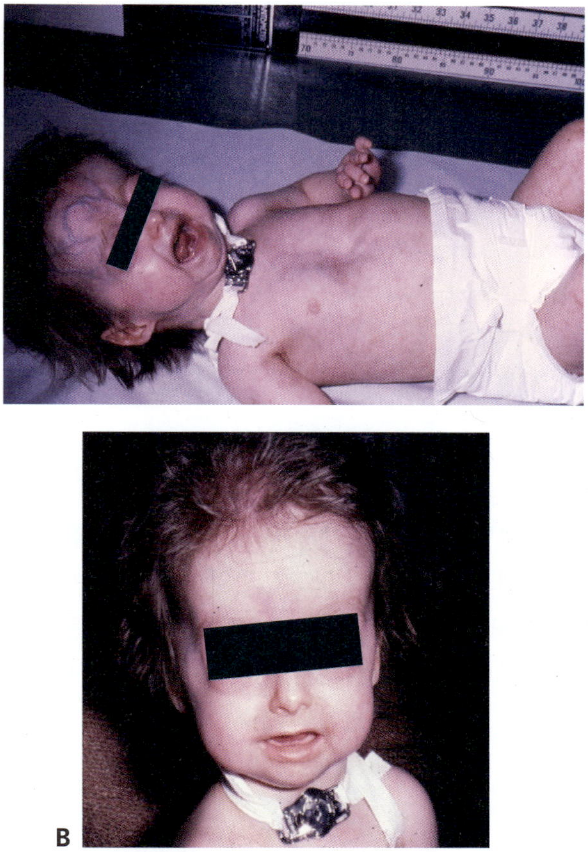

A B

그림 13-24. 허친슨-길포드 조로증(Hutchinson-Gilford progeria)을 가진 어린 아이
조기 노화의 발현에 주목한다.

부동 섬모 Immotile(Primary) cilia

부동 섬모(원발성 섬모)는 대부분의 세포에서 발견되기 때문에 섬모 구조의 이상은 다양한 임상적 증후와 관련 있다. 1차 섬모 기능장애와 관련된 장애는 간낭성 질환, 다낭콩팥병, 망막형성장애(retinal dystrophy), 안구 결손(ocular colobomas), 불임, 다지증 및 뇌기형이 있다. 총체적으로 "섬모병증증후군(ciliopathy syndrome)"이라고 불린다. 표 13-6에는 이러한 장애 중 일부가 나열되어 있다. 12장에 설명된 바르데트-비들(Bardet-Biedel)증후군은 원발성 섬모의 잘 알려진 장애이다(그림 12-14 참조).

운동성 섬모와 편모 Motile cilla and flagelia

운동성 섬모와 편모는 구조적으로 매우 유사하다. 사실, 편모는 매우 긴 운동성 섬모이다. 이 두 가지 유

표 13-6 섬모병증의 예: 원발(부동성) 섬모의 장애
Biedel-Bardet 증후군
소뇌 충부(vermis) 저형성 또는 무형성, 희소분열증, 선천성 운동실조, 안조직 결손 및 간 섬유증(COACH) 증후군
Joubert 증후군
Meckel-Gruber 증후군
콩팥황폐증(nephronopthisis)
입-얼굴-손가락증후군(oral-facial-digital syndrome) I, VI
다낭콩밭병(Polycystic kidney disorders)
Senior-Lokien 증후군

형을 코딩하는 유전자는 대부분 동일하다. 운동성 섬모는 세포 운동성과 세포 표면의 체액 이동에 중요하다. 편모는 운동에서 주요 기능을 한다. 운동성 섬모 및 편모의 장애는 알려진 분포를 반영하여 나타난다(호흡기, 중이 및 나팔관의 상피 및 정자의 꼬리).

남성 불임의 경우, 1차적인 평가는 정자 분석이다. "뭉뚝한 꼬리" 또는 "짧은 꼬리" 정자로 불리는 형태학적 비정상 정자는 편모의 원발성 장애로 설명되었다. 이 정자는 짧고, 두껍고, 불규칙한 편모를 가진 것으로 보인다. 일차적인 문제는 정자 편모의 축삭 및 축삭 주위 세포골격의 이상으로 보인다. 이 이상을 가진 개인의 유전자 연구에서 돌연변이가 확인되었다. A-인산화효소 고정 단백질(A-kinase anchor protein, AKAP)은 정자의 섬유질 덮개에서 발견되는데 그 기능은 효소를 기질에 가깝게 고정하여 단백질 인산화효소 A 활성을 지시하는 것이다. 보고된 돌연변이에는 Akap3(12p13) 및 Akap4(Xp11.22) 유전자의 부분적 결실 및 Akap4의 완전 결실이 포함된다.

운동성 섬모와 편모는 구조적 동질성을 공유하기 때문에 공통 구조 단백질을 코딩하는 유전자의 돌연변이가 이 두 구조 모두에 영향을 미칠 수 있다.

3. 임상 적용 Clinical correlation

앞서 언급했듯이 특정 임상 징후 및 증상은 미토콘드리아 기능장애와 밀접한 관련이 있다. 1990년대 초에 여러 가족이 미토콘드리아에서 유래한 것으로 보이는 문제가 보고되었다. 영향을 받은 개인은 진행성 외안근마비(안구를 움직일 수 없음), 생검에서 볼 수 있는 불균일한 적색 근육섬유가 있는 근육병증(그림 13-13 참조), 신경감각성 청력손실이 있었다. 많은 에너지를 요구하는 조직의 병증은 근육, 시력 및 청각에 복합적인 문제를 일으킨다. 의학유전학자들은 이를 미토콘드리아 기능장애라고 생각하고, 가족력을 검토한 결과, 상염색체 우성 유전을 시사하는 부계 유전의 사례와 함께 수직 전달이 나타났다. 또한 이러한 가족에 대한 추가 조사에서 영향 받은 개인에서 미토콘드리아 게놈의 돌연변이(일반적으로 규모가 크거나 다중 결실)도 밝혀냈다. 이 개인들의 또 다른 흥미로운 관점은 그들 각각이 서로 다른 미토콘드리아 돌연변이를 가졌다는 것이다. 궁극적으로 이러한 정보는 새로운 유전적 메커니즘으로 설명될 수 있음이 밝혀졌다. 이는 핵유전자의 돌연변이가 미토콘드리아 DNA의 정상적인 복제에 영향을 미친다는 것을 의미한다.

이 가족들의 경우를 통해, 두 개 이상의 독립적인 게놈에 의해 암호화 된 단일 세포 기관의 서로 다른 단백질들은 높은 수준의 조정이 필요하다. 이러한 관점에서 이 과정에 관련된 새로운 종류의 유전자가 밝혀졌다. **소기관 유전자 발현 조절인자**(regulators of organelle gene expression, ROGE)는 이름에서 알 수 있듯이 미토콘드리아 유전자를 조절하는 핵 유전자이다. 미토콘드리아 유전자 발현의 이러한 조절은 일반적으로 전사 후 메커니즘(전사 성숙 및 번역)을 통해 발생한다. ROGE는 미토콘드리아 게놈에 다양한 영향을 나타내고, 이 중 일부는 미토콘드리아 형성, OXPHOS 활성 수준, 호기성과 혐기성 대사 사이의 균형, 기능장애 미토콘드리아 제거에 영향을 미친다.

Chapter 14

유전 치료학

Genetic Therapeutics

1. 개요 Background and Systems Integration

유전 치료란 무엇인가? What are Genetic Therapies?

가장 넓은 의미에서 유전 치료에는 유전질환에 대한 치료 또는 의학적 중재가 포함될 수 있다. 또는 질병의 원인에 관계없이 유전자 기반 기술을 사용하는 치료를 포함할 수 있다. 따라서 마르팡증후군 환자를 위한 대동맥치환술을 '유전 요법(genetic therapy)'으로 분류할 수도 있을 것이다. 마찬가지로, 암이나 다발경화증에 대한 단일클론항체 치료는 "유전 요법"으로 간주될 수 있다. 더 좁은 의미로서 "유전자 치료(gene therapy)"의 정의는 치료반응을 생성하기 위해 환자의 DNA를 실제로 조작하는 치료에만 해당된다. 이 장에서는 그 두 가지 의미를 모두 고려하면서 유전 치료에 대해 다루어보도록 하겠다.

기존의 "치료" Conventional therapies

임상유전학 분야는 1960년대에 등장하기 시작했다. 당시 임상유전학자의 역할은 주로 진단이었다. 그 시점에서 유전자 검사는 저해상도(400 밴드) G-banded 염색체 연구와 소수의 대사 검사로 크게 제한되었다. 마찬가지로 그 당시에는 분자 치료가 존재하지 않았다. 임상유전학자는 주로 진단을 내리는 역할을 했다. 진단 외에 유전학자가 환자를 "치료"하는 방식은 제한적이었다. 시간이 지남에 따라 유전학자가 수행하는 역할이 크게 확장되었다. 현재 대부분의 **임상유전학자**(clinical geneticist)는 주로 학문적 환경에서 일한다. 그럼에도 불구하고 개인 진료를 하거나, 대규모 소아 진료와 같은 단일-전문 팀의 일원으로 일부 소아과 진료를 수행하기도 하고 유전 환자도 관리하는 임상유전학자가 증가하고 있다.

사례 관리 Case management

사례 관리는 항상 유전학자의 핵심 역할이었다. 유전 질환이 있는 환자는 유전학자 외에 다른 보건의료 전문가들과 거의 마주치지 않게 되는 경우가 많다. 따라서 유전학자들은 "우리는 그들을 위해 무엇을 하는가?"라는 질문을 스스로 자주 하게 된다. 임상유전학자는 환자의 주치의 및 기타 보조 의료서비스 제공 업체와 협력하여 환자가 자신의 질환에 맞춘 특정한 필수 선별검사, 감시 및 보조 의료서비스를 받을 수 있도록 하는 데 핵심적인 역할을 한다. 이러한 관리의 예로 다운증후군을 가진 모든 환자가 진단 시 심장초음파 검사를 받거나 베크위트-비데만증후군(Beckwith-Wiedemann syndrome) 환자가 주기적으로 종양 감시(혈청 알파-태아단백 수치 및 신장 초음파)를 받도록 하는 것이 포함된다.

유전 상담 Genetic counseling

유전 상담사(genetic counselor)는 유전학과 심리학 및 상담학 분야에서 훈련된 보건의료전문가이다. 유전 상담사는 임상유전학 팀과 함께 일하면서 가족들에게 상담하는 일에 숙련된다. 유전 상담사는 특히 의학적 지식이 없는 사람들에게 유전학의 복잡한 개념을 설명하는 데 능숙하다. 또한 위기 중재, 자원 식별 및 서비스 조정에 탁월하다. 미국에서 유전 상담 교육은 2년 또는 3년 전문 석사학위 과정으로, 유전 상담사는 국가 유전상담위원회(National Board of Genetic Counseling)의 인증을 받는다. 현재 유전 상담사는 미국의 일부 주에서만 별도로 면허를 받을 수 있다. 유전 상담사는 임신한 부부 및 암 환자들과 일할 수 있고, 소아 및 성인 환자를 관리하거나 유전학 실험실에서 보조적 치료를 제공한다.

표 14-1 의료유전학/유전 상담을 포함하는 학제 간 클리닉의 예

자폐증
암유전학
결합 조직병
성 분화 이상
다운증후군
내인적(endogenetic)/성장장애
태아알코올증후군
대사장애
신경유전학
신경근
감각신경유전학
유전성 난청
안구/망막유전학
입얼굴갈림증/두개안면
주산기 관리

학제 간 전문팀 Interdisciplinary specialty teams

유전적 장애가 있는 많은 환자는 다양하고 복잡한 요구를 가지고 있다. 따라서 결과를 최적화하는 데 필요한 전문가의 범위는 엄청날 수 있다. 가족이 이 모든 전문가를 독립적으로 방문하는 것은 거의 불가능하다. 여러 번 병원을 방문해야 하는 실제적인 문제 외에도 전문가 간의 조정은 매우 번거로울 수 있다. 이 문제에 대한 성공적인 해결책은 학제 간 팀을 구성하는 것이다. 학제 간 전문팀은 특정 장애에 대한 최적의 치료를 제공하는 데 필요한 선별된 전문가 그룹으로 구성된다. 이러한 팀을 구성했을 때의 장점 중 하나는 환자가 "원스톱 쇼핑", 즉 필요한 모든 전문가를 한 번에 얻을 수 있다는 사실이다. 치료 조정이 용이하다는 것도 또 다른 중요한 이점이다. 모든 전문가가 한 곳에 상주해 있기 때문에 편지, 이메일 또는 전화로 의사소통을 시도하지 않고 서로 직접 대화할 수 있다. 이론상 가능한 전문 팀 목록은 알려진 질환 목록만큼 길다. 표 14-1에는 임상유전학자와 유전 상담사가 참여하는 가장 일반적인 학제 간 클리닉이 나열되어 있다.

마지막으로 언급하고자 하는 통상적인 팀 치료는 선천대사이상(inborn errors of metabolism, IEM)의 치료이다. 이 질환들은 8장에서 자세하게 다루었다. 대부분의 유전적 질환에 대한 치료는 제한적이지만, IEM에 대한 치료는 1960년대에 본격적으로 시작되어 계속 발전해 왔고, 대사장애의 치료를 위한 여러 가지 새로운 접근법이 개발되었다. 표 14-2에는 몇 가지 주요 접근 방식이 요약되어 있다. 이 질환들의 치료 시 핵심적인 협력 전문가는 대사장애에 대한 특별한 전문 지식을 갖춘 영양사(metabolic dietician)이다.

바이오 의약품 Biopharmaceuticals

일반적으로 **바이오 의약품**(biopharmaceuticals)이라는 용어는 다양한 생명공학을 사용하여 개발된 의약품을 말한다. 사용되는 기술이 핵산(DNA 또는 RNA) 조작을 포함하는 경우 일반적으로 "유전자 공학 약물"이라고 할 수 있다. 이렇게 개발된 의약품들은 단백질, 핵산 또는 미생물 등이며, 치료 또는 생체 내 진단 목적으로 사용할 수 있다. 종종 이러한 약물의 생성에는 조립된 유전자 주형으로부터 화합물을 제조하기 위해 일종의 생물학적 시스템이 필요하다. 여기에는 생물학적 분비물(예: 우유), 배양된 세포[예: 차이니즈 햄스

표 14-2 선천대사이상에 대한 치료 방법

식이 조절
문제가 되는 물질의 회피
갈락토스혈증
특정 식이 요소 섭취 제한
페닐케톤뇨증
열량 분포
글리코겐 저장장애
효소 대체 요법
고셔병(Gaucher), 파브리병(Fabry), 폼페병(Pompe)
보조인자 대체
비오티니다아제(biotinidase)
해독제
고암모니아혈증
골수 이식
일부 저장장애
유전자 치료
ADA 결핍(SCIDS)
병용 요법

표 14-3 유전자 변형 약물의 예

알파 인터페론
아지도타이미딘(AZT)
선천성 대사 오류에 대한 효소 대체 요법
산성 알파-글루코시다아제(acid alpha-glucosidase, 폼페병)
알파 갈락토시다아제 A(alpha-galatosidase A, 파브리병)
알파-L-아이듀로나이드분해효소(alpha-L-idurodase, 헐러증후군)
아릴설파타아제 B(arylsulfatase B, 마로토-라미증후군)
글루코세레브로시다아제(glucocerebrosidase, 고셔병)
이두로네이트-2-설파타아제(iduronate-2-sulfatase, 헌터증후군)
알칼리성 포스파타아제(alkaline phosphatase)의 조직 비특이적 동질 효소(저인산증)
에리스로포이에틴(erythropoietin)
응고인자 VIII(혈우병 A)
B형 간염 백신
인간 성장 호르몬(human growth hormone, hGH)
인간 인슐린
조직 플라스미노겐 활성화제(tissue plasminogen activator, TPA)

터 난소 세포(Chinese hamster ovary cells, CHO)] 또는 인간 세포에서 선택된 유전자 활성화와 같은 다양한 방법이 포함된다. 이러한 약물의 몇 가지 예가 표 14-3에 나와 있다. 이 목록은 계속해서 증가하는 약물들 중 대표적인 것들 위주로 나열한 것이다.

유전자 치료 Gene Therapy

유전자 교정의 개념은 임상적 상관관계를 다룬 7장에서 논의되었다. 7장에서 우리는 무의미 돌연변이가 매개한 유전질환을 치료할 가능성이 있는 새로운 종류의 약물에 대해 논의했다. 작용 기전은 리보솜이 미성숙 종결코돈을 지나쳐 그 이후까지 읽을 수 있게 하는 것이다(7장 참조). 이 연구용 신약은 현재 임상시험 중이다. 연구 결과 이것이 효과적인 치료법이라는 사실이 입증된다면 정말 놀라운 일이 될 것이다. 약물은 물이나 우유와 같은 액체에 용해될 수 있는 무미(tasteless)의 분말 형태로 경구 복용을 하게 된다. 분명히 이 약물은 유전적 오류를 수정하는 기전을 이용한 첫 번째 약물이 될 것이며, 공통적인 기전을 공유하는 질환을 위한 여러 약물들의 토대가 될 수 있을 것이다. 그러나 변이가 수정되었다고 해서 반드시 질환 자체가 완벽히 고쳐지는 것은 아니다. 이것은 이 장의 의학유전학 부분에서 자세히 다룰 것이다.

앞서 설명한대로 유전자 교정은 "유전자 치료"의 한 형태를 나타낼 수 있다. 더 좁은 정의에서 진정한 유전자 치료는 유전적 요소를 도입하여 질환을 치료하는 것을 의미할 수 있다. 유전자를 숙주 시스템에 도입하는 개념은 다소 간단해 보이지만 그 기전은 간단하지 않다. 효과적인 유전자 치료를 위한 기본 요건은 표 14-4에 나열되어 있다. 일반적으로 세 가지 기본 유형의 정보를 사용할 수 있어야 한다. 즉, 관련된 돌연변이의 특성, 해당 유전자가 수행하는 기능의 유형(즉, 병인) 및 효과적인 유전자 전달 방법을 이해해야 한다. 돌연변이에 대한 이해에는 돌연변이 부위, 아미노산 변화의 특성 및 발현 패턴(우성 대 열성 등)에 대한 지식이 포함된다. 가장 중요한 것은 질병의 병인을 잘 이해해야 한다는 것이다. 예를 들어 배아 발달 과정에 영향을 미치는 유전자의 돌연변이는 유전자 치료에 좋은 후보가 아니다. 예를 들어 팔다리싹의 성장을 제어하

표 14-4	유전자 치료 요건
충분히 이해된 유전자 발현	
표적 세포로 유전자 전달 가능	
충분히 이해된 질환의 병인	
재조합 유전자 기술	
복제된 관련 유전자	
확인된 관련 유전자	
적절한 시기에 충분하고 적절한 유전자 발현	
적절한 시간 동안 유전자의 충분하고 적절한 발현	
알려진 표적 세포	

는 유전자의 돌연변이를 교정하는 것은 이미 기형 또는 누락된 팔을 가지고 태어난 아이에게는 도움이 되지 않는다. 기형이 발생한 후에 유전자를 교정하는 것은 도움이 되지 않는다. 대조적으로, 진행중인 과정을 제어하는 유전자의 이상을 바로 잡는 것은 치료에 긍정적인 영향을 미칠 가능성이 있다. 따라서 효소 단백질을 암호화하는 유전자의 돌연변이를 교정하면 그 이후로 환자에게 정상적인 생물학적 기능을 수행할 수 있는 정상 효소를 생성하게 할 수도 있다.

클로닝 Cloning

"클로닝(유전자 복제)"이라는 용어보다 더 사회에서 거부반응을 일으킨 단어는 거의 없을 것이다. 이것은 불행한 일이며 대부분 잘못된 정보와 오해에서 비롯되었다. 일반 대중은 일반적으로 클로닝을 유전적으로 동일한 인간을 복제하는 것으로 인식한다. 물론 이것은 모든 종류의 윤리적, 사회적 의미와 연계되어 있다. 그러나 문자 그대로의 복제는 반드시 전체 유기체가 아니라 어떤 것의 유전적으로 동일한 사본을 만드는 과정을 의미한다.

복제는 다양한 환경에서 매우 효과적인 전략임이 입증되었다. 예를 들어, 복제는 오늘날 농업에서 일상적으로 사용된다. 삽목으로 자란 식물은 말 그대로 모식물의 복제품이다. 또한, 4세포기에서 배아를 분할하여 생산된 가축은 별도의 배아로 성장할 수 있어 무리의 전체 수확량을 향상시킬 수 있다. 이러한 응용 프로그램은 멸종 위기에 처한 종 또는 멸종된 종의 군체(colony)를 다시 구축하는 데에도 사용할 수 있다.

복제는 다양한 수준에서 발생할 수 있다. 특정 DNA 세그먼트의 클로닝을 사용하여 추가 연구를 위한 재료를 얻을 수 있다. 복제된(복사된) DNA 분자의 컬렉션은 클론 라이브러리에서 유지된다. 두 번째 유형의 복제는 자연적인 세포분열의 과정을 이용하여 전체 세포의 많은 사본을 만든다. 세포주(cell line)라고 불리는 이러한 복제된 세포의 유전적 구성은 원조의 세포와 동일하다. 복제는 조직 또는 기관 수준에서도 발생할 수 있다. 이러한 노력은 다음 장에서 설명하는 바와 같이 치료에 엄청난 잠재력을 가지고 있다. 물론 또 다른 유형의 복제는 유명한 스코틀랜드 양인 돌리와 같이 유전적으로 동일한 유기체를 생산하기도 한다.

맞춤의료 Personalized Medicine

1장의 임상 적용 부분에서 맞춤의료의 개념을 소개했다. 우리는 개인의 건강 관리에 게놈 및 분자 데이터를 적용하는 것으로 맞춤의료를 정의했다. 개인 맞춤 의약품의 일반적인 원칙은 의료서비스 제공을 맞춤화하고 신제품의 발견 및 임상 테스트를 촉진하며 특정 질병이나 상태에 대한 개인의 성향을 파악하는 데 도움을 주는 것이다. 개인 맞춤형 의약품은 제공자가 "평균적으로" 가장 효과적인 치료를 제공하는 데 도움이 되는 도구를 개발할 뿐만 아니라, 동시에 각 환자를 위한 최상의 치료를 식별하고 채택하기 위한 새로운 종류의 도구를 개발한다. 매우 실질적인 의미에서 맞춤의료는 궁극적인 "유전 치료"이다.

2. 의학유전학 Medical genetics

임상유전학은 의학 분야에서 비교적 새로운 학문이다. 유전학자로 활동하는 전문가들은 1960년대에 등장하기 시작했다. 임상유전학자의 수는 2007년까지 1,000명을 조금 넘게 천천히 증가했다. 그러나 유전학자는 여전히 미국 내 모든 전문의의 0.18%에 불과하다. 지난 50년 동안 유전학자가 수행한 작업의 대부분은 진단에 중점을 두었다. 유전학자는 특정 상태 또는 일련의 증상의 원인을 확인하기 위해 개인과 가족을 평가하는 데 능숙하다. 병인을 확인하는 것은 개인의 건강 관리에서 중요한 부분이다. 많은 사람들에게 단순히 "이유"를 아는 것은 스스로의 마음의 평안과 본인의 특정 상태에 대처하는 데 중요하다. 원인을 알면 동반되는 병적 상태 확인, 예후 및 재발 위험 상담과 같은 다양한 방법으로 가족을 도울 수 있다.

임상유전학 영역에서 치료제는 항상 진단보다 뒤처지는 경향이 있다. 그럼에도 불구하고 임상유전학자의 역할은 전통적으로 진단뿐만 아니라 치료에 초점을 맞춰 왔다. 이 불일치에는 여러 가지 이유가 있다. 11장에서 우리는 유전자 검사와 스크리닝의 놀랍고 빠른 발전에 대해 논의했다. 이러한 발전으로 인해 진단율과 가족에게 제공할 수 있는 정보의 양이 계속 증가하고 있다. 가까운 미래에 임상유전학자는 지속적으로 도입되는 강력한 분자 기술의 수가 계속 증가함에 따라 질병의 원인을 발견하는 데 계속해서 중요한 역할을 할 것이다. 이 장에서는 두 번째 측면인 치료법을 강조한다. 지난 10년 동안 유전학자가 신경써야 하는 치료 옵션의 수가 급격히 증가했다. 유전학자가 사용하는 치료법은 염증이 있는 충수를 제거하는 것만큼 가시적이지 않을 수는 있지만 모두 동일한 치료법이다.

유전학자만이 유전 요법을 이용하는 의료진이 아니라는 점에 주목해야 한다. 예를 들어 종양학자들은 수십 년 동안 유전 요법을 사용해 왔다. 유전형 정보는 일상적으로 특정 치료법을 지시하는 데 사용되며 DNA/RNA 기반 도구가 점점 더 많이 사용되고 있다. 유전 기술의 지속적인 발전으로 모든 의료서비스제공자는 그리 멀지 않은 미래에 "유전 치료법"을 사용하게 될 것이다(실제로 미래는 곧 현재가 될 수 있다).

기존의 "치료" Conventional therapies

사례 관리 Case management

지난 10년 동안 **가족 중심의 메디컬 홈**(Family Centered Medical Home) 설립에 큰 역점을 두었다. 1차 진료 의사는 환자의 모든 정보와 진료가 속해 있는 메디컬 홈 기반 진료 시스템에서 중심 역할을 하도록 교육을 받았다. 이와 관련하여 의학유전학 팀은 종합적이고 환자 중심의 서비스를 보장하기 위해 협력하는 메디컬 홈의 전문 파트너인 Medical Home Neighbor의 역할을 할 수 있다. 유전학자가 돌보는 많은 환자는 복잡한 문제를 가지고 있으며 수많은 전문가와 서비스를 필요로 한다. 치료의 조정이 핵심 문제이다. 유전학자들은 직접 치료하기 위해서가 아니라 일차 진료 환경에서 수행되는 작업을 보완할 유전질환에 대한 전문 지식과 정보를 메디컬 홈에 가져오기 위한 역할을 수행한다.

유전 상담 Genetic counciling

처음부터 유전치료의 중심은 유전 상담을 제공하는 것이었다. 유전 상담은 이해 가능하고 관련성이 높으며 민감한 과정에서 유전적 조건에 대한 중요한 정보를 가족에게 제공하는 복잡한 과정이다. 의료유전학자는 유전 상담사와 협력하여 이 정보를 제공한다. 의료계에서는 대부분 환자를 진료할 때 역할에 따라 분업의 차이가 있다. 누가 어떤 역할을 하는지에 관계없이 핵심 요소는 가족이 이해하기 쉽고 유용한 형식으로 필요한 정보를 얻는 것이다. 유전 상담의 주요 과제는 어려운 개념을 설명하는 것이다. 유전학은 일반적으로 대부분의 사람들에게 일상적인 대화가 아니다. 물론 환자마다 이해 수준은 크게 다르다. 또한 상황의 급격한 스트레스로 인해 해석 및 기억이 흐려질 수 있다. 또한 지난 13장에서 논의한 바와 같이 현재 기술은 매우 복잡할 수 있다.

다음의 시나리오를 생각해보도록 하자. 취약X증후군 진단을 받은 7세 소년 환자가 있다(그림 4-27). 가족에게 취약X증후군에서 나타나는 유전 유형을 알리려면 가족에게 다음과 같이 말하고 싶을 것이다. "귀하의 자녀는 취약X증후군이 있습니다. 이는 X 염색체와 연관된 반우성 특성으로 FMR-1 유전자의 트리뉴클레오타이드 반복의 증폭에 의한 유전적 촉진 현상을 보이는 것입니다." 독자들도 12장을 공부하면서 이러한 개념을 이해하는 데 시간이 좀 걸렸을 것이다. 그런데 의학적 배경이 없고 고등학교를 졸업하지 않은 아이의 어머니에게 위 정보를 어떻게 설명할 수 있을지 생각해 보자. 그녀는 취약X증후군의 보인자이기 때문에 IQ가 75이다!

유전자 진단은 때때로 극도로 스트레스가 많은 조건에서 이루어지고 논의된다. 예를 들어, 분만실에서 예상치 못한 선천성 기형을 발견하는 것보다 더 심한 상황은 거의 없다. 선천성 기형을 가진 아이의 출생은 "정상"이라고 생각했던 아이의 상실을 나타낸다. 이러한 상황에 처한 부모는 슬픔의 전형적인 단계를 경험할 것이다. 마찬가지로 특별한 도움이 필요한 아이를 갖는다는 것은 '육아'라는 힘든 일에 또 다른 스트레스가 가해지게 되는 것이다. 특별건강관리대상(special health care needs, SHCN) 아동이 있는 부모는 재정, 보험 상실, 형제자매의 두려움 또는 질투, 휴식기간의 필요성 및 대중의 호기심과 간섭 등과 관련된 불행한 불편함을 포함하여 다양한 방식으로 육아 이외의 추가 스트레스를 갖게 된다. 또한 가족의 유전질환 진단은 종종 기존의 갈등과 긴장을 악화시킨다. 현재 미국의 이혼율은 50%를 약간 넘는다. 장애 아동이 있는 가정의 경우 추정치는 85%이다! 이때 유전 상담사 또는 기타 심리사회적 보조 의료인이 필요할 수 있다. 이러한 상황에서 가족과 함께 하고 종종 스트레스 상황을 다루는 복잡한 과정을 통제하도록 돕는 것이 이 분야가 존재하는 이유이다.

학제 간 서비스 Interdisciplinary services

입술갈림증과 입천장갈림증을 가지고 태어난 아이의 예를 잠시 생각해보자(그림 10-8 참조). 첫 번째로 입술과 입천장의 틈새를 치료하기 위한 외과의가 필요할 것이고, 수술로 인해 상당 부분 문제가 해결될 것이다. 실제로는 입과 얼굴의 갈림증에는 여러 가지 의학적 합병증과 다양한 상태가 있을 수 있다. 현재의 건강관리 기준은 갈림증을 가진 모든 아동에게 전문적인 진료팀을 통해 평가를 받고 치료를 조정할 것을 권장한다. 입술 및 입천장갈림증 아동들을 돌보는 이상적인 팀은 최소 14명의 전문가로 구성된다! 입술갈림증과 입천장갈림증 팀에 참여할 수 있는 전문가 목록은 표 14-5에 나와 있다. 물론 방문하는 모든 아동들이 모든 전문가들을 만날 필요는 없다. 그럼에도 불구하고 최적의 결과를 얻으려면 입술입천장갈림증과 기타 두개 안면 기형이 있는 아동들은 팀 관리로 접근해야 한다. 이 모든 전문가를 독립적으로 방문하는 것이 가족에게 어떤 의미가 있을지 상상해 보자. 이러한 학제 간 서비스는 가족 중심 서비스를 대표한다. 모든 전문가가 "원스톱 쇼핑" 아래에 있을 뿐만 아니라 커뮤니케이션이 최적화된다. 팀은 각 환자의 예후를 최대한 좋게 만들 수 있는

표 14-5 입술입천장갈림증 팀 구성
주요 팀원
청력학
치과(소아 및 성인)
임상유전학
유전 상담
이비인후과
치열 교정
성형수술
언어 병리학
접근 가능한 전문가들
행동 심리학
신경 심리학
안과학
구강 악안면 수술
보철학

조정된 치료 계획과 권장사항을 세울 수 있다. 이 장의 개요에서 언급했듯이 다양한 유형의 학제 간 팀이 존재한다. 표 14-1에는 임상유전학자의 참여가 특히 도움이 되는 일반적인 유형의 팀이 나열되어 있다.

선천성 대사 오류 치료

Treatment of inborn errors of metabolism

유전질환에 대한 가장 초기의 치료들은 대사 질환에 대한 치료였다. 1955년경 호스트 비켈(Horst Bickel) 교수는 페닐케톤뇨증(phenylketonuria, PKU) 치료에 효과적인 페닐알라닌 함량이 낮게 변형된 조제식을 개발하였다(표 8-11 참조). 이 치료법은 PKU를 가진 영아의 정신지체와 높은 사망 가능성을 예방했다. 그 이후로 PKU의 치료는 매우 정교해졌다(8장의 임상 적용 참조). PKU의 치료는 선천성 대사 오류의 성공적인 치료의 가장 좋은 예이다. 이제 여러 대사장애에 대해 다양한 요법을 사용할 수 있다. 1차 치료 옵션에는 식이요법 수정, 보조 인자 대체, 해독제 투여, 효소 대체 요법 및 조직 이식이 포함된다(임상 적용 참조).

바이오 의약품 Biopharmaceuticals

유전 공학을 사용하여 제조된 최초의 대량 생산 의약품은 1982년에 재조합된 대장균에서 생산된 인간 인슐린이었다. 지난 30년 동안 이러한 약물이 많이 개발되었다(표 14-3 참조). 이러한 약물의 개발은 많은 질환에 대한 치료를 크게 향상시켰다. 현재 인슐린 치료를 받는 대다수의 사람들은 1970년대의 경우처럼 소나 돼지에서 추출하는 것이 아니라 유전 공학으로 만든 형태를 사용한다.

이와 관련하여 특히 흥미로운 이야기 중 하나는 성장호르몬 요법에 관한 것이다. 인간 성장호르몬 결핍(growth hormone deficiency, GHD)은 1920년대에 발견되었다. 얼마 지나지 않아 GHD 치료 시도가 시작되었다. 초기 전략은 인슐린의 경우처럼 소에서 추출한 성장 호르몬(growth hormone, GH)을 사용하는 것이었다. 1950년대에 인간(사체) 뇌하수체에서 추출한 GH를 사용한 첫 번째 치료가 시작되었다. 1960년에 연방정부는 뇌하수체 GH의 분포를 중앙집중화하고 관리하기 위해 National Pituitary Agency를 설립했다. 이 기관이 생긴 이유는 GH 공급원이 매우 제한적이기 때문에 보급을 위해서는 우선순위를 정해야 하기 때문이었다. 가장 심각한 GHD 아동만 치료할 수 있었다. 인간 뇌하수체 GH 추출물의 사용은 1985년에 이 치료를 받은 몇몇 어린이들이 크로이츠펠트-야코프병(Creutzfeldt-Jakob disease, CJD)으로 알려진 치명적인 신경퇴행성 장애가 있는 것으로 밝혀지면서 중단되었다(CJD는 전염성 해면상 뇌병증으로 알려진 장애군의 일부이며, 우리에게는 "광우병"으로 익숙하다). 다행히도 이 환자들에게 CJD가 보고된 시기와 거의 같은 시기에 유전적으로 조작된 인간 성장 호르몬(human-growth hormone, hGH)이 개발 마지막 단계에 있었다. 현재 유전 공학 기술로 hGH를 만드는 여러 회사가 있다. 이 기술로 인해 약물을 필요로 하는 모든 사람에게 지속적으로 GH를 적절히 공급할 수 있었다. 또한 인간(사체) 뇌하수체 GH 등을 활용했을 때 발생할 수 있는 생물학적 오염에 노출되는 위험이 더 이상 없어지게 되었다.

유전적으로 개발된 hGH의 생산에 대한 이야기는 매우 흥미롭다. 마찬가지로, 유사한 치료법의 개발에 의해 치료 혁명을 일으킨 유사한 예들이 존재한다. 그러나 이러한 개발의 상황이 항상 단순하지는 않다는 점을 아는 것은 매우 중요하다. 유전적으로 조작된 약물은 많은 도움이 되지만 합병증이 없는 것은 아니다. 그 약물들을 임상적으로 사용할 때, 관련된 몇 가지 중요한 문제가 나타났다.

유전자 조작 약물 사용에 있어 비용은 중요한 문제이다. 이러한 약물을 개발하는 데 드는 연구개발 비용은 엄청날 수 있다. 인간 인슐린의 경우, 이러한 비용은 미국 인구 중 일생 동안 언젠가는 당뇨병 유병률이 약 10%인 점을 감안하면 많은 사람들과 분담할 수 있다. 따라서 당뇨병이 있는 대부분의 사람들은 매우 저렴한 비용으로 조작된 인간 인슐린을 복용할 수 있다. 그러나 이러한 상황은 발병률이 드문 질환에는 해당되지 않는다. hGH의 예를 들어보자면, 현재 치료 비용은 환자의 연령과 체격에 따라 연간 약 20,000~40,000달러 정도로 그 비용이 엄청날 수 있다. 리소좀 저장장애의 치료를 위한 현재 연간 추정 비용은 다음과 같다: 고셔병(150,000달러), 파브리병(250,000달러), 헌터증후군(500,000달러). 이렇게 비싼 비용을 지불한다는 것은 매우 어려운 문제이며, 같은 맥락에서 아래와 같은 중요한 문제들이 야기된다.

1. 약품 비용은 누가 지불하는가?
2. 지불 보장이 있더라도 평생 최대 지불액(한도액)은 얼마인가?
3. 이 치료가 언제쯤 임상시험이 끝나고 표준적인 치료법이 될 것인가?
4. 객관적으로 적용할 수 있는 비용:편익 비율(cost: benefit ratio) 같은 것이 있는가?

이러한 치료법에서 직면한 다른 문제로는 제품 개발 및 제조상의 문제가 있다. 제조업체 측의 재정적 고려사항도 있다. 약물이 재정적으로 수익이 나지 않을 경우, 즉 만들 가치가 없으면 어떻게 할까? 생산을 중단하기로 결정했다면 의약품에 의존했던 환자는 어떻게 되는가? 또 다른 측면의 잠재적인 문제로는 약물의 사용범위를 지나치게 넓히거나 남용하는 것이다. hGH의 예의 경우, 잠재적인 사용과 관련하여 중요한 문제가 제기되었다. 원래 hGH는 완전 성장 호르몬 결핍(growth hormone deficiency, GHD) 환자 치료에만 사용되었다. 그러나 시간이 지남에 따라 약품의 풍부한 공급으로 인해 사용 대상이 부분 GHD로 확장되었을 뿐만 아니라 다른 경우에도 사용되는 것으로 확대되었다. 현재까지 FDA에서 승인된 적응증은 표 14-6과 같다. FDA는 이제 정상적 변형에 속하는 저신장에도 hGH 요법의 사용을 승인했다! "정상적으로 키가 작은" 아동을 치료하는 것의 찬반양론에 대해 윤리적 논의가 계속되겠지만, 이 장의 범위에 해당하지는 않으므로 더 이상 언급하지는 않을 것이다. 그러나 hGH 사용으로 인해 발생하는 잠재적인 문제에 대해서는 숙고하는 것이 좋다. 남용의 또 다른 예로는 hGH를 경기력 향상 약물로 남용하는 것이다. 유명한 운동선수와 "도핑" 혐의에 대한 이야기는 이러한 약물의 남용 가능성을 강조하고 있다.

표 14-6 인간 성장 호르몬 요법 사용에 대하여 승인된 적응증

성장 호르몬 결핍(완전 및 부분)
터너증후군/SHOX 유전자 돌연변이
만성 신부전
프라더-윌리증후군(Prader-Willi syndrome)
자궁 내 성장지연(2세까지 따라잡기 성장 없음)
정상 변형(특발성) SS

결론적으로 말하자면, 유전자 조작 의약품은 인간의 질병을 치료할 수 있는 놀라운 잠재력을 갖고 있다. 이러한 의약품들은 매우 복잡하고 희귀한 질환을 치료하기 위한 첫 번째 방법으로 제시된다. 그러나 그 사용에 주의를 기울여야 한다. 과학 자체는 간단할 수 있지만, 실제 적용(약물을 환자에게 투여)은 예상치 못한 합병증으로 가득 차 있을 수 있다.

유전자 치료 Gene therapy

유전 요법에 대해 논의할 때 대부분의 사람들에게 가장 먼저 떠오르는 것은 "유전자 치료"라는 용어이다. **유전자 치료**(gene therapy)는 여러 가지 방법으로 정의될 수 있다. 좁은 의미로는 DNA를 약리학적 제제로 사용하는 것을 의미한다. 또는 유전자(보다 구체적으로 핵산)가 환자의 신체로 운반되어 치료 결과에 영향을 미치는 것으로 정의할 수 있다. 유전자 치료의 가장 큰 장애물은 정상적인 생물학적 기능을 방해하지 않으면서 정상적인 유전자 서열을 살아있는 유기체로 옮기는 것이 어렵다는 것이다. 간단히 말해서, 원치 않는 문제를 일으키지 않고 올바른 유전자를 올바른 위치로 가져 오는 방법은 무엇일까? 지금까지 유전자 전달을 위한 많은 기술이 시도되었다. 일반적으로 사용되는 전략에는 바이러스 벡터, 플라스미드, 화학적 방법 및 안티센스 올리고뉴클레오타이드(anti-sense oligonucleotide) 가닥이 포함된다.

인간 유전자 치료의 초기 성공 사례 중 하나는 1990

년대 중증 복합면역결핍증(severe combined immunodeficiency, SCIDS) 치료였다. 이름에서 알 수 있듯이 SCIDS는 유아기에 증상이 나타나는 면역 결핍 질환이다. 이 질환은 아데노신 탈아미노효소(adenosine deaminase, ADA) 유전자의 돌연변이로 인한 상염색체 열성 질환이다. 이 효소의 비활성은 백혈구가 정상적인 면역반응을 수행할 수 없도록 만든다. 유전자 요법으로 SCIDS를 치료하는 접근법으로 정상적인 인간 ADA 유전자가 포함된 플라스미드를 운반하는 박테리아를 이용하였다. 복제된 ADA 유전자는 박테리아에서 비활성화된 레트로바이러스로 옮겨졌다. 그런 다음 SCIDS 환자의 골수를 채취하고 레트로바이러스로 감염시켜 ADA 유전자의 기능적 사본을 T세포로 옮겼다. 유전적으로 변형된 T세포를 환자에게 다시 이식했다(그림 14-1). 이 접근법을 사용하여 SCIDS 환자는 질병을 효과적으로 "치료"받았다. 환자들을 추후관찰하면서 발견한 이 치료의 제한점은 낮은 수준의 레트로바이러스 형질 도입(＜1%)과 말초에서 형질 전환된 세포 유지의 어려움 등이다. 또한, 암 발병 위험 증가와 같은 예상치 못한 "부작용"도 발견되었다. 따라서 환자와 일반 대중에게 전달되어야 하는 낙관론과 현실론 사이에는 어느 정도의 균형이 존재한다. 말 그대로 인간의 질병을 치료하는 유전자 치료의 잠재력은 아무리 강조해도 지나치지 않는다. 그러나 앞서 언급했듯이 이러한 치료를 전임상 연구단계에서 효과적인 임상 프로토콜로 변환시키는 데에는 지속적으로 방해가 되는 실용적이고 기술적 문제가 있다. 안전 및 규제에 대한 중요한 문제도 있다. 환자를 위한 가능한 치료 옵션으로 유전자 치료를 논의할 때 임상의는 유전자 치료의 현실에 대해 정직하게 설명해야 한다.

이러한 한계에도 불구하고 유전자 치료의 과학은 계속 발전하고 있다. 최근 몇 년 동안 유전자 치료는 독립적인 분야로 엄청나게 부상했다. 이제는 이 분야에서만 일하는 임상의도 있다. 실제로 현재 유전자 치료에 대한 많은 임상시험이 진행 중이다(표 14-7).

클로닝 Cloning

앞서 언급했듯이 사람들은 "클로닝(복제)"이라는 용어에 감정적으로 반응한다. 자신을 복제하는 것에 대해 심사숙고하는 것은 인류의 가장 기본적인 칙령에 해당한다. 불행히도 이러한 초기 반응으로 인해 대중들은 클로닝이라는 개념을 정확히 이해하지 못했다.

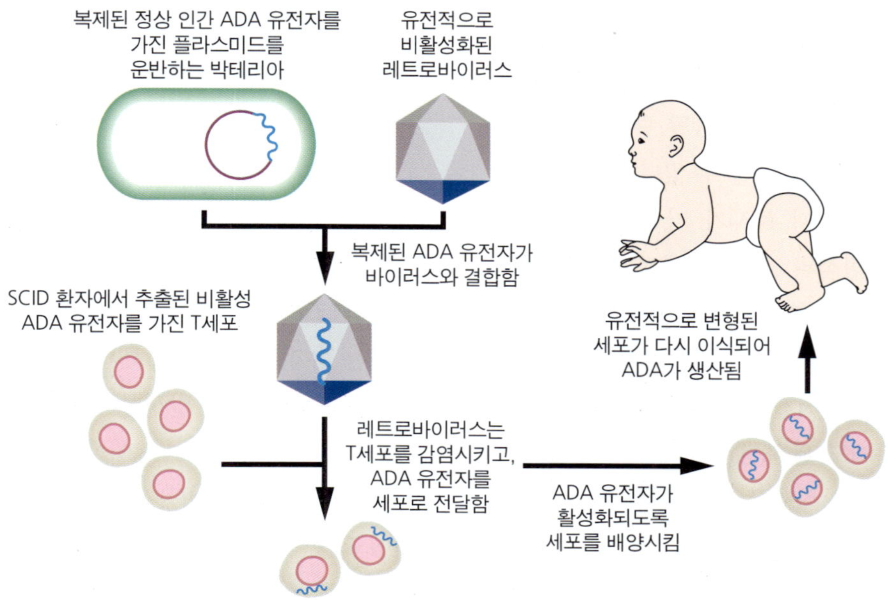

그림 14-1. 중증 복합면역결핍(SCID)에 대한 유전자 치료 시험의 모식도

(Klug WS, Cummings MR, Spencer CA, et al: *Concepts of Genetics*, 10th ed. Benjamin Cummings, 2011.)

표 14-7 유전자 치료를 통한 임상시험

아데노신 탈아미노효소(adenosine deaminase) 결핍
AIDS/HIV
암
관상동맥질환
낭성섬유증
뒤셴느근디스트로피(Duchenne muscular dystrophy)
성장 호르몬 결핍
혈색소병증
혈우병 B
고콜레스테롤혈증
선천성 대사 오류(다발성)
파킨슨병

클로닝(cloning)은 단순히 무언가의 동일한 복사본을 만드는 것을 의미한다. 의료 분야에서 복제는 세포, 조직, 기관 또는 유기체와 같은 여러 수준에서 발생할 수 있음을 아는 것이 중요하다. 복제로 인해 제기되는 엄청난 윤리적 문제는 일반적으로 유기체 복제에 초점을 맞춘다. 이러한 우려로 인해 복제가 인간의 질병을 치료할 수 있는 엄청난 잠재력을 가지고 있다는 사실은 가려지게 되었다. 세포, 조직 및 기관 수준에서 잠재적인 이점은 어마어마하며 이는 대부분 논란의 여지가 없다. 몇 가지 구체적인 예는 다음과 같다.

1. 개인의 신경 세포를 복제하면 척수 손상이나 신경퇴행성 질환(정상 노화까지 포함될 수 있음)과 같은 문제에 대한 치료법이 생성될 수 있다.
2. 자가 이식을 위한 장기 복제가 가능하다. 예를 들어, 전체 신체 표면적의 80~90%에 화상을 입은 사람은 이식을 위해 다량의 조직이 필요하다. 영향을 받지 않은 소량의 피부에서 복제 기술을 사용하면 환자 자신의 피부를 적절히 복제하여 공급할 수 있다(이식 거부 문제도 완화됨). 간 또는 신부전 환자의 경우에도 자신의 세포를 이용하여 전체 대체 장기를 복제하게 된다면 장기 이식으로 인한 문제들을 완화시킬 수 있고, 장기 기증자가 필요하지 않게 된다.
3. 특정 해부학적 구조의 복제는 부상 또는 선천성 기형을 재건하는 데 도움이 된다. 예를 들어, 귀 전체의 복제는 머지않은 미래에 가능하게 될 것으로 보인다.

위의 예들은 아주 현실적인 의미로 "유전 요법"을 잘 보여주는 적절한 예가 될 것이다. 이 예들은 다소 드라마틱하고 사실이라기에는 너무 놀랍게 보일 수 있지만 그럼에도 불구하고 곧 머지않아 실현될 일들이다. 유전 요법의 이러한 무한한 가능성에도 불구하고, 사람들은 인간 복제와 관련된 거대한 윤리적인 문제들로 인해 이러한 가능성을 그늘 밑에 가려두었다. 우리에겐 사람과 다른 동물을 복제하는 도덕적, 윤리적 문제에 대해 깊은 우려가 있다. 이러한 문제에 대한 최종 해결을 위해 모든 관심 분야(윤리, 정치, 종교, 법률) 간의 신중한 고려와 논의가 필요하지만, 여기에서는 복잡하지 않은 매우 간단한 특정 원칙들을 논의하고자 한다.

개인 복제에 대해 가장 오해를 받고 있는 개념 중 하나는 자기 자신을 정확히 똑같이 복제한다는 생각이다. 우리는 우리의 유전 암호가 우리가 누구인지를 결정하는 유일한 요인이 아님을 인식하는 것이 중요하다. 개인으로서 우리는 유전적 구성뿐만 아니라 환경적 영향, 경험 및 기회의 산물이기도 하다. 일란성(monozygotic, MZ) 쌍둥이의 실제적인 예에서 생각해보자. 대부분의 사람들이 일란성 쌍둥이인 형제, 자매들을 접해보았을 것이다. 이들을 관찰해보면 이 두 사람이 비슷하지만 정확히 같지 않다는 사실을 빠르게 알아챌 수 있다. 간단히 말해, 이들은 유전적으로 동일하더라도 발달상 동일하지 않다. 유전적으로 동일하다는 개념조차도 지나치게 단순화한 것이다. 일란성 쌍둥이는 유전적으로 동일하게 시작하지만, 유전적 차이는 임신 기간 동안 발생할 가능성이 높다(7장 돌연변이 참조).

자연돌연변이의 비율로 인해 일란성 쌍둥이는 출생 시에도 몇 가지 후천적 유전적 차이가 있을 것이다. 마찬가지로, 일란성 쌍둥이는 자궁 환경에서도 동일하지 않다. 쌍둥이는 자궁 내 위치와 자궁 내 혈류가 다르다. 임상유전학자들은 일란성 쌍둥이에서 불일치 표현형이 드물지 않게 발생하는 것을 오랫동안 관찰해왔다 ["일치도(concordance)"에 대한 10장과 그림 10-5 참조].

현재 대부분의 국제법과 국제 간의 합의는 극도의 주의를 기울이고 있다. 현재 미국에는 개별 인간 복제에 대한 법적 유예가 존재한다. 이것이 승인된 관행이 되기 전에 많은 윤리적 및 법적 문제를 해결해야 한다. 몇 가지 실질적인 문제도 해결해야 한다. 예를 들어, 유명한 복제양 돌리(그림 14-2)는 성체 양의 공여 세포에서 핵을 핵치환하여 고안되었다. 따라서 출생 당시에도 돌리는 성숙한 게놈을 가지고 있었고 실제로 조기 노화로 사망했다. 따라서 이 영역에서 주의 깊은 감독이 필요하다는 것이 분명하다. 그러나 이러한 주의가 환자에게 큰 도움이 될 수 있는 중재를 위한 노력을 방해해서는 안 된다.

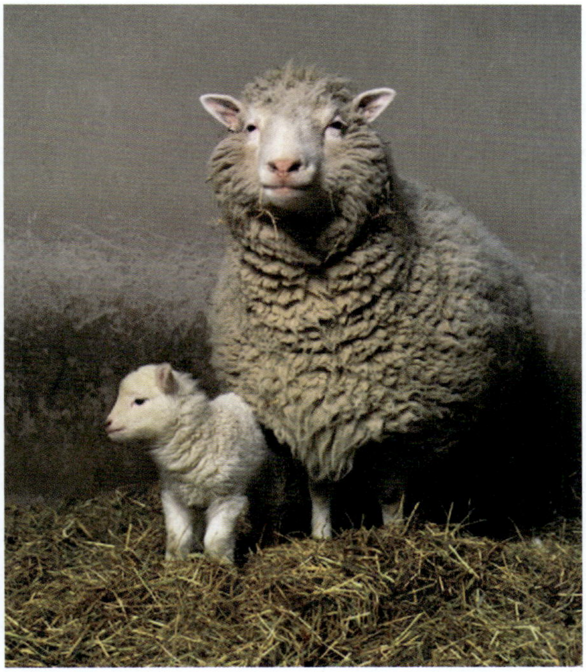

그림 14-2. 매우 유명한 양인 돌리(오른쪽)는 핵 이식을 통해 글자 그대로의 복제품으로 '수태'되었다. (Courtesy of the Roslin Institute, The University of Edinburgh.)

맞춤의료 Personalized medicine

맞춤의료는 개인의 고유한 생물학 및 생리학적인 특성을 중점으로 하는 의료서비스로 정의되며 맞춤형 의학으로 인해 의료서비스를 개선할 수 있다. 간단히 말해서 이것은 개인의 고유한 상황에 맞추어 만들어진 의료서비스이다. 우리가 여러 번 강조했듯이, 개인의 다양성에 크게 기여하는 것은 자신의 게놈 구성이다. 따라서 궁극적인 "유전 치료"는 개개인의 게놈에 대한 지식을 가지고 개개인의 의료 관리를 하는 것이다. 맞춤의료는 여러 수준에서 발생할 수 있다. 가장 간단한 형태로는 환자의 가족력 정보를 사용하여 질병 예방을 위한 검사, 선별검사 또는 중재가 필요한 특정 위험을 식별할 수 있다. 9장에서 우리는 모든 환자에 대한 가족력 정보를 갖는 것의 중요성을 강조했다. 잘 훈련된 현대 의료전문가는 환자의 가족력을 검토하고 정확하게 대응할 수 있도록 유전학에 대한 실무 지식을 가지고 있어야 한다. 지금 이 시대에도 유전 진단에 있어서 가족력은 가족의 상태를 확인하고 진단하는 데 매우 효과적이다. 이는 매우 고전적인 방법이지만 가장 효과적인 맞춤의료이다!

11장에서 논의한 바와 같이 눈부시게 성장한 분자 기술들을 사용하여 이제 맞춤의료를 분자생물학적인 수준에서 진행할 수 있다. 향후 10년 동안 분자 기반 맞춤의료의 시대가 도래할 것이다. 현재 해결해야 할 환급 및 규제와 같은 몇 가지 실행 계획상의 장애물들이 있다. 그러나 머지않은 미래에 맞춤의료의 임상적 유용성이 나타날 것이라는 데에는 의문의 여지가 없다(표 1-5 참조).

3. 임상 적용 Clinical correlation

유전 치료제에서 흥미로운 발전이 이루어진 많은 분야 중 하나는 리소좀 저장장애의 치료이다. 리소좀 저장장애(lysosomal storage disease, LSD)들은 공통적인 병인 기전들을 공유하고 있다. 그 기전은 효소 이화 과정의 문제이다(8장 참조). 다른 LSD들은 생화학물질이 세포 내에 비정상적으로 축적되는 특징이 있다(13장 참조). 리소좀 내 물질의 점진적인 축적은 결국 세포 기능을 방해한다. 따라서 전형적인 LSD 환자는 출생 시 정상적인 표현형을 가지고 있다. 시간이 지남에 따라 비정상적으로 저장된 화합물의 유형과 축적 정도를 특징으로 하는 비정상 표현형이 나타난다.

헐러증후군(Hurler syndrome)은 LSD의 한 예이다. 이 질환은 1919년에 독일 의사인 거트루드 헐러(Gertrude Hurler) 박사가 언급하였다. 이 질환은 알파-L-아이듀로나이드분해효소(alpha-L-iduronidase)라는 효소가 결핍되어 발생하며, 대부분의 선천성 대사 오류와 마찬가지로 상염색체 열성 형질로 유전된다. 알파-L-아이듀로나이드분해효소 글리코사미노글리칸(glycosaminoglycan, GAG) 데르마탄 황산 및 헤파란 황산에서 알파-L-아이듀로나이드분해효소 잔기를 절단한다. GAG의 또 다른 용어는 "점액다당류"이다. 따라서 헐러증후군 및 기타 관련 질환을 총칭하여 "점액다당류 축적질환(mucopolysaccharide storage disorders, MPS)"이라고 한다. 헐러증후군은 I형 MPS로 지정되었다.

헐러증후군이 있는 영아는 출생 시 표현형상으로는 정상이다. 성장과 발달은 보통 생후 첫 몇 년 동안 정상적으로 진행된다. 초기 증상으로 반복적인 귀 감염과 편도 비대가 나타날 수 있다. 결국 GAG의 비정상적인 축적은 다른 표현형 변화로 이어질 것이다. 뼈에 GAG가 축적되면 다발성 뼈발생이상(dysostosis multiplex)으로 알려진 변화 양상이 생긴다. 여기에는 얕은 안와를 가진 확대된 두개골이 포함될 수 있다. 두개골은 두껍고 두개골 봉합은 처음에는 넓어지지만 결국에는 조기에 닫힌다. 갈비뼈는 척추 뼈에 붙어 있는 부분이 좁고 흉골에 접근할 때 넓어진다. 때로는 "노(oar) 모양"으로 묘사된다. 쇄골은 짧고 두꺼우며 가장자리가 불규칙하다. 척추체는 후크(갈고리) 모양이 나타난다. 골반은 작은 대퇴골두와 장골 날개는 나팔 모양으로 기형이다. 긴 뼈들은 골간이 벌어지고 뼈끝은 이형성이다. 지골 뼈는 넓어지고 가늘어지며 "총알 모양"으로 형성된다(그림 14-3A~C). 다른 조직에서 GAG가 점진적으로 축적되면 간비장비대증, 흐려진 각막, 탈장 발생 및 얼굴 외형의 점진적 거칠어짐이 발생한다(그림 14-3D). 가장 심각한 합병증은 중추 신경계에 GAG의 비정상적인 저장으로 인한 진행성 신경 퇴화이다. 헐러증후군인 경우 일반적으로 초기에 신경학적 퇴행을 보이다가 10대에 사망한다.

헐러증후군을 치료하기 위한 초기 시도(1960년대 및 1970년대)에는 환자의 복부에 임신막(즉, 양막)을 외과적으로 배치하는 것이 포함되었다. 이 치료법은 실제로 일시적이긴 하지만 장애의 진행을 다소 완화시켰다. 지난 몇 년 동안 헐러증후군 치료에 대한 현대적인 접근 방식이 등장하게 되었다(그림 14-4). 유전자 조작된 효소 대체 요법은 2003년에 이용 가능하게 되었다. 이 방식으로 치료받은 환자는 제조된 인간 효소를 1~2주마다 정맥으로 주입 받는다. 이 치료는 말초조직에서 GAG의 축적을 줄이는 데 효과적인 것으로 보인다. 효과적인 치료에 대한 한 가지 중요한 장벽은 혈액-뇌 장벽을 통과하여 효소를 전달하는 것이다. 현재의 임상시험은 약물의 척수강 내 투여의 효과를 살펴보고 있다.

효소 결핍을 교정하는 또 다른 방법은 조직이식이다. 미국과 유럽의 여러 센터에서는 헐러증후군 및 기타 LSD에 누락된 효소를 제공하는 또 다른 방법으로 줄기세포 이식을 제공한다. 이식은 효소를 제공하는 "영구적인" 방법이라는 장점이 있지만, 이식의 위험이 높고 장기적인 면역 억제 문제가 수반된다. 효소 주입과 마찬가지로 혈액-뇌 장벽을 통한 효소 전달 문제는 여전히 복잡한 문제이다.

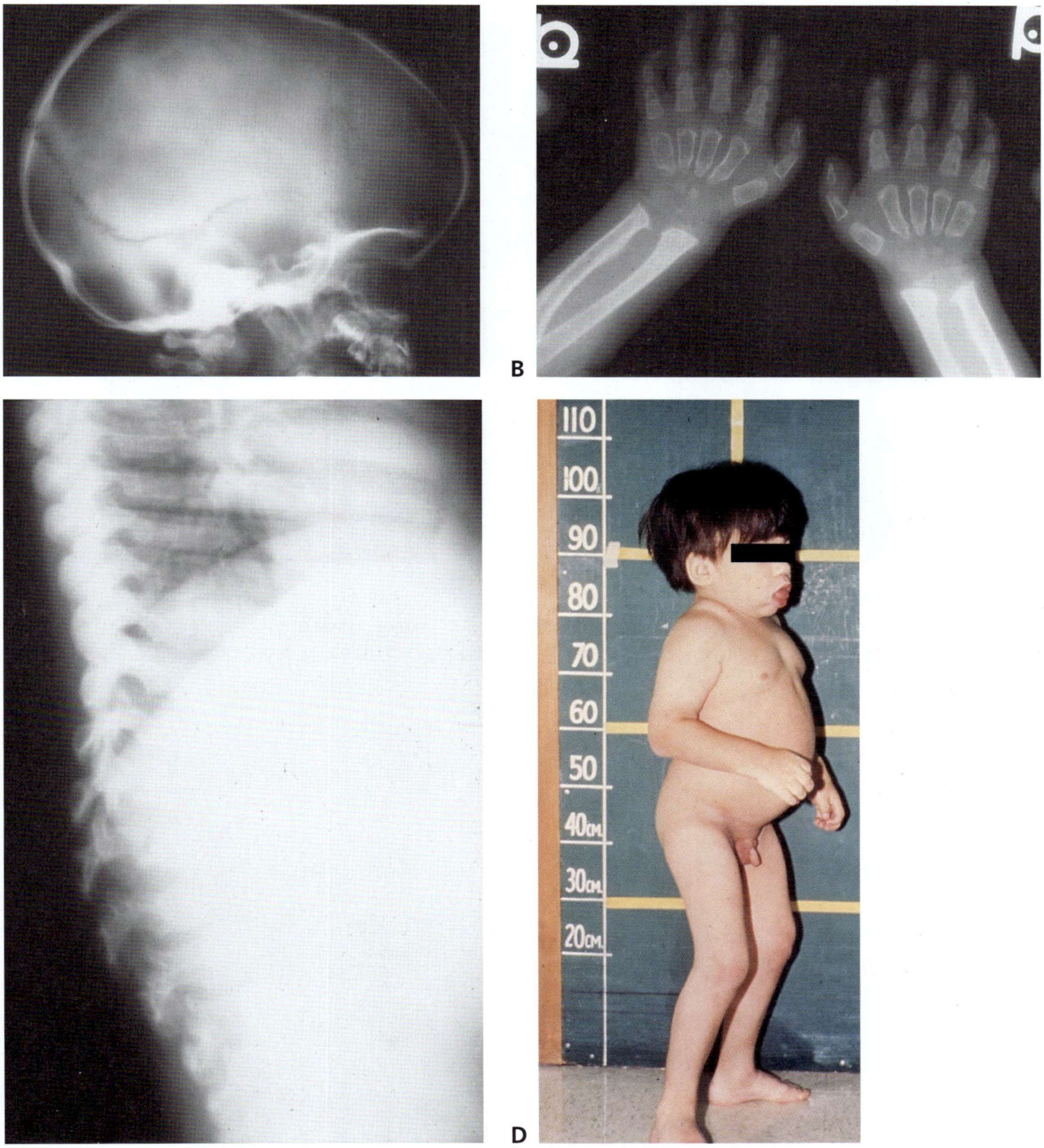

그림 14-3. 헐러증후군

A~C. 다발성 뼈발생이상을 보여주는 X-선(자세한 내용은 본문 참조), **D.** 치료 옵션이 나타나기 전 헐러증후군이 있는 남아. 이 환자는 질병의 징후와 증상이 진행되었다.

위의 치료법이 개발될 때까지 헐러증후군 아동의 "치료"는 대체로 지지 치료에 의존했다. 질환의 상태가 꾸준히 진행되는 질환이기 때문에, 유전학자가 할 수 있는 가장 중요한 일은 자녀가 계속 악화되는 것을 지켜보는 어려운 시기 동안 가족을 돕는 것이었다. 헐러증후군은 점진적이기 때문에 초기 치료가 이상적이다. 현재 효과적인 치료법이 존재하기 때문에 신생아의 효과적인 선별검사를 수행할 수 있는지에 대한 큰 관심이 쏟아지고 있다.

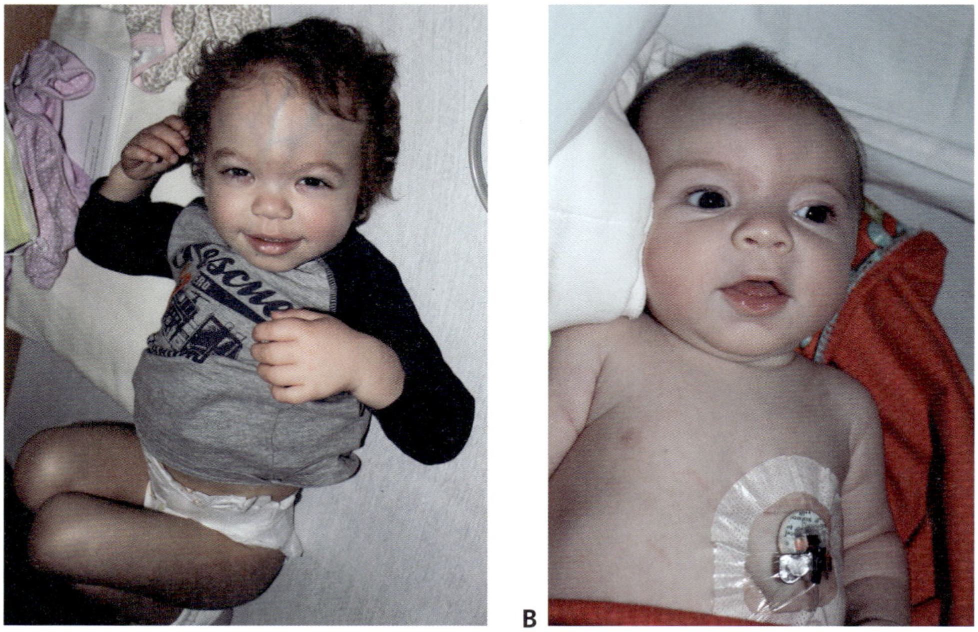

A B

그림 14-4. 헐러증후군(I형 점액다당류)이 있는 남매

A. 줄기세포 이식 후 2.5세 남아. 그는 발달상 정상적으로 자라고 있다. **B.** A의 소년의 여동생, 자궁에서 헐러증후군 진단을 받았으며 출생 시 확인되었다. 이 아이는 생후 몇 주부터 효소 대체 요법을 받고 있으며, 이 사진은 이식 후의 모습이다. 이 아이는 치료되지 않은 점액다당류 축적질환에서 볼 수 있는 신체적인 결함이 보이지 않는다.

Chapter 15

집단유전학과 유전적 다양성

Population Genetics and Genetic Diversity

1. 개요 Background and Systems Integration

유전자 분석의 몇 가지 중요한 요소는 전체 인구를 평가할 때만 적용될 수 있다. 집단에 대한 평가는 해당 집단의 특정 개개인의 미래를 구체적으로 예측하는 것을 의미하지는 않는다. 다만 이는 확률에 기반한 주장이다. 그러나 강력한 분자생물학적 및 유전적 기술들은 우리가 환자 개개인과 그 가족을 더 잘 이해하도록 도울 수 있다. 이 섹션에서는 이러한 기술들의 정량적 접근방식을 소개하려고 한다.

유전자 풀의 대립유전자 빈도

Allele Frequencies in a Gene Pool

6장에서 멘델 유전방식에 따라 수정 시 발생할 수 있는 사건을 시각화하기 위해 퍼네트 사각형(Punnett square)을 사용했다(그림 6-3 참조). 퍼네트 사각형은 두 개의 독립적인 확률, 즉 난자의 핵과 정자의 유전적 구성을 결합한다. 예를 들어 두 이형접합체($A\ a$) 사이에 교차가 있는 경우 A 대립유전자를 보유하는 생식세포(배우자, gamete)의 확률은 $^1/_2$이고 두 부모로부터 A 대립유전자를 물려 받아 $A\ A$가 되는 개별 자손의 확률은 곱이다: $^1/_2 \times {}^1/_2 = {}^1/_4$.

멘델 교차 가정을 일반화하여 동일한 접근법을 사용하여 모집단에서 각 유전자형의 확률을 예측할 수 있다. 멘델 교차 가정에서, 이형접합체($A\ a$)는 A 대립유전자를 가진 배우자를 생산할 확률이 $^1/_2$이고 a 대립유전자가 있을 확률이 $^1/_2$이다. 따라서 $p = q = {}^1/_2$이다. 그러나 집단에서 유전자형의 결과는 **유전자 풀**(gene pool)에서 발생하는 사건을 고려해야 한다. 유전자 풀은 모집단의 모든 개인에서 모든 대립유전자를 나타내는 이론적 개념이다. 집단에서 p는 모든 A 대립유전자의 비율을 나타내고 q는 유전자 풀에 있는 모든 a 대립유전자의 비율을 나타낸다. 이들이 주어진 유전자에 대한 유일한 대립유전자인 경우

$$p + q = 1$$

두 개 이상의 대립유전자(예 : $p + q + r = 1$)를 설명하도록 대수를 확장할 수 있지만, 대부분의 경우 필요하지 않다. 이 빈도 중 하나를 알고 있다면 열성 대립유전자의 빈도 $a = 0.21 = q$이면 $p = 1 - q$이고 이 예에서는 $p = 1 - 0.21 = 0.79$이다. 우리는 유전형 예측을 모델링하는 데 사용되는 방법을 탐색하면서 이 아이디어의 적용을 보게 될 것이다.

하디-바인베르크 평형 The Hardy-Weinberg Equilibrium

모집단의 대립유전자 빈도에서 정상적인 감수분열과 무작위 수정 외에는 아무것도 작동하지 않는다고 가정하면 각 유전자형의 비율을 예측하는 것은 쉬운 일

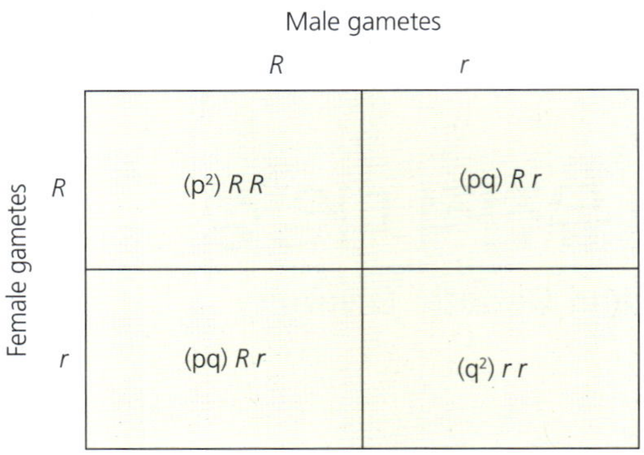

그림 15–1. 하디–바인베르크(Hardy-Weinberg) 평형은 모든 결과와 그 비율을 요약하는 익숙한 퍼네트 사각형(Punnett square)에서 파생된 것이다. p를 우성 R 대립유전자의 빈도로, q를 열성 r 대립유전자의 빈도로 두면 재생산 유전자 풀에서 배우자 간의 무작위 연관성은 $p^2 + 2pq + q^2$ 비율의 세 가지 유전자형을 산출한다.

이다. 독립 확률 곱셈법칙의 간단한 적용을 사용해보기로 하자(그림 15-1). 주어진 대립유전자를 가진 배우자는 유전자 풀에서 해당 대립유전자의 빈도 함수로 결합할 것이라고 가정한다. 예를 들어 대립유전자의 10%가 R이면 수정 시 두 R 대립유전자가 결합하여 RR 유전자형을 생성할 가능성은 $0.1 \times 0.1 = 0.01$이다.

종종 이 법칙을 적용하는 것은 반대로 작동한다. 모집단에서 드문 열성 상태의 빈도를 알고 있다면 해당 빈도(q^2)의 제곱근은 대립유전자 빈도(q)와 같다. 예를 들어, 2,500명의 출생 중 한 명의 어린이에게서 열성 질환이 발견되었다고 가정해보자. 이는 인구의 0.0004이다. 이것은 q^2이므로

$$q = 0.02$$
$$p = 1 - 0.02 = 0.98$$

가장 관심을 끄는 빈도는 이형접합 보인자인 $2pq$이다. 왜냐하면 표현형은 정상이지만 대립유전자를 자손에게 전달할 가능성이 있기 때문이다. 이 경우 이 예에서 모집단의 이형접합체의 빈도는

$$2pq = 2\ (0.98)\ (0.02) = 0.0392$$

또는 25명 중 한 명의 어린이가 이형접합 보인자가 될 것이다. 하디–바인베르크 법칙은 간단하지만 매우 강력한 예측 도구이다. 이형접합 보인자는 종종 집단의 동형접합체 우성 구성원 사이에 숨겨져 있다. 그러나 인구에서 열성 형질을 보이는 사람이 몇 명인지 안다면 그 빈도를 추정할 수 있다. 생화학적 기술이 발달하면서 몇몇 중요한 형질들을 알아내기 위해 이형접합 보인자들을 구별해 낼 수 있는 것은 사실이지만, 이러한 생화학적 기술들은 가족의 일상적인 평가에 자주 사용되지 않는다. 이러한 연관성을 분류하는 데 하디–바인베르크 관계는 매우 유용하다. 그러나 이는 핵심 가정이 참인 경우에만 유효하다.

하디–바인베르크 가정: 집단유전학에 대한 귀무 가설 Hardy-Weinberg Assumptions: A Null Hypothesis for Population Genetics

하디–바인베르크 관계는 집단유전학의 귀무 가설(null hypothesis)이다. "귀무 가설"은 대립유전자를 자손에게 전달하는 기본 과정을 변화시키는 데 아무 것도 작용하지 않는 경우 예측이 유지됨을 의미한다. 이는 감수분열과 수정이 정상적이고 무작위적이라고 가정한다. 그러나 이 모델에는 몇 가지 추가적인 관점이 존재한다. 명백한 기본 가정은 종(species)이 성적으로 번식한다는 것이다. 따라서 이러한 모델을 박테리아와 같은 병원체에 적용할 수는 없다. 또 다른 가정은 개인은 두배수체라는 것이다. 연관 불균형(11장)과 같이 앞서 이 것을 논의한 결과 중 일부는 유전자 풀의 구성을 고려할 때도 관련이 있다. 이 장에서 우리는 주로 단순한 두배수체 상속과 관련된 예를 살펴볼 것이다. 물론 여기에는 중요한 예외가 있다. 남성의 X-연관 유전자이다. 사실 집단유전학 연구를 그토록 매력적이고 복잡한 주제로 만드는 것은 이러한 예외적인 상황들이다. 예외의 결과는 표 15-1에 요약되어 있으며 이후에 보다 공식적으로 설명하도록 하겠다. 우리는 몇 가지 예외 결과에 대해서 공식적인 계산법을 개발할 것이다.

이주 효과 Effects of Migration

이주(migration)는 예외가 예상되는 유전자 빈도를 어떻게 변경할 수 있는지 보여주는 좋은 예이다. 이 경우 크게 변경되지 않을 수 있다. 그러나 요점은 이주의 효과를 비교적 간단한 수학적 모델로 정량화할 수 있

표 15–1 하디–바인베르크(Hardy-Weinberg) 평형 가정에 대한 예외의 결과

가정	가정이 충족되지 않을 때 유전자 풀에 미치는 영향
무작위 교배	근친 교배와 다양한 교배는 동형접합체의 빈도를 증가시킨다.
큰 인구 집단 크기	인구 크기가 작으면 무작위 부동이 발생한다. 창시자 효과는 더 많은 인구의 작은 표본으로 새로운 인구를 설정하는 경우이다.
이주 없음	이주는 다른 빈도의 집단에서 대립유전자를 가져올 수 있다.
돌연변이 없음	돌연변이는 한 대립유전자를 다른 대립유전자로 바꾼다.
자연선택 없음	선택은 다음 세대에 대한 유전자형의 특정 기여를 선호하거나 선호하지 않는 것이다. 결과는 선택의 강도와 유전자형 간의 분포에 따라 달라진다.

다는 것이다. 이주와 같은 것은 동물과 식물에만 관련이 있다고 생각할 수 있다. 그러나 지역 및 민족 유전 역사를 가진 인간 집단 간의 이주도 같은 방식으로 작용할 것이다.

두 집단의 대립유전자의 빈도가 다르다고 가정한다(그림 15–2). 이 예에서 A 대립유전자의 빈도($p = 0.8$)는 이주자를 제공하는 그룹($p = 0.4$)보다 수용자 집단(r)에서 더 높다. 대립유전자 빈도에서 이 차이의 영향은 얼마나 많은 이주민(m)이 수용자 집단으로 이동하는지에 따라 달라진다. 수용자 집단($1 - m$)의 다른 모든 대립유전자는 원래 집단에 머물렀던 비이주자를 나타낸다. 다음 세대에서 대립유전자 빈도에 대한 이동의 효과를 확인하기 위해 열성 대립유전자 빈도에 초점을 맞추는 것이 전통적이다. q는 한 세대 후 a 대립유전자의 빈도를 나타낸다(이 수용자 집단에서 $q = 0.2$, 이주자 집단에서 $q = 0.6$이다).

이동이 발생한 후 수용자 집단 r에서 a 대립유전자의 빈도는 q_r'로 표시된다. 이 새로운 빈도는 수용자 집단에 남아 있는 대립유전자의 비율과 빈도, 공여자(이주자) 집단에서 이주 대립유전자의 비율과 빈도에 대한 함수이다.

$$q_r' = q_r(1 - m) + q_m(m) = q_r - m\,q_r + m\,q_m$$

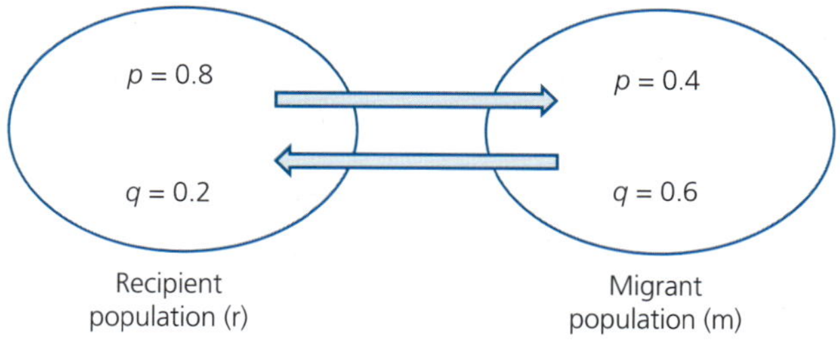

그림 15–2. 부분적으로 분리된 두 유전자 풀 간의 이동의 예
수용자 집단(r)은 두 대립유전자의 빈도가 다른 집단으로부터 일정 비율의 이주자(m)를 받는다.

Δq("델타 q"로 읽음)가 이 한 세대의 이동에 대한 대립유전자 빈도의 변화를 나타내도록 하면(즉, $q_r' - q_r$은 새로운 세대의 빈도에서 이전 세대를 뺀 값임), 우리는 이 이주 효과에 대한 일반화된 예측을 공식화하고 유도할 수 있다.

$$\begin{aligned} \Delta q &= q_r' - q_r \\ &= q_r - m\,q_r + m\,q_m - q_r \end{aligned}$$

$q_r - q_r = 0$이므로 q_r 항은 취소된다. 나머지 항에서 이주(m)를 인수분해하고 빼기 위해 재배열하면 다음과 같이 줄어든다.

$$\begin{aligned} &= q_r - m\,q_r + m\,q_m - q_r \\ &= -m\,q_r + m\,q_m \\ &= m\,(q_m - q_r) \end{aligned}$$

즉, 이주 효과는 두 가지 기능을 한다: 이주가 얼마나 자주 발생하는가(m)? 그리고 두 집단 간의 대립유전자 빈도의 차이는 무엇인가? 이것은 논리적이다. 또한 중요한 인구 역학을 설명하는 수학적 관계가 상대적으로 간단하고 정확할 수 있음을 보여준다. 우리는 중요한 선택 사례를 제외하고는 하디–바인베르크 가정의 다른 예외에 대한 공식을 개발하지 않을 것이다. 대신 이러한 과정이 가져올 수 있는 결과를 간단히 설명하겠다. 그러나 모든 것은 이와 같은 방식으로 공식화될 수 있다.

이 특수한 예를 완성시키려면 대립유전자 빈도만 대체하면 된다. 이 시연을 위해 우리는 이민자의 비율인 m을 높게 할 것이다($m = 0.10$). 수용자 집단에서 a의 새로운 약간 증가된 빈도는 원래 빈도와 이주민에 의해 도입된 변화이다.

$$q_r' = q_r + \Delta q = 0.20 + 0.10\,(0.60 - 0.20) = 0.24$$

유사하게, 수용자 집단에서 우성 대립유전자의 빈도는 0.80에서 0.76으로 감소할 것이다.

돌연변이의 효과 Effects of Mutation

돌연변이는 한 대립유전자를 다른 대립유전자로 바꾼다. 돌연변이율(mutation rate)은 유전자의 크기, 즉 변할 수 있는 뉴클레오타이드의 수와 같은 다양한 요인에 따라 유전자마다 다르다. 소위 **복귀돌연변이**(back mutation)는 돌연변이를 원래의 대립유전자로 되돌릴 수 있다. 그러나 복귀돌연변이는 일반적인 **전향돌연변이**(forward mutation)보다 훨씬 덜 일반적이다. 유전자가 변하면 그 기능을 바꿀 수 있는 점이 많다는 점을 고려하면 이는 이치에 맞는 말이다. 그러나 일단 변경되면 그 변경을 정상으로 되돌릴 수 있는 방법은 훨씬 적다.

돌연변이율은 "집단" 측정이다. 이는 개인에게도 적용되지만, 비율은 그룹에서만 측정될 수 있고 환경 및 기타 조건에 따라 다양한 비율로 발생한다. 화학적 또는 방사선 유발 돌연변이나 DNA에 전이 요소를 삽입하는 경우에도 유전자의 돌연변이율은 개체군 빈도에서 추정해야 한다. 그러나 누적 돌연변이 데이터를 기반으로 한 근사치는 일반적으로 임상 평가에 충분하다.

많은 과정들이 형질의 표현형 표현을 숨기거나 변경할 수 있다. DNA 서열 데이터가 없거나 유전자의 표현형 발현 메커니즘을 이해하지 않는 한 가변 발현 또는 불완전 침투와 같은 과정과 복귀돌연변이를 구별하기 어려울 수 있다. 복귀돌연변이는 현재 평가 기술을 사용하는 일반적인 의료 상황에서 흔하지 않은 발견이지만, 향후 더 자세한 유전 진단 도구를 사용할 수 있게 됨에 따라 DNA 서열을 평가할 때 염두에 두어야 할 복잡한 요소가 될 수 있다.

집단 크기 및 비무작위 교배

Population Size and Nonrandom Mating

집단이 작아질수록 근친 교배의 확률이 높아진다. 이것은 적어도 두 가지 중요한 결과를 가져올 수 있다. 첫째, 열성 대립유전자가 일부 공통 조상으로부터 양쪽 부모에 의해 유전될 가능성을 높일 수 있다. 이 경우 희귀한 열성 형질이 발현될 가능성이 더 높다. 예를 들면, 미국에서는 열성 백색증 및 색소성 피부건조증 발생률의 약 20%와 테이-삭스병 발생의 30~40%가 사촌끼리 결혼하여 부모가 된 가족에서 발생한다. 그 효과는 열성 유해 대립유전자의 희귀성에 따라 증가한다. 희귀한 대립유전자는 일반적으로 집단에서 가끔 이형접합체로만 발견되기 때문이다. 그러나 동형접합체 자손은 관련 이형접합체가 짝을 이루면 증가한다.

크기가 작은 모집단의 두 번째 결과는 무작위 표본 추출로 인한 변동이 더 중요해진다는 것이다. 이것은 한 세대에서 다음 세대로 대립유전자 빈도의 무작위 변이와 예측 불가능성으로 인해 발생하는 **유전적 부동**(genetic drift)(그림 15-3)을 초래한다. 완전한 동형접합성으로의 부동은 집단 규모의 심각한 감소로 인한 **병목현상**(bottleneck effect)과 같이 특히 작은 집단에서 발생한다(그림 15-4). 이전 13장에서 세포질 유전(cytoplasmic inheritance) 중에 발생하는 미토콘드리아 돌연변이의 전파에 대한 내용에서 비슷한 종류의 유전적 다양성의 감소를 보았다. 난자 발달과정(oogenesis) 동안 미토콘드리아 수가 급격히 감소하는 병목현상이 발생하면 정상 세포와 미토콘드리아 DNA(mtDNA) 돌연변이를 보유한 영향을 받은 세포의 비율이 크게 변경될 수 있다.

선호하는 특성에 따라 짝을 선택하는 것과 같은 무작위 교배의 편차도 유전형 빈도에 영향을 미칠 수 있다. 종교적 지역이나 지리적으로 고립된 그룹과 같은 소규모 집단에서는 집단 규모와 짝 선택과 같은 행동 요인으로 인해 비무작위 교배 간에 차이가 거의 없다. 그러나 대부분의 대규모 집단에서는 양성 동류교배(assortative mating: 유사한 특징들 때문에 서로를 선택하는 짝)와 같은 비무작위 교배가 중요할 수 있다. 대

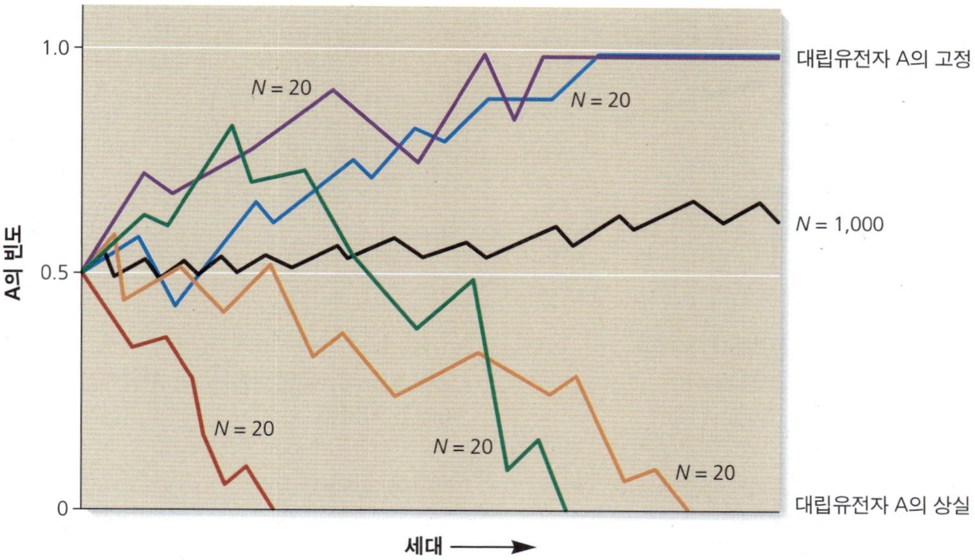

그림 15-3. 시간 경과에 따른 대립유전자의 무작위 샘플링에 대한 컴퓨터 시뮬레이션 결과
개체 수(N)가 20개에 불과할 때 무작위 부동은 대립유전자 빈도를 변경하고 하나 또는 다른 대립유전자를 고정시킬 수 있다. 개체수가 많은 경우(예: 1,000), 무작위 샘플링의 효과는 사소한 샘플링 변화 이상으로 유전자 풀의 구성을 변경하지 않는다. (Reprinted with permission from Brooker RJ: *Genetics: Analysis & Principles*, 4th ed. New York: McGraw-Hill, 2012.)

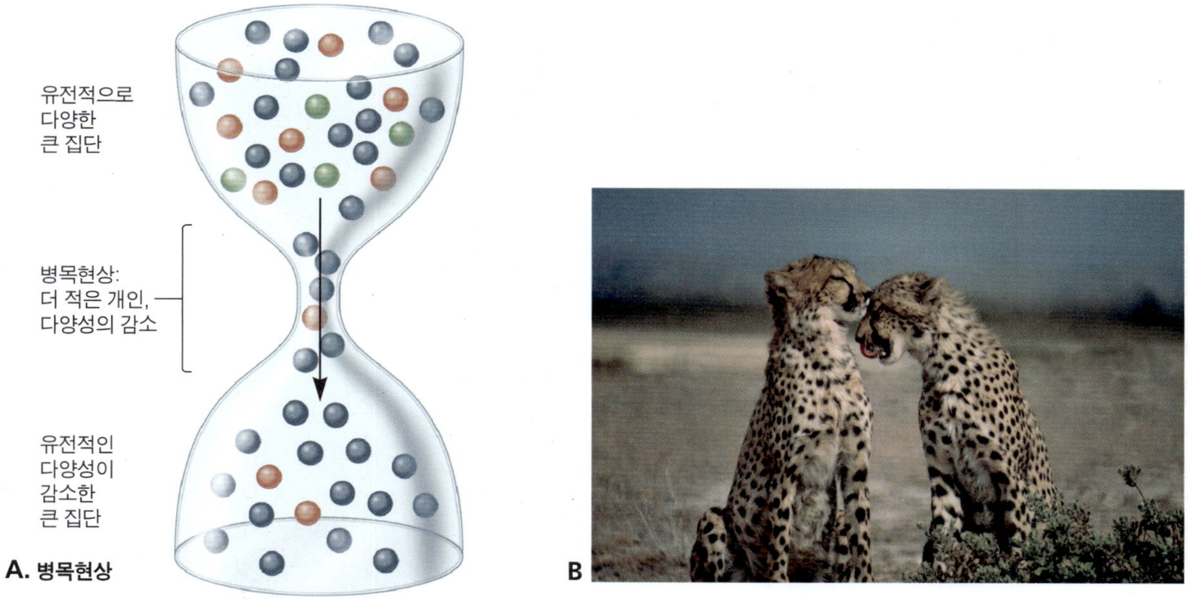
유전적으로
다양한
큰 집단
병목현상:
더 적은 개인,
다양성의 감소
유전적인
다양성이
감소한
큰 집단
A. 병목현상
B

그림 15-4. "병목현상(bottleneck effect)"
유전적 다양성의 감소는 완전한 동형접합성의 지점까지도 발생할 수 있다. 이것은 집단 규모의 심각한 감소로 인해 발생할 수 있다. **A.** 모래시계 표현, **B.** 치타 (**A:** Reprinted with permission from Brooker RJ: *Genetics: Analysis & Principles*, 4th ed. New York: McGraw-Hill, 2012. **B:** Photo by Gary M. Stolz, U.S. Fish and Wildlife Service, via Wikimedia Commons.)

립유전자 빈도를 변경하는 대신, 동류교배는 유전자형 빈도만 변경한다. 특히 두 동형접합체의 빈도를 증가시킨다.

완전 자가수정의 하나인 근친 교배의 극단적인 경우의 효과는 그림 15-5에 나와 있다. 이형접합체의 비율은 각 세대에 반으로 줄어든다. 덜 극단적인 경우에도 더 느리게 발생하지만 결과는 비슷하다. 근친 교배는 대립유전자 빈도를 변경하지 않고 동형접합성을 증가

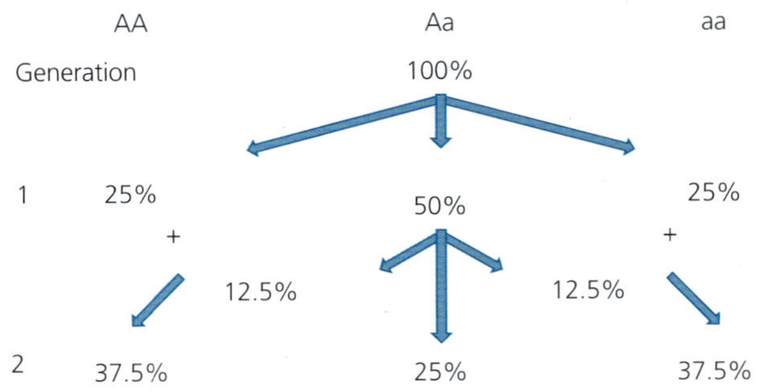

그림 15-5. 근친 교배의 극단적인 예(자가수정)
이형접합체의 비율은 각 세대마다 절반으로 줄어든다.

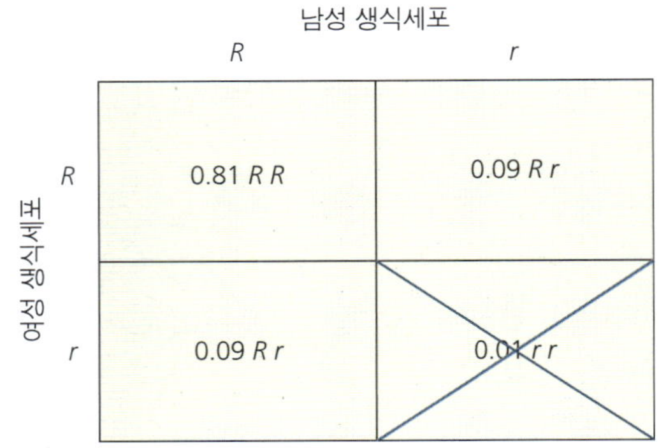

그림 15-6. 동형접합(*rr*)이 사망하는 경우를 보여주는 퍼네트 사각형

시킨다.

자연선택의 결과 Consequences of Selection

근친 교배, 돌연변이 및 지리적 기원과 같은 요인들은 많은 인간 집단 사건에 미치는 영향에서 선택보다 더 중요할 수 있다. 그러나 선택은 적어도 이론적으로는 여전히 매우 눈에 띄는 집단 현상이다. 하디-바인베르크 평형은 선택이 없다고 가정한다. 이것을 말하는 또 다른 방법은 각 유전자형이 다음 세대에 동등하게 기여할 것이라는 것이다. 대립유전자는 유전자형의 빈도에 따라 다음 세대로 전달된다. 그러나 한 특성이 다른 특성보다 유리하면 다음 세대에 더 큰 기여를 할 것이다. 선호되는 형질에 대한 선택이 있었고 그것을 생산하는 대립유전자는 다음 세대의 유전자 풀에서 증가할 것이다.

우리는 열성 치사 유전자형의 경우를 모델링하여 이 아이디어를 설명할 수 있다. 동형접합 열성 개체가 번식 전에 죽으면 하디-바인베르크의 "선택 없음" 가정은 유지되지 않는다. 그림 6-3에서 퍼네트 사각형을 도입하여 대립유전자가 곱셈 규칙에 따라 어떻게 결합하여 멘델 비율로 모든 유전형 결과를 산출하는지 보여주었다. 또한, 그림 15-1에서 $p = q = {}^{1}/_{2}$이라는 가정을 완화시켰다. 이를 통해 퍼네트 사각형을 사용하여 하디-바인베르크 평형의 기초를 설명할 수 있다. 이제 우리는 한 가지를 더 변경할 것이다: 동형 접합 *r r*이 사망한다(그림 15-6). 이형접합체 및 동형접합 *R R* 개체 모두에서 운반되는 *R* 대립유전자를 선호하는 선택을 한다.

이전 예에서와 같이 선택의 효과는 매우 쉽게 모델링할 수 있다. 이 예에서 세 가지 유전자형의 비율은 처음에 하디-바인베르크의 기대치에서 예측할 수 있다. 이 예에서는 정상 우성 대립유전자의 빈도를 0.9로, 열성 치사 대립유전자의 빈도를 0.1로 설정했다. 실제로 치명적인 대립유전자 빈도는 그다지 높지 않다. 그러나 이러한 시작 빈도를 통해 선택의 효과를 쉽게 확인할 수 있다. $R = 0.9$이면 $p^2 = 0.81$이다.

$$\begin{array}{lll} RR & Rr & rr \\ p^2 = 0.81 & 2pq = 0.18 & q^2 = 0.01 \end{array}$$

이제 모든 *r r* 개체가 죽거나 적어도 번식에 실패하면 이형접합체의 빈도(아직 *r* 대립유전자를 보유하고 다음 세대로 전송할 수 있는 유일한 개체)는 다음과 같다.

$$Rr\text{의 빈도} = 2pq / (p^2 + 2pq)$$

따라서 *r* 대립유전자(q')의 새로운 빈도는 다음과 같다.

$$q' = pq / (p^2 + 2pq)$$

여기에서는 $2pq$ 대신에 pq를 사용한다. 이형접합체($2pq$의 빈도, 위 참조)에서 상속된 대립유전자의 절반만 열성 대립유전자가 될 것이기 때문이다. 이제 분자와 분모 모두에서 p를 취소하면 다음과 같이 줄어든다.

$$q' = q / (p + 2q)$$

그러나 $p+q=1$이므로 $p=1-q$가 된다. 이 값을 p로 대체할 수 있으므로 빈도의 변화는 열성 대립유전자 q로만 표현된다.

$$q' = q/(1-q+2q) = q/(1+q)$$

다시 말하지만, 이것은 치명적인 열성 대립유전자의 빈도의 예측된 변화를 보여주는 간단한 관계이다. 우리가 시작한 문제에서 대립유전자 빈도를 대체하면 새로운 비율 q'는 $0.1/1.1=0.0909$이고, 무작위 교배 집단에서 다음 세대의 동형접합 열성 개체의 예상 비율은 q'^2 또는 0.0083이다. 선택의 힘은 치명적인 대립유전자의 빈도가 작아지면서 빠르게 감소할 것이다.

이것은 **방향성 선택**(directional selection)의 간단한 예시이다. 집단은 유리한 방향으로 변화하는데, 예를 들면, 해충을 처리하는 살충제인 DDT에 저항성을 가진 대립유전자의 빈도가 증가하는 것으로 설명될 수 있다(그림 15-7). 그러나 다른 종류의 선택도 발생할 수 있으며, 사실상 다른 종류의 선택이 더 흔히 일어날 수 있다.

모든 선택이 특정한 대립유전자에 대해 또는 그것에 반대하여 일어나는 것은 아니다 사실, 대부분의 형질은 개인과 집단의 생존에 적합하다. 즉, 표준을 유지하는 것이 바람직하다는 것을 의미한다. 정상 또는 모집단 평균을 선호하는 이러한 종류의 선택을 **안정화 선택**(stabilizing selection)이라고 한다(그림 15-8). 이는 양 극단의 생존에 대항하는 선택이기 때문에, 특성의 변형을 줄이게 된다. 전형적인 예는 신생아의 출생 체중으로, 인구 평균 출생 체중보다 현저히 낮거나 높은 신생아의 생존율은 감소한다.

형질에 영향을 줄 수 있는, 약간 더 복잡하지만 여전히 이해하기 쉬운 종류의 선택이 있다. **다양화 선택**(diversifying selection)은 서식지 조건이 다양하거나 가변적이기 때문에 한 집단에서 하나 이상의 형질이 선호될 때 발생한다(그림 15-9). 영국에서 나방의 산업 흑색증(industrial melanism)에서 보이는 색 변화는 가시적이며 구체적인 예이다.

1800년대 중후반에 영국 산업혁명의 환경적 영향에 대응하여 많은 동물들에서 흑색증이 나타났다. 가리비개암 나방(scalloped hazel moths)의 경우, 석탄을 태우는 공장이 대량의 중금속을 함유한 연기를 대기 중으로 배출하기 시작할 때까지 밝은 반점이 있는 형태가 가장 일반적이었다. 영국의 산업화된 지역에서, 습한 영국 기후로 인해 중금속으로 오염된 비가 내리게

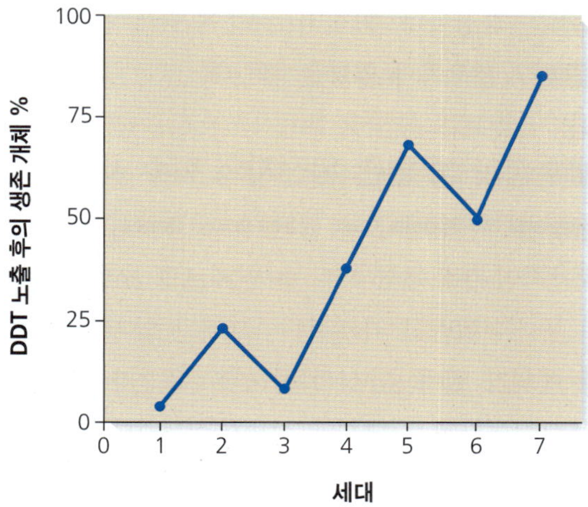

그림 15-7. DDT 노출 후 생존자에서 나타난 방향성 선택 세대를 거듭할 때마다 생존 개체의 비율이 증가한다. (Reprinted with permission from Brooker RJ: *Genetics: Analysis & Principles*, 4th ed. New York: McGraw-Hill, 2012.)

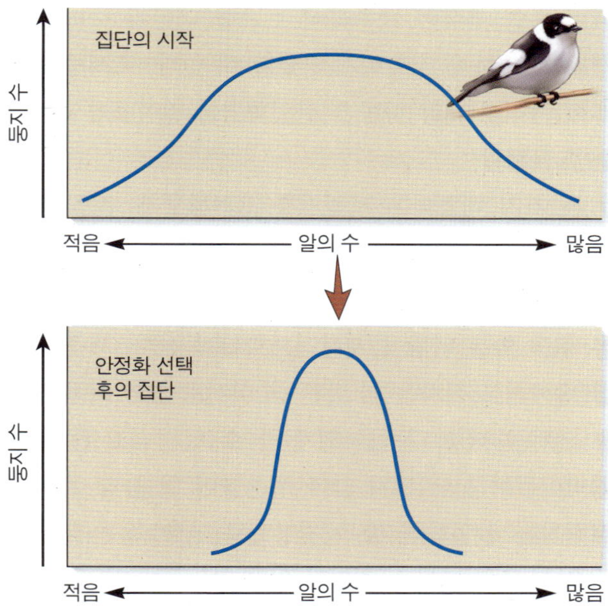

그림 15-8. 안정화 선택-정상 또는 집단의 평균에 속하는 특정 형질을 선호한다. 이러한 유형의 선택 후 집단의 다양성이 감소한다. (Reprinted with permission from Brooker RJ: *Genetics: Analysis & Principles*, 4th ed. New York: McGraw-Hill, 2012.)

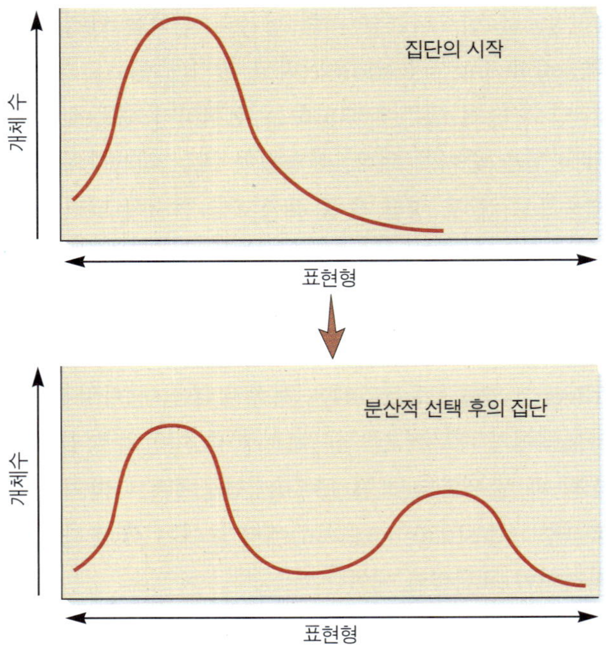

그림 15–9. 다양화 선택은 서식지 조건이 다양하거나 가변적이기 때문에 집단에서 하나 이상의 특성이 선호될 때 발생한다. 하단 그래프는 선택이 발생한 후 두 개의 널리 퍼진 표현형을 보여준다. (Reprinted with permission from Brooker RJ: *Genetics: Analysis & Principles*, 4th ed. New York: McGraw-Hill, 2012.)

되고, 이로 인해 나무 줄기에 있는 밝은 색의 이끼가 죽게 되었다. 밝은 색에서 흑색증 형태로의 전환은 19세기 동안 부유한 지주들이 보관한 나방과 나비 컬렉션을 보면 매우 정확하게 확인할 수 있다. 흑색증 돌연변이 가리비 개암 나방은 산업혁명이 일어나기 전까지는 드물었다.

두 가지 대조되는 서식지를 고려해보자: 시골 삼림에 밝은 색의 이끼로 덮인 나무 껍질과 산업 공해로 이끼가 죽은 후 남아 있는 어두운 나무 껍질이 있다. 새는 쉬고 있는 나방을 시각적으로 포착한다. 깨끗한 시골 숲에서 포식자는 더 밝은 색 이끼로 덮인 나무 줄기로 인해 흑색종 나방을 쉽게 볼 수 있다. 그 곳에서는 점박이들이 눈에 띄지 않아 생존율이 더 높다. 반대의 서식지는 산업화된 중부 지방으로, 이끼의 손실로 어두운 나무 껍질이 노출되어 있다. 이 곳에서는 흑색종 나방이 더 잘 섞여서 포식을 피했다. 따라서 종 범위에 걸쳐 두 가지 형태의 빈도는 이끼의 생존에 영향을 미치는 오염 조건의 함수에 따라 다르며, 따라서 나방이 쉬고 새가 사냥하는 서식지의 색상 배경에 따라 다르다. 두 서식지에서 단일한 형질이 한결같이 선호되지 않았다. 그것은 환경 조건에 달려 있었다. 사실 이것은 자연 집단에서의 선택으로 인한 대립유전자 빈도의 변화에 대해 잘 문서화된 최초의 사례 중 하나였다. 흥미롭게도, 대기질 표준이 마련되고 이끼류가 돌아옴에 따라 밝은 반점을 가진 가리비 개암 나방의 빈도가 증가하고 있다.

선택은 우리가 알고 있는 유전적 현상 중 하나로, 선택을 통해 다양한 애완견과 고양이 품종을 제공받았다. 그러나 인간에게는 그러한 선택을 상대적으로 중요하지 않은 것으로 간주하는 경향이 있다. 인간은 방향성 선택, 안정화 선택 또는 다양화 선택에 얼마나 영향을 받을까? 이 부분은 말하기 어려운 부분이다. 인구 현상의 영향은 종종 수십 또는 수 세기에 걸쳐 측정된다. 그러나 더 관리하기 쉬운 작은 규모의 집단을 고려해본다면, 이러한 과정들은 병원체 독성과 같은 변수들에 큰 영향을 미친다. "진화 의학(evolutionary medicine)"을 탐구하는 데 전념하는 의료 전문 분야가 있다. 우리의 환경은 계절마다 자연적으로 변하고 전 세계적으로 시간이 지남에 따라 변한다. 우리는 서식지를 통제하고(예: 기후가 조절되는 주택에 거주) 좋은 건강 관리를 장려함으로써 우리에게 가해지는 자연 선택 압력의 대부분을 무시할 수 있다. 그러나 선택은 자연스러운 과정이며, 확실히 우리 주변의 동물과 식물 종, 그리고 병원체에 영향을 미친다.

두배수성과 성 연관 유전자의 특수 사례

Diploidy and the Special Case of Sex-linked Genes

일반적인 형태에서 하디–바인베르크 모델은 유전자형이 두배수체라고 가정한다. 그러나 앞서 논의한 중요한 예외가 있다. 남성의 성 연관 유전자이다. 이 예외는 수학적으로 간단하게 설명할 수 있다. 수컷은 하나의 X 염색체만 가지고 있기 때문에 수컷의 성 관련 질환의 빈도는 유전자 풀(q)의 빈도와 같아야 한다. 암컷의 빈도는 q^2이다. 따라서 성 연관 열성 질환은 여성보다 남성에서 훨씬 더 자주 나타난다. 구체적으로 말하면 남성의 빈도(q)는 여성의 빈도(q^2)의 제곱근이다.

캐리 벅 사례 Revisiting the Case of Carrie Buck

소위 "정신박약"의 빈도를 줄이기 위한 시도로 불임 수술을 당하게 된 캐리 벅(Carrie Buck)의 사례를 살펴보자(그림 15-10). 유전적 의미에서 불임은 생물학적으로 죽음과 동일하다. 그 유전자형으로 생산되는 자손은 없다. 열성 치사 대립유전자에 대한 선택을 위해 이전에 수행한 분석을 고려해야 한다. 열성인 q의 빈도가 감소함에 따라 대부분의 대립유전자는 이형접합인 $2pq$로 운반된다. 동형접합 열성 개체의 비율인 q^2는 점점 작아지고 사라진다(그림 15-11). 그러나 많은 수의 표적 대립유전자가 여전히 오랫동안 유전자 풀에 남아 있다.

정신박약 때문에 일어난 우생학 운동의 예상 결과에는 근본적으로 결함이 있었다. 이것은 우리가 다시는 일어나지 않기를 바라는 실수이지만, 집단유전학, 실제로 유전학의 모든 측면이 단지 지적 활동이 아니라는 것을 기억해야 한다. 그것은 실제 사람들에게 실질적인 결과를 가져올 수 있다.

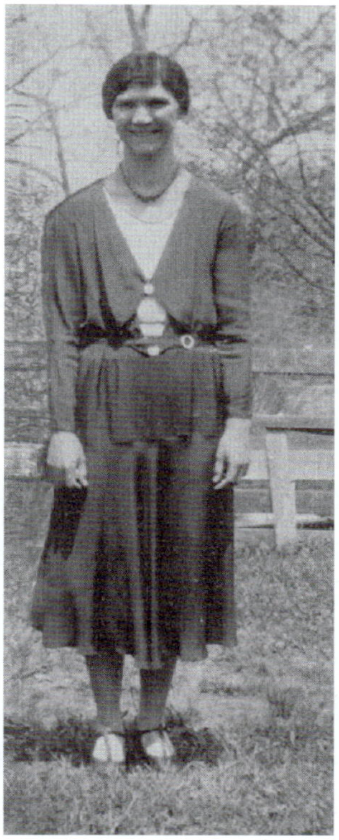

그림 15-10. 미국 버지니아주의 우생학 프로그램을 지지하는 법에 따라 불임 수술을 받게 된 캐리 벅(Carrie Buck)의 사진

[Reprinted from Paul B. Popenoe, "The Progress of Eugenic Sterilization", *Journal of Heredity*, 25:1 (1934), 23.]

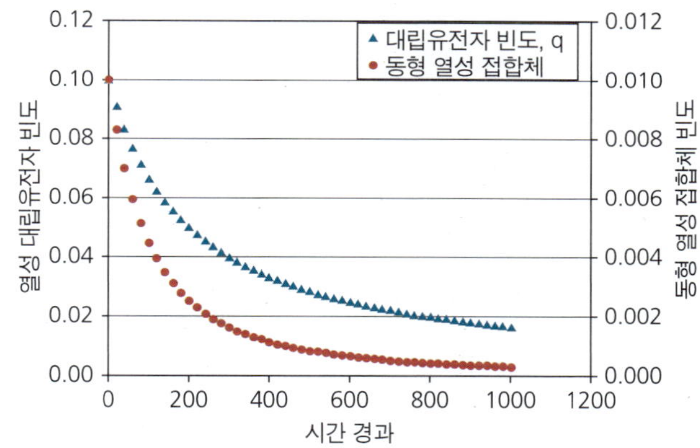

그림 15-11. 동형접합 개체가 "유전적으로 치명적"일 때 열성 대립유전자의 시간 경과에 따른 영향을 보여주는 그래프

동형접합 열성 개체의 비율인 q^2는 점차 작아지지만 결국 선택 압력은 사라진다. 그러나, 표적화된 대립유전자의 상당수가 여전히 인구 유전자 풀에 오랜 시간 동안 남아 있다.

2. 의학유전학 Medical Genetics

생명공학의 발전은 우리가 유전적 조건에 대응할 수 있는 방식을 바꾸는 기술들을 빠르게 추가하고 있다. 환자에 대한 정보에 유전적 프로필이 포함되어 있을 때 질문과 답변이 더 복잡해질 수 있지만, 더 정확한 것들을 알아낼 수 있게 된다. 또한, 우리는 다른 유기체들로부터 인간 생물학에 대해 많은 것을 계속해서 배운다. 예를 들어, 초파리(*Drosophila*)는 항상 유전 연구의 중심이었다. 생명공학과 모델 유기체에서 나오는 새로운 통찰력이 우리 모두가 직면한 의학적 질문을 이해하고 이에 대응하는 능력을 향상시키고 있다는 것은 의심의 여지가 없다.

일부 돌연변이가 그토록 빈번한 이유는 무엇인가? Why Are Some Mutations So Frequent?

일부 몇몇 돌연변이가 다른 돌연변이보다 더 자주 발생하는 데에는 여러 가지 이유가 있다. 집단의 관점에서 봤을 때, 가장 분명한 이유 중 하나는 유전적 차이(유전자의 다른 일반적인 형태와 단순히 다르다는 의미에서 "돌연변이"를 유전적 차이로 표현함)가 표현형에 미치는 영향이 미미하여 이에 대한 선택이 상대적으로 어려울 수 있다는 것이다. 또 다른 이유로, 한 유전자 형태는 다른 것보다 어떤 환경 또는 어떤 발달 상황에 더 잘 적응할 수 있다. 산업 흑색증이 한 예이다.

그러나 보다 직접적인 의학적 또는 진단적 중요성을 가질 수 있는 다른 상황들이 있다. 한 가지 예는 **창시자 효과**(founder effect)이다. 기본적으로 창시자 효과는 앞서 논의한 유전적 부동 및 병목현상과 유사한 결과를 갖는 샘플링 변형의 한 형태이다. 실제로 이러한 과정들의 주요 차이점은 결과가 아니라 원인이다. 이름에서 알 수 있듯이 창시자 효과는 더 크고 유전적으로 다양한 집단에서 나와서 소수의 창시자로 새로운 집단을 설정하기 때문이다. 창시자들은 원래 유전자 풀에 있는 대립유전자의 작은 샘플만 가지고 있을 것이며 이러한 대립유전자의 빈도는 우연에 따라 달라질 수 있다. 이 사건 뒤에 어느 정도의 근친 교배가 뒤따르면, 전형적으로 드문 열성 상태가 그룹에서 나타날 확률이 높다. 한 가지 예는 약 300년 전 156명의 창시자로 그 기원을 추적하고 있는 사하라 사막의 소규모 그룹인 Kel Kummer Tuareg이다. 그들의 조상은 복잡하며, 현재 구성원들의 각 쌍은 약 15명의 공통 조상을 공유하고 있다. 기본적으로 현재 그 집단의 모든 유전자 풀은 25명의 개인으로 거슬러 올라간다. 분명히 환자의 조상에 대한 역사는 귀중한 정보가 될 수 있다.

대체 대립유전자의 예상보다 높은 빈도를 유지하는 또 다른 메커니즘은 이형접합체가 동형접합체보다 더 적합하다는 것이다. **이형접합체 이점**(heterozygous advantage)은 이형접합 개체가 하디-바인베르크 평형에 의해 예측된 것보다 차세대 유전자 풀에 더 큰 기여를 하도록 하여 두 대립유전자를 모두 유지하게 한다.

낫적혈구빈혈과 말라리아 예방: 이형접합체 이점의 예 Sickle Cell Anemia and Protection from Malaria: An Example of Heterozygous Advantage

낫적혈구빈혈은 혈통을 추적하면 남부 유럽과 아프리카 사람들에게서 종종 발견된다. 헤모글로빈 β-사슬의 아미노산 위치 6에서 아미노산 글루탐산은 발린으로 대체된다. 낫적혈구 형질을 가진 사람들은 이형접합체이며 낫 모양의 적혈구(red blood cell, RBC)를 보일 수 있다. 낫적혈구빈혈(동형접합체)이 있는 사람들은 높은 고도에서 또는 격렬한 운동 후와 같이 낮은 산소분압이 있는 조건에서 쉽게 결정화되는 헤모글로빈을 가지고 있다. 이 질환을 가진 사람들의 적혈구는 왜곡되고 유연성이 떨어진다. 이러한 이유로 낫적혈구병이 있는 사람들은 모세혈관 막힘 빈도가 높으며, 종종 주요 기관으로 혈액을 공급하는 데 치명적인 영향을 받게 된다. 그러나 이 상태는 완전히 다른 현상인 말라리아와도 밀접한 관련이 있다.

말라리아 원생동물인 열대열원충(*Plasmodium falciparum*)은 얼룩날개모기(*Anopheles*)에 의해 인간과 같은 흡열성("온혈") 숙주 사이로 옮겨진다. 낫적혈구 대립유전자인 $Hb\beta^S$에 대한 동형접합체 및 이형접합체 모두 감염으로부터 부분적으로 보호되는데, 이는 기생충이 번식하기 전에 낫적혈구가 분해되거나 용해되기 때문이다. 낫적혈구 유전자가 없는 사람은 감염될 가능성이 2~3배 더 높다. 이것은 이형접합체 이점의 좋은 예이다. 환경에서 말라리아 발생(말라리아에 더 취약한 정상 헤모글로빈 동형접합체를 피해서 선택) 및 낫적혈구병으로 인한 이형접합체의 이점(낫적혈구 대립유전자에 대한 동형접합체를 피해서 선택) 때문에 집단에서 두 대립유전자를 모두 유지하게 된다.

이형접합체 이점의 다른 예 Other Examples of Heterozygous Adventage

말라리아와 낫적혈구병의 이형접합체의 이점은 가

장 많이 인용되고 이해되는 것 중 하나이지만 또 다른 예도 있다. 이 책에서 낭성섬유증(cystic fibrosis, CF)에 대해 여러 번 논의했다(그림 4-21 및 4장 참조). 임상적으로 CF는 췌장 기능부전과 만성 진행성 폐질환이 특징이다. 병인은 원인 유전자인 CFTR과 관련이 있다. CFTR 유전자는 주로 외분비 세포에서 기능하는 염소 수송 유전자이다. 췌장 및 폐 문제는 점액의 염소 농도 증가에 이차적인 점액의 과점도(수송 결함으로 인해)로 인해 이러한 기관에서 점액이 점증되기 때문이다. CF에 대한 동형접합자는 진행성의 치명적인 상태에 놓인다. 낭성섬유증은 북유럽 혈통의 백인에서 높은 빈도로 발생한다. 이 집단에서 병원성 CF 돌연변이에 대한 보인자 빈도는 약 $^1/_{20}$이다. 이 높은 빈도는 또한 이형접합체 이점 때문인 것으로 의심된다. CF 보인자(아마도 이온 수송에 있어 무증상적 차이가 있음)는 콜레라의 심한 분비성 설사에 더 저항력이 있다고 가정되었다. 따라서 CF 보균자들은 19세기 유럽의 대규모 전염병에서 살아남을 가능성이 더 컸다. 이것은 이 집단과 그 후손에서 CF 돌연변이의 빈도를 증가시켰다. 1:20의 보인자 빈도에서 평형에 도달하는 돌연변이 대립유전자에 대한 계산된 이형접합체 이점은 약 2%이다.

스미스-렘리-오피츠증후군(Smith-Lemli-Opitz Syndrome, SLOS)은 콜레스테롤 합성의 말기 단계의 결함과 관련된 다발성 이상 증후군이다(그림 8-5, 8-6 및 8장 참조). SLOS의 보인자 빈도는 1/30로 추정된다. 그러나 관찰된 SLOS 발생률은 1/20,000~1/60,000 사이이다. 보인자 빈도를 기반으로 한 발생률은 1/3,600이어야 한다. 이 불일치는 자궁 손실 및/또는 인식하기 어려운 경미한 경우로 인한 것으로 알려져 있다. SLOS의 높은 보인자 빈도를 감안할 때 창시자 효과가 있는 이형접합체 이점이 제안되었다. 보인자에 대한 이점은 더 나은 비타민 D 합성 때문이라고 예상된다.

이형접합체 단점 Heterozygote Disadvantage

모든 돌연변이가 이형접합체(보인자)로서 유리한 것은 아니다. 호모시스틴뇨증(homocystinuria, HC)은 아미노산 대사의 이상과 관련된 상염색체 열성 질환이다(8장 참조). HC의 가장 흔한 원인은 효소 cystathione-beta-synthase(CBS)의 결핍이다. HC의 증상에는 마르팡증후군(Marfan syndrome)과 비슷한 체형, 지적장애 및 수정체 탈구가 포함된다(그림 8-7b). 일반적인 생화학적 특징은 혈장 호모시스틴 수치가 높아지고 소변에서 호모시스틴이 증가하는 것이다. 혈중 호모시스틴이 상승하면 지질 단백질 LDL을 강화하고 혈소판 응집을 증가시키는 등 혈관 내피에 독성 손상을 유발한다. 따라서 질병의 발병 기전의 주요 부분은 미세 색전의 발생과 혈관 폐색과 관련된 결과적인 문제이다.

CBS 결핍의 보인자 빈도(이형접합체)는 0.3~1%이다. 그룹으로서 CBS 결핍에 대한 이형접합체는 정상적인 공복 혈장 호모시스틴 수준을 갖지만 종종 소변 농도가 증가한다. 전부는 아니지만 일부는 메티오닌 부하에 반응하여 상승된 호모시스틴 수치를 보일 것이다. 고호모시스틴혈증은 심혈관질환의 독립적인 위험 인자이다. 마찬가지로, 후부하 혈장 호모시스틴 농도의 증가는 혈관 질환 및 신경관 결함의 위험 요소이다. 혈관 질환의 역학에 대한 CBS 결핍의 전반적인 기여에 대해 많은 문헌에서 중요한 논쟁이 남아 있다. 그럼에도 불구하고 가장 중요한 개념은 보인자가 유전적 이점이 아니라 의료 문제에 대한 위험을 증가시킨다는 것이다.

인간의 유전적 다양성의 평가: HapMap 예시

Assessment of Human Genetic Diversity: The HapMap Example

이전 장에서 유전자 매핑과 해석을 개선하기 위해 일어나고 있는 몇 가지 계획을 언급했다. 그 중 하나가 HapMap 프로젝트이다. 고유한 단일 뉴클레오타이드 다형성(Single nucleotide polymorphism, SNP)으로 표시되는 연결된 유전자 그룹 또는 일배체형에 중점을 둔다. 유전체의 모든 영역에 연결된 천만 개 정도의 개별 SNP을 추적하는 대신 대표적인 tag SNP을 사용하면 분석이 약 500,000개 부위로 줄어든다. 이것은 유전적 조건의 유전적 기반을 해독하는 데 기여할 유전학 발전의 한 예일 뿐이다.

변화하는 기술의 영향: 유전체학–단백체학–대사체학 The Impact of Changing Technology: Genomics-Proteomics-Metabolomics

단백체학 및 대사체학과 같은 단어가 말도 안 되는 단어였던 것은 얼마 전이었다. 이제 그것은 자신의 저널과 전문 조직을 가진 전문 분야이다. 유전학 기술의 발전은 인구유전학의 발전과 많은 부분을 공유한다. 둘 다 개인이 아닌 시스템 측면에서 생각해야 한다. 유전체는 단순히 *A*와 *a* 대립유전자 또는 동형접합체 대 이형접합체의 발현에 관한 것이 아니다. 대신 유전자형은 다단계 생화학 시스템의 핵심이다.

유전체학(genomics)의 발전 분야는 종의 DNA 서열을 결정하는 것과 관련이 있다. 첫 번째 성공은 1970년대와 1980년대 프레더릭 생어(Frederick Sanger)에 의해 바이러스, ϕX-174 및 미토콘드리아의 5368 bp 유전체 염기서열분석이었다. 이 작업을 통해 그의 그룹은 나중에 구축된 최초의 염기서열분석, 데이터 처리 및 분석 도구를 개발했다. 최초의 완전한 유기체 유전체는 1995년 헤모필루스 인플루엔자(*Hemophilus influenza*)였다. 2003년 13년에 걸친 인간 게놈 프로젝트가 완료됨에 따라 개발된 기술은 현재 다른 종의 유전체 서열 분석에 적용되고 있다. 이를 통해 살아있는 스펙트럼 전반에 걸쳐 유전자 기능을 비교할 수 있다.

"유전체학"이라는 용어는 이제 DNA 서열뿐만 아니라 이와 관련된 기능도 포함하는 더 넓은 의미를 가지고 있다. 기능 유전체학은 유전자 및 단백질 활동과 상호작용의 역학에 중점을 둔다. 이 분야는 단순히 DNA 서열에 주석을 달기보다는 유전자 전사 및 번역뿐만 아니라 유전자와 단백질 사이 및 단백질–단백질 상호작용에서 발생하는 상호작용을 탐구한다. 유사하지만 보다 의학적으로 표적화된 방식으로, 약물유전학[현재는 **약물유전체학**(pharmacogenetics)이라고도 함]은 약물 및 환경 화학물질에 대한 반응에서 개인차를 탐구하는 전문화된 약리학 분야이다.

전사체학(transcriptomics)의 초점은 약간 더 좁다. 인간의 DNA 중 극히 일부만이 전사된다. 유전체가 복잡한 만큼, 한 세포 또는 한 개체에서 다른 개체로 비교적 안정적이라는 장점이 있다. 대조적으로 인간 유전체에는 20,000~30,000개의 유전자가 있을 수 있지만 평생 동안 생산되는 단백질은 2백만 개 이상일 것이다. 이는 이전 장에서 논의한 번역 후 수정 및 관련 프로세스를 통해 수행된다. 이들 단백질은 각각 다른 기능을 가지고 있으며 세포 구조 구성요소로서 성장 신호 전달, 신경 전달, 질병으로부터 신체 방어 등 다양한 촉매 반응에 참여한다. **단백체학**(proteomics)은 이러한 단백질과 그 기능에 대한 연구이다.

"단백체학"은 PROTEin 및 genOME에서 유래되었다. 단백질 프로파일은 세포 유형마다 다르며 개체의 발달 단계마다 다르다. mRNA 번역을 넘어서는 요인에는 인산화, 유비퀴틴화, 메틸화, 글리코실화 및 기타 변형과 같은 다양한 형태의 번역 후 변형이 포함된다. 더 복잡한 수준에서 이들 각각은 단백질–단백질 상호작용 측면에서 고려되어야 한다. 신체의 기능을 생각할 때 단백체학은 유전체만을 연구하는 것보다 더 많은 정보를 제공할 수 있다. 유전체만 보면 유전자가 얼마나 자주 전사되는지 또는 mRNA 또는 단백질 산물이 얼마나 안정적일지 알 수 없다. 반면 단백질은 연구하기가 쉽지 않다. 특히 적은 양으로 또는 단기간에 존재할 경우 더욱 그렇다. 따라서 현재 단백질 연구는 종종 예측 강도를 제한하는 재현성 문제로 어려움을 겪는다. 물론 이러한 제한점의 일부는 단백질이 변형된다는 사실이다. 따라서 동적 프로세스와 고유한 한계는 서로 얽혀 있다.

그러나 단백질은 종점이 아니다. 보다 기능적인 수준의 세포 생화학에서 **대사체학**(metabolomics)은 세포 과정에 의해 생성되는 대사 산물에 대한 연구이다. 유전체와 단백체는 제어 과정의 프로필을 제공하고 대사체는 그 활동의 최종 산물을 문서화한다. 이 도구에는 핵 자기 공명(nuclear magnetic resonance, NMR) 분광법 및 질량 분석법이 포함된다. 최초의 대사체학 웹 데이터베이스인 METLIN에는 이제 40,000개 이상의 인간 대사 산물에 대한 정보가 포함되어 있다. 여러 식물 종에 대해서도 병행 연구가 진행되고 있다.

메타유전체학(metagenomics)은 환경 샘플에서 수

집한 물질의 유전체 분석이다. 전통적인 기술로는 서식지에 사는 많은 종의 분석이 어려웠으나 이 분야는 미생물 다양성에 대한 새로운 시각을 제공하고 있다. 샘플은 자연 수집품에서 직접 염기서열분석되기 때문에 유기체를 배양할 필요가 없다. 이러한 초기 프로젝트 중 하나는 인간 유전체 염기서열분석의 선구자인 크레이그 벤터(Craig Venter)가 주도했다. 사르가소 바다(Sargasso Sea)의 샘플을 분석한 결과, 거의 150개의 새로운 유형의 박테리아를 포함하여 약 2,000여 종의 DNA가 발견되었다. 박테리아의 의학적 중요성 때문에 현재 인간 미생물체 이니셔티브(Human Microbiome Initiative)에 속한 수백 명의 대표자들의 수많은 신체 부위에서 미생물 군집을 프로파일링하는 데 메타유전체학이 사용되고 있다.

개인 유전체학 Personal Genomics

우리는 유전적 유산을 가지고 있다. 일부 조건의 경우 환자의 지리적 "근원"을 아는 것은 환자가 최근에 전염병이 발병하는 지역으로 여행했는지 여부를 아는 것과 비교할 수 있는 유용한 통찰력을 제공할 수 있다. 개인이 유전체 프로필을 얻기 위해 상업적 출처를 이용하는 것이 증가하고 있다. 때때로 이것은 개별 생리학에서 가장 적합한 약물 옵션을 선택하는 것과 같이 분명히 유익한 결과를 가져올 수 있다. 그러나 약물-생리학 상호작용에 대한 우리의 지식은 아직 초기 단계에 있다. 관련하여 발생할 수 있는 문제는 유전적 프로필에 근거한 차별 가능성이다.

집단유전학과 분자생물학의 개발 분야는 모두 시스템에 초점을 맞추고 있다. 그들은 집단에서 대립유전자 또는 개체의 시스템, 단백질 시스템, 대사 상호작용 시스템, 그리고 궁극적으로 시스템을 이해하려고 한다. 발달 및 기능에 대한 유전자 제어의 복잡성에 대해 더 많이 알수록 개별 환자가 직면한 상태를 더 잘 진단하고 이에 대응할 수 있다.

유전자에 의한 집단 추적 Tracking Populations by Genes

분자유전학 기술의 출현은 집단 구성원들과 그들의 관계를 추적하는 데 사용할 수 있는 강력하고 흥미로운 도구를 제공했다. 개인과 집단 간에 많은 다형성이 존재한다. 미토콘드리아 유전체의 독특한 모계 유전은 장기간에 걸쳐 모계 혈통을 추적하는 방법을 제공한다. 미토콘드리아 다형성 분석은 인간 집단에 대한 깊은 통찰력을 제공했다(그림 15-12, 15-13). 이 연구에서 가장 놀라운 관찰들 중 하나는 DNA 자료가 초기

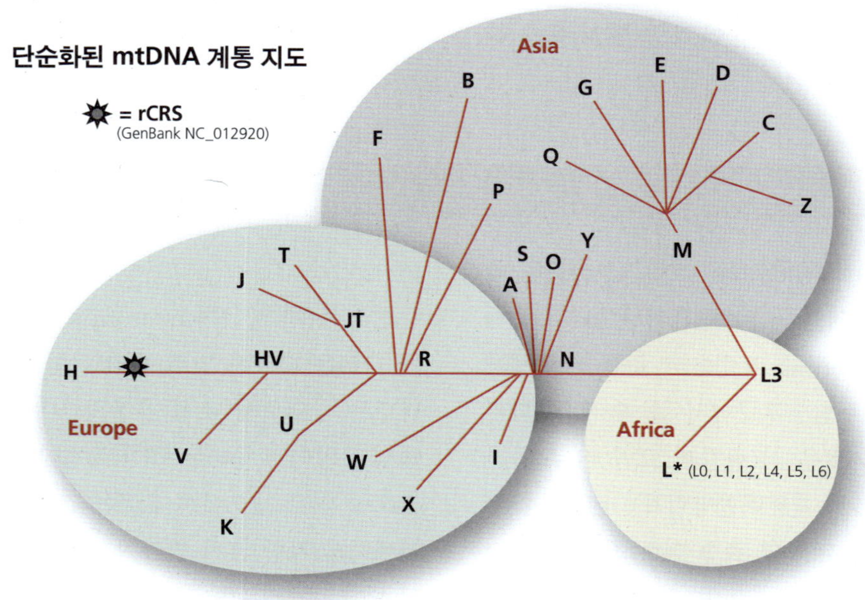

그림 15-12. 미토콘드리아 DNA(mtDNA) 다형성을 기반으로 한 계통을 보여주는 개념도

(Image from MITOMAP: A human mitochondrial genome database. Available at http://www.mitomap.org. Image is licensed by a Creative Commons Attribution 3.0 license.)

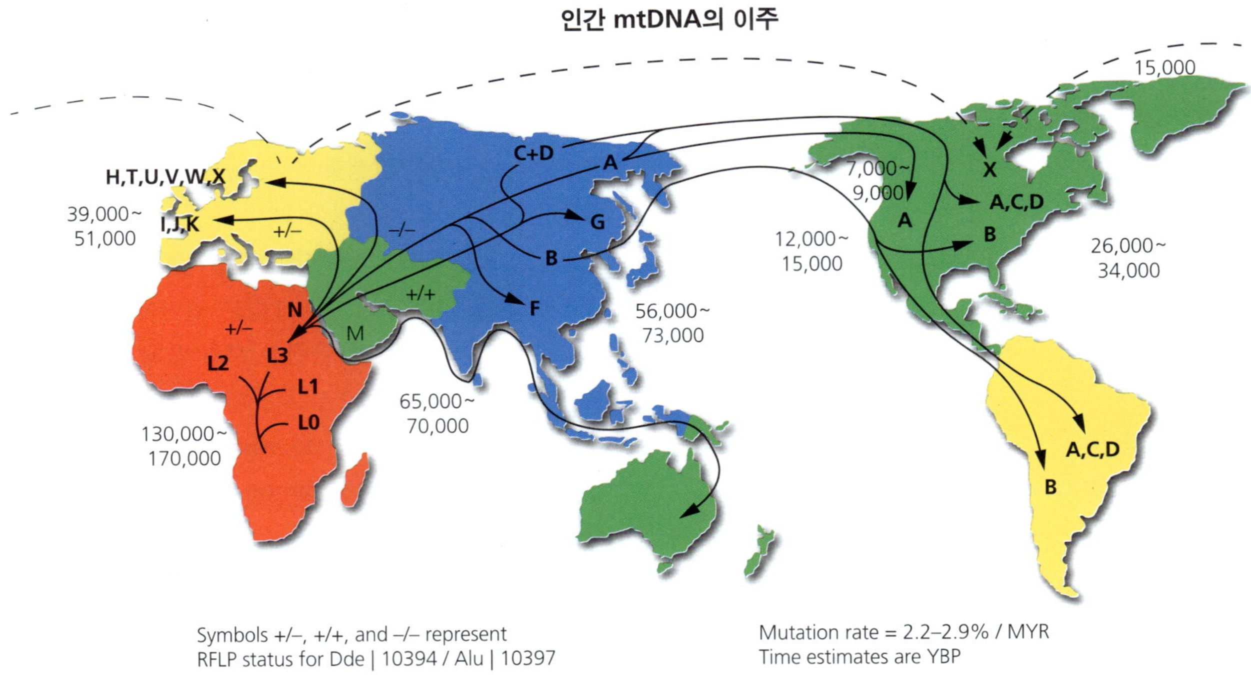

그림 15-13. mtDNA 분석을 기반으로 한 인구 집단의 가설적인 이주를 보여주는 지도
(Image from MITOMAP: A human mitochondrial genome database. Available at http://www.mitomap.org. Image is licensed by a Creative Commons Attribution 3.0 license.)

의 고고학적, 인류학적, 언어적 예측과 잘 연관되어 있다는 것이었다. 부계 혈통을 독점적으로 추적하는 Y 염색체의 다형성에 대한 유사한 연구도 수행되었다.

모델 생물의 DNA 염기서열분석

DNA Sequencing of Model Organisms

많은 종을 염기서열분석하여 얻은 놀라운 결과 중 하나는 우리가 유전적 배경의 상당 부분을 공유한다는 것이다. 집단유전학은 나방, 초파리 및 달팽이의 유전자 연구에 기반을 두고 있다. 모델 생물의 유전 정보는 기술의 발전과 유사한 생물학에 대한 통찰력을 제공한다. 동물 간의 생물학적 유사성은 우리 자신을 더 잘 이해하는 데 도움이 될 것이다.

3. 임상 적용 Clinical correlation

누난증후군(Noonan syndrome, 그림 15-14)은 안면의 이상형태(두눈먼거리증, 아래로 처진 눈꺼풀틈새 및 낮은/뒤로 돌아간 귀)를 특징으로 하는 상염색체 우성 유전질환이다. 누난증후군에서 볼 수 있는 다른 특징으로는 작은 키, 짧은 목(물갈퀴 모양 유무에 관계없이), 심장 이상(특히 폐동맥판막협착), 눈구석주름, 감각신경성 난청, 발달지연 및 출혈 경향성이 있다. 누난증후군은 유전적으로 이질적이며, 현재 최소 11개의 유전자가 이 질환과 관련 있는 것으로 알려져 있다(표 15-2).

신경섬유종증 I형(neurofibromatosis type I, 그림 15-15)은 다양한 발현 범위와 함께 완전한 침투를 나타내는 상염색체 우성 유전질환이다. 다양한 양성 및 악성 종양이 발생하는 것이 특징이다. 신경섬유종은 비수초성 슈반 세포에서 유래한 것으로 신경섬유종증 환자에게서 가장 흔히 발견되는 종양 중 하나이다. 보고된 다른 종양 유형에는 CNS 종양(시신경교종 및 수막종), 내분비 종양 및 육종이 포함된다. 신경섬유종증 I

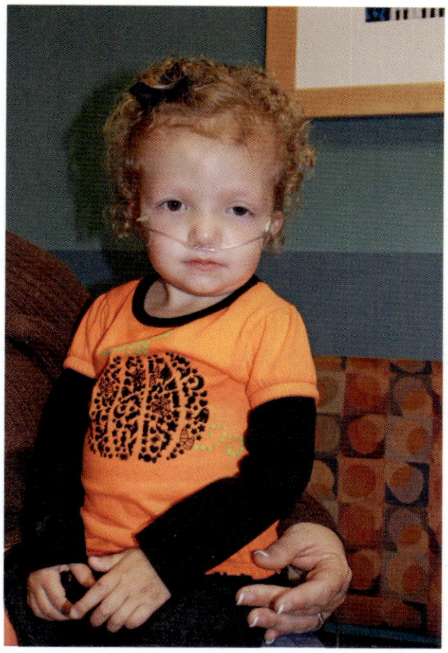

그림 15-14. 누난증후군을 앓고 있는 어린 소녀
이 아이는 KRAS로 알려진 유전자에 돌연변이가 있다. 누난증후군은 질병과 관련된 최소 11개의 알려진 유전자와 함께 상당한 유전적 이질성을 가지고 있다.

표 15-2 누난증후군과 관련된 유전자

PTPN11(사례의 50%)	MAP2K2
BRAF	NRAS
CBL	RAF1
HRAS	SHOC2
KRAS	SOS1
MAP2K1	

형 환자는 과다색소침착 반점["카페오레(cafe-au-lait) 반점"] 및 겨드랑이 또는 서혜부에 주근깨와 같은 다양한 피부학적 소견을 가지고 있다. 다른 주요 특징으로는 홍채 과오종 또는 리슈결절(Lisch nodule) 및 뼈 형성이상 등이 있다. 신경섬유종증 I형은 염색체 17q11.2에서 뉴로피브로민(*neurofibromin*) 유전자의 돌연변이로 인해 발생한다. 뉴로피브로민은 RAS 신호 전달 경로에 관여하는 종양 억제 유전자로 기능한다.

누난증후군과 신경섬유종증은 모두 잘 묘사된 표현형과 진단 기준으로 확립된 상태이다. 누난-신경섬유종증(Noonan-neurofibromatosis)증후군은 저신장, 특징적인 안면 특징 및 고막 협착과 같은 누난증후군의

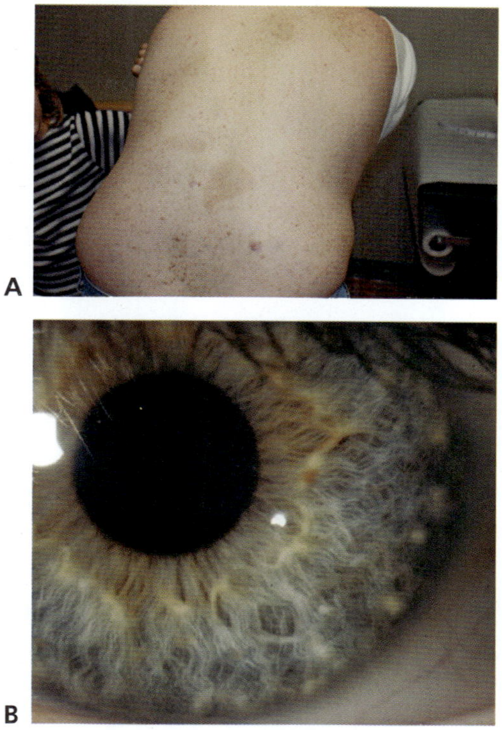

그림 15-15. I형 신경섬유종증을 가진 성인 남성
A. 환자의 등에 보이는 다발성 과다색소침착 반점과 종양(신경섬유종).
B. I형 신경섬유종증의 특징적인 증상으로 알려진 홍채 과오종(리슈 결절)

증상이 있는 신경섬유종증 환자로 설명할 수 있다(그림 15-16). 비슷한 상태는 왓슨증후군(Watson syndrome)이다. 왓슨증후군의 두 가지 주요 특징은 고막 협착증과 카페오레 반점이다. 왓슨증후군 환자는 인지 장애가 있을 수도 있고 키가 작을 수도 있다. 대부분의 환자는 큰머리증이 있다. 많은 사람들이 리슈결절 및/또는 신경섬유종을 가지고 있다. 분자유전학 연구에 따르면 이 세 가지 상태는 대립 형질이며 모두 뉴로피브로민 유전자의 돌연변이로 인해 발생한다.

누난증후군과 신경섬유종증 I형의 관계에 대한 추가 연구는 이들 간의 분자적 연결을 보여주고 있다. 앞서 언급한 바와 같이, 뉴로피브로민 유전자는 RAS 종양 유전자를 조절한다. 누난증후군과 관련된 유전자도 동일한 신호 경로에 관여하는 것으로 나타났다. 마찬가지로, 누난증후군 및/또는 신경섬유종증과 겹치는 표현형을 가진 몇 가지 다른 상태도 이 경로에 관여하는 것으로 나타났다. 여기에는 코스텔로증후군(Costello syndrome), 심장-안면-피부증후군(cardio-

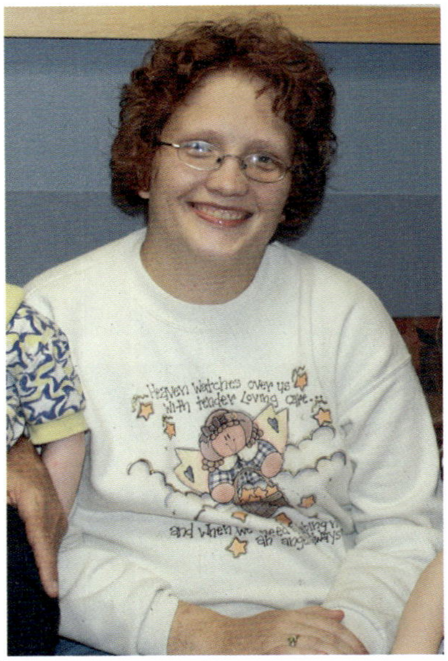

그림 15-16. 뉴로피브로민(neurofibromin) 돌연변이가 확인된 신경섬유종증의 성인 여성

누난증후군에서 볼 수 있는 전형적인 두개 안면 특징에 주목하라.

facial-cutaneous syndrome), 레지우스증후군(Legius syndrome) 및 다발성 흑색점(**l**etigines), 심장(**e**lectrocardiographic) 전도 이상, 안구(**o**cular) 두눈먼거리증, 폐(**p**ulmonic) 협착증, 비정상(**a**bnormal) 생식기, 성장 지연(**r**etardation of growth) 및 감각신경성 난청(sensorineural **d**eafness)증후군(LEOPARD syndrome)이 포함된다.

따라서 대사체학 수준에서 이러한 모든 질환들은 관련이 있다. 실제로 그들은 RAS 신호 전달 경로에 관여하는 것으로 연결된 질환군을 나타낸다(그림 15-17). 이 질환들은 핵심적으로 공유되고 있는 병인에 기초하여 RAS 질환(RASopathies)이라고 불리고 있다. 질환의 분자적 기초에 대해 더 많이 이해하게 되면서 이러한 유전적 질환군 목록은 계속 증가하고 있다.

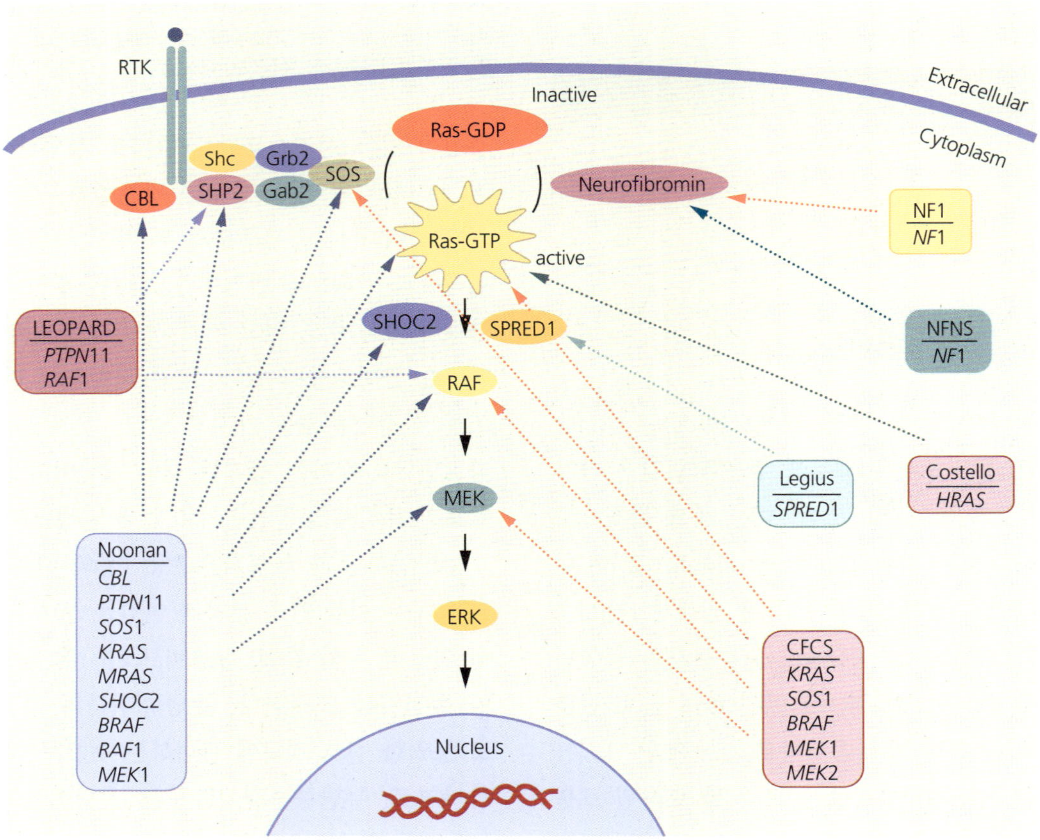

그림 15-17. RAS-MAPK 신호 유도 경로의 다이어그램

RAS 질환(RASopathies) 및 관련 유전자는 박스에 표시하였다. (Adapted from Ekvall S, Hagenas L, Allanson J, et al. "Co-occurring SHOC2 and PTPN11 mutations in a patient with severe/complex Noonan syndrome-like phenotype." *Am J Med Genet A.*, 155(6): 1217-24, 2011.)

Index 찾아보기

한 글

영 문

A

B

C

D

보건의료인을 위한 **유전학**

MEDICAL GENETICS AN INTEGRATED APPROACH

인 쇄 | 2023년 1월 30일
발 행 | 2023년 2월 10일

저 자 | G. BRADLEY SCHAEFER, JAMES N. THOMPSON, JR.
편 역 | 한국기초간호학회

발행인 | 유 해 영
발행처 | **현 문 사**

주 소 | 서울시 송파구 송파대로 201 테라타워2차 A동 1401호(문정동)
우) 05854

전 화 | 02-511-5394~5 Fax | 02-517-4462
출판등록 | 1989년 3월 10일 제2017-000062호

E-mail | hyunmoon@hyunmoon.co.kr
http://www.hyunmoon.co.kr

정가 34,000 원

ISBN 979-11-6948-127-4